卫生检验样品处理技术

主　编　康维钧　汪　川　牛凌梅

副主编　梅　勇　杨小蓉　王国庆　陈林军

人民卫生出版社

·北京·

版权所有，侵权必究！

图书在版编目（CIP）数据

卫生检验样品处理技术 / 康维钧，汪川，牛凌梅主编. —北京：人民卫生出版社，2023.8

ISBN 978-7-117-34271-1

Ⅰ.①卫… Ⅱ.①康… ②汪… ③牛… Ⅲ.①卫生检验 Ⅳ.①R115

中国版本图书馆 CIP 数据核字（2022）第 244265 号

人卫智网	www.ipmph.com	医学教育、学术、考试、健康，购书智慧智能综合服务平台
人卫官网	www.pmph.com	人卫官方资讯发布平台

卫生检验样品处理技术

Weisheng Jianyan Yangpin Chuli Jishu

主　　编：康维钧　汪　川　牛凌梅
出版发行：人民卫生出版社（中继线 010-59780011）
地　　址：北京市朝阳区潘家园南里 19 号
邮　　编：100021
E - mail：pmph @ pmph.com
购书热线：010-59787592　010-59787584　010-65264830
印　　刷：河北宝昌佳彩印刷有限公司
经　　销：新华书店
开　　本：787×1092　1/16　　印张：26
字　　数：649 千字
版　　次：2023 年 8 月第 1 版
印　　次：2023 年 10 月第 1 次印刷
标准书号：ISBN 978-7-117-34271-1
定　　价：89.00 元

打击盗版举报电话：010-59787491　E-mail：WQ @ pmph.com
质量问题联系电话：010-59787234　E-mail：zhiliang @ pmph.com
数字融合服务电话：4001118166　E-mail：zengzhi @ pmph.com

编 委 （按姓氏笔画排序）

丁　萍　中南大学

王力强　上海健康医学院

王国庆　四川大学

牛凌梅　河北医科大学

白　研　广东药科大学

危丽俊　南昌大学

刘　杨　四川国际旅行卫生保健中心

刘凤海　牡丹江医学院

刘丽燕　哈尔滨医科大学

刘桂英　山西医科大学

孙　静　广东医科大学

李永新　四川大学

李研东　河北省兽药饲料工作总站

杨弋星　大理大学

杨小蓉　四川省疾病预防控制中心

汪　川　四川大学

陈　娜　四川省疾病预防控制中心

陈丽丽　南华大学

陈林军　上海健康医学院

尚婧晔　四川省疾病预防控制中心

胡　勇　贵州医科大学

徐　坤　湖南师范大学

郭振中　武汉科技大学

梅　勇　武汉科技大学

康维钧　河北医科大学

梁青青　内蒙古科技大学包头医学院

赖发伟　四川省疾病预防控制中心

前　言

随着现代工业和社会经济的高速发展,环境污染、食物安全、新发传染性疾病等突发公共卫生事件不断发生,严重危害人类健康。卫生检验学在应对突发性公共卫生事件过程中起到关键作用,被誉为公共卫生与预防医学的"眼睛"。卫生检验项目繁多,包含与健康相关的各种化学物质和微生物,样品范围广,诸如环境空气(包括室内空气、工业场所等)、食品、化妆品、涉水产品以及生物样品等。卫生检验学的科研成果是国家制定与健康相关法律法规的重要科学依据,每一项检验结果都直接关系到民众健康和安全、国家法律法规的贯彻执行和突发性公共卫生事件处置效果。卫生检验样品采集和处理是卫生检验结果正确与否的关键步骤,本书系统介绍了卫生检验样品采集和处理技术基本原理、仪器结构及应用,力求反映卫生检验样品采集和处理技术的最新装置和成果。

本书分卫生理化检验和卫生微生物检验两部分,第一章为绪论,第二~四章主要介绍了样品采集导则、样品采集与保存、样品预处理。第五~七章介绍了卫生微生物检验总则、卫生微生物检验样品的采集与处理、卫生微生物检验样品前处理新技术。

本书可为从事卫生检验、卫生检测以及其他卫生检验相关工作的研究人员提供参考,也适用于卫生检验与检疫专业本科生和研究生教学。

本书编写过程中参阅和引用了诸多行业规范、国家标准及学术文献,在此向有关作者致以衷心的感谢!限于编者学识水平和实践经验,书中不当之处在所难免,恳请读者批评斧正。

康维钧　汪　川　牛凌梅

2022 年 5 月

目 录

第一章　绪　论

一、我国卫生检验的发展简史

我国现代卫生检验始于20世纪初。1840年鸦片战争后,我国沦为半殖民地半封建社会,资本主义列强迫使清朝政府打开国门,资本主义商品经济不断地渗入和对我国资源和原材料疯狂地掠夺,被迫拉开了我国世界贸易的序幕。此时西方列强在各口岸设立了检验检疫机构,检验检疫相关法律不断地引入,直至1932年国民政府才颁布了我国第一部《商品检验法》,随后颁布了各种食品、牲畜、植物病虫害等检验检疫实施细则。

我国卫生检验与卫生化学教育先驱者林公际先生分别在1934年和1936年编著出版了《水检查法》和《卫生化学》。他在《卫生化学》一书序言中写道:"作者忝任卫生化学讲席将近十载,平日在教学及作业上,深知一般之需要。只以历年讲稿,多不惬意,不敢付诸剞劂,出而问世。去春来杭,课务稍暇,益以同事之怂恿,乃重治旧稿,增删损益,勉成兹编。是书出后,倘有助于药学学生之实修及从事卫生工作诸同好之参考,俾我国公共卫生伺候逐步向上则欣慰何似!"并指出:"公共卫生之推进,一方须凭借行政的力量,一方须依赖学术的研究。两者互为经纬,其效始著。关于行政问题,兹不具论,关于学术研究,则卫生化学实占重要之成分。盖卫生化学为论列一切饮食物,嗜好品,水、空气和土壤等之试验及其良否判定之学科。凡人类保健卫生之涉及化学问题者,殆无不属于卫生化学之应用范围。"林公际先生编著的《卫生化学》一书共分二十章,有营养概论,营养素一般试验法,各种饮食物、调味品、防腐剂、着色剂、水、土壤和空气检验法,以及细菌学试验法等,适应于药学校卫生化学教科之用。由此,早期卫生化学实则为卫生检验技术,即在20世纪20年代就开启了卫生检验高等教育课程。

1937年方乘编译出版了《饮料水标准检验法》,作为专述水的卫生分析教材供医学院医药学生使用。1946年,任职于上海商品检验局多年的李颖川编著出版了《食品检验及分析法》,作者自序中说该书根据美国Leach氏所著 *Food inspection and Analysis* 和我国商品检验局实际应用之方法加以增删改编而成,适宜于大学农科或化学系之教本。1949年新中国成立后第二军医大学率先开设了卫生化学课程,主要针对食物中的营养成分和有害物质的检测分析。

1957年原武汉医学院举办了卫生检验医师专修班,1958年四川医学院开办3年制卫生检验专科班。1973年6月卫生部军事管制委员会召开了全国高等医学院校教材改革经验交流会,会议纪要中明确指出,卫生专业不宜划分过细的专业有放射医学专业和卫生检验专业,有条件的院校可举办放射医学专业和卫生检验专业;同年卫生部指定四川医学院卫生系举办卫生检验专业师资培训班。1974年四川医学院卫生系创办了3年制卫生检验专业,1977年开始招收4年制卫生检验专业本科生,标志着卫生检验人才培养从岗位职业培训到系统化的复合型卫生检验高级人才的专业培养。1981年卫生检验学被纳入我国高等学校本科专业目录。1982年开始改为招收5年制卫生检验专业,授医学学士学位。1998年专业目录调整,教育部颁布的普通高等学校本科专业目录中将卫生检验专业并入预防医学专业而停止单独招生。2004年教育部批复同意四川大学等院校试办卫生检验专业(专业代码:100204S,理学4年制)。2012年教育部颁布"普通高等学校本科专业目录",将卫生检验试办专业更名为"卫生检验与检疫"(101007),属医学门类(10)医学技术类(1010),纳入正式专业目录。

二、卫生检验的任务和特点

卫生检验(public health laboratory sciences)是公共卫生与预防医学的重要组成部分,包含卫生理化检验和卫生微生物检验,与预防医学与公共卫生事业的发展密切相关,被誉为公共卫生与预防医学的眼睛。

随着科学技术和工业的高速发展,环境污染和公害事件不断发生,人类赖以生存的自然环境遭到严重破坏,特别是21世纪高新技术日新月异,在给人类社会带来进步和繁荣的同时,也带来新的公共卫生问题和一系列新的挑战。全球变暖、臭氧层破坏、酸雨蔓延、水体污染和垃圾围城成为人类面临的重要环境危机。由于各种需要,全世界每年生产数十万种有毒化学物质,其中大多遁入大气或排入水体,使多数河流都受到不同程度的污染。更为突出和引起社会关注的是食品安全问题,国内外食品安全突发事件频繁发生,如二噁英污染、有毒大米、食品和食品包装材料中的塑化剂、乳和乳制品中的三聚氰胺、肉和肉制品中的瘦肉精等都给食品安全提出了新的挑战;慢病和营养相关疾病的不断出现,也引起国际医学界的极大关注。另外,人畜共患传染病和食源性传染病的病原体、传播途径和预防措施等,凡是涉及影响人类健康的各种危害因子的识别和检验均属于卫生检验之范畴。

卫生检验结果为制定卫生标准、评价环境质量、保证食品安全,及时发现、控制和疾病流行防控措施提供科学可靠的依据、信息和方法。因此,卫生检验的特点主要是涉及范围广阔,如种类繁多,如空气污染物、水体污染物、土壤污染物以及家用化学品中污染物的检测;食物营养成分、功能性保健食品中功效成分的分析,食品中的添加剂、农药残留、重金属、有机毒物等污染成分的检测、人畜共患传染病病原体以及食源性疾病微生物的快速鉴定;生物材料样品(血液、尿液、毛发和组织等)的监测等。

主要表现:①检测的样品种类繁多,包括气、水、食品、生物材料等。②分析对象广,有无机成分、有机成分,有小分子、大分子甚至细胞以及卫生微生物(包括病毒和细菌等)。③被测组分含量差别大,从常量到痕量甚至超痕量。④样品组成复杂,同样的被测组分,由于其来源不同,基体干扰可能大不相同。⑤涉及检测仪器和原理多样,包括紫外-可见分光光度法、分子荧光分析法、原子吸收分光光度法、原子荧光光谱法和电感耦合等离子体原子发射光谱法等光谱学分析方法;电位分析法、电导分析法、溶出伏安法和电位溶出法等电化学分析方法;经典液相色谱法、气相色谱法、高效液相色谱法、离子色谱法和毛细管电泳法等色谱分析方法;免疫分析技术、基因测序技术等现代分子生物学技术。

三、样品采集与前处理的目的和重要性

卫生检验的一般过程主要包括采样、试样前处理、选择方法及测定以及分析数据的处理

与结果表达五个阶段。据有关文献统计,这五个阶段所需要的时间及劳动强度分别为:样品采集约占 6%,样品前处理技术约占 61%,检测约占 6%,数据处理与报告约占 27%。其中,样品采集和前处理技术所需的时间最长,约占整个分析时间的 70%。由此可见,该阶段在卫生检验过程中占有重要的地位。

样品采集是指从整体中取出可代表全体组成的一小部分的过程,简称"采样"。合理的采样是分析结果准确可靠的基础。在实际检验工作过程中,首先要保证采集的试样均匀并具有代表性,否则,无论测定结果再准确也毫无意义。不同任务和监测目的应按照具体的规定进行采集。通常采集的样品多数是不能够直接进入仪器而被测试的。因此,需要对样品进行处理制备,使之成为仪器所需的测试样品,也称样品制备。样品制备主要包括试样的分解和预分离富集。样品前处理是准确检测分析待测物过程中的关键环节,检测结果的重复性和准确性以及方法的灵敏度都主要取决于样品前处理。然而样品前处理是一个既耗时又极易引入误差的过程,样品处理的好坏直接影响最终的检测结果。

因此,样品前处理应达到以下目的:①将样品中的待测组分从复杂的样品基体中分离出来,制成便于测定的形式。对于含量极低的待测组分,在测定前还需要对其进行富集浓缩,提高方法的灵敏度,降低检出限;②除去样品中对分析测定有干扰的共存组分,同时在样品处理过程中,不能引入被测物,尽可能减少被测组分的变化;③如果被测组分选定的分析方法难以检测,还需要通过样品衍生化与其他反应等处理方法,使被测组分转化为另一种易于检测的化合物,提高方法的灵敏度与选择性;④减缩样品的质量与体积,使前处理后的样品便于保存和运输,提高样品的稳定性;⑤除去样品中对分析仪器有害的组分,保护分析仪器和测试系统,从而延长仪器的使用寿命。

四、样品采集与前处理的主要方法和技术

卫生检验通常是基于政府职能的风险评估和日常监测,不同职能部门职责范围内与健康相关的检验检测均有样品采集指导原则,卫生检验样品采集必须按照规范或标准进行采集和保存。样品前处理是根据不同样品,如气体样品、液体样品和固体样品等,检测不同项目,如无机物、有机物、细菌和病毒等,样品的前处理方法也不同。在卫生理化检验待检样品中,除极少数样品可以直接测定外,绝大多数样品由于组成比较复杂,被测组分与样品中的其他组分结合在一起,共存组分有时会干扰测定。因此,样品在检测分析前,需要经过适当的前处理,消除干扰因素,浓缩富集被测组分,使样品能够满足卫生检验方法的要求。样品的前处理包括对样品进行溶解、分解、分离、提取和浓缩等过程,是卫生检测过程中十分重要的环节,其效果的好坏直接关系着检验工作的质量。处理技术主要有干灰化法、湿消化法、微波消解法、溶剂萃取法、固相萃取法、固相微萃取法、超临界流体萃取法、挥发和蒸馏法、顶空气相法和气体发生法等。

五、样品前处理方法的评价

样品前处理的方法很多,不同的待测组分要采用不同的前处理方法,即使同一待测物,样品基体不同,所采用的前处理方法也不尽相同。因此,对于不同样品中的分析对象必须根据实际情况进行具体分析,选择合适的前处理方法。

能否最大限度地除去影响测定的干扰组分和保证待测物的回收率,是衡量前处理方法有效与否的重要指标。在除去样品中原有干扰组分的同时,还要防止引入新的干扰组分。

新的干扰组分主要来自所用的试剂中的杂质,操作环境中的灰尘,所用器皿不洁净或在样品处理过程中的腐蚀物等。因此,必须根据样品性质、分析目的和分析方法选择合适的试剂、器皿和前处理方法。回收率表示被分离组分回收的完全程度。在分离过程中,回收率越高表示分离效果越好。回收率低不仅影响检测方法的灵敏度和准确度,而且会使低浓度的样品难以测定。

（康维钧）

第二章　样品采集导则

第一节　空气样品采集导则

空气是人类赖以生存的重要物质条件,每个人每天大约要呼吸 9 000L 空气,空气质量的好坏直接影响人体健康。空气样品采集包括环境空气、室内空气、公共场所空气和工作场所空气的采集。本节主要介绍空气污染物的来源、空气污染物检测项目的确定、采样方案的制定、采样点的选择、采样数量和采样频率的确定等内容。

一、环境空气采集

环境空气(ambient air)是指人群、植物、动物和建筑物所暴露的室外空气。由于受生产周期、排放方式和气象条件等因素的影响,环境中有害物质的浓度经常变化,不同有害物质对机体的有害作用也不同。因此,在采样时,应该根据环境空气污染物的不同存在状态,采用不同的方法采样,以便获得正确的结果。

(一)污染物来源及其种类

环境空气污染来源可以分为自然污染源和人为污染源两大类。自然污染源是由自然原因形成的,如森林火灾、火山爆发等;人为污染源是由于人们从事生产和生活活动造成的,人为污染源又可分为固定污染源(如烟囱、工业排气管等)和流动污染源(如汽车、火车等)。两者相比,人为污染源数量更多,污染时间更长,影响范围更大,是环境空气污染的主要来源。

1. 工业企业污染　某些工业企业产生的排放物是空气污染的主要来源,属于固定污染源。工业企业排放的空气污染物主要来自两个生产环节。

(1)燃料的燃烧:燃料的燃烧是造成空气污染最主要的来源。我国主要工业燃料是煤,其次是石油,用煤量最多的是火力发电、冶金、化工、机械、轻工和建材等行业。煤的主要杂质是硫化物,还有氟、砷、钙、铁、镉等元素的化合物。石油的主要杂质是硫化物和氮化物,也含有金属化合物。燃料所含的杂质与其产地有关,我国煤的含硫量一般在 0.2%~0.4%。我国石油多为优质石油,含硫量在 0.8% 以下,而中东地区石油的含硫量在 0.5%~2%,有的甚至高达 4% 以上。燃料燃烧的程度不同,所产生的污染物的种类和数量也不同。燃料燃烧完全时产生的主要污染物是 CO_2、SO_2、NO_2、水蒸气和灰分,燃烧不完全时产生的污染物是 CO、硫氧化物、氮氧化物、醛类、炭颗粒和多环芳烃等。

(2)生产过程的排放:工业企业生产过程中的各个环节都有可能排放污染物,生产原料和工艺过程不同,排出污染物的种类和数量也可能不同。

2. 生活性污染　生活性污染主要源于生活炉灶和采暖锅炉,它们都需要消耗大量煤炭,因此成为空气污染的一个重要来源。生活性污染的特点是锅炉和炉灶数量多而分散,治理困难;燃烧不完全,产生的污染物数量多,毒性大;烟囱低,污染物扩散慢,大多聚集在人的呼吸带范围;冬季污染更为严重。

3. 交通运输污染　汽车、火车、飞机、轮船是当代的主要运输工具,它们使用的燃料是石油、柴油等,燃烧后产生的废气主要有一氧化碳、二氧化硫、氮氧化物和碳氢化合物等,随着机动车数量的增加,汽车尾气已经成为我国城市空气污染的主要来源之一。

目前,环境空气污染物有很多种,存在状态也是相当复杂。近年来,细颗粒物(PM2.5)、雾霾(fog and haze)和灰霾(dust-haze)引发我国区域性空气严重污染,引起了社会的高度关注。

PM2.5 是由一次粒子和二次粒子组成的气溶胶颗粒。一次粒子是直接排入空气中的颗粒物,主要由尘土性粒子和由植物和矿物燃料燃烧产生的炭黑(有机碳)粒子组成。二次粒子是一些气态污染物通过化学转化形成的空气颗粒物,主要由硫酸铵和硝酸铵组成。其形成的主要过程是空气中的一次气态污染物 SO_2 和 NO_x,通过均相或非均相的氧化形成酸性气溶胶,再与空气中偏碱性气体 NH_3 反应,生成硫酸铵(亚硫酸铵)和硝酸铵气溶胶粒子。由于来源和形成条件不同,PM2.5 的形态多种多样,有球形、菱形和方形等。PM2.5 的水溶性离子组分具有吸湿性,在低于饱和蒸气压的条件下能够形成雾滴,从而影响空气的化学性质。PM2.5 的水溶性阴离子主要是硫酸盐、硝酸盐、卤素离子,阳离子主要是铵盐、碱金属和碱土金属离子。与粗颗粒物相比较,PM2.5 粒径更小,降低能见度的能力更强。能见度降低的本质是可见光的传播受到阻碍。当颗粒物的直径与可见光的波长接近时,颗粒物对光的散射消光能力最强。可见光的波长为 $0.4\sim0.7\mu m$,PM2.5 的粒径范围正在这个尺度附近。PM2.5 的消光系数为 $1.25\sim10m^2/g$,比粗颗粒的消光系数($0.6m^2/g$)大得多,因此,PM2.5 是降低天气能见度、形成灰霾的主要原因。

霾和雾两者都影响空气的能见度,造成视程障碍,人们一般难以区分霾和雾,与霾不同的是,雾是由大量悬浮在近地面空气中的微小水滴或冰晶组成的气溶胶系统,是近地面层空气中水汽凝结(或凝华)的产物。形成雾时,空气的湿度常常处于或接近于饱和状态,而形成霾时空气的相对湿度不大。霾和雾是可以相互转化的,当相对湿度增加时,霾粒子吸湿或为雾滴;当相对湿度降低时,雾滴脱水后霾粒子又再悬浮在大气中。

灰霾是大量极细微的干尘粒等均匀地浮游在空中,使水平能见度小于 10km,空气普遍有混浊的现象,使远处光亮物微带黄、红色,使黑暗物微带蓝色。灰霾天气造成能见度下降的主要原理是消光作用,气体组分的消光作用占 7% 左右,颗粒物的消光作用占 93%,其中包括 22% 的光吸收作用,71% 的光散射作用。灰霾的主要成分是颗粒物和气态污染物,而颗粒物中产生消光作用的主要是 PM2.5。雾霾是雾和霾的组合现象,雾霾天气时空气的湿度大、悬浮在空气中的颗粒多。雾霾的消光作用也很强。灰霾和雾霾的主要区别在于空气湿度不同。通常湿度大于 90% 时称之为雾,而湿度小于 80% 时称之为霾,湿度为 80%~90% 时则为雾霾的混合体。不论是灰霾、还是雾霾,都含有大量极微细尘粒或烟粒,严重污染空气。

环境空气污染物多种多样,表 2-1-1 列出了常见环境空气污染物及其浓度限值。

表 2-1-1　环境空气污染物浓度限值

污染物项目	平均时间	浓度限值		单位
		一级	二级	
二氧化硫(SO_2)	年平均	20	60	$\mu g/m^3$
	24 小时平均	50	150	
	1 小时平均	150	500	
二氧化氮(NO_2)	年平均	40	40	$\mu g/m^3$
	24 小时平均	80	80	
	1 小时平均	200	200	
一氧化碳(CO)	24 小时平均	4	4	mg/m^3
	1 小时平均	10	10	
臭氧(O_3)	日最大 8 小时平均	100	160	$\mu g/m^3$
	1 小时平均	160	200	
颗粒物(粒径≤10μm)	年平均	40	70	$\mu g/m^3$
	24 小时平均	80	150	
颗粒物(粒径≤2.5μm)	年平均	15	35	$\mu g/m^3$
	24 小时平均	35	75	
总悬浮颗粒物(TSP)	年平均	80	200	$\mu g/m^3$
	24 小时平均	120	300	
氮氧化物(NO_x)	年平均	50	50	$\mu g/m^3$
	24 小时平均	100	100	
铅(Pb)	1 小时平均	250	250	$\mu g/m^3$
	年平均	0.5	0.5	
	季平均	1	1	
苯并(a)芘[B(a)P]	年平均	0.001	0.001	$\mu g/m^3$
	24 小时平均	0.002 5	0.002 5	

（二）环境空气监测

环境空气监测分为环境空气质量自动监测和手工监测。自动监测方法进行环境空气质量监测,应按《环境空气气态污染物连续自动监测系统安装验收技术规范》(HJ 193—2015)所规定的方法和技术要求进行。国家环境空气质量监测网中的空气质量评价点、空气质量背景点上的环境空气质量监测应优先选用自动监测方法;国家环境空气质量背景点上的环境空气质量监测还应具备完善的手工监测能力,并可用手工监测方法进行非常规项目监测。采用手工监测方法进行环境空气质量监测,应按《环境空气质量手工监测技术规范》(HJ/T 194—2005)所规定的方法和技术要求进行。

（三）环境空气采样布点

1. 布点原则

(1)代表性:选择的采样点能客观反映一定空间范围内环境空气的质量水平和变化规

律,客观评价区域环境空气状况,满足为公众提供环境空气状况健康指引的需求。

(2)可比性:同类型采样点设置条件尽可能一致,使各个采样点获取的数据具有可比性。

(3)整体性:综合考虑各种因素,在布局上应反映城市主要功能区和主要污染源空气质量的现状和变化趋势。

(4)前瞻性:要结合城乡建设规划布设采样点,使选择的采样点能兼顾未来城乡空间格局的变化趋势。

(5)稳定性:采样点位置一经确定,原则上不应变更,以保证监测的连续性和可比性。

2. 采样点分类及布点数量　环境空气采样点主要分为五类:环境空气质量评价城市点、环境空气质量评价区域点、环境空气质量对照点、污染监控点和路边交通点。不同类别的采样点,采样布设要求也不同。

(1)环境空气质量评价城市点:环境空气质量评价城市点是为监测城市建成区空气质量的整体状况和变化趋势而设置的采样点;采用城市加密网格点或模式模拟计算布置采样点;应用这类采样点的测定结果评价城市环境空气质量,要求在城市的建成区内相对均匀分布采样点,在全部建成区设置采样点,根据城市建成区的面积和人口数量,确定采样的最少数量(表2-1-2)。

表 2-1-2　环境空气质量评价城市点采样设置数量要求

建成区城市人口 / 万人	建成区面积 /km²	最少监测点数 / 个
<25	<20	1
25~50	20~50	2
50~100	50~100	4
100~200	100~200	6
200~300	200~400	8
>300	>400	每 50~60km² 建成区面积设 1 个采样点,不少于 10 点

(2)环境空气质量评价区域点和背景点:环境空气质量评价点(regional assessing stations)是为监测区域范围空气质量状况和污染物区域传输及影响范围而设置的采样点;环境空气质量背景点(background stations)是为监测国家或大区域范围环境空气质量的本底水平而设置的采样点。区域点和背景点都要远离城市建成区和主要污染源,区域点原则上应离开 20km 以上,背景点原则上应离开 50km 以上。区域点和背景点的海拔高度要选择适当。在山区,区域点和背景点应位于局部高点,避免受到局部地区空气污染物的干扰,避免近地面逆温层等气象条件的影响;在平缓地区,区域点和背景点应设置在开阔地点的相对高地、避开空气沉积的凹地。区域点和背景点的数量由国家环境保护行政主管部门根据国家规划设定,其中区域点的设置点数还需兼顾区域面积和人口因素,各地方根据环境管理需要,可申请增加。

(3)污染监控点:城市的主要固定污染源和工业园区往往是城市的污染源聚集区。污染监控点(source impact stations)是为监测本地区污染源聚集区对当地环境空气质量的影响而设置的采样点。污染源排放污染物,对周围区域的环境空气造成污染,其污染程度与风向、风速和污染物的排出高度直接相关。

(4)路边交通采样点:路边交通采样点(traffic stations)是为监测道路交通污染源对环境

空气质量的影响而设置的采样点。一般要求在行车道的下风侧设点；根据车流量的大小、车道两侧的地形和建筑物的分布等情况确定路边交通点的位置(表 2-1-3)。

表 2-1-3 仪器采样口与交通道路之间最小间隔距离

道路日平均机动车流量（车辆数）	采样口与交通道路边缘之间的最小间隔距离 /m	
	PM10、PM2.5	SO_2、NO_2、CO、O_3
≤3 000	25	10
3 000~6 000	30	20
6 000~15 000	45	30
15 000~40 000	80	60
>40 000	150	100

3. 采样时间和采样频率 采样时间(sampling duration)是指从采样开始到结束所持续的时间。采样频率是指在一定时间浓度范围内的采样次数。环境空气质量标准中涉及的污染物，可根据污染物浓度数据的有效性规定，确定相应污染物的采样时间和采样频率。对其他污染物的监测，应根据监测目的、污染物浓度水平及监测分析方法的检出限，确定其采样频率和采样时间。要获得 1 小时平均浓度值，采样时间不能少于 45 分钟；要获得日平均浓度值，气态污染物的累积采样时间不应少于 20 小时，颗粒物则需连续采样 24 小时。

短时间内所采集的空气样品缺乏代表性，对样品的监测结果只适用于突发污染事件、初步筛查等情况的应急监测，不能反映待测物浓度随时间的变化情况。要获得具有代表性的结果、减少误差，可以采取两种方式：一是增加采样频率，每隔一定时间采样测定一次，取多个试样测定结果的平均值作为代表值，这种采样称为间断采样。若采样频率安排合理，间断采样的测定结果具有较好的代表性。二是增加采样时间，即连续采样，我国环境空气质量手工监测技术规范中介绍了 24 小时连续采样，即 24 小时连续采集一个环境空气样品，以监测污染物的日平均浓度或使用自动采样仪器进行连续自动采样，其监测结果能很好地反映污染物浓度的变化，可以获得任何时间段内待测物浓度的代表值或平均值。

4. 布点方法分类

(1)网格布点法：将监测区域均匀划分成若干个网状方格，在两条直线的相交处或网状方格设置采样点。用该法设点采样，其检测结果能较好地反映污染物的空间分布。在城市环境空气质量评价工作中，要采用城市加密网格设点采样，也就是说，将城市建成区均匀划分成若干个加密网格，单个网格不大于 2km×2km，再在每个网格中心或网格线的交点上设置采样点。

(2)模式模型计算布点法：通过分析污染物扩散、迁移及转化规律，预测污染分布状况，合理设置采样点。

(3)功能分区布点法：将监测区域划分为工业区、商业区、居住区、工业和居住混合区、清洁区等，再根据具体污染情况、人力和物力条件，在各功能区设置一定数量的采样点，该法多用于区域性常规监测。

（4）同心圆布点法：以污染群的中心或特定的污染源为中心，在污染源四周不同方位的不同距离地点设置采样点。该法适用于受单一污染源或多个污染源构成的一个污染群所影响地区布设采样点。

（5）扇形布点法：以污染源所在位置为顶点，在主导风向的下风向的扇形区域不同距离设置采样点。此法适用于孤立的高架点源，而且主导风向明显的地区。

对于建筑物沿山坡层层分布的城市，除了设置水平采样点外，还需设置一些垂直采样点，以掌握有害物质的垂直分布情况。在实际工作中，往往以一种布点方法为主，兼用其他方法进行综合布点，使采样网点布设更加完善合理。

二、室内空气采集

室内空气（indoor air）污染是指在封闭空间内的空气中存在对人体健康有危害的物质，并且浓度已经超过国家标准，达到可以伤害到人的健康的程度，把此类现象总称为室内空气污染。当今，人类正面临"煤烟污染""光化学烟雾污染"之后，以"室内空气污染"为主的第三次环境污染。检测发现，在室内空气中存在 500 多种挥发性有机物，其中致癌物质就有 20 多种，致病病毒 200 多种。危害较大的主要有氡、甲醛、苯、氨以及酯、三氯乙烯等，已成为危害人类健康的"隐形杀手"。

（一）室内空气污染物来源及其种类

室内空气污染主要是包括室外来源与室内来源两个方面。

1. 室外来源　室外空气中的污染物可进入密闭的室内环境，主要有：①室外污染气体，如工厂废气、汽车尾气、餐饮业烟气等进入室内；②房基地的缝隙释放进入的氡气，在原工业废弃物地址上新建房屋，原地址的有害气体释放，通过房基地的缝隙进入室内；③生活用水中的超标有害物质，可通过淋浴、喷雾加湿空气等方式喷入空气中，如挥发性有机物、细菌等；④人为带入室内，主要是服装吸附，例如烟、尘、苯、铅等。

2. 室内来源

（1）人的行为：主要是指人体的代谢，通过呼出废气，大小便、汗液等排出体外，进入室内空气中。例如 CO_2、NH_3、CO、有机物气体等；另外，空气中的细菌、病毒，有的就是来源于疾病感染者的呼出气体等。

（2）室内燃料燃烧产物：主要是燃煤、燃气产生的废气，含 CO_2、CO、悬浮颗粒物以及碳氧化合物等有机物。另外，是生物燃料（木材、植物秸秆及粪便）的燃烧，产生一氧化碳和悬浮颗粒物，以及有机物［如多环芳烃、苯并（a）芘］。

（3）烹调油烟：250℃以上的炒菜高温产生油烟，是含有多种有机物成分的混合污染物，其中含有"三致"作用（致癌、致畸、致突变）的有害物质。

（4）吸烟烟雾：香烟烟雾是吸烟产生的室内污染物，其中含有有害气体种类繁多，主要有 CO、CO_2、NO_x、NH_3、$HCHO$，以及烷烃、烯烃、芳香烃等，其中的气溶胶状态物质主要成分是焦油和烟碱（尼古丁）。焦油含有大量的致癌物质，如苯并（a）芘、As、Cd、Ni 等。

（5）建筑材料和装饰材料：建筑材料和装饰材料是向室内空气中释放有害物质的主要污染源。室内的油漆、涂料、胶黏剂、壁纸、地板、木家具、地板革等都可能释放各类有害物质，其中主要包括甲醛、苯系物、总挥发性有机化合物等污染物。

（6）家用化学品：洗涤剂、清洁剂、脱色剂、着色剂、抛光剂、化妆品、防虫剂、空气清新剂、花草肥料与药剂、医药品等。

（二）室内空气检测

1. 室内空气检测的目的和作用　室内环境检测就是运用现代科学技术方法以间断或连续的形式定量地测定环境因子及其他有害于人体健康的室内环境污染物的浓度变化，观察并分析其环境影响过程与程度的科学活动。主要目的：①评价室内空气质量；②依据《民用建筑工程室内环境污染控制规范》进行检测，确定该工程是否可以验收；③依据《室内空气质量标准》进行检测，评价室内空气污染治理效果；④依据室内环境的相关标准进行检测，为室内空气污染物的环境特征及对人体健康的影响研究提供科学依据。

2. 室内空气检测的过程　室内环境检测是对室内环境信息的捕集、传递、解析和综合的全过程。具体来说，其过程通常是：现场调查→监测方案确定→现场布点→样品采集→样品运送保存→分析测试→数据处理→综合评价（提出检测报告等）。因此室内环境检测技术包括采样技术、测试技术和数据处理技术。

3. 室内空气检测的分类　室内空气检测可以分为现场仪器直读检测方法（例如：一般化碳氧、氡、甲醛等）和实验室检测方法（即现场采样送回实验室进行分析检验的方法）。

根据检测目的，室内空气检测可分为"评价环境质量"检测、"确定污染源"检测、"评价环境污染治理产品的治理效果"检测以及"特定目的（任务）检测"。例如：比对试验检测、人员操作考核检测、研究性检测、仲裁检测、事故检测等。

室内空气质量检测，依据检测对象可以分为物理参数或称物理因素（例如噪声、电磁辐射、照度、温度、湿度、风速等）检测、化学参数（如甲醛、氡、苯、二氧化硫、一氧化碳等）检测、放射性参数（如氡）检测和生物性参数（如：细菌总数、尘螨等）检测四种室内空气质量参数检测。

依据《室内空气质量标准》进行检测室内空气质量检测项目，按其检测频率，也可分为"常规（例行）检测项目"和"针对性（目的性）"检测项目。

4. 室内空气质量检测项目　室内空气质量参数（indoor air quality parameter）：指室内空气中与人体健康有关的物理、化学、生物和放射性参数。其中可吸入颗粒物（inhalable particles）是指悬浮在空气中，空气动力学当量直径≤10μm 的颗粒物。苯并（a）芘指存在于可吸入颗粒物中的苯并（a）芘。新风量（air change flow）在门窗关闭的状态下，单位时间内由空调系统通道、房间的缝隙进入室内的空气总量，单位为 m^3/h。氡浓度（radon concentration）指实际测量的单位体积空气内氡的含量。总挥发性有机物（total volatile organic compound, TVOC）可利用 Tenax GC 或 Tenax TA 采样，非极性色谱柱（极性指数小于 10）进行分析，保留时间在正己烷和正十六烷之间的挥发性有机物。

室内环境空气质量检测项目分为应测项目和其他项目，应测项目包括温度、大气压、空气流速、相对湿度、新风量、二氧化硫、二氧化氮、一氧化碳、二氧化碳、氨、臭氧、甲醛、苯、甲苯、二甲苯、TVOC、苯并（a）芘、可吸入颗粒物、氡（222Rn）、菌落总数等；其他项目包括甲苯二异氰酸酯（TDI）、苯乙烯、丁基羟基甲苯、4- 苯基环己烯、2- 乙基己醇等。

（三）室内空气采样布点

1. 采样点选择原则　室内空气的采样点应均匀分布，避开通风道和通风口，与墙壁距离应大于 0.5m。采样点的高度原则上与人的呼吸带高度相一致，相对高度 0.5~1.5m，也可根据房间的使用功能、人群的高低以及在房间立、坐或卧时间的长短，来选择采样高度。

2. 采样点的数量　采样点的数量根据室内面积大小和现场情况确定，原则上小于 $50m^2$

的房间应设 1~3 个点；50~100m² 设 3~5 个点；100m² 以上至少设 5 个点。采样点设在对角线上呈梅花式均匀分布，当房间内有 2 个及其以上的采样点时，应取各点检测结果的平均值作为该房间的检测值。

对于民用建筑工程验收，应抽检每个建筑单体有代表性的房间的室内环境污染物浓度，氡、甲醛、氨、苯、TVOC 的抽检数量不得少于房间总数的 5%，每个建筑单体不得少于 3 间，当房间总数少于 3 间时，应全数检测。凡进行了样板间室内环境污染物浓度测试结果合格的，抽检数量减半，但不得少于 3 个房间。每个房间的检测点数按下表进行设置，采用对角线、斜线、梅花状均衡布点，并取各点检测结果的平均值作为该房间的检测值（表 2-1-4）。

表 2-1-4　民用建筑工程验收的室内环境污染浓度检测点数设置

房间使用面积 /m²	监测点数量 / 个
<50	1
50~100	2
100~500	不少于 3
500~1 000	不少于 5
1 000~3 000	不少于 6
>3 000	不少于 9

3. 采样时间与频率　年平均浓度至少连续或间隔采样 3 个月；日平均浓度至少连续采样 18 小时；8 小时平均浓度至少连续采样 6 小时；1 小时平均浓度至少连续采样 45 分钟。经装修的室内环境，应在装修完成 7 日以后采样，一般建议在使用前采样监测。

对于采用集中空调的室内环境，空调应正常运转，有特殊要求的可根据现场情况和要求确定，家内空气质量标准要求采样前至少关闭门窗 12 小时，而民用建筑工程验收要求更宽松，仅要求关闭 1 小时。

三、公共场所空气采集

公共场所（public place）是根据公众生活活动和社会活动的需要，人工建成的具有多种服务功能的封闭式（如宾馆、展览馆电影院等）或开放式（如公园、体育场等）或移动式（如一些小型游乐场）的公共建筑设施，供公众学习、工作、休息、文体、交流、交际、购物、美容等活动。对公众来说，它是人为的生活环境（某些场所，如公园、休闲度假胜地等，也有自然环境的属性）；而对公共场所的从业人员来说，它又属于职业环境。室内空气污染是公共场所主要的卫生问题，室内空气中可能存在物理性、化学性、生物性和放射性因素，这些因素可导致人体不良建筑物综合征、各种过敏症状，甚至导致传染病与肿瘤。

2010 年我国出台了中华人民共和国国家标准《公共场所通用卫生要求》，将公共场所分为住宿、沐浴、美容美发、文化娱乐、体育健身、文化交流、购物交易、候诊和公共交通 8 类场所，并将每类包含的各种公共场所进行定义。标准中所涉及的空气卫生质量指标包括室内温度、相对湿度、风速、新风量、CO、CO_2、PM10、甲醛、氨、臭氧、TVOC、苯、甲苯、二甲苯、细菌总数、真菌总数和嗜肺军团菌等多项指标。同时还规定了集中空调通风系统送风卫生要求，规定了集中空调通风系统风管内表面空气处理、输送设备表面卫生要求，空气净化消毒装置的卫生安全性指标和空气净化消毒装置的性能指标。

（一）污染物来源及其种类

1. 化学污染物 来源于大气污染物、建筑装修、生活医疗用品、燃料燃烧、集中空调通风系统等,包括一氧化碳、二氧化碳、可吸入颗粒物 PM10、细颗粒物 PM2.5、甲醛、氨、TVOC、苯、甲苯、二甲苯、臭氧、硫化氢等。

2. 空气微生物 来源于大气中来自植物、动物、生活活动、生产活动、污水污物、土壤、灰尘的微生物,室内人体及其活动,建筑空调系统污染等。由于公共场所人口密集,流动性大,因此室内人体及其活动是公共场所空气中微生物的主要污染源。包括病毒、细菌、真菌孢子、螨、真菌以及代谢产物相关的颗粒等。

（二）公共场所空气监测

公共场所卫生监测分为发证监测,复证监测和经常性卫生监测。

发证和复证监测是指对公共场所经营单位的卫生状况进行监测,评价其卫生状况,确定是否发放卫生许可证。

经常性卫生监测（health monitoring for public places）是在公共场所营业期间,对公共场所经营单位卫生状况进行的监测和评价。即公共场所经营单位在取得卫生许可证之日起,至下次复核卫生许可证之间所进行的卫生监测,促使巩固提高。

（三）公共场所空气采样布点

1. 采样点选择的原则 公共场所空气监测通常选择在公共场所人群经常活动且停留时间较长的地点进行。采样点要考虑现场的平面布局和立体布局,高层建筑物的立体布点应有上、中、下三个监测平面,并分别在三个平面上布点;采样点应避开人流、通风道和通风口,距离墙壁 0.5~1m,高度 0.8~1.2m;可采用交叉、斜线或梅花式的方法进行布点。

2. 采样点数量和高度 不同性质和规模的公共场所,采样点的数量和采样高度有不同的规定。表 2-1-5 列出了一些重要的公共场所对于采样点数量和高度的要求。

表 2-1-5 公共场所空气采样布点数量及高度设置

公共场所类型	采样点数量	采样高度 /m
旅游业	客房间数≤10,客房数 5%~10% 客房间数 >100,客房数 1%~5%	0.8~1.2
文化娱乐场所	座位数≤300,1~2 个采样点;座位数≤500,2~3 个采样点 座位数≤1 000,3~4 个采样点;座位数 >1 000,5 个采样点	1.2
舞厅、游艺厅、茶座、酒吧、咖啡厅	面积≤50m²,1 个采样点;面积≤100m²,2 个采样点 面积≤200m²,3 个采样点;面积 >200m²,3~5 个采样点	舞厅 1.5 其他场所 1.2
公共浴更衣室	床或座位数≤100 个,1 个采样点 床或座位数 >100 个,2 个采样点	0.8~1.2
理发店、美发店	座位数≤10 个,1 个采样点;座位数≤30 个,2 个采样点 座位数 >30 个,3 个采样点	1.2~1.5
游泳馆、体育馆	观众座位数 <1 000 个,3 个采样点 观众座位数 1 000~5 000 个,5 个采样点 观众座位数 >5 000 个,8 个采样点	1.2

3. 采样时间与采样频率　开展发证监测和复证监测时,要监测1日,上午、下午和晚上各采样一次;或者在营业前、营业中和营业结束前各采样一次。开展经常性卫生监测时,只进行一次性监测或者在营业高峰时间内监测一次。开展公共场所卫生学评价时,要连续监测3日。上述监测每次均应采集平行样品。

4. 布点要求

(1)化学污染物:根据GBZ/T 18204《公共场所卫生检验方法》第二部分:化学污染物,规定了公共场所空气中化学污染物的现场采样检测布点要求:①室内面积不足50m²的设置1个测点,50~200m²的设置2个测点,200m²以上的设置3~5个测点;②室内1个测点的设置在中央,2个采样点的设置在室内对称点上,3个测点的设置在室内对角线四等分的3个等分点上,5个测点的按梅花形布点,其他的按均匀布点原则布置;③测点距离地面高度1~1.5m,距离墙壁不小于0.5m;④测点应避开通风口、通风道等。

(2)空气微生物:根据GBZ/T 18204《公共场所卫生检验方法》第三部分:空气微生物,规定公共场所空气中微生物检测:①细菌总数(total bacterial count):公共场所空气中采集的样品,计数在营养琼脂培养基上经35~37℃、48小时培养所生长发育的嗜中温性需氧和兼性厌氧菌落的总数;②真菌总数(total fungi count):公共场所空气中采集的样品,计数在沙氏琼脂培养基上经28℃、5日培养所形成的菌落数;③乙型溶血性链球菌(β-hemolytic streptococcus):公共场所空气中采集的样品,经35~37℃、24~48小时培养,在血琼脂平板上形成的典型菌落;④嗜肺军团菌(legionella pneumophila):样品经培养在GVPC琼脂平板上生成典型菌落,并在BCYE琼脂平板上生长而在L-半胱氨酸缺失的BCYE琼脂平板不生长,进一步经生化实验和血清学实验鉴定确认的菌落。

采样方法分为撞击法和自然沉降法。①撞击法(impacting method):采用撞击式空气微生物采样器,使空气通过狭缝或小孔产生高速气流,从而将悬浮在空气中的微生物采集到营养琼脂平板上,经实验室培养后得到菌落数的测定方法;②自然沉降法(natural sinking method):将营养琼脂平板暴露在空气中,微生物根据重力作用自然沉降到平板上,经实验室培养后得到菌落数的测定方法。

(3)集中空调通风系统:为使房间或封闭空间空气温度、湿度、洁净度和气流速度等参数达到设定要求而对空气进行集中处理、输送、分配的所有设备、管道及附件、仪器仪表的总和。

根据GBZ/T 18204《公共场所卫生检验方法》第五部分:集中空调通风系统,规定公共场所集中空调通风系统冷却水、冷凝水、空调送风、空调风管以及空调净化消毒装置各项卫生指标的采样及测定方法。

1)空调送风中可吸入颗粒物PM10的采样布点要求:①每套空调系统选择3~5个送风口进行检测。送风口面积小于0.1m²的设置1个检测点,送风口面积在0.1m²以上的设置3个检测点。②风口设置1个测点的在送风口中心布置,设置3个测点的在送风口对角线四等分的3个等分点上布点。③检测点位于送风口散流器下风方向15~20cm处。

2)空调送风中各微生物的采样布点要求:每套空调系统选择3~5个送风口进行检测,每个风口设置一个测点,一般设在送风口下方15~20cm、水平方向向外50~100cm处。

四、工作场所空气采集

工作场所(workplace)指劳动者进行职业活动、并由用人单位直接或间接控制的所有工作地点。工作场所空气检测是职业环境检测的一部分,指对作业环境空气样品进行有计划、系统的检测,分析作业环境中有毒有害因素的性质、强度及其在时间、空间的分布及消长规律,为评价作业环境的卫生质量、估计劳动者的接触水平、研究接触 - 反应或效应关系提供基础数据。

对工作场所空气进行检测是为了评价作业环境的卫生质量,判断是否符合职业卫生标准,从而为职业性有害因素接触水平评定、诊断职业病、制定工作场所质量标准提供可靠数据。

（一）工作场所空气污染物来源及种类

工作场所空气中的污染物可分为生产性毒物和生产性粉尘两大类,它们的污染来源如下:

1. 生产性毒物的来源　生产性毒物是指在生产过程中形成的可能对人体产生有害影响的化学物质,主要以气体、蒸气、烟、雾形态存在于生产环境空气中。生产性毒物的来源有多种形式,可来自原料、中间产品(中间体)、辅助材料、成品、夹杂物、副产品或废弃物;也可来自热分解产物及反应产物,例如:聚氯乙烯塑料加热至160~170℃时可分解产生氯化氢;磷化铝遇湿分解生成磷化氢等。

2. 生产性粉尘的来源　生产性粉尘是指在生产过程中形成的、能较长时间飘浮在空气中的固体微粒。很多工农业生产过程都可产生生产性粉尘,如矿山开采、隧道开凿、筑路、矿石粉碎及生产中的固体物质的破碎和机械加工;水泥、玻璃、陶瓷、机械制造、化学工业等生产过程中的粉末状物质的配料、混合、过筛、包装、运转等;皮毛及纺织业的原料处理;金属熔炼、焊接、切割以及可燃物的不完全燃烧等。此外,生产环境中沉积的降尘也可因机械振动、气流变化等形成二次扬尘,污染工作场所空气。按其化学性质生产性粉尘可分为无机粉尘、有机粉尘和混合性粉尘。

（二）工作场所空气监测

1. 评价监测　适用于建设项目职业病危害因素预评价、建设项目职业病危害因素控制效果评价和职业病危害因素现状评价等。

(1)在评价职业接触限值为时间加权平均容许浓度时,应选定有代表性的采样点,连续采样3个工作日,其中应包括空气中有害物质浓度最高的工作日。

(2)在评价职业接触限值为短时间接触容许浓度或最高容许浓度时,应选定具有代表性的采样点,在1个工作日内空气中有害物质浓度最高的时段进行采样,连续采样3个工作日。

2. 日常监测　适用于对工作场所空气中有害物质浓度进行的日常定期监测。

(1)在评价职业接触限值为时间加权平均容许浓度时,应选定有代表性的采样点,在空气中有害物质浓度最高的工作日采样1个工作班。

(2)在评价职业接触限值为短时间接触容许浓度或最高容许浓度时,应选定具有代表性的采样点,在1个工作班内空气中有害物质浓度最高的时段进行采样。

3. 监督监测　适用于职业卫生监督部门对用人单位进行监督时,对工作场所空气中有害物质浓度进行的监测。

(1)在评价职业接触限值为时间加权平均容许浓度时,应选定具有代表性的工作日和采样点进行采样。

(2)在评价职业接触限值为短时间接触容许浓度或最高容许浓度时,应选定具有代表性的采样点,在一个工作班内空气中有害物质浓度最高的时段进行采样。

4. 事故性监测　适用于对工作场所发生职业危害事故时进行的紧急采样监测;根据现场情况确定采样点;监测至空气中有害物质浓度低于短时间接触容许浓度或最高容许浓度

为止。

（三）采集工作场所空气样品的要求及采样前的准备

1. 基本要求

（1）应满足工作场所有害物质职业接触限值对采样的要求、职业卫生评价对采样的要求、工作场所环境条件对采样的要求。

（2）在采样的同时应作对照试验，即将空气收集器带至采样点，除不连接空气采样器采集空气样品外，其余操作同样品，作为样品的空白对照。

（3）采样时应避免有害物质直接飞溅入空气收集器内；空气收集器的进气口应避免被衣物等阻隔。用无泵型采样器采样时应避免风扇等直吹。在易燃、易爆工作场所采样时，应采用防爆型空气采样器。

（4）采样过程中应保持采样流量稳定。长时间采样时应记录采样前后的流量，计算时用流量均值。在样品的采集、运输和保存的过程中，应注意防止样品的污染。

（5）工作场所空气样品的采样体积，在采样点温度低于 5℃和高于 35℃、大气压低于 98.8kPa 和高于 103.4kPa 时，应将采样体积换算成标准采样体积。

（6）采样时，采样人员应注意个体防护。并在专用的采样记录表上，边采样边记录。

2. 现场调查　为正确选择采样点、采样对象、采样方法和采样时机等，必须在采样前对工作场所进行现场调查。必要时可进行预采样。调查内容主要包括：

（1）工作过程中使用的原料、辅助材料，生产的产品、副产品和中间产物等的种类、数量、纯度、杂质及其理化性质等。

（2）工作流程包括原料投入方式、生产工艺、加热温度和时间、生产方式和生产设备的完好程度等。

（3）劳动者的工作状况，包括劳动者数、在工作地点停留时间、工作方式、接触有害物质的程度、频度及持续时间等。

（4）工作地点空气中有害物质的产生和扩散规律、存在状态、估计浓度等。

（5）工作地点的卫生状况和环境条件、卫生防护设施及其使用情况、个人防护设施及使用状况等。

3. 采样仪器的准备

（1）检查所用的空气收集器和空气采样器的性能和规格，应符合国家标准要求。

（2）检查所用的空气收集器的空白、采样效率和解吸效率或洗脱效率。

（3）校正空气采样器的采样流量。在校正时，必须串联与采样相同的空气收集器。

（4）使用定时装置控制采样时间的采样，应校正定时装置。

（四）工作场所空气采样布点

1. 定点采样

（1）采样点的选择原则：①选择有代表性的工作地点，其中应包括空气中有害物质浓度最高、劳动者接触时间最长的工作地点；②在不影响劳动者工作的情况下，采样点尽可能靠近劳动者，空气收集器应尽量接近劳动者工作时的呼吸带；③在评价工作场所防护设备或措施的防护效果时，应根据设备的情况选定采样点，在工作地点劳动者工作时的呼吸带进行采样；④采样点应设在工作地点的下风向，应远离排气口和可能产生涡流的地点。

（2）采样点数量的确定：①工作场所按产品的生产工艺流程，凡逸散或存在有害物质的工作地点，至少应设置 1 个采样点。②一个有代表性的工作场所内有多台同类生产设备时，

1~3 台设置 1 个采样点,4~10 台设置 2 个采样点,10 台以上,至少设置 3 个采样点。③一个有代表性的工作场所内,有 2 台以上不同类型的生产设备,逸散同一种有害物质时,采样点应设置在逸散有害物质浓度大的设备附近的工作地点;逸散不同种有害物质时,将采样点设置在逸散待测有害物质设备的工作地点,采样点的数目参照上一条确定。④劳动者在多个工作地点工作时,在每个工作地点设置 1 个采样点;劳动者工作是流动的时,在流动的范围内,一般每 10m 设置 1 个采样点;仪表控制室和劳动者休息室,至少设置 1 个采样点。

(3)采样时间的选择:采样必须在正常工作状态和环境下进行,避免人为因素的影响;空气中有害物质浓度随季节发生变化的工作场所,应将空气中有害物质浓度最高的季节选择为重点采样季节;在工作周内,应将空气中有害物质浓度最高的工作日选择为重点采样日;在工作日内,应将空气中有害物质浓度最高的时段选择为重点采样时段。

2. 个体采样

(1)采样对象的选定:要在现场调查的基础上,根据检测的目的和要求,选择采样对象;在工作过程中,凡接触和可能接触有害物质的劳动者都列为采样对象范围;采样对象中必须包括不同工作岗位的、接触有害物质浓度最高和接触时间最长的劳动者,其余的采样对象应随机选择。

(2)采样对象数量的确定

①在采样对象范围内,能够确定接触有害物质浓度最高和接触时间最长的劳动者时,每种工作岗位按下表(表 2-1-6)选定采样对象的数量,其中应包括接触有害物质浓度最高和接触时间最长的劳动者。每种工作岗位劳动者数不足 3 名时,全部选为采样对象。

表 2-1-6　采样对象的数量(不能确定接触有害物浓度最高和接触时间最长的劳动者时)

劳动者数	采样对象数
3~5	2
6~10	3
>0	4

②在采样对象范围内,不能确定接触有害物质浓度最高和接触时间最长的劳动者时,每种工作岗位按下表选定采样对象的数量。每种工作岗位劳动者数不足 6 名时,全部选为采样对象(表 2-1-7)。

表 2-1-7　采样对象的数量(不能确定接触有害物浓度最高和接触时间最长的劳动者时)

劳动者数	采样对象数
6	5
7~9	6
10~14	7
15~26	8
27~50	9
50~	11

(梅　勇　赵　琴)

第二节　水样采集导则

水是人类的生命之源,水环境是生态环境中的重要组成部分。为了真实地反映水体的质量,要特别注意水样的采集,采集的样品要代表水体的质量,采样前进行现场调查,收集资料以确定采样断面、采样点、采样时间、采样频率等因素。在实际采样测定过程中,对于水样采集过程中的各种影响采集结果的因素,需要严加控制,并采取措施解决问题,才能保证采样数据的准确性,所以要严格按照国家有关标准进行采样。

水样采集导则依照国家标准编写,其中国家标准 HJ 494—2009《水质　采样技术指导》规定了质量保证控制、水质特征分析、底部沉积物及污泥的采样技术指导,适用于开阔河流、封闭管道、水库和湖泊、底部沉积物、地下水及污水采样;国家标准 GB/T 14581—93《水质　湖泊和水库采样技术指导》适用于湖泊和水库采样。

一、水样类型

1. 概述　为了说明水质,要在规定的时间、地点或特定的时间间隔内测定水的某些参数,如无机物、溶解矿物质或化学药品、溶解气体、溶解有机物、悬浮物及底部沉积物的浓度。某些参数,应尽量在现场测定以得到准确的结果。由于生物和化学样品的采集、处理步骤和设备均不相同,样品应分别采集。

采样技术要随具体情况而定,有些情况只需在某点瞬时采集样品,而有些情况要用复杂的采样设备进行采样。静态水体和流动水体的采样方法不同,应加以区别。瞬时采样和混合采样均适用于静态水体和流动水体,混合采样更适用于静态水体;周期采样和连续采样适用于流动水体。

2. 瞬时水样　从水体中不连续地随机采集的样品称之为瞬时水样。对于组分较稳定的水体,或水体的组分在相当长的时间和相当大的空间范围变化不大,采集瞬时样品具有很好的代表性。当水体的组成随时间发生变化,则要在适当的时间间隔内进行瞬时采样,分别进行分析,测出水质的变化程度、频率和周期。当水体的组成发生空间变化时,就要在各个相应的部位采样。瞬时水样无论是在水面、规定深度或底层,通常均可人工采集,也可用自动化方法采集。自动采样是以预定时间或流量间隔为基础的一系列瞬时样品,一般情况下所采集的样品只代表采样当时和采样点的水质。

下列情况适用瞬时采样:①流量不固定、所测参数不恒定时(如采用混合样,会因个别样品之间的相互反应而掩盖了它们之间的差别);②不连续流动的水流,如分批排放的水;③水或废水特性相对稳定时;④需要考察可能存在的污染物,或要确定污染物出现的时间;⑤需要污染物最高值、最低值或变化的数据时;⑥需要根据较短一段时间内的数据确定水质的变化规律时;⑦需要测定参数的空间变化时,如某一参数在水流或开阔水域的不同断面或深度的变化情况;⑧在制定较大范围的采样方案前;⑨测定某些不稳定的参数,例如溶解气体、余氯、可溶性硫化物、微生物、油脂、有机物和 pH 时。

3. 周期水样(不连续)

1)在固定时间间隔下采集周期样品(取决于时间):通过定时装置在规定的时间间隔下自动开始和停止采集样品。通常在固定的期间内抽取样品,将一定体积的样品注入一个或多个容器中。时间间隔的大小取决于待测参数。人工采集样品时,按上述要求采集周期样品。

2)在固定排放量间隔下采集周期样品(取决于体积):当水质参数发生变化时,采样方式不受排放流速的影响,此种样品归于流量比例样品。

3)在固定排放量间隔下采集周期样品(取决于流量):当水质参数发生变化时,采样方式不受排放流速的影响,水样可用此方法采集。在固定时间间隔下,抽取不同体积的水样,所采集的体积取决于流量。

4. 连续水样

1)在固定流速下采集连续样品(取决于时间或时间平均值):在固定流速下采集的连续样品,可测得采样期间存在的全部组分,但不能提供采样期间各参数浓度的变化。

2)在可变流速下采集的连续样品(取决于流量或与流量成比例):采集流量比例样品代表水的整体质量。即便流量和组分都在变化,而流量比例样品同样可以揭示利用瞬时样品所观察不到的这些变化。因此,对于流速和待测污染物浓度都有明显变化的流动水,采集流量比例样品是一种精确的采样方法。

5. 混合水样 在同一采样点上以流量、时间、体积或是以流量为基础,按照已知比例(间歇的或连续的)混合在一起的样品,此样品称之混合水样。混合水样可自动或人工采集。

下列情况适用混合水样:①需测定平均浓度时;②计算单位时间的质量负荷;③为评价特殊的、变化的或不规则的排放和生产运转的影响。

6. 综合水样 把从不同采样点同时采集的瞬时水样混合为一个样品(时间应尽可能接近,以便得到所需要的资料),称作综合水样。综合水样的采集包括两种情况:在特定位置采集一系列不同深度的水样(纵断面样品);在特定深度采集一系列不同位置的水样(横截面样品)。综合水样是获得平均浓度的重要方式,有时需要把代表断面上的各点或几个污水排放口的污水按相对比例流量混合,取其平均浓度。采集综合水样,应视水体的具体情况和采样目的而定。

7. 平均污水样 对于排放污水的企业而言,生产的周期性影响着排污的规律性。为了得到代表性的污水样(往往需要得到平均浓度),应根据排污情况进行周期性采样。

二、采样类型

1. 开阔河流的采样 在对开阔河流进行采样时,应包括下列几个基本点:①用水地点的采样;②污水流入河流后,应在充分混合的地点以及流入前的地点采样;③支流合流后,对充分混合的地点及混合前的主流与支流地点的采样;④主流分流后地点的选择;⑤根据其他需要设定的采样地点。

各采样点原则上应在河流横向及垂向的不同位置采集样品。采样时间一般选择在采样前至少连续两天晴天,水质较稳定的时间(特殊需要除外)。采样时间是在考虑人类活动、工厂企业的工作时间及污染物到达时间的基础上确定的。另外,在潮汐区,应考虑潮的情况,确定把水质最坏的时刻包括在采样时间内。

2. 封闭管道的采样 在封闭管道中采样,也会遇到与开阔河流采样中所出现的类似问题。采样器探头或采样管应妥善地放在进水的下游,采样管不能靠近管壁。湍流部位,例如在"T"形管、弯头、阀门的后部,可充分混合,一般作为最佳采样点,但是对于等动力采样(即等速采样)除外。

3. 水库和湖泊的采样 水库和湖泊的采样,由于采样地点不同和温度的分层现象可引起水质很大的差异。在调查水质状况时,应考虑到成层期与循环期的水质明显不同。

采样过程应注意:①采样时不可搅动水底部的沉积物。②采样时应保证采样点的位置准确。必要时使用全球定位系统(GPS)定位。③认真填写采样记录表,字迹应端正清晰。④保证采样按时、准确、安全。⑤采样结束前,应核对采样方案、记录和水样,如有错误和遗漏,应立即补采或重新采样。⑥如采样现场水体很不均匀,无法采到有代表性样品,则应详细记录不均匀的情况和实际采样情况,供使用数据者参考。⑦测定油类的水样,应在水面至水面下300mm采集柱状水样,并单独采样,全部用于测定。采样瓶不能用采集的水样冲洗。⑧测溶解氧、生化需氧量和有机污染物等项目时的水样,必须注满容器,不留空间,并用水封口。⑨如果水样中含沉降性固体,如泥沙等,应分离除去。分离方法为:将所采水样摇匀后倒入筒形玻璃容器,静置30分钟,将已不含沉降性固体但含有悬浮性固体的水样移入采样容器并加入保存剂。测定总悬浮物和油类的水样除外。⑩测定湖库水化学需氧量(COD)、高锰酸盐指数、叶绿素a、总氮、总磷时的水样,静置30分钟后,用吸管一次或几次移取水样,吸管进水尖嘴应插至水样表层50mm以下位置,再加保存剂保存。

另外,测定油类、BOD_5、DO、硫化物、余氯、粪大肠菌群、悬浮物、放射性等项目要单独采样。

4. 底部沉积物采样　典型的沉积过程一般会出现分层或者组分的很大差别。此外,河床高低不平以及河流的局部运动都会引起各沉积层厚度的很大变化。沉积物可用抓斗、采泥器或钻探装置采集。

采泥地点除在主要污染源附近、河口部位外,应选择由于地形及潮汐原因造成堆积以及底泥恶化的地点。另外也可选择在沉积层较薄的地点。

在底泥堆积分布状况未知的情况下,采泥地点要均衡地设置。在河口部分,由于沉积物堆积分布容易变化,应适当增设采样点。采泥方法原则上在同一地方稍微变更位置进行采集。

混合样品可由采泥器或者抓斗采集。需要了解分层作用时,可采用钻探装置。在采集沉积物时,不管是岩芯还是规定深度沉积物的代表性混合样品,必须知道样品的性质,以便正确地解释这些分析或检验。此外,如对底部沉积物的变化程度及性质难以预测或根本不可能知道时,应适当增设采样点。

采集单独样品,不仅能得到沉积物变化情况,还可以绘制组分分布图,因此,单独样品比混合样品的数据更有用。

样品容器也适用于沉积物样品的存放,一般均使用广口容器。由于这种样品水分含量较大,要特别注意容器的密封性。

5. 地下水的采样　地下水可分为上层滞水、潜水和承压水。上层滞水的水质与地表水的水质基本相同。潜水含水层通过包气带直接与大气圈、水圈相通,因此其具有季节性变化的特点。

承压水地质条件不同于潜水。其受水文、气象因素直接影响小,含水层的厚度不受季节变化的支配,水质不易受人为活动污染。采集样品时,一般应考虑的一些因素:①地下水流动缓慢,水质参数的变化率小;②地表以下温度变化小,因而当样品取出地表时,其温度发生显著变化,这种变化会对检测结果造成影响。

6. 降水的采样　准确地采集降水样品难度很大,在降水前,必须盖好采样器,只在降水真实出现之后才打开。每次降水取全过程水样(降水开始到结束)。采集样品时,应避开污染源,采样器四周应无遮挡雨、雪的高大树木或建筑物,以便取得准确的结果。

7. 污水的采样

1) 采样频次:根据不同检测任务的采样频率。①监督性监测,地方环境监测站对污染源的监督性监测每年不少于 1 次,如被国家或地方环境保护行政主管部门列为年度监测的重点排污单位,应增加到每年 2~4 次。因管理或执法的需要所进行的抽查性监测由各级环境保护行政主管部门确定。②企业自控监测,工业污水按生产周期和生产特点确定监测频次。一般每个生产周期不得少于 3 次。③对于污染治理、环境科研、污染源调查和评价等工作中的污水监测,其采样频次可以根据工作方案的要求另行确定。④根据管理需要进行调查性监测,监测站事先应对污染源单位正常生产条件下的一个生产周期进行加密监测。⑤排污单位如有污水处理设施并能正常运行使污水能稳定排放,则污染物排放曲线比较平稳,监督检测可以采瞬时样;对于排放曲线有明显变化的不稳定排放污水,要根据曲线情况分时间单元采样,再组成混合样品。

2) 采样方法:采样方法主要有 3 种。①污水的监测项目根据行业类型有不同要求。在分时间单元采集样品时,测定 pH、COD、BOD_5、DO、硫化物、油类、有机物、余氯、粪大肠菌群、悬浮物、放射性等项目的样品,不能混合,只能单独采样。②自动采样用自动采样器进行,有时间等比例采样和流量等比例采样。当污水排放量较稳定时,可采用时间等比例采样,否则必须采用流量等比例采样。③采样的位置应在采样断面的中心,在水深大于 1m 时,应在表层下 1/4 深度处采样,水深小于或等于 1m 时,在水深的 1/2 处采样。

3) 流量测量

流量测量原则:①污染源的污水排放渠道,在已知其"流量 - 时间"排放曲线波动较小,用瞬时流量代表平均流量所引起的误差可以允许时(小于 10%),则在某一时段内的任意时间测得的瞬时流量乘以该时段的时间即为该时段的流量。②如排放污水的"流量 - 时间"排放曲线虽有明显波动,但其波动有固定的规律,可以用该时段中几个等时间间隔的流量来计算出平均流量,则可定时进行瞬时流量测定,在计算出平均流量后再乘以时间得到流量。③如排放污水的"流量 - 时间"排放曲线既有明显波动又无规律可循,则必须连续测定流量,流量对时间的积分即为总流量。

流量测量方法:①污水流量计法,污水流量计的性能指标必须符合污水流量计技术要求。②容积法,将污水纳入已知容量的容器中,测定其充满容器所需要的时间,从而计算污水量的方法。本方法简单易行,测量精度较高,适用于污水量较小的连续或间歇排放的污水。对于流量小的排放口用此方法。在溢流口与受纳水体应有适当落差或能用导水管形成落差。③速仪法,通过测量排污渠道的过水截面积,以流速仪测量污水流速计算污水量。适当地选用流速仪,可用于很宽范围的流量测量。多数用于渠道较宽的污水量测量。测量时需要根据渠道深度和宽度确定点位垂直测点数和水平测点数。本方法简单,但易受污水水质影响,难用于污水量的连续测定。排污截面底部需硬质平滑,截面形状为规则几何形,排污口处有不少于 3~5m 的平直过流水段,且水位高度不小于 0.1m。④量水槽法,在明渠或涵管内安装量水槽,测量其上游水位可以计量污水量。常用的有巴氏槽。⑤溢流堰法,是在固定形状的渠道上安装特定形状的开口堰板,过堰水头与流量有固定关系,据此测量污水流量。根据污水量大小可选择三角堰、矩形堰、梯形堰等。

三、采样设备

1. 测定物理或化学性质的采样设备 所采集样品的体积应满足分析和重复分析的需

要。采集的体积过小会使样品没有代表性。另外,小体积的样品也会因比表面积大而使其吸附严重。符合要求的采样设备应:①使样品和容器的接触时间降至最低;②使用不会污染样品的材料;③容易清洗,表面光滑,没有弯曲物干扰流速,尽可能减少旋塞和阀的数量;④有适合采样要求的系统设计。

1)瞬时非自动采样设备:瞬时采样采集表层样品时,一般用吊桶或广口瓶沉入水中,待注满水后,再提出水面。如果只需要了解水体某一垂直断面的平均水质,可按综合深度法采样;综合深度法采样需要一套用以夹住瓶子并使之沉入水中的机械装置。配有重物的采样瓶以均匀的速度沉入水中,同时通过注入孔使整个垂直断面的各层水样进入采样瓶。

为了在所有深度均能采得等分的水样,采样瓶沉降或提升的速度应随深度的不同作出相应的变化,或者采样瓶具备可调节的注孔,用以保持在水压变化的情况下,注水流量恒定。无上述采样设备时,可采用排空式采样器,分别采集每层深度的样品,然后混合。

排空式采样器是一种手动、简便易行的采样器。此采样器是两端开口,侧面带刻度、温度计的玻璃或塑料的圆筒式,下侧端接有一胶管,底部加重物的一种装置。顶端和底端各有同向向上开启的两个半圆盖子,当采样器沉入水中时,两端各自的两个半圆盖子随之向上开启,水不停留在采样器中,到达预定深度上提,两端半圆盖子随之盖住,即取到所需深度的样品。

选定深度定点采样设备:将配有重物的采样瓶瓶口塞住,沉入水中,当采样瓶沉到选定深度时,打开瓶塞,瓶内充满水样后又塞上。对于特殊要求的样品(如溶解氧)此法不适用。

对于特殊要求的样品,可采用颠倒式采水器、排空式采水器等。采集分层水的样品,也可采用排空式采水器,取得垂直断面的样品。

采集沉积物的抓斗式采泥器:用自身重量或杠杆作用设计的深入泥层的抓斗式采泥器,其设计的特点不一,包括弹簧制动、重力或齿板锁合方法,这些要随深入泥层的状况而不同,以及随所取样品的规模和面积而异。因此,所取样品的性质受下列因素的影响:①贯穿泥层的深度;②齿板锁合的角度;③锁合效率(避免物体障碍的能力);④引起扰动和造成样品的流失或者在泥水界面上洗掉样品组分或生物体;⑤在急流中样品的稳定性。在选定采泥器时,对生境、水流情况、采样面积以及可使用船只设备均应考虑。

抓斗式挖斗:抓斗式挖斗与地面挖斗设备很相似。它们是通过一个吊杆操作将其沉降到选定的采样点上,采集较大量的混合样品,所采集到的样品比使用采泥器更能准确地代表所选定的采样地点的情况。

岩芯采样器:岩芯采样器可采集沉积物垂直剖面样品。采集到的岩芯样品不具有机械强度,从采样器上取下样品时应小心保持泥样纵向的完整性,以便得到各层样品。

溶解性气体(或挥发性物质)的采样设备:适合精确测量溶解气体的采样设备应能使采集到的水样排出采样器中原有的水,而不是空气。如果应用泵系统采集溶解气体样品,泵水的压力不能明显低于大气压。样品应直接泵入容器中。如果不要求精确测定,可以用一个瓶子或者桶来采集溶解氧样品。

2)自动采样设备:自动采样设备有其自身的优势,它可以自动采集连续样品或一系列样品而不用人工参与,尤其是应用在采集混合样品和研究水质随时间的变化情况方面。

适宜的设备类型选择取决于特定的采样情况,例如:为了评估一条江河或河川中微量溶解金属的平均组分(或负荷),最好使用一个连续流量比例设备,利用一个蠕动泵系统。

自动采样器可以连续或不连续采样,也可以定时或定比例采样。

非比例自动采样器:①非比例等时不连续自动采样器,按设定采样时间间隔与储样顺序,自动将定量的水样从指定采样点分别采集到采样器的各储样容器中;②非比例等时连续自动采样器,按设定采样时间间隔与储样顺序,自动将定量的水样从指定采样点分别连续采集到采样器的各储样容器中;③非比例连续自动采样器,自动将定量的水样从指定采样点连续采集到采样器的储样容器中;④非比例等时混合自动采样器,按设定采样时间间隔,自动将定量的水样从指定采样点采集到采样器的混合储样容器中;⑤非比例等时顺序混合自动采样器,按设定采样时间间隔与储样顺序,并按设定的样品个数,自动将定量的水样从指定采样点分别采集到采样器的各混合储样容器中,此种采样器应具有在单个储样容器中收集2~10次混合样的功能。

比例自动采样器:①比例等时混合自动采样器,按设定采样时间间隔,自动将与污水流量成比例的定量水样从指定采样点采集到采样器的混合样品容器中;②比例不等时混合自动采样器,每排放一定体积污水,自动将与定量水样从指定采样点采集到采样器的混合样品容器中;③比例等时连续自动采样器,按设定采样时间间隔,与污水排放流量成一定比例,连续将水样从指定采样点分别采集到采样器中的各储样容器中;④比例等时不连续自动采样器,按设定采样时间间隔与储样顺序,自动将与污水流量成比例的定量水样从指定采样点分别采集到采样器中的各储样容器中;⑤比例等时顺序混合自动采样器,按设定采样时间间隔与储样顺序,并按设定的样品个数,自动将与污水流量成比例的定量水样从指定采样点分别采集到采样器中的各混合样品容器中。

2. 采集生物特性样品的设备 有些生物的测定和理化分析的采样情况一样,可在现场完成。但绝大多数样品须送回实验室检验。一些采样设备可以人工进行(通过潜水员)或自动化的遥测观察,以及采集某些生物种类或生物群体。

本节中叙述的采样范围主要涉及常规使用的简单设备,采集生物样品的容器,最理想的是广口瓶。广口瓶的瓶口直径最好是接近广口瓶体直径,瓶的材质为塑料或玻璃的。

1)浮游生物:①浮游植物,采样技术和设备类似于检测水中化学品采集的瞬间和定点样品中所述。在大多数湖泊调查中,使用容积为1~3L的瓶子或塑料桶,用采样装置采集。定量检测浮游植物,不宜使用网具采集。②浮游动物,采集浮游动物需要大量样品(多达10L)。采集浮游动物样品时,除使用缆绳操纵水样外,还可以用计量浮游生物的尼龙网,所使用网格的规格取决于检验的浮游动物种类。

2)底栖生物:①水生附着生物,对于定量地采集水生附着生物,用标准显微镜载玻片(直径为25mm×75mm)最适宜。为适应两种不同的水栖处境,载玻片要求两种形式的底座支架。②大型水生植物,对于定性采样,采样设备根据具体情况,随水的深度而变,在浅水中,可用园林耙具;对较深的水,可使用采泥器,目前在潜水探查中已开始使用配套的水下呼吸器(简称SCUBA)。定量采样,除确定采样地区已定,或大型水生植物已测定过,或者在其他方面已评价过,可采用类似上述的技术。③大型无脊椎动物,当前使用的采样设备,还不能提供所有生境类型的定量数据。通常局限于某一指定的水域内采样。在某些情况下,要求化验人员主要依靠定性采样,分析这些样品需要大量的重复样品和时间。

3)鱼:捕集鱼类采用活动的或不活动的两种方法。活动的采样方法包括使用拉网、拖网、电子捕鱼法、化学药品以及鱼钩和钩绳。不活动的采样方法包括陷捕法(如刺网、细网)和诱捕法(如拦网、陷阱网等)。鱼类的迁移性和鱼类的"迅速补充"(即鱼群的高速增长),使用的采样设备对鱼类的定性和定量检验产生了一定局限性。

3. 采集微生物的设备 灭菌玻璃瓶或塑料瓶适用采集大多数样品。在湖泊、水库的水面以下较深的地点采样时,可使用深水采样装置。所有使用的仪器包括泵及其配套设备,必须完全不受污染,并且设备本身也不可引入新的微生物。采样设备与容器不能用水样冲洗。

另外,采集放射性特性样品的设备要符合一般适用于放射性测定要求。

四、样品容器

为评价水质,需对水中的化学组分进行分析。选择样品容器时应考虑到组分之间的相互作用、光分解等因素,应尽量缩短样品的存放时间,减少对光、热的暴露时间等。此外,还应考虑到生物活性。最常遇到的是清洗容器不当,以及容器自身材料对样品的污染和容器壁上的吸附作用。

在选择采集和存放样品的容器时,还应考虑容器适应温度急剧变化、抗破裂性、密封性能、体积、形状、质量、价格、清洗和重复使用的可行性等。

大多数含无机物的样品,多采用由聚乙烯、氟塑料和碳酸脂制成的容器。常用的高密度聚乙烯,适合于水中的二氧化硅、钠、总碱度、氯化物、氟化物、电导率、pH 和硬度的分析。对光敏物质可使用棕色玻璃瓶。DO 和 BOD 必须用专用的容器。不锈钢可用于高温或高压的样品,或用于微量有机物的样品。

一般玻璃瓶用于有机物和生物品种。塑料容器适用于放射性核素和含属于玻璃主要成分的元素的水样。采样设备经常用氯丁橡胶垫圈和油质润滑的阀门,这些材料均不适合采集有机物和微生物样品。

因此,除了上述要求的物理特性外,选择采集和存放样品的容器,尤其是分析微量组分,应该遵循下述准则:①制造容器的材料应对水样的污染降至最小,如玻璃(尤其是软玻璃)溶出无机组分,从塑料及合成橡胶溶出有机物及金属(增塑的乙烯瓶盖衬垫、氯丁橡胶盖);②清洗和处理容器壁的性能,以便减少微量组分,如重金属或放射性核素对容器表面的污染;③制造容器的材料在化学和生物方面具有惰性,使样品组分与容器之间的反应减到最低程度;④因待测物吸附在样品容器上也会引起误差,尤其是测痕量金属,其他待测物(如洗涤剂、农药、磷酸盐)也可引起误差。

1. 自动采样线及储样容器 采样线是指以自动采样方式从采样点将样品抽吸到储样容器所经过的管线。

测定天然水的理化参数,使用聚乙烯和硼硅玻璃进行常规采样。此外,最好使用化学惰性材料,常规使用太昂贵。常用的有多种类型的细口、广口和带有螺旋帽的瓶子,也可配软木塞(外裹化学惰性金属箔片)、胶塞(不适用有机、生物分析)和磨口玻璃塞(碱性溶液易粘住塞子),这些瓶子易于购买。如果样品装在箱子中送往实验室分析,则箱盖必须设计成可以防止瓶塞松动,以防止样品溢漏或污染。

储样容器:①光敏物质样品的容器,除了上面提到需要考虑的事项外,一些光敏物质,包括藻类,为防止光的照射,多采用不透明材料或有色玻璃容器,而且在整个存放期间,它们应放置在避光的地方。②可溶气体或组分样品的容器,在采集和分析的样品中含溶解的气体,通过曝气会改变样品的组分。细口生化需氧量瓶有锥形磨口玻璃塞,能使空气的吸收减小到最低程度。在运送过程中要求特别的密封措施。③微量有机污染物样品的容器,一般情况下,使用的样品瓶为玻璃瓶。所有塑料容器干扰高灵敏度的分析,对这类分析应采用玻璃或聚四氟乙烯瓶。④检验微生物样品的容器,用于微生物样品容器的基本要求是能够经受高温灭菌。如果是冷冻灭菌,瓶子和衬垫的材料也应该符合本准则。在灭菌和样品存放期间,该材料不应该产生和释放出抑制微生物生存能力或促进繁殖的化学品。样品在运回实验室到打开前,应保持密封,并包装好,以防污染。

2. 样品的运送 空样品容器运送到采样地点,装好样品后运回实验室分析,都要非常小心。包装箱可用多种材料,如泡沫塑料、波纹纸板等,以使运送过程中样品的损耗减少到最低限度。包装箱的盖子,一般都衬有隔离材料,用以对瓶塞施加轻微的压力。气温较高时,为防止生物样品发生变化,应对样品冷藏防腐或用冰块保存。

3. 质量控制 为防止样品被污染,每个实验室之间应该像一般质量保证计划那样,实施一种行之有效的容器质量控制程序。随机选择清洗干净的瓶子,注入高纯水进行分析,以保证样品瓶不残留杂质。至于采样和存放程序中的质量保证也应该同采样后加入同分析样品相同试剂的步骤进行分析。

五、标志和记录

样品注入样品瓶后,按照国家标准《水质采样样品的保存和管理技术规定》执行。现场记录在水质调查方案中非常重要,应从采样点到结束分析制表的过程中始终伴随着样品。采样标签上应记录样品的来源和采集时的状况(状态)以及编号等信息,然后将其粘贴到样品容器上。采样记录、交接记录与样品一同交给实验室。

(陈林军)

第三节 食品样品采集导则

一、食品样品概述

食品是指各种供人食用或饮用的成品和原料,以及按照传统既是食品又是药品的物品,但不包括以治疗为目的的物品;是人类赖以生存和发展的物质基础。随着我国经济发展和科技进步,食品工业生产、食品科学技术及对外贸易不断发展和人民生活水平不断提高,人们对食品的营养价值和卫生要求也越来越高,"民以食为天,食以安为先",食品安全是直接关系到公众健康、生命安全和社会稳定的重大公共卫生问题。

食品品质的优劣不仅在于营养成分的高低,更重要的是食品中是否存在有毒有害的物质,是否对公众健康造成危害。食品在生产、加工、包装、运输和储存过程中均可能受到化学物质、真菌毒素和其他有害成分的污染,农药和兽药的滥用、添加剂的不合理使用及环境污染等使食品安全难以得到保障。因此,从食品生产源头到餐桌,必须对食品的原料、辅料、半成品及成品的质量和安全进行全面检验,在开发食品新资源、研制新产品、改革食品加工工艺、改进产品包装等各个环节以及进出口食品贸易中,均需对食品进行相关检验。食品是否符合国家安全和质量标准,需要采用现代分离、分析技术进行检验,以其检验结果作为评判依据。

在食品分析检验的实际工作中,要分析检验的食品通常数量大,组成也不完全相同。即使是同一种食品样品,其所含成分的分布也不会完全一致,有的食品成分分布均匀,而有的分布非常不均匀。但分析检验时有的分析项目只需要很少样品,只需要几克,甚至仅需几毫克。因此,在分析工作中必须采集具有足够代表性的样品,并按照合理的方法将其制备成分析样品才能用于分析工作。

样品(sample)是指从某一总体中抽出的一部分,食品采样(sampling)是指从较大批量食品中抽取能较好地代表其总体样品的方法。食品卫生监督部门或食品企业自身为了解和判断食品的营养与卫生质量,或查明食品在生产过程中的卫生状况,可使用采样检验的方法。根据抽样检验的结果,结合感官检查,可对食品的营养价值和卫生质量作出评价,或协助企业找出某些生产环节中存在的主要卫生问题。食品采样是食品检测结果准确与否的关键,也是营养与食品卫生专业、卫生检验专业人员必须掌握的一项基本技能。

二、食品采样的目的

食品采样的主要目的是鉴定和评价食品的营养价值和卫生质量,包括食品中营养成分的种类、含量和营养价值;食品及其原料、添加剂、设备、容器、包装材料中是否存在有毒有害物质,及其种类、性质、来源、含量、危害等;食品采样是进行人群营养指导、开发营养保健食品和新资源食品、强化食品卫生监督管理、制定国家食品质量及卫生标准、进行营养与食品卫生学研究的基本手段和重要依据。

1. 验证感官检查结果 在经常性卫生监督工作中,通过感官检查发现或怀疑某些食品可能不合格或不符合卫生要求时,可通过采样检验进一步加以证实,以提供更多的依据。

2. 食品营养成分检查 食品最基本的功能就是提供生命活动所需的能源和营养素。食品必须含有人体所需的营养成分,即营养素、水和膳食纤维等有益成分。营养素是指食品具有特定生理作用,能维持机体生长、发育、活动、繁衍及正常代谢所需的物质,缺少这些物质会引起机体发生相应的生化或生理学不良反应。营养素主要包括蛋白质、脂肪、碳水化合物、矿物质和维生素五大类。不同食品所含营养素的种类、组成和质量均不相同。一般粮谷类,包括稻米、小麦、玉米、高粱和薯类等富含淀粉等碳水化合物;肉、鱼、蛋和奶类食品主要含蛋白质和脂肪;蔬菜和水果食品含有较多的维生素和无机盐。通过对食品样品中营养成分的分析,可以了解各种食品中所含营养成分的种类、数量和质量,合理进行膳食搭配,以获得较为全面的营养供应,维持机体的正常生理功能,预防营养过剩和营养缺乏病的发生。

通过对食品样品中营养成分的分析还可以了解食品在生产、加工、贮存、运输、烹调等过程中营养成分的损失情况和人们实际的摄入量,通过改进这些环节,以减少造成营养素损失的不利因素。此外,食品营养成分的分析还能为食品新资源开发、新产品研制和生产工艺改进及食品质量标准制定提供科学依据。

3. 保健食品检验 保健食品是指具有特定保健功能或者以补充维生素、矿物质为目的的食品,即适宜于特定人群食用,具有调节机体功能,不以治疗疾病为目的,并对人群不产生任何急性、亚急性或者慢性危害的食品。对于保健食品的生产和销售,我国制定了《保健食品注册管理办法(试行)》、保健(功能)食品通用标准及保健食品功能学评价程序和检验方法。对保健食品中的功效成分、标志性成分,以及砷、铅、汞等有害物质的含量进行检验,以保证保健食品的质量和安全。

4. 食品中食品添加剂检验 食品添加剂是指在食品生产中,为改善食品品质和色、香、味,以及防腐、保鲜和加工工艺需要而加入食品中的某些人工合成或天然物质。营养强化剂、食品用香料、胶基果糖中的基础剂物质、食品工业用加工助剂也包括在内。由于目前所使用的食品添加剂多为化学合成物质,如果滥用,必然会严重危害公众的健康。我国《食品安全国家标准》对食品添加剂的使用原则、允许使用的品种、使用范围及最大使用量或残留量均做了严格的规定。对食品中添加剂进行检测,监督在食品生产和加工过程中是否按照食品添加剂使用标准执行,保证食品食用的安全性,保障人群健康。

5. 食品中有毒、有害物质检验 由于工业污染的排放、农药和兽药及化肥的使用,致使人类和动植物的生存环境受到各种有毒、有害物质的污染。环境中的轻微污染通过食物链和生物富集的放大作用,就可能导致食品的严重污染。近年来,一些不法商贩违法在食品添加剂中添加非食用物质或滥用食品添加剂,如在乳和乳制品中加入三聚氰胺,将苏丹红等人工合成染料用于辣椒、番茄酱等食品的着色,对食品安全和公众健康造成严重威胁。在从生产(包括农作物种植、动物饲养和兽医用药)、加工、包装、贮存、运输、销售直至食用等过程中,食品会受到污染或产生某些对人体健康有害的成分,检测这些有害成分,对确保食品安全具有重要作用。食品中常见的有毒、有害成分主要包括以下几种。

1)有害元素:工业污染的排放、食品生产和加工中使用的金属机械设备、管道、容器或包装材料等,以及某些地区自然环境中高本底的重金属都会引起食品中铅、镉、砷、汞、铬、锡等元素的污染。检测食品中有害元素含量,对于控制其对人体健康危害具有重要意义。

2)农药和兽药残留:农药和兽药在提高产量、控制病虫害、预防动物疾病及促进生长等方面发挥了重要作用。但是农药和兽药使用的种类、使用量或使用时期不合理都会使农药和兽药残留,通过食物链进入人体,并产生健康危害。通过食品样品采集和检测,能够有效地监测食品中农药和兽药残留,有利于减少其对人群健康危害。

3)真菌毒素:真菌产生的毒素,如黄曲霉毒素、赭曲霉毒素、玉米赤霉烯酮等,对动物或人类具有致癌性。真菌及真菌毒素污染食品后,会使其食用价值降低,甚至完全不能食用,造成巨大的经济损失。我国《食品安全国家标准》对食品中真菌毒素限量和检测方法进行了规定。

4)食品生产或加工过程中产生的有害物质:在食品腌制、发酵等加工过程中,可能形成亚硝胺;在食品加工、烹调过程中,由于食物中的蛋白质、氨基酸热解会产生杂环胺;空气污染和直接接触火焰烟熏,使肉类和水产品中的脂肪在高温下裂解而产生具有致癌性的多环芳烃等。

6. 食品容器和包装材料检验 使用质量不符合国家标准的食品容器和包装材料,其中所含的有害物质会对食品造成污染,如塑料容器中甲醛、甲苯、乙苯、苯乙烯,陶瓷、搪瓷和铝制品中的重金属,用作抗氧剂、增塑剂、稳定剂所添加的双酚A、壬基酚、邻苯二甲酯等具有类雌激素样作用化合物等,长期食用被这些包装材料污染的食品可能会对公众健康产生影响。因此,检测食品包装材料中有毒有害物质对保障食品安全也十分重要。

7. 食品中转基因成分检验 随着转基因生物技术的迅速发展,商品化的转基因食品日益增多,并已进入了人们的食物链。根据我国《农业转基因生物标识管理办法》的要求,对转基因食品及含有转基因成分的食品实行产品标识制度,以保障消费者的知情权,因而需要对待检食品进行筛选、鉴定和定量。首先筛选待检食品样品中是否含有转基因成分;其次应鉴定有何种转基因成分存在,是否为授权使用的品系;最后定量检测所含有的转基因成分,是否符合标签阈值规定。

8. 掌握食品生产经营过程中的卫生状况 为查明食品在生产经营过程中各个环节存在的问题,找出影响食品卫生质量的因素,可通过对生产经营过程各环节采样检验来加以证实。包括食品卫生监督部门的经常性和预防性卫生监督的采样检验,以及食品企业应做到的产品检验合格后出厂的出厂检验等。

9. 为了特殊需要 如发生食物中毒、食品污染、食品腐败变质,或食品在储存运输过程中包装破损、怀疑有外来物质污染等,进行采样检验以查明原因,提供处理依据。

10. 制(修)定食品卫生标准 在制(修)定某种食品卫生标准时,必须根据不同要求对某种食品进行调查采样检验,以提出拟定标准指标的依据。

11. 食品新资源的卫生学 在对某食品新资源的卫生学评价时,必须对某资源进行全面或有针对性指标的采样检验,以提供安全食用的评价依据。

三、食品采样的分类

根据食物的种类不同,可分为粮谷、粮谷制品、油料、食油、水果、水果制品、蔬菜、蔬菜制品、蛋、蛋制品、乳、乳制品、肉、肉制品、水产品、酿造品、蜂产品、饮料等不同食物和相应条件下的采样。根据分析对象所处的地点不同,可分为原料产地、储藏库、加工厂、成品库、市场、口岸、码头等不同地点和相应条件下的采样。根据分析对象的运动状态,可分为仓库中、储罐中、流水作业线上、运输途中等不同运动状态和相应条件下的采样。根据食品的包装和状态,又可分为散装、包装品的采样和液体、固体、半固态食品的采样。

四、食品采样的原则

1. 代表性原则 大多数情况下,待检测食品不可能全部进行检测,而只能选取其中一部分作为样品。通过对样品的检测来推断该食品总体的营养价值或卫生质量。因此,所采集的样品应能够较好地代表待测定食品各方面的特性,包括食品的组成、质量和卫生状况,若所采集的样品缺乏代表性,无论其后的检测过程和环节多么精确,其结果都难以反映总体的情况,从而导致错误的判断和结论。

2. 典型性原则 采样方法必须与分析目的保持一致,要根据分析的目的采集到能充分证明这一目的的典型样品。如检测污染或怀疑污染的样品时,必须采集接近污染源的食品或易受污染的那部分样品,以证明其是否被污染。同时还应采集确实被污染的同种食品做对照试验。掺假或怀疑掺假的食品应采集有问题的典型样品,以证明是否掺假,不能用均匀样品代表。

3. 真实性原则 采样人员应亲临现场采样,以防止在采样过程中作假或伪造食品。采样及样品制备过程中设法保持其原有的理化性质,避免预测组分发生化学变化、逸散及带入杂质。所有采样用具要清洁、干燥、无异味、无污染食品的可能。应尽量避免使用对样品可能造成污染或影响检验结果的采样工具和采样容器。

4. 准确性原则 性质不同的样品必须分开包装,并应视为来自不同的总体;采样方法应符合要求,采样的数量应满足检验及留样的需要;可根据感官性状进行分类或分档采样;采样记录务必清楚地填写在采样单上,并紧附于样品。

5. 实时性原则 食品中很多被测组分的含量及性质会随着时间的推移发生变化,故为了得到正确的结论就必须尽快送检,尤其是检验样品中水分、微生物等易受环境因素影响的成分,以及样品中含有挥发性物质或易分解破坏的物质时,应及时赴现场采样并尽可能缩短从采样到送检的时间。

6. 适量性原则 样品采集数量应满足检验要求,同时不应造成浪费。采样数量因实验项目和目的而定,一般每份样品不少于检验需要量的3倍,以供检验、复检和留样。供理化检验的样品,固体一般每份不少于0.5kg;液体、半流体食品一般每份样品0.5~1L;250ml以下的包装样品不少于 6 包。实际操作中可根据检验项目和样品的具体情况适当增减。

7. 不污染原则　所采集样品应尽可能保持食品原有的品质及包装形态。所采集的样品不得掺入防腐剂、不得被其他物质或致病因素所污染。

8. 无菌原则　对于需要进行微生物项目检测的样品,采样必须符合无菌操作的要求,一件采样器具只能盛装一个样品,防止交叉污染。并注意样品的冷藏运输与保存。

9. 程序原则　采样、送检、留样和出具报告均按规定的程序进行,各阶段均应有完整的手续,交接清楚。

10. 同一原则　采集样品时,检测及留样、复检应为同一份样品,即同一单位、同一品牌、同一规格、同一生产日期、同一批号。

五、采样方法

按照采样的过程,一般依次得到检样、原始样品和平均样品三类。由待检验的大批物料的各个部分采集的少量物料称为检样。许多份检样综合在一起称为原始样品。原始样品经过技术处理,再抽取其中的一部分供分析检验,这部分样品称为平均样品。

样品采集的一般方法有随机抽样、代表性取样和针对性采样。

随机抽样:即按照随机原则,从大批物料中抽取部分样品。操作时,应使所有物料的各个部分都有被抽到的机会。

代表性取样:是用系统抽样法进行采样,即已经了解样品随空间(位置)和时间变化的规律,以便采集的样品能代表其相应部分的组成和质量,如分层取样、随生产过程的各环节采样、定期抽取货架上陈列的不同时间的食品采样等。

针对性采样:是根据已掌握的情况有针对性地选择。如怀疑某种食物可能是食物中毒的原因食品,或者感官上已初步判定该食品存在卫生质量问题,则有针对性地选择采集样品。

六、采样的一般规则

(1)采样前应该验证该批食物的有关文件。外地调入的食物应了解其起运日期、来源地点、数量、品质及包装情况并结合运货单、兽医卫生人员证明、商品检验机关或卫生部门的化验单进行研究。如在工厂、商店或仓库采样时,应了解食品的批号、制造日期、厂方化验记录及现场卫生状况等。同时还应了解该批食品的运输、保管条件、外观、包装容器情况。

(2)液体、半流体食品(如植物油)、鲜乳、酒或其他饮料,如用大桶或大罐盛装,则应先行混匀和充分搅拌后再采样。样品应分别盛放在三个干净容器中,盛放样品的容器不得含有待测食品和其他物质。

(3)粮食及固体食品应从每批食品上、中、下三层的不同部位分别采取部分样品,混合后按四分法从对角取样,再进行几次混合,最后获得具有代表性的样品。

(4)肉类、水产等食品应按分析项目的要求分别采取不同部位的样品或混合后再采样。

(5)罐头、瓶装食品或其他小包装食品,应根据批号随机取样。对于同一批号的产品,250g 以上包装食品取样件数不得少于 6 个,250g 以下包装食品取样件数不得少于 10 个。

(6)要认真详细记录采样单位、地址、日期、样品批号、采样条件、包装情况、数量以及检验目的。

(7)食品卫生检验应包括感官检查、理化检验、细菌学检验三项,如送检样品感官检查已不符合规定，或已腐败变质，可不必再进行理化检验，而是将其直接判定为不合格产品。

（8）食品样品要按不同检验项目妥善包装，并立即运送至实验室。

（9）样品的存放应尽可能保持原状，易变质食品尤应注意妥善保存，检验结束后，仍应保留一定时期，以备需要时复验。

（徐　坤）

第四节　农、畜、水产品样品采集导则

国家规定初级农产品是指农业活动中获得的种植业、畜牧业和渔业产品，种植业包括蔬菜、水果和谷物等；畜牧业涉及畜产品肉、蛋、鲜乳等，渔业包括水产品及其相关初级加工品。

与其他产品的样品采集相同，农、畜、水产品的采集也必须遵循样品采集的共同原则，即样品采集的随机性、代表性、可行性及公正性原则。同时要关注被采集样品的典型性、时效性及样品检测的程序性。随机性抽出的用以评定整批产品的样品，应是不加任何选择的，按随机原则抽取。代表性是抽样所得的样品应是以从整批产品中所取出的全部个别样品（份样）集成大样品来代表整批产品，不应以个别样品（份样）或单个个体来代表整批。生产地抽样时，应避开病虫害等非正常个体代表。

同时，所采集抽样的方法、使用的工具及样品数量应是合理可行、切合实际的，符合样品检验的要求，应在确保随机性、代表性的基础上做到快速、经济和可操作性强。承担政府或需要出具相关检测报告的抽样工作，应在承担任务的机构主持下完成，抽样人员必须亲自到现场抽样，受检单位人员可陪同抽样，但不应干扰已定抽样方案的实施。双方或三方人员在场以保证样品采集过程的公正性，从而保证检验报告的公正性和合法性。采集样品的时效性，即样品采集的时间到检验环节的时间间隔，必须在样品的保存有效时间内，如需现场检测的样品参数必须现场检测，如需实验室检测的参数，样品运输过程必须妥善保存，应在规定时间内，按照相应运输及保存条件进行操作，从而保证采集样品的时效性。

总之，农产品采集有其特殊性，也有其共性原则，采集样品的各种原则是采样工作者必须掌握基本知识。

一、蔬菜、水果样品采集导则

对于蔬菜、水果的取样，应该按照下列要求进行采集。

对采集的样品不论进行现场常规鉴定还是送实验室做品质鉴定，一般要求随机取样。在某些特殊情况下，例如：为了查明混入的其他品种或任意类型的混杂，允许进行选择取样，取样之前要明确取样目的，即明确样品鉴定性质。采集的货物样品，应能充分代表该批量货物的全部特征。从样品中剔除损坏的部分（箱、袋等），损坏和未损坏部分的样品分别采集。同时，取样结束应填写取样报告。

对于蔬菜和水果的取样方法也有其相对应的规定。对于不同情况的样品抽样方式也不尽相同。批量货物取样，要求及时，每批货物要单独取样。如果由于运输过程发生损坏，其损坏部分（盒子、袋子等），必须与完整部分隔离，并进行单独取样。如果认为货物不均匀，除贸易双方另行磋商外，应当把正常部分单独分出来，并从每一批中取样鉴定。

1. 抽检货物的取样准备　抽检货物要从批量货物的不同位置和不同层次进行随机取样。对有包装的产品（木箱、纸箱、袋装等），按照表2-4-1进行随机取样。

表 2-4-1 抽检货物的取样件数

批量货物中同类包装货物件数	抽检货物取样件数
≤100	5
101~300	7
301~500	9
501~1 000	10
≥1 000	15（最低限度）

2. 对于散装产品 应该与货物的总量相适应,每批货物至少取 5 个抽检货物。散装产品抽检货物总量或货物包装的总数量按照表 2-4-2 抽取。在产品个体较大情况下(大于 2kg/ 个),抽检货物至少由 5 个个体组成。

表 2-4-2 抽检货物的取样量

批量货物的总量（kg）或总件数	抽检货物总量（kg）或总件数
≤200	10
201~500	20
501~1 000	30
1 001~5 000	60
>5 000	100（最低限度）

3. 混合样品的制备 混合样品必须集合所有抽检货物样品,尽可能将样品混合均匀。缩分样品通过缩分混合样品获得。对混合货样或缩分样品,应当现场检测。为了避免受检样品的性状发生某种变化,取样之后应当尽快完成检验工作。

4. 实验室样品的取样量 根据实验室检测的合同要求执行,其最低取样量参见表 2-4-3。

表 2-4-3 实验室样品取样量

产品名称	取样量
小型水果、核桃、榛子、扁桃、板栗、毛豆、豌豆以及以下各项未列蔬菜	1kg
樱桃、黑樱桃、李子	2kg
杏、香蕉、木瓜、柑橘类水果、桃、苹果、梨、葡萄、鳄梨、大蒜、茄子、甜菜、黄瓜、结球甘蓝、卷心菜、块根类蔬菜、洋葱、甜椒、萝卜、番茄	3kg
南瓜、西瓜、甜瓜、菠萝	5 个个体
大白菜、花椰菜、莴苣、红甘蓝	10 个个体
甜玉米	10 个
捆装蔬菜	10 捆

5. 实验室样品的包装和处理 有其特殊的规定和要求:

(1)包装:不能现场检测的实验室样品,应进行很好的包装,以确保样品的完好性状。同时盛装实验室样品的容器应该密封好。

(2)标识:转送实验室检验的样品必须做好标识(标签),标识要牢固、字迹要清楚。标识要包括以下内容:产品名称、种类、品种、质量等级、发货人姓名、取样地点、取样日期、对易腐烂产品另注明取样时间、样品的识别标记或批号(成批货物或样品要有发货记录、车辆号、起运仓库、取样报告号、取样人姓名和签字、要求检测的项目、发货和贮存条件等信息。

包装好的实验室样品应该在规定的时限内尽快发货和运送到目的地。实验室样品的贮存和运输条件应避免产品发生任何变化;取样后,实验室样品在送到检测实验室后应尽快开始检验。

(3)抽样方案的制定:抽样方案的制定,是每一次抽样工作开始之前都必须做的工作,不论农、畜牧还是水产品,抽样单位或抽样人员都需要根据抽检任务的要求制定抽样方案,方案应包括抽样地点(区域、城市、抽样点)、抽样人员、抽样时间、所抽样品的名称和数量、抽样程序、所抽样品的包装、处理和运输。

除了制定详尽合理的抽样方案,还要准备抽样所必需的工具和文件:文件类,包括抽检任务相关文件、抽样工作单、记录本和抽样人员的工作证件等;工具类,包括抽样袋、保鲜袋、纸箱或冷藏箱、标签、封条等抽样中所需要用到的各种设备、器材;处理样品过程所涉及的砧板、不锈钢食品加工机或聚乙烯塑料食品加工机、高速组织分散机、不锈钢刀、不锈钢剪、旋盖聚乙烯塑料瓶、具塞玻璃瓶等。保证用具洁净、干燥、无异味,不会对样品造成污染。

抽样方案必须根据不同抽样制定。地点不同,方法不同,方案也随之变化。选择抽样地点时,首先应确定一个预定的抽样点,同时还应确定一个备用抽样点。在预定的抽样点抽不到需要的样品时,可以用与预定抽样点大小相当、距离接近的备用抽样点代替。抽样点变更,应在抽样工作单的备注中注明。抽样点的分布应在所抽区域的不同方位,相同名称或同一企业的超市原则上只抽一家。

(4)抽样人员:抽样人员应经过培训,取得相应的资质。每一抽样点抽样人员不应少于2人,至少其中一人应负责对抽样工作程序的具体实施及相关情况的协调处理。

(5)抽样时间:根据不同蔬菜品种在其种植区域的成熟期来确定,抽样应安排在蔬菜成熟期或蔬菜即将上市前进行。在喷施农药安全间隔期内的样品不要抽取。下雨天不宜抽样,设施栽培的蔬菜可酌情处理。对于批发市场,应该选在批发或交易高峰时期抽样。对于生产企业应该在其库房进行抽样。

(6)抽样程序:对于行政部门的抽样工作,必须按照规定程序进行样品的采集并做好相关证据的留取。到达抽样点后,抽样人员应主动向被抽单位出示有关抽样文件、抽样人员证件,说明抽样内容。由被抽样单位人员陪同,去抽样地点随机抽取无明显瘢伤、腐烂、长菌或其他表面损伤的样品,抽样时应选择成熟度相同的样品。生产地不宜抽取完全成熟的样品。搭架引蔓的蔬菜,取中段果实,叶菜类蔬菜去掉外帮,根茎类和薯类蔬菜取可食部分。除去泥土、黏附物及萎蔫部分。样品应进行购买,价格接近市场零售或略高,作为对耽误卖家时间和交易的补偿。生产地抽样时,应调查蔬菜生产和管理情况,市场抽样应核查蔬菜来源或产地并记录。抽取不同样品时推荐使用一次性手套,每抽一个样品更换一次。抽样全过程所有用具都要保证不会对样品造成二次污染。

抽样人员要与受检单位人员共同确认样品的真实性和代表性,在现场认真填写抽样工作单,准确记录抽样的相关信息。双方签字,盖单位公章。抽样工作单一式三联或四联,按照相关规定留存至指定单位。抽样工作单填写的信息要齐全、准确,字迹清晰、工整。由于遇到抽样点关闭、天气状况等特殊情况造成不能抽样,或在规定时间内抽样点抽不到样品,应及时向任务下达单位汇报情况。

抽取的样品应放入塑料袋中,装入样品后的塑料袋要密封,允许在塑料袋上打几个小孔通风。样品袋一旦打开后不能恢复原状。封条上标明封样时间,并由双方代表共同签字。样品袋上要加贴样品的标识。标识的内容包括样品名称、样品编号和抽样时间。抽样完成后,被抽取样品按照规定的保存及运输方式尽快送至检测单位。

(7)抽样后样品的缩分:用于农药残留检测的样品。应选择整洁、无污染的场所,将封存的样品取出,用干净纱布轻轻擦去样品表面的附着物。如果样品黏附有太多泥土,可用流水冲洗,并擦干。个体较小的样品(如樱桃番茄)可随机取若干个体切碎混匀;个体较大的(如大白菜、结球甘蓝)按其生长十字轴纵剖 4 份,取对角线 2 份,将其切碎,充分混匀。

用四分法取不少于 1kg 的混合样品放入组织捣碎机中制成匀浆,取两份各 300g 左右匀浆放入聚乙烯瓶中冷冻保存。

样品缩分过程中,要注意避免工具间的交叉污染。

用于元素检测的样品:样品先用自来水冲洗,再用去离子水冲洗三遍,用干净纱布轻轻擦去样品表面水分。以下处理与农药残留检测样品相同。

二、畜产品样品采集导则

畜产品及其动物源性食品的抽样工作,其所遵循原则同农产品及水产品相同。但抽样过程的细节因其特殊性又有其自身的特点。比如抽样时不得将待抽样品和已抽样品进行任何洗涤处理,抽样时用不锈钢手术剪、刀具割取样品,戴一次性塑料手套操作,液体样品应保持均匀等,下文将详细介绍各种样品采集过程的注意事项。

(一)制定方案

进行畜产品样品抽样之前,也需要制定抽样方案。根据抽样地点不同所需要制定不同的方案。

1. 在养殖场抽样时,应综合考虑动物的品种、性别、年(日)龄、饲养管理和所用药物的品种及用量等要素。根据动物饲养基数计算抽样数,进行鸡、鸡蛋、鸭蛋、尿液中禁用药物检测。对于不同样品基数的养殖场,抽取样品数量有不同要求,需要根据实际情况和抽样下达单位的要求具体实施。对血液、尿液等样品的抽取,需要使用无菌或洁净的容器及工具,实施过程要充分考虑交叉污染和外源污染的影响并采取相应措施进行预防,比如防止尿液腐败或血液凝集等措施。

2. 在屠宰加工场抽样时,在屠宰线上,根据屠宰场的规模,按屠宰数量抽样。采集组织、肝脏、肾脏、脂肪、血液、尿液或其他特定部位组织样品,按照基数计量抽取即可,所选取样品重量必须满足检测需求,一般情况下组织样品要求 200g/ 份,尿液 100ml/ 瓶,鲜奶 200ml/ 瓶等,具体情况按实际需要可酌情增减。

3. 在冷库抽样时,如货物批量较大,以不超过 2 500 件(箱)为一检验批。如货物批量较小,少于 2 500 件(箱)时,均按下述抽取样品数,每件(箱)抽取一包,每包抽取样品不少于 50g,总量应不少于 1kg。

4. 在奶站及蜂蜜加工厂抽样时,以不超过 1 000 件为一检验批。同一检验批的商品应具有相同的特征,如包装、标志、产地、规格和等级等。按照规定的抽样件数随机抽取,逐件开启。将取样器缓缓放入,吸取样品。抽取样品时应提取混匀,吸取样品,每件取至少 100g 倾入混样器。将所取样品混合均匀,取 200g 装入清洁干燥的样品瓶内,加封标识。取样后,样品应立即冷藏或者冷冻保存。特殊样品,样品的保存条件应符合检验项目保存条件的要求。运输过程中,样品温度不得超过 4℃,时间不超过 24 小时。

(二)样品分割

分割样品时,应在抽样现场分割、封识,抽样单位和被抽样单位应同时在封识和抽样单上签字。每个样品都应分成三份相同的小样,1 份样品留被抽样单位保存,1 份样品送检,1 份抽样单位保存;每个小样的数量都能满足每次进行完整分析的需要。分样应采样点进行。分样时,必须避免污染或任何能引起残留物含量变化因素的产生。其运输保存等要求与农产品不尽相同。各种样品的编码参考表 2-4-4。

表 2-4-4 样品编码

动物品种	牛	羊	猪	鸡	鸭	鹅	兔	鱼	蜂蜜
代码	B	O	P	C	D	G	R	F	Be

样品种类	肌肉	脂肪	肝	肾	血液	尿液	蛋
代码	M	F	L	K	B	U	E

样品种类	奶	蜂蜜	心	肺	脑	皮肤	毛发
代码	Mi	Hb	H	Lu	C	S	Ha

(三)样品采集操作细则

对于尿液样品的采集,活体动物尿样采集与其他样品采集不同。活体样品选择的基本要求是活体抽样应能代表整批产品群体水平,不能特意选择特殊的个体、疾病个体或处于休药期内的治愈个体。用于微生物检验的样品应单独抽取,取样后应置于灭菌的容器中,存放温度为 0~4℃。

1. 猪尿的采集 活猪以同一养殖场中养殖条件相同的生猪为一检验批,同一个圈舍的样品抽样不超过 3 个;屠宰场中以来源于同一养殖场、同一地区、同一时段屠宰的生猪为一检验批,相同养殖场不重复抽样。

抽取活体动物尿液样品时应选择生猪保持安静时,取尿液约 100ml,平均分成 3 份,每份约 30ml,分装入样品瓶中密封。其中两份由抽样人员带回用于检验和留样用,另一份封存于被抽检单位,作为对检验结果有争议时复检用。

2. 猪肉、猪肝样品的采集

(1)屠宰线上取样:同一批次随机抽取的个体样品中取样,在已确定取样猪的胴体上,取背部、腿部或臀部肌肉,每份样品的重量不得低于 1kg(全项检验中不得低于 6kg);猪肝取整叶。

同一批次随机抽取的群体样品中取样:在已确定的猪的胴体上,取背部、腿部或臀部的肌肉,混匀成约 1kg 以上(全项检验中不得低于 6kg)的一份样品;随机取同一批猪的肝样,混匀成约 1kg 以上(全项检验中不得低于 6kg)的一份样品。

(2)猪肉、猪肝的仓库抽样:①鲜品,若成堆产品,则从每批成堆产品的堆放空间的四角和中间设采样点,每点从上、中、下三层取若干小块混为一份样品,不得低于 1kg(全项检验中不得低于 6kg);若零散产品,则随机从 3~5 片胴体上取若干小块混为一份样品,样品重量不得低于 1kg(全项检验中不得低于 6kg)。②冻品,小包装冻肉同批同质随机取 3~5 包混合,总量不得低于1kg(全项检验中不得低于6kg)。③大片肉,参照鲜品的要求。

(3)销售市场猪肉、猪肝样品的抽取:市场抽样时,以产品明示的批号为检验批。

(4)销售市场货架的抽样:①每件500g以上的产品。同批同质随机从3~15件上取若干小块混合成约1kg以上的样品(全项检验中不得低于6kg);②每件500g以下的产品。同批同质随机取样混合后,样品重量不得低于1kg(全项检验中不得低于6kg);③小块碎肉、肝。从堆放平面的四角和中间取同批同质的样品混合成1kg以上的样品(全项检验中不得低于6kg)。

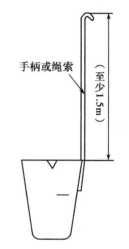

图2-4-1 不锈钢液态乳铲斗

3. 鸡、鸭、鹅、兔的抽样 从每批中随机抽取去除内脏后的整只禽(兔胴体)体1只,每只重量不低于500g。如果针对特定部位(如鸡肝等)进行抽样,应在对样品做混匀处理后进行分装保存。

4. 生鲜乳样品的采集 生鲜乳样品的采集不同于其他样品,根据样品特性应注意以下事项:

(1)抽样设备:采样工具应使用洁净的不锈钢液态乳铲斗(图2-4-1)。对于没有机械搅拌设备的储奶罐,采用人工搅拌器(图2-4-2)进行搅拌。样品容器应使用清洁干燥、不透水、不透油、密封性良好的容器作为样品采集容器。

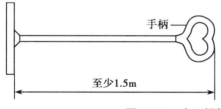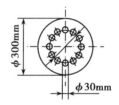

图2-4-2 人工搅拌器

(2)样品的采集:对生鲜乳收购站的储奶罐,采样前首先开动机械式搅拌装置搅拌至少5分钟。对于没有机械搅拌设备的储奶罐,采样前先用人工搅拌器探入罐底,采取从下至上的方式搅拌30次以上。样品充分混匀后,用液态乳铲斗从表面、中部、底部三点采样,每个点采样1L。将三点采集到的样品混合至4L塑料容器中,充分混合均匀后,用采样瓶分装3份,根据检测内容和指标要求,每份不少于100ml。

(3)样品的密封和运输:生鲜乳样品采集后采用保温箱,内加冷媒运输。运输过程中保持保温箱内温度不高于4℃,24小时送抵检测单位,应尽快进行检测。如果不能保证24小时抵达,应利用当地制冷设备保存,确保样品不变质。留给被检单位的样品应要求其在冰柜、冰箱等设备中 −20℃冷冻保存。

5. 蛋类样品的采集 对于蛋类样品的采集,保证样品来源的一致性非常重要。如果条件允许,可在抽样现场对样品进行混匀,然后对混匀后的样品使用洁净容器进行分装、封存等操作。对于不具备现场混匀的蛋类样品,所采集样品的来源信息要明确,对于为同一样品来源的蛋类制品,每个样品抽取12枚(指鸡蛋、鸭蛋、鹅蛋)鹌鹑蛋和鸽蛋每个样品抽取60枚,每个样品混匀后分成三份。冷藏保存和运输。运输过程防止损坏。

关于畜产品抽样的导则,有时候需要根据任务下达单位指定的抽样标准进行操作。例如:中华人民共和国农业行业标准 NY/T 1897—2010《动物及动物产品兽药残留监控抽样规范》中明确规定了抽样环节所需要遵循的要求,凡是承担此类任务的检验检测单位都必须按照此标准进行抽样操作。本标准由原农业部兽医局提出,由全国兽药残留专家委员会归口,由中国兽医药品监察所、湖北省兽药监察所制定。该标准规定了动物及动物产品兽药残留监控抽样的要求、方法、记录以及样品的封存、运输。本标准适用于动物及动物产品兽药残留监控抽样。该标准中明确规定了抽样过程必须遵循的基本原则:抽样应严格按照规定的抽样程序和方法执行。抽样应采取必要的保密措施,确保取样的公正性、真实性。该标准对抽样人员也有明确的要求。抽样人员应为农业行政执法部门或受主管机构委托的人员,负责取样、分样、封装和标记,并在适当条件下将样品运送到指定的检测单位。抽样人员不得少于 2 人,应经过专业培训,掌握抽样程序和技术要求。抽样时不得将待抽样品和已抽样品进行任何洗涤处理,抽样时用不锈钢手术剪、刀具割取样品,戴一次性塑料手套操作。液体样品应保持均匀。所有这些规定都是为了保证样品无交叉污染,保证抽样工作的公正性和合法性。

三、水产品样品采集导则

水产品指淡水或海水中的鱼类、甲壳类、软体动物类、藻类和其他的水生生物。水产品样品采集环节同样是样品检测的关键,对样品检测数据的公正、公平、准确都有很重要的作用。从水产品或水产加工品中抽取有代表性的样品提供检验,是保证质量评价或安全检测的质量的关键之一,应做好以下方面的准备:

技术准备:技术准备是必需的,首先要确定抽样目的。不同的抽样检验所采用的抽样方法不同,应明确是出厂检验、需方或供需双方的交付验收、仲裁检验及监督检验中的哪种类型的检验。熟悉被检查产品的性状、质量安全的状况、生产工艺及过程控制、生产地区或生产者的情况、产品标准及验收规则。明确确定检验分析的内容:哪些检验项目(感官、物理、化学、微生物等),检验分析是否有破坏性。选择适合的抽样方法。综合上述情况决定抽样方法、抽样检验水平、质量水平,同时需要建立抽样的质量保证措施。

抽样人员:对抽样人员也是有相应要求的,抽样人员在抽样前应进行培训,培训内容为与抽样产品相关的知识和产品标准、已经确定的样品抽取方法及抽样量、抽样及封样时的注意事项、样品运送过程中的注意事项等。与农畜产品抽样要求相同,水产品的每个抽样组至少由两人组成,其中至少一人要有抽样经验。水产品抽样不同于农畜产品,需要相对更加专业的抽样技巧和经验,甚至需要一定的捕鱼或捞鱼技巧才能胜任抽样工作。对抽样工具的要求也相对较高,根据所抽取样品性质不同,应准备取样器(粉状样品)、温度计(现场测温)定位仪、卷尺或直尺(测长度)样品袋、保温箱(冻品或鲜品)、照相机等,应用无菌容器盛装用于微生物检验的样品。当然,证明抽样人员身份的文件、证件等也必须提取准备妥当,抽样时需要出示给有关单位人员查看或记录,例如介绍信、抽样人员有效身份证件、抽样表、任务书、抽样细则有关记录表或调查表、封条、文件夹、纸笔文具,以及交通图、抽样方位图(养殖区域)等。

抽取方法:抽取样品必须满足以下几个条件。活体的样品应选择能代表整批产品群体水平的生物体,不能特意选择特殊的生物体(如畸形、有病的)作为样品。鲜品的样品应选择能代表整批产品群体水平的生物体,不能特意选择新鲜或不新鲜的生物体作为样品。作为进行渔药残留检验的样品应为已经过停药期的、养成的、即将上市进行交易的养殖水产品。

用于微生物检验的样品应单独抽取,取样后应置于无菌的容器中,且存放温度为0~10℃,应在48小时内送到实验室进行检验。

水产加工品按企业明示的批号进行抽样,同一样品所抽查的批号应相同。抽查样品抽自生产企业成品库,所抽样品应带包装。在同一企业所抽样品不得超过两个,且品种或规格不得重复。

(一)企业生产抽查抽样

养殖活水产品以同一池或同一养殖场中养殖条件相同的同一天捕捞的产品为一检验批;水产加工品以同原料、同条件下同一天生产包装的产品为一检验批。养殖水产品在出厂检验时,非破坏性检验按表2-4-5的规定执行;破坏性检验的抽样在每批中随机抽取约1 000g样品进行检验。

表2-4-5　抽样方法及感官检验规则

总体量	样品量	合格判定数[①]	不合格判定数[②]
2~15	2	0	1
16~25	3	0	1
26~90	5	0	1
91~150	8	1	2
151~500	13	1	2
501~1 200	20	2	3
1 201~10 000	32	3	4
10 001~35 000	50	5	6
35 001~500 000	80	7	8
>500 000	125	10	11

注:①合格判定数,若在样品中发现的不合格样品数小于或等于合格判定数,则判为该批产品为合格品。

②不合格判定数,若在样品中发现的不合格样品数大于或等于不合格判定数,则判为该批产品为不合格品。

(二)监督抽查检验抽样

1. 对于非破坏性检验的样品采集,鲜活水产品在监督抽查检验时,样品抽取及判定参见表2-4-5;成批水产加工品在监督抽查检验时,样品抽取见表2-4-6。

表2-4-6　净含量大于1kg但小于4.5kg时的抽样方案

总体量	样品量	合格判定数
≤2 400	6	1
2 401~15 000	13	2
15 001~24 000	21	3
24 001~42 000	29	4
42 001~72 000	38	5
72 001~120 000	48	6
>120 000	60	7

2. 对于破坏性检验的样品采集，其鲜活水产品及水产加工品的组批规则应该符合以下规定：养殖活水产品以同一池或同一养殖场中养殖条件相同的产品为一个检验批；捕捞水产品、市场销售的鲜品以同一来源及大小相同的产品为一个检验批；水产加工品以企业明示的批号为一个检验批；在市场抽样时，以产品明示的批号为一个检验批。

3. 捕捞及养殖水产品的抽样（表 2-4-7），样品制备过程也有其特殊性，必须按照要求进行操作。

表 2-4-7　捕捞及养殖水产品的抽样

样品名称	样品量[①]	检样量 /g
鱼类	≥3 尾	≥400
虾类	≥10 尾	≥400
蟹类	≥5 只	≥400
贝类	≥3 000g	≥700
藻类	≥3 株	≥400
海参	≥3 只	≥400
龟鳖类	≥3 只	≥400
其他	≥3 只	≥400

注：①表中所列为最少取样量，实际操作中应根据所取样品的个体大小，在保证最终检样量的基础上，抽取样品。

鱼类：至少取 3 尾鱼清洗后，去头、骨、内脏，取肌肉等可食用部分绞碎混匀后备用，试样量为 400g，分为两份，其中一份用于检验，一份用于留样。

虾类：至少取 10 尾清洗后，去虾头、虾皮、肠腺，得到整条虾肉绞碎混合均匀后备用，试样量为 400g，分为两份，其中一份用于检验，一份用于留样。

蟹类：至少取 5 只蟹清洗后，取可食部分绞碎混匀后备用，试样量为 400g，分为两份，其中一份用于检验，一份用于留样。

贝类：将样品清洗后开壳剥离，收集全部的软组织和体液匀浆，试样量为 700g，分为两份，其中一份用于检验，一份用于留样。

藻类：将样品去除砂石等杂质后，均质，试样量为 400g，分为两份，其中一份用于检验，一份用于留样。

龟鳖类：至少取 3 只清洗后，取可食部分绞碎混匀后备用，试样量为 400g，分为两份，其中一份用于检验，一份用于留样。

海参：至少取 3 只清洗后，取可食部分绞碎混匀后备用，试样量为 400g，分为两份，其中一份用于检验，一份用于留样。

4. 在生产企业（养殖或加工企业）对水产品或水产加工品进行抽样，应符合以下规定：每批次抽取 1kg（至少 4 个包装袋）以上的样品，其中一半封存于被抽企业作为检验结果有争议时复检用，一半由抽样人员带回用于检验。在生产企业抽样应抽取企业自检合格的样品，被抽样品基数不得少于 20kg；被抽企业应在抽样单上签字盖章，确认产品。

5. 在水产品及其加工品在销售市场进行抽样，应符合以下规定：每个批次抽取 1kg 或至少 4 个包装袋以上的样品，其中一半由抽样人员带回，用于检验，一半封存于被抽企业，作为对检验结果有争议时复检用；若被抽企业无法保证样品的完整性，则由双方将样品封好，由双方人员签字确认后,由抽样人员带回,作为对检验结果有争议时复检用。

6. 在销售市场随机抽取带包装的样品,应填写抽样单,由商店签字确认并/或加盖公章;企业应协助抽样人员做好所抽样品的确认工作,抽样人员应了解样品生产、经销等情况。在销售市场抽取散装样品,应从包装的上、中、下至少三点抽取样品,以确保所抽样品具有代表性。

7. 对于监督抽查的抽样记录及封样,在抽样记录上要认真填写产品的名称、商标、规格、批号、抽样量、库存量、抽样基数,并准确地描述产品的性状及包装方式,以及所抽样品的运输方式。应认真填写被抽企业、生产企业的名称(应为全称,与公章的名称一致)、地址、电话、传真、企业的性质及必要信息,并由抽样人员(两人)签字确认后,再由被抽单位陪同抽样人员签字确认,抽样单应有抽样单位与被抽单位双方的公章(当被抽单位无法盖公章时,应由确定身份的人员签字确认)。所抽样品应由抽样人员妥善保管,随身带回,按产品执行标准中规定的贮存方法进行贮存,保持样品的原始性,样品不得被暴晒、淋湿、污染及丢失。封样时,应将样品置于纸箱中,封好,外加封条,至少上下各加一条,并由抽样人员签字确认后,交被抽单位保存。对于水产品及其加工品抽样后的保存及运输,规范中也有明确要求。

8. 活水产品应使其处于保活状态,当难以保活时,可将其杀死按鲜水产品的保存方法保存。鲜水产品要用保温箱或采取必要的措施使样品处于低温状态(0~10℃),应在采样后尽快送至实验室(一般在两天内),并保证样品送至实验室时不变质。冷冻水产品要用保温箱或采取必要的措施使样品处于冷冻状态,送至实验室前样品不能融解、变质。干制水产品应用塑料袋或类似的材料密封保存,注意不能使其吸潮或水分散失,并要保证其从抽样到实验室进行检验的过程中的品质不变。其他水产品也应用塑料袋或类似的材料密封保存,注意不能使其吸潮或水分散失,并要保证其从抽样时到实验室进行检验的过程中品质不变。必要时可使用冷藏设备。微生物检验用样品在保存时,需注意保持样品处于无污染的环境中,要低温保存,冻品保持冷冻状态,鲜、活品应尽量保持样品的原状态,保存温度0~10℃,从抽样至送到实验室的时间不能超过48小时,并且要保证在此过程中,样品中的微生物含量不会有较大变化。

9. 监督抽查时,所抽样品一般由抽样人员随身带回实验室,与样品接收人员交接样品。若情况特殊不能亲自带回时,应将产品封于纸箱等容器中,由抽样人员签字后,交付专人送回实验室妥善保存,待抽样人员确认样品无误后,再由实验室的样品接收人员交接样品。

(李研东　霍惠玲)

第三章　样品采集与保存

第一节　空气样品的采集与保存

空气污染物的种类繁多,存在的状况复杂,受空气流动性的影响,空气污染物的浓度变化也快。因此,选择正确的采样方法采集空气样品,是样品前处理和检验的前提条件和至关重要的技术环节。

一、常用空气污染物采样方法

空气中污染物的存在形式有气态和气溶胶两种状态,根据检测和研究的目的,选择适当的采样方法。

1. 气态污染物的采样

(1)直接采样法:直接采样法(direct sampling method)又称为集气法,是将空气样品直接采集在合适的空气收集器(air collector)内,再带回实验室进行分析,空气样品中的待测物质没有浓缩。该方法适用于空气污染物浓度较高、分析方法灵敏度较高和现场不宜使用动力采样的情况,其测定结果代表空气中有害物质的瞬间浓度或短时间内的平均浓度。根据所用采样容器和操作方法的不同,直接采样法可分为塑料袋采样法、注射器采样法、置换采样法和真空采样法。

1)塑料袋采样法:该法选用塑料袋作为采样容器。所选用的采样容器对所采集的空气污染物应不反应、不吸附、不渗透;聚四氟乙烯、聚氯乙烯、聚乙烯、聚酯树脂和铝箔复合塑料袋常用作采样容器;采样袋的死体积不应大于总体积的 5%。在采样现场,先用大注射器或手抽气筒向塑料袋内注入现场空气,清洗塑料袋数次后,挤压排尽残余空气,重复 3~5 次,再注入现场空气,密封袋口,带回实验室分析。塑料袋用前应检查采气袋的气密性:将其充气后,放入水中,看是否有气泡产生。采样时,袋内保持干燥。

2)注射器采样法:注射器采样法(syringe sampling method)一般选用 50ml 或 100ml 注射器作为采样容器。注射器的死体积要小,气密性要好。在采样现场,先抽取现场空气将注射器清洗 3~5 次,再采集现场空气,密闭,带回实验室分析。在运输和保存过程中,注射器的进气端朝下,注射器活塞端在上方,保持近垂直状态,利用注射器活塞自身的重量,使注射器内空气样品处于正压状态,以防外界气体渗入注射器,影响空气样品浓度和污染样品。用气相色谱法分析空气污染物时,常用注射器采样法采集空气样品,但现该采样法已不经常使用。

3)置换采样法:置换采样法(substitution sampling method)以集气瓶、集气管为采样容器,在采样点将采气动力或 100ml 大注射器与采样容器连接,打开集气瓶活塞,抽取其容积 6~10 倍的现场空气,将瓶内空气完全置换后,再采集现场空气样品,密闭,带回实验室分析。

4)真空采样法:真空采样法(vacuum sampling method)选用 500~100ml 耐压玻璃或不锈钢真空集气瓶和采样罐作为采样容器。采样前,先用真空泵将采样容器抽真空,使其中的剩余压力小于 133Pa。采样时将活塞慢慢打开,待现场空气充满集气瓶后,关闭活塞,带回实验室分析。

(2)浓缩采样法:浓缩采样法(concentrated sampling method)是大量空气样品通过空气收集器时,其中的待测物被吸收、吸附或阻留,富集在收集器中的采样方法。空气中待测物浓度较低、分析方法灵敏度较低时,要用浓缩法采样,其测定结果代表采样时间内待测物质的平均浓度。

对于气态污染物,浓缩采样法主要有溶液吸收法、固体填充柱采样法、低温冷凝浓缩法和无动力(无泵)采样法。前三种为有动力采样法,在采样时,利用抽气泵提供采样动力,将空气样品中的待测物采集在收集器的吸收介质中而被浓缩,其采样仪器主要由收集器、流量计和抽气动力三部分组成。无动力(无泵)采样法又称被动式采样法(passive sampling method),是利用气体分子的扩散或渗透作用,使其到达吸收液中或吸附剂表面而被吸收或吸附,无须抽气动力,多用于个体采样监测。

1)溶液吸收法:溶液吸收法(solution absorption method)以吸收管为采样容器(收集器),以液体介质为吸收液,以抽气泵为动力进行采样,利用空气中待测物能迅速溶解于吸收液,或与吸收液迅速反应,生成稳定化合物而被采集的采样方法。

2)固体填充柱采样法:固体填充柱采样法是利用空气通过固体填充柱时,其中的待测物被固体吸附剂吸附、阻留,从而达到采集、浓缩的目的。采样后,将待测物解吸或洗脱,供测定用。

用固体吸附剂采样后,通常采用热解吸和溶剂解吸两种方式洗脱待测物。热解吸是将填充柱采样管插入加热器中,迅速加热解吸,用载气吹出并带入分析仪器中测定;热解吸的加热温度要适当,既要保证定量解吸污染物,也要避免待测物在高温下分解或聚合。溶剂解吸是选用合适的溶剂和条件,将待测物从吸附剂上定量洗脱下来进行分析。

3)低温冷凝浓缩法:又称冷阱法(cold trap method),是一种特殊的固体填充柱采样法。空气中某些沸点较低的气态物质,在常温下用固体吸附剂很难完全阻留,利用制冷剂将空气冷凝并降低填充剂的温度,有利于空气中低沸点物质的吸附和采集。采样后,待测组分冷凝浓缩在采样管中,将其连接在气相色谱仪进样口,加热解吸待测组分,被载气带入色谱仪测定。

4)无动力(无泵)采样法:又称被动式采样法(passive sampling method),是一种将采样装置或气样捕集介质暴露于采样现场的空气中,不需要抽气动力,依靠空气污染物分子自然扩散、迁移、沉降等作用而直接被采集的采样方式。其检测结果可代表一段时间内空气污染物的时间加权平均浓度或浓度变化趋势。

2. 气溶胶的采样　气溶胶是液体或固体微粒分散在空气中形成的相对稳定的悬浮体系,空气动力学直径为 0.02~100μm 的微粒又称为空气颗粒物(atmospheric particulate mater)。气溶胶的采样方法主要有静电沉降法、滤料采样法和冲击式吸收管采样法。

（1）静电沉降法：静电沉降法（electrostatic sedimentation method）指利用空气样品通过高压电场（12~20kV），气体分子被电离产生离子，气溶胶粒子吸附离子而带电荷，在电场的作用下，带电荷的微粒沉降到极性相反的收集电极上，将收集电极表面的沉降物清洗下来进行测定。此法采样速度快，采样效率高，但不能在有易爆炸性气体、蒸气或粉尘的现场使用。

（2）滤料采样法：滤料采样法（sampling method with filter）指将滤料安装在采样夹上，抽气使被采空气穿过滤料，其中的悬浮颗粒物被阻留在滤料上，用滤料上采集到的污染物质量和采样体积，计算出空气中污染物的浓度。滤料不仅可直接阻挡颗粒物，对其还有惯性冲击、扩散沉降和静电吸引等作用。由于滤料具有体积小、重量轻、易存放和运输、保存时间较长等优点，该采样法已被广泛用于采集空气中的颗粒态污染物。滤料采样法的采样效率与滤料和气溶胶的性质有关，同时还受采样流速等因素的影响。

（3）冲击式吸收管采样法：冲击式吸收管（impinger）的外形与直型多孔玻板吸收管相同，内管与气泡吸收管的相似，但内管的管尖处突然收缩变小，内径为 1.0mm ± 0.1mm，管尖距离外管底 5.0mm ± 0.1mm。吸收管可盛 5~10ml 吸收液，采样速度可达 3L/min。使用前要进行采样效率的测定和气密检查，其采样效率主要取决于内管管尖大小及其与瓶底的距离。

3. 气态和气溶胶两种状态的同时采样

（1）浸渍滤料法：将某种化学试剂浸渍在滤料上制得浸渍滤料，利用滤料的物理阻留和吸附作用以及待测物与滤料上的化学试剂反应，可同时采集气态和颗粒态污染物。

所用滤料主要是滤纸和滤膜，除个别疏水性膜外，滤料均可用通过浸渍一定的化学试剂，提高采样效率，实现气态和颗粒态污染物的同时采集。碱性浸渍滤料可采集酸性化合物，酸性浸渍滤料可采集碱性化合物。浸渍滤纸（impregnated filter paper）制备方便，应用较多。用稀硝酸制备的浸渍滤纸可以同时采集空气中铅烟和铅蒸气；用氢氧化钠溶液和甘油浸渍玻璃纤维滤纸可以采集空气中的氟化氢，其中加入适量的甘油可保持滤纸表面湿润；硫醇与汞反应可以生成盐，因此，用乙酸汞溶液浸渍的玻璃纤维滤纸可以采集硫醇类化合物。

（2）泡沫塑料采样法：聚氨酯泡沫塑料（polyurethane foam plastic）比表面积大，阻力小，具有多孔性，适用于较大流量的采样，既可阻留气溶胶颗粒，又可吸附有机蒸气，常用于采集半挥发性污染物。拟除虫菊酯杀虫剂、有机磷农药等污染物常以蒸气和气溶胶两种状态共存于空气中，可用聚氨酯泡沫塑料采集。

若要将气体和气溶胶状态的污染物分开采样，可将玻璃纤维滤纸采样器和聚氨酯泡沫塑料圆柱串联，用玻璃纤维滤纸采集颗粒物，聚氨酯泡沫塑料圆柱采集气体污染物。

（3）多层滤料采样法：多层滤料采样法（series filter sampling）是用两层或三层滤料串联组成一个滤料组合体进行采样的方法。第一层滤料采集颗粒物，常用的滤料是聚氯乙烯滤膜、玻璃纤维滤纸或微孔滤膜；第二或第三层滤料是浸渍过化学试剂的滤纸，用于采集通过第一层滤料的气态成分。

多层滤料采样法存在一些问题，会导致气相组分和颗粒物组成发生变化，造成采样误差。主要问题有：①气体污染物通过第一层滤料时，部分可能被吸附或发生反应而造成损失，当使用玻璃纤维滤纸时更为突出；②一些活泼的气体污染物与采集在第一层滤料上的颗粒物反应，采样过程中颗粒物分解，造成气态和颗粒物污染物的测定误差。

（4）环形扩散管和滤料组合采样法：环形扩散管和滤料组合采样法是针对多层滤料法的缺点提出来的采样新方法。扩散管为内壁涂渍化学试剂膜的玻璃管，置于滤膜前，可以选择性采集气态污染物。当空气被抽入扩散管时,由于扩散系数大,气体污染物很快扩散到管壁上,被管壁上的吸收液层吸收,与颗粒物分离;颗粒物由于扩散系数小,受惯性作用随气流通过扩散管,被采集到后面的滤料上。这种采样方法对两相在空气中的存在状态物显著影响,一定程度上解决了多层滤料法存在的问题。

环形扩散管和滤料组合采样法已广泛应用于环境空气中、室内空气中气态和气溶胶共存污染物的采样,例如:用涂渍草酸 - 乙醇水的环形扩散管采集气态的氨,用浸渍上述液体的玻璃纤维滤纸采集颗粒态铵,采样效率 >98%。环形扩散管价格低廉,可反复使用,但是环形扩散管的设计和加工精度要求较高,否则,颗粒物通过扩散管环缝时可能因碰撞或沉积而造成损失。

二、环境空气样品的采集与保存

根据环境空气样品不同的采样目的,可分为环境空气监测和环境空气一般采样。

(一)环境空气监测

进行环境空气监测的目的是准确、及时、全面反映空气质量现状及发展趋势,为空气的环境管理、污染源控制、环境规划等提供科学依据。我国现行的《环境空气质量标准》中空气功能区共分为两类:一类区为自然保护区、风景名胜区和其他需要特殊保护的区域;二类区为居住区、商业交通居民混合区、文化区、工业区和农村地区。环境空气质量标准分为两级:一类区执行一级标准,二类区执行二级标准。环境空气监测按监测目的可分为三类:监视性监测、特定目的监测和研究性监测。环境空气监测按监测方法分为:环境空气质量手工监测和环境空气质量自动监测。

1. 环境空气质量手工监测 环境空气质量手工监测与自动监测相比,手工监测方式不能实时报出结果以及及时对外发布。手工监测简便可行,方法简便且仪器便宜,运转费用小。手工监测由现场采样和实验室分析两部分组成。

(1)24 小时连续采样:采样亭是安放采样系统各组件、便于采样的固定场所。采样亭面积及其空间大小应视合理安放采样装置、便于采样操作而定。一般面积应不小于 5m²,采样亭墙体应具有良好的保温和防火性能,室内温度应维持在(25±5)℃。

气态污染物采样系统由采样头、采样总管、采样支管、引风机、气样吸收装置及采样器等组采样系统,如图 3-1-1 所示。

采样头:采样头为一个能防雨、雪、防尘及其他异物(如昆虫)的防护罩,其材料可用不锈钢或聚四氟乙烯。采样头、进气口距采样亭顶盖上部的距离应为 1~2m。

采样总管:通过采样总管将环境空气垂直引入采样亭内,采样总管内径为 30~150mm,内壁应光滑。采样总管气样入口处到采样支管气样入口处之间的长度不得超过 3m,其材料可用不锈钢、玻璃或聚四氟乙烯等。为防止气样中的湿气在采样总管中产生凝结,可对采样总管采取加热保温措施,加热温度应在环境空气露点以上,一般在 40℃左右。在采样总管上,SO_2 进气口应先于 NO_2 进气口。

采样支管:通过采样支管将采样总管中气样引入气样吸收装置。采样支管内径一般为 4~8mm,内壁应光滑,采样支管的长度应尽可能短,一般不超过 0.5m。采样支管的进气口应置于采样总管中心和采样总管气流层流区内。采样支管材料应选用聚四氟乙烯或不与被测污染物发生化学反应的材料。采样支管与采样总管、采样支管与气样吸收装置之间的连接处不得漏气,一般应采用内插外套或外插内套的方法连接。

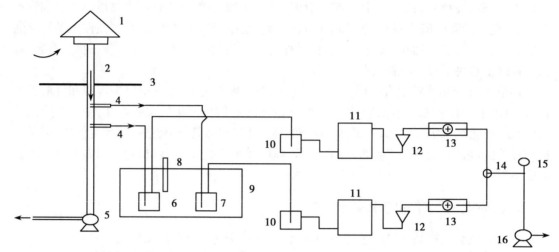

1. 采样头;2. 采样总管;3. 采样亭屋顶;4. 采样支管;5. 引风机;6. 二氧化氮吸收瓶;
7. 二氧化硫吸收瓶;8. 温度计;9. 恒温装置;10. 滤水井;11. 干燥器;12. 转子流量计;
13. 限流孔;14. 三通阀;15. 真空表;16. 抽气泵。

图 3-1-1　连续采样系统装置示意图

引风机:用于将环境空气引入采样总管内,同时将采样后的气体排出采样亭外的动力装置,安装于采样总管的末端。采样总管内样气流量应为采样亭内各采样装置所需采样流量总和的 5~10 倍。采样总管进气口到出气口气流的压力降要小,以保证气样的压力接近于环境空气大气压。

气样吸收装置:气样吸收装置为多孔玻璃筛板吸收瓶(管),其结构如图 3-1-2 所示。在规定采样流量下,装有吸收液的吸收瓶的阻力应为(6.7±0.7)kPa,吸收瓶玻板的气泡应分布均匀。

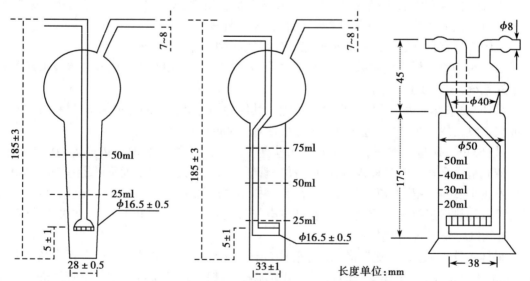

图 3-1-2　多孔玻板吸收瓶(管)结构示意图

采样器:采样器应具有恒温、恒流控制装置(临界限流孔)和流量、压力及温度指示仪表,采样器应具备定时、自动启动及计时的功能,采样泵的带载负压应大于 70kPa。采样流量应

设定在 (0.20 ± 0.02) L/min 之间,流量计及临界限流孔的精度应不低于 2.5 级,当电压波动在 $+10\% \sim -15\%$ 范围内的流量波动应不大于 5%。临界限流孔加热槽内温度应恒定,且在 24 小时连续采样条件下保持稳定,进行 SO_2 及 NO_2 采样时,SO_2 和 NO_2 吸收瓶在加热槽内最佳温度分别为 23~29℃ 及 16~24℃,且在采样过程中保持恒定。要求计时器在 24 小时内的时间误差应小于 5 分钟。

采样总管和采样支管应定期清洗,周期视当地空气湿度污染状况确定。按图 3-1-1 连接采样系统各装置,确认采样系统连接正确后,进行采样系统的气密性检查。用经过检定合格的流量计校验采样系统的采样流量,每月至少 1 次,每月流量误差应小于 5%,若误差超过此值,应清洗限流孔或更换新的限流孔。限流孔清洗或更换后,应对其进行流量校准。检查吸收瓶温控槽及临界限流孔,温控槽的温度指示是否符合要求;检查计时器的计时误差是否超出误差范围。将装有吸收液的吸收瓶(内装 50.0ml 吸收液)连接到采样系统中。启动采样器,进行采样。记录采样流量、开始采样时间、温度和压力等参数。采样结束后,取下样品,并将吸收瓶进、出口密封,记录采样结束时间、采样流量、温度和压力等参数。

(2)颗粒物监测:采样系统由颗粒物切割器、滤膜、滤膜夹和颗粒物采样器组成,或者由滤膜、滤膜夹和具有符合切割特性要求的采样器组成,如图 3-1-3、图 3-1-4 所示。颗粒物粒径切割器:对总悬浮颗粒物(total suspended particulate,TSP)采样,要求切割器的切割粒径 $D_{50}=100\mu m$;对 PM10 采样,要求切割器的切割粒径 $D_{50}=10\mu m$。一般使用超细玻璃纤维滤膜和有机纤维膜两种类型,根据监测目的选用。要求所用滤膜对 0.3μm 标准粒子的截留效率不低于 99%,在气流速度为 0.45m/s 时,单张滤膜的阻力不大于 3.5kPa。在此气流速度下,抽取经高效过滤器净化的空气 5 小时,每平方厘米滤膜的失重不大于 0.012mg。颗粒物采样器分为大流量采样器和中流量采样器两种,前者采样流量一般为 $1.05m^3/min$,后者一般为 100L/min。

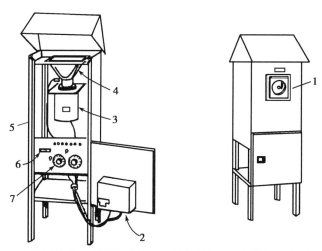

1. 流量记录器;2. 流量控制器;3. 抽气风机;4. 滤膜夹;5. 铝壳;

6. 工作计时器;7. 计时器的程序控制器。

图 3-1-3 TSP 大流量采样器结构示意图

(3)间断采样:采样系统由气样捕集装置、滤水井和气体采样器组成,采样系统如图 3-1-5 所示:

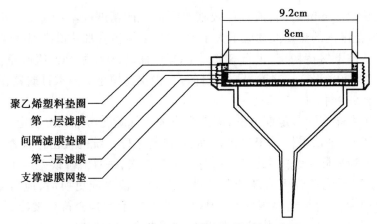

聚乙烯塑料垫圈
第一层滤膜
间隔滤膜垫圈
第二层滤膜
支撑滤膜网垫

图 3-1-4　颗粒物中流量采样头结构示意图

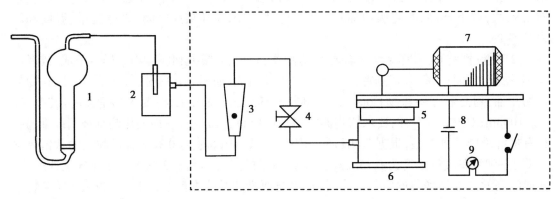

1. 吸收瓶；2. 滤水井；3. 流量计；4. 流量调节阀；5. 抽气泵；6. 稳流器；7. 电动机；8. 电源；9. 定时器。

图 3-1-5　间断采样系统装置示意图

根据环境空气中气态污染物的理化特性及其监测分析方法的检测限,可采用相应气样捕集装置,通常采用气样捕集装置包括装有吸收液的多孔玻璃筛板吸收瓶(管)、气泡式吸收瓶(管)、冲击式吸收瓶、装有吸附剂的采样支管、聚乙烯或铝箔袋、采气瓶、低温冷缩管及注射器等。各种气样捕集装置如图 3-1-6。当多孔玻板吸收瓶装有 10ml 吸收液,采样流量为 0.5L/min 时,阻力应为(4.7±0.7)kPa,且采样时多孔玻板上的气泡应分布均匀。

(4)无动力采样:无动力采样是指将采样装置或气样捕集介质暴露于环境空气中,不需要抽气动力,依靠环境空气中待测污染物分子的自然扩散、迁移、沉降等作用而直接采集污染物的采样方式。其监测结果可代表一段时间内待测环境空气污染物的时间加权平均浓度或浓度变化趋势。污染物无动力采样时间及采样频次,应根据监测点位环境空气中污染物的浓度水平,分析方法的检出限及不同监测目的确定。通常,硫酸盐化速率及氟化物采样时间为 7~30 日。但要获得月平均浓度值,样品的采样时间应不少于 15 日。

硫酸盐化速率是将用碳酸钾溶液浸渍过的玻璃纤维滤膜(碱片)暴露于环境空气中,环境空气中的二氧化硫、硫化氢、硫酸雾等与浸渍在滤膜上的碳酸钾发生反应,生成硫酸盐而被固定的采样方法。采样装置由采样滤膜和采样架组成,采样架又由塑料皿、塑料垫圈及塑料皿支架构成,如图 3-1-7 所示。

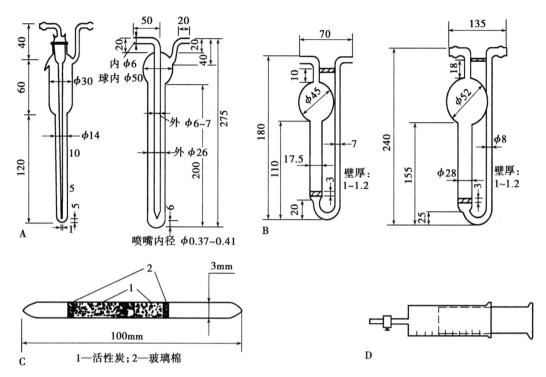

图 3-1-6　部分气样捕集装置结构示意图

A. 气泡式吸收瓶；B. U 型多孔玻板吸收瓶；C. 活性炭采样管；D. 注射器。长度单位：mm。

将玻璃纤维滤膜剪成直径 70mm 的圆片，毛面向上，平放于 150ml 的烧杯口上，用刻度吸管均匀滴加 30% 碳酸钾溶液 1.0ml 于每张滤膜上，使其扩散直径为 5cm。将滤膜置于 60℃下烘干，贮存于干燥器内备用。将滤膜毛面向外放入塑料皿中，用塑料垫圈压好边缘；将塑料皿中滤膜面向下，用螺栓固定在塑料皿支架上，并将塑料皿支架固定在距地面高 3~15m 的支持物上，距基础面的相对高度应 >1.5m。

2. 环境空气质量自动监测　我国获得广泛应用的主要是点式空气质量自动监测系统和长光程差分光谱吸收法两种自动监测系统。近年来，随着激光雷达技术的日趋成熟，这些技术在环境监测中受到很广泛的应用，目前有部分省市也建有应用于大气污染测量的激光雷达系统，并在环境监测中发挥着重要的作用。

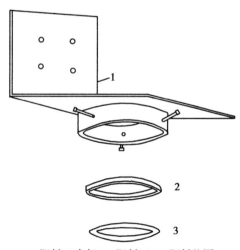

1. 塑料皿支架；2. 塑料皿；3. 塑料垫圈。

图 3-1-7　无动力采样装置示意图（碱片采样架）

环境空气质量自动监测系统是一套区域性空气质量的实时监测网络，主要由自动监测子站（包括流动监测车）、监控中心（含数据中心）、质量保证及系统审核室、系统支持室等部分组成。

（1）系统组成和原理：监测系统分为点式连续监测系统和开放光程连续监测系统。监测系统分析方法见表 3-1-1。

表 3-1-1　分析仪器推荐选择的分析方法

监测项目	点式分析仪器	开放光程分析仪器
NO$_2$	化学发光法	差分吸收光谱法
SO$_2$	紫外荧光法	差分吸收光谱法
O$_3$	紫外吸收法	差分吸收光谱法
CO	非分散红外吸收法、气体滤波相关红外吸收法	

(2)点式连续监测系统:点式连续监测系统由采样装置、校准设备、分析仪器、数据采集和传输设备组成,如图 3-1-8 所示。

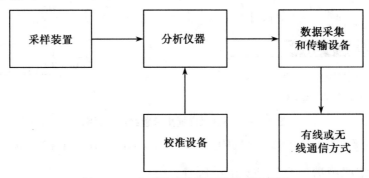

图 3-1-8　点式连续监测系统组成示意图

多台点式分析仪器可共用一套多支路采样装置进行样品采集。采样装置的材料和安装应不影响仪器测量。校准设备主要由零气发生器和多气体动态校准仪组成。校准设备用于对分析仪器进行校准。分析仪器用于对采集的环境空气气态污染物样品进行测量。数据采集和传输设备用于采集、处理和存储监测数据,并能按中心计算机指令传输监测数据和设备工作状态信息。

(3)开放光程连续监测系统:监测系统由开放测量光路、校准单元、分析仪器、数据采集和传输设备等组成,结构如图 3-1-9 所示。

校准单元是运用等效浓度原理,通过在测量光路上架设不同长度的校准池,来等效不同浓度的标准气体,以完成校准工作。校准单元结构如图 3-1-10 所示。

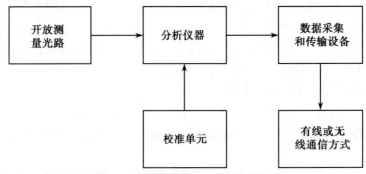

图 3-1-9　开放光程连续监测系统组成示意图

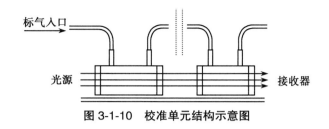

图 3-1-10 校准单元结构示意图

(4)自动监测环境要求:新建监测站房房顶应为平面结构,坡度不大于 10°,房顶安装防护栏,防护栏高度不低于 1.2m,并预留采样总管安装孔。站房室内使用面积应不小于 15m²。监测站房应做到专室专用。监测站房应配备通往房顶的 Z 字型梯或旋梯,房顶承重要求≥250kg/m²。站房室内地面到天花板高度应不小于 2.5m,且距房顶平台高度不大于 5m。站房应有防水、防潮、隔热、保温措施,一般站房内地面应离地表(或建筑房顶)有 25cm 以上的距离。站房应有防雷和防电磁干扰的设施,防雷接地装置的选材和安装应参照 YD5098 的相关要求。站房为无窗或双层密封窗结构,有条件时,门与仪器房之间可设有缓冲间,以保持站房内温湿度恒定,防止将灰尘和泥土带入站房内。采样装置抽气风机排气口和监测仪器排气口的位置,应设置在靠近站房下部的墙壁上,排气口离站房内地面的距离应在 20cm 以上。

使用开放光程监测系统的站房,开放光程监测系统的光源发射端和接收端应固定在安装基座上。基座应采用实心砖平台结构或混凝土水泥桩结构,建在受环境变化影响不大的建筑物主承重混凝土结构上,离地高度 0.6~1.2m,长度和宽度尺寸应比发射端和接收端底座四个边缘宽 15cm 以上。使用开放光程监测系统的站房,应在墙面预留圆形通孔,通孔直径应大于光源发射端的外径。在已有建筑物屋顶上建立站房时,应首先核实该建筑物的承重能力。监测站房如采用彩钢夹芯板搭建,应符合相关临时性建(构)筑物设计和建造要求。监测站房的设置应避免对企业安全生产和环境造成影响。点式连续监测系统站房示意图见图 3-1-11,开放光程连续监测系统站房示意图见图 3-1-12。

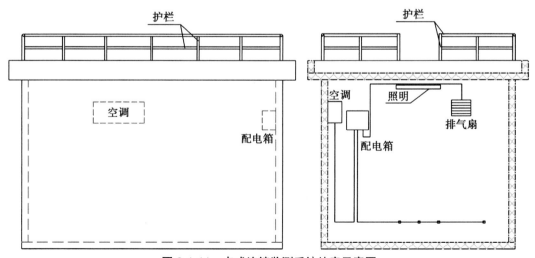

图 3-1-11 点式连续监测系统站房示意图

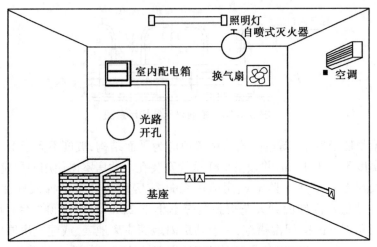

图 3-1-12　开放光程连续监测系统站房示意图

（二）环境空气一般采样

合理使用采样方法和仪器是保证监测质量的重要因素,不难理解如果采样方法不恰当,即使分析仪器再精准,实验员再细心,也不可能得出可靠的监测结果。有害物质在空气中存在的状态和污染程度不同,物理化学性质不同,分析方法不同,因此采样方法、仪器设备、运输保存时间也不尽相同。大气采样方法主要分为气态污染物采样法、气溶胶采样法、综合采样法(图 3-1-13)。环境主要污染物具体的采样方法及配套的国标检测方法见表 3-1-2、表 3-1-3。

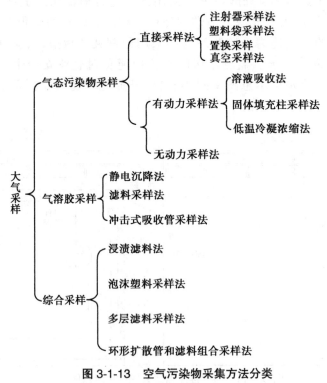

图 3-1-13　空气污染物采集方法分类

表 3-1-2　环境主要污染物常用采集方法

项目	性质	流量/采样时间	样品富集方式	备注
二氧化硫	污染源	浓度 <1 000mg/m³ 时,0.5L/min 的流量采气 20~30 分钟;浓度 >1 000mg/m³ 时,0.5L/min 的流量采气 13~15 分钟	串联两个各装 50.0ml 吸收液的多孔玻板吸收瓶	尽快分析,样品放置时间不超过 1 小时
	环境	0.5L/min 的流量采气 60 分钟	一个内装 10.0ml 甲醛缓冲吸收液的多孔玻板吸收管	采样时吸收液温度应保持在 23~29℃;样品采集、运输、贮存过程中应避光。当气温高于 30℃时,采样后如不能当天测定,可将样品放于冰箱内
氮氧化物	污染源	现场直读	定电位电解法	采集好的样品置于冰箱内 3~5℃,并于 24 小时内分析完毕。样品采集、运输、贮存过程中应避光。气温超过 24℃,长时间(8 小时以上)应采取降温措施
	环境	0.4L/min 流量采气 10~60 分钟	一个内装 10.0ml 吸收液的多孔玻板吸收管,需加氧化管	
氯化氢	污染源	0.5L/min 流量采气 5~30 分钟	串联两个各装 50.0ml、0.05mol/L 氢氧化钠吸收液的多孔玻板吸收瓶	若排气中含有氯化物颗粒性物质,应在吸收瓶之前接装滤膜夹
	环境	1.0L/min 流量采气 30~60 分钟	串联两个各装 5.0ml、0.05mol/L 氢氧化钠吸收液的气泡吸收管	应装 0.3μm 滤膜夹于吸收瓶前,如果样品不能当天分析,置于冰箱 2~5℃保存,保存期不超过 48 小时
氯气	污染源	0.5L/min 流量采气 10~20 分钟	串联两个内装 10.0ml 甲基橙吸收液的多孔玻板吸收管	当甲基橙吸收使用液颜色有明显减褪时,即可停止采样。该样品显色完成后溶液颜色稳定,常温下可放置暗处至少可保存 15 日
	环境	0.6L/min 流量采气,如不褪色,采样时间 >50 分钟,	一个内装 10.0ml 甲基橙吸收液的多孔玻板吸收管	
硫化氢	污染源	0.5L/min 流量采气 20~40 分钟	浓度高时,可串联两支内装 10ml 吸收液的气泡吸收管	避光采样,8 小时内测定。采样后现场加显色剂,携回实验室进行测定
	环境	1.0L/min 流量采气 30~60 分钟	一个内装 10ml 吸收液的气泡吸收管	
氨	污染源	0.5~1.0L/min 流量采气 20~30L	一个内装 50.0ml、0.005mol/L 硫酸吸收液的多孔玻板吸收瓶	采集好的样品,应尽快分析。必要时于 2~5℃冷藏,可贮存 1 周
	环境	1.0L/min 流量采气 60 分钟	一个内装 10.0ml、0.005mol/L 硫酸吸收液的气泡吸收管	采样管材应选用玻璃或聚四氟乙烯,其他材料采样管对氨气有吸附

续表

项目	性质	流量／采样时间	样品富集方式	备注
氟化物	污染源	0.5~2.0L/min 流量采气 5~20 分钟	用滤筒捕集尘氟,串联两个内装 50.0ml 氢氧化钠吸收液的多孔玻板吸收瓶采集气氟	采样管与吸收瓶之间的连接管,选用聚四氟乙烯,也可使用聚乙烯塑料管和氟橡胶管,并尽量短
	环境	100~120L/min 流量采气 1 小时	大气粉尘采样器中夹入两张 K_2HPO_4 浸泡后的滤膜	在滤膜夹中装入两张滤膜,中间隔 2~3mm,采样后,密封好,贮存于空干燥器内,在六个星期内分析完
氰化氢	污染源	0.5L/min 流量采气 10~30 分钟	串联两个内装 20.0ml 氢氧化钠吸收液的多孔玻板吸收瓶	如果样品采集后不能当天测定,应将样品密封后放置于冰箱 2~5℃下保存,保存期不超过 48 小时。在采样、运输、贮存过程中应避免日光照射
	环境	0.5L/min 流量采气 30~60 分钟	一个内装 5.0ml 氢氧化钠吸收液的多孔玻板吸收管	
硫酸雾	污染源	等速采样,采样 5~30 分钟	玻璃纤维滤筒采集	
	环境	1.0L/min 流量采气 60 分钟	一个内装 10.0ml、0.05mol/L 氢氧化钠吸收液的气泡吸收管	
铬酸雾	污染源	等速采样,采样 5~30 分钟	玻璃纤维滤筒采集	7 日内分析完毕
	环境	0.6L/min 流量采气 30~60 分钟	一个内装 5.0ml 蒸馏水的多孔玻板吸收管	采样后应尽快分析,如不能及时分析,应密封保存,时间不超过 24 小时
汞	污染源	0.3L/min 流量采气 5~30 分钟	串联两个内装吸收液的气泡吸收管	采样使用的气泡吸收管需用 10% 的硝酸溶液或酸性高锰酸钾吸收液浸泡 24 小时。或用(1+1)硝酸溶液浸泡 40 分钟,以除去器壁上吸附的汞
	环境	0.3L/min 流量采气 60 分钟	一个内装吸收液的气泡吸收管	
颗粒物	污染源	等速采样,采样时间视浓度定	玻璃纤维滤筒采集	
	TSP	采气口抽气速度 0.3m/s,100L/min 流量采气 60 分钟	超细玻璃纤维滤膜	空气动力学直径小于 100μm 的颗粒物。滤膜毛面朝上,采样时需盖上采样头顶盖
	PM10	采气口抽气速度 0.3m/s,100L/min 流量采气 60 分钟	超细玻璃纤维滤膜	空气动力学直径小于 10μm 的颗粒物。滤膜毛面朝上,加 PM10 用切割头
	降尘	30D 左右	放置集尘缸	集尘缸的放置位置选择应避免受扬尘的影响

续表

项目	性质	流量/采样时间	样品富集方式	备注
臭氧	环境	0.5L/min 的流量采气 5~30L	一个内装 10.0ml 吸收液的多孔玻板吸收管	需要罩上黑布罩,吸收液褪色 50% 左右时应停止采样
一氧化碳	污染源 环境	现场直读	定电位电解法 球胆或铝箔采气袋采集	用现场空气清洗采样袋 3~4 次,采气 500ml,关紧进气口
五氧化二磷	环境	15L/min 的流量采气 10~20 分钟	将过滤乙烯滤膜装在颗粒物采样器滤膜夹内	采样后,将滤膜放在塑料样品盒中带回实验室,应于一周内测定
各类重金属	污染源 环境	等速采样,采样时间视浓度定 采气口抽气速度 0.3m/s,100L/min 流量采气 2 小时	玻璃纤维滤筒采集 过氯乙烯滤膜采集	
甲烷 总烃 非甲烷总烃 环氧乙/丙烷 氯甲烷 二氯甲烷 氯乙烷	环境/ 污染源		针筒或气袋采集 针筒或气袋采集 针筒或气袋采集 针筒或气袋采集 气袋采集 气袋采集 气袋采集	所有气袋采集的挥发性有机物可采在一起,且在现场不用清洗气袋,但采集用的针筒需用现场空气清洗两遍
二氯乙烷	污染源 环境	0.5L/min 流量采气 15 分钟 0.5L/min 流量采气 60 分钟	活性炭管采样或气袋采集,活性炭管优先	属于卤代烷烃类化合物采样完毕后迅速套上胶帽
三氯甲烷	污染源 环境	0.5L/min 流量采气 15 分钟 0.5L/min 流量采气 60 分钟	活性炭管采样或气袋采集,活性炭管优先	
四氯化碳	污染源 环境	0.5L/min 流量采气 15 分钟 0.5L/min 流量采气 60 分钟	活性炭管采样或气袋采集,活性炭管优先	
苯乙烯	环境	0.5L/min 流量采气 60~120 分钟	活性炭管采样或气袋采集,活性炭管优先	
吡啶	环境	0.5L/min 流量采气 90 分钟	一个内装 0.10mol/L 硫酸吸收液的多孔玻板吸收管	

续表

项目	性质	流量/采样时间	样品富集方式	备注
苯并(a)芘	污染源		玻璃纤维滤筒采集	采集好的样品避光保存，或可用黑纸包好放入3~5℃冰箱中保存，采样后应尽快24小时内进行处理
	环境	100L/min流量采气2小时以上	超细玻璃纤维滤膜采集	
光气	污染源	0.5L/min流量采气15分钟	串联2个内装50.0ml吸收液的多孔玻板吸收瓶	样品采集、运输全过程需避光保存
	环境	0.5L/min流量采气90分钟	用一个内装10.0ml吸收液的多孔玻板吸收管	
甲醛	污染源	0.5~1.0L/min流量采气5~20分钟	一个内装50.0ml蒸馏水的多孔玻板吸收瓶	乙酰丙酮法采样时选用棕色吸收管，在样品运输存放过程中，采取避光措施。采集好的样品于2~5℃，2日内分析完毕，以防止甲醛被氧化
	环境	0.5L/min流量采气60分钟	一个内装5.0ml蒸馏水的气泡吸收管	
乙醛	污染源	0.3~0.5L/min，采样时间视浓度定	一个内装10g/L的亚硫酸氢钠吸收液5ml的多孔玻板吸收管	采集好的样品尽快分析，不能及时分析，常温下避光保存，至多可保存6日
	环境	1.0L/min流量采气100L	一个内装10g/L的亚硫酸氢钠吸收液5ml的多孔玻板吸收管	
丙醛、丁醛	环境	1.0L/min流量采气100L	一个内装5.0ml NaHSO₃（10g/L）多孔玻板吸收管	/
苯胺	污染源	0.5~1.0L/min流量采气20~30L	一个内装50.0ml、0.010mol/L硫酸吸收液的多孔玻板吸收瓶	一定浓度的氨、氮氧化物、甲苯胺、对甲苯胺、二甲苯胺、对苯二胺等对比色有干扰，尤其对低浓度的苯胺。采集好的样品避光保存，2日内分析完毕，2~5℃可保存一周
	环境	0.5L/min流量采气60分钟	一个内装5.0ml、0.010mol/L硫酸吸收液的多孔玻板吸收管	
酚类化合物	污染源	1.0L/min流量采气10~30分钟	一个内装50.0ml、0.1mol/L氢氧化钠吸收液的多孔玻板吸收瓶	采集好的样品最好当天分析完毕。在室温不超过25℃，干扰物质影响不大时，碱性样品可存放3日
	环境	1.0L/min流量采气60分钟	串联两个内装10.0ml、0.1mol/L氢氧化钠吸收液的多孔玻板吸收管	
甲醇	污染源	0.5L/min流量采气15分钟	串联两只各装5.0ml重蒸水的气泡吸收瓶采样	蒸发量大时注意补充水分
	环境	0.5L/min流量采气90分钟		

项目	性质	流量/采样时间	样品富集方式	备注
乙醇	污染源	0.5L/min 流量采气15分钟	串联两只各装5.0ml重蒸水的气泡吸收瓶采样	蒸发量大时注意补充水分
	环境	0.5L/min 流量采气90分钟		
乙二醇(EG)	环境	0.5L/min 流量采气90分钟	硅胶管吸收	采样完毕后迅速套上胶帽
丁醇	环境	0.5L/min 流量采气90分钟	活性炭管采集	采样完毕后迅速套上胶帽
异丙醇	环境	0.5L/min 流量采气90分钟	活性炭管采集	采样完毕后迅速套上胶帽
异戊醇	环境	0.5L/min 流量采气90分钟	活性炭管采集	采样完毕后迅速套上胶帽
异辛醇	环境	0.5L/min 流量采气90分钟	活性炭管采集	采样完毕后迅速套上胶帽
丙烯醇	环境	0.5L/min 流量采气90分钟	活性炭管采集	采样完毕后迅速套上胶帽
甲硫醇、甲硫醚、二甲二硫醚、CS_2	环境		气袋采集	无须用现场空气清洗
丙烯腈(AN)	污染源	0.5L/min 流量采气15分钟	活性炭管采集	采样完毕后迅速套上胶帽
	环境	0.5L/min 流量采气60分钟		
乙腈	环境	0.5L/min 流量采气60分钟	活性炭管采集	采样完毕后迅速套上胶帽
二硫化碳	环境		气袋采集	无须用现场空气清洗
醋酸	污染源	0.5L/min 流量采气15分钟	一个内装10.0ml蒸馏水的多孔玻板吸收管	全样分析,需单独采样。敏感点采样时间相应加长
	环境	0.5L/min 流量采气至少90分钟	一个内装5.0ml蒸馏水的多孔玻板吸收管	
醋酸乙酯	污染源	0.5L/min 流量采气15分钟	活性炭管采集	采样完毕后迅速套上炭管胶帽
	环境	0.5L/min 流量采气90分钟		
醋酸丁酯	污染源	0.5L/min 流量采气15分钟	活性炭管采集	采样完毕后迅速套上炭管胶帽
	环境	0.5L/min 流量采气90分钟		

续表

项目	性质	流量/采样时间	样品富集方式	备注
醋酸戊酯	污染源	0.5L/min 流量采气 15 分钟	活性炭管采集	采样完毕后迅速套上炭管胶帽
	环境	0.5L/min 流量采气 90 分钟		
丙烯酸酯类	污染源	0.5L/min 流量采气 15 分钟	活性炭管采集	包括丙烯酸甲酯、丙烯酸乙酯、丙烯酸丙酯、丙烯酸丁酯、丙烯酸戊酯。属于不饱和脂肪族酯类化合物
	环境	0.5L/min 流量采气 90 分钟		
邻苯二甲酸二甲（丁、辛）酯	污染源	0.5L/min 流量采气 15 分钟	XAD-α 管采集	采样过程中绝对避开塑料或橡胶类物质
	环境	0.5L/min 流量采气 120 分钟		
丙烯酸	环境	0.5L/min 流量采气 90 分钟	硅胶管采集	采样完毕后迅速套上胶帽
苯	环境	0.5L/min 流量采气 90 分钟	活性炭管或气袋采集	可采在一起，采样完毕后迅速套上胶帽
甲苯	环境	0.5L/min 流量采气 90 分钟		
二甲苯	环境	0.5L/min 流量采气 90 分钟		
丙酮、丁酮	环境	0.5L/min 流量采气 90 分钟	活性炭管或气袋采集	气袋采集无须用现场空气清洗
甲基异丁基酮	环境	0.5L/min 流量采气 90 分钟	活性炭管或气袋采集	气袋采集无须用现场空气清洗
氯苯 邻二氯苯 氯乙烯（VC）	污染源	0.5L/min 流量采气 15 分钟	活性炭管或气袋采集，活性炭管优先	可采集在一起
	环境	0.5L/min 流量采气 90 分钟		
硝基苯	污染源	0.5~1.0L/min 流量采气 5~20 分钟	串联两个内装 50.0ml 10%（V/V）乙醇溶液多孔玻板吸收瓶	采集好的样品应避光保存，在 2~5℃存放，2 日内分析完毕
二甲基甲酰胺（DMF）	污染源	0.5L/min 流量采气 15 分钟	一个内装 50.0ml 蒸馏水的多孔玻板吸收瓶	采样后，封闭采样管的进出口，直立于清洁容器内保存运输。样品室温可保存 7 日
	环境	1.0L/min 流量采气 90 分钟	一个内装 10.0ml 蒸馏水的多孔玻板吸收管	

项目	性质	流量 / 采样时间	样品富集方式	备注
DMAC（二甲基乙酰胺）	污染源	0.5L/min 流量采气 15 分钟	一个内装 50.0ml 蒸馏水的多孔玻板吸收瓶	采样后，封闭采样管的进出口，直立于清洁容器内保存运输。样品室温可保存 7 日
	环境	1.0L/min 流量采气 90 分钟	一个内装 10.0ml 蒸馏水的多孔玻板吸收管	
丙烯酰胺	环境	3.0L/min 流量采气 15 分钟	一个内装 10.0ml 蒸馏水的气泡吸收管	采样后，封闭采样管的进出口，直立于清洁容器内保存运输。样品室温可保存 7 日
二氯乙烯	环境		气袋采集	无须用现场空气清洗
三氯乙烯	环境		气袋采集	无须用现场空气清洗
四氯乙烯	环境		气袋采集	无须用现场空气清洗
氯丙烯（3-氯丙烯，α-氯丙烯）	环境		气袋采集	无须用现场空气清洗
四氢呋喃	环境	0.5L/min 流量采气 90 分钟	活性炭管或气袋采集，活性炭管优先	采样完毕后迅速套上胶帽
对二甲基苯（PX）	环境	0.5L/min 流量采气 90 分钟	活性炭管或气袋采集，活性炭管优先	采样完毕后迅速套上胶帽
甲基对硫磷	污染源	1.0L/min 的流量采气 15 分钟	内装 101 白色担体的采样管	采样管长 10cm，内径 5mm
	环境	1.0L/min 的流量采气 60 分钟		
环己酮	污染源	0.5L/min 流量采气 15 分钟	活性炭管采集	采样完毕后迅速套上炭管胶帽
	环境	1.0L/min 流量2.0 采气 90 分钟		
苯可溶物	环境	100L/min 流量采气 4 小时以上	超细玻璃纤维滤膜	
联苯 - 苯醚	环境	0.5L/min 流量采气 90 分钟	活性炭管采集	5 日内分析
挥发性有机物	环境		气袋采集	无须用现场空气清洗
沥青烟	污染源	以连续 1 小时的采样获得平均值，或在 1 小时内以等时间间隔采集 4 个样品，并计平均值	玻璃纤维滤筒采集	

续表

项目	性质	流量/采样时间	样品富集方式	备注
油烟	污染源	等速采样,采样时间视浓度而定	钢玉滤筒采集	
甲醛	环境	0.5L/min 流量采气30分钟	一个内装 10.0ml 蒸馏水的气泡吸收管	乙酰丙酮法采样时选用棕色吸收管,在样品运输存放过程中,采取避光措施。采集好的样品于 2~5℃,2 日内分析完毕,以防止甲醛被氧化
氨	环境	0.5L/min 流量采气30分钟	一个内装 10.0ml 硫酸(0.005mol/L)吸收液的气泡吸收管	
苯	环境	0.5L/min 流量采气30分钟	活性炭管采集	采样完毕后迅速套上炭管胶帽
总挥发性有机化合物	环境	0.5L/min 流量采气30分钟	Tenax 吸附管采集	采样完毕后迅速套上炭管胶帽
氡	环境	现场直读	电子氡检测仪直读	
正己烷	环境	0.5L/min 流量采气30分钟	活性炭管采集	采样完毕后迅速套上炭管胶帽

表 3-1-3 常见环境污染物的标准检测方法与样品保存条件

检测标准方法	样品保存条件
固定污染源废气硫酸雾的测定 离子色谱法(暂行) HJ 544—2016	有组织排放中颗粒用滤筒采集,无组织排放用滤膜采集滤筒样品采集后放入具塞磨口锥形瓶中,滤膜样品采集后对折放入干净纸袋中保存
环境空气氟化物的测定 石灰滤纸采样氟离子选择电极法 HJ 481—2009	石灰滤纸采样,有专用采样盒,采样结束后,采样盒加盖密封带回实验室。采集后的样品贮存在实验室干燥器内,40 日内分析
大气固定污染源氟化物的测定 离子选择电极法 HJ/T 67—2001	使用滤筒采集尘氟 采样结束后滤筒放入干燥洁净的器皿中,样品常温下可保持一周
汞:《空气和废气监测分析方法》(第四版) 原子荧光分光光度法 5.3.7.2	滤膜或滤筒,样品采集后对折放入干净纸袋中保存待测滤筒样品采集后将封口向内折叠,竖直放回原采样盒中,待测
铜:《空气和废气监测分析方法》(第四版) 原子吸收分光光度法 3.2.12	氯乙烯滤膜采集,采样面向里,将滤膜对折,放入滤膜袋中,可在室温下长期保存

续表

检测标准方法	样品保存条件
铜:《空气和废气监测分析方法》(第四版) 电感耦合等离子体原子发射光谱法 3.2.13	氯乙烯滤膜采集,采样面向里,将滤膜对折,放入滤膜袋中
锌:《空气和废气监测分析方法》(第四版) 原子吸收分光光度法 3.2.12	氯乙烯滤膜采集,采样面向里,将滤膜对折,放入滤膜袋中
固定污染源废气铅的测定 火焰原子吸收分光光度法(暂行)HJ 538—2009	滤筒采集后,将封口向内折叠,竖直放回原采样盒中,放入干燥器中保存
环境空气铅的测定 火焰原子吸收法 GB/T 15264—1994	滤膜采集后,尘面向里对折两次,叠成扇形,放回纸袋中
铅:《空气和废气监测分析方法》(第四版) 电感耦合等离子体原子发射光谱法 3.2.13	氯乙烯滤膜采集,采样面向里,将滤膜对折,放入滤膜袋中
大气固定污染源镉的测定 火焰原子吸收分光光度法 HJ/T 64.1—2001	滤筒或滤膜采集后,放入干燥洁净的干燥器中
大气固定污染源镉的测定 石墨炉原子吸收分光光度法 HJ/ T 64.2—2001	滤筒或滤膜采集后,放入干燥洁净的干燥器中
镉:《空气和废气监测分析方法》(第四版) 原子吸收分光光度法 3.2.12	氯乙烯滤膜采集,采样面向里,将滤膜对折,放入滤膜袋中
镉:《空气和废气监测分析方法》(第四版) 电感耦合等离子体原子发射光谱法 3.2.13	氯乙烯滤膜采集,采样面向里,将滤膜对折,放入滤膜袋中
大气固定污染源镍的测定 火焰原子吸收分光光度法 HJ/T 63.1—2001	滤筒或滤膜采集后,放入干燥洁净的干燥器中
镍:《空气和废气监测分析方法》(第四版) 电感耦合等离子体原子发射光谱法 3.2.13	氯乙烯滤膜采集,采样面向里,将滤膜对折,放入滤膜袋中
铁:《空气和废气监测分析方法》(第四版) 原子吸收分光光度法 3.2.11.2	氯乙烯滤膜采集,采样面向里,将滤膜对折,放入滤膜袋中
铁:《空气和废气监测分析方法》(第四版) 电感耦合等离子体原子发射光谱法 3.2.13	氯乙烯滤膜采集,采样面向里,将滤膜对折,放入滤膜袋中
多环芳烃:《空气和废气监测分析方法》(第四版) 气相色谱 - 质谱法 6.2.7.1	石英纤维滤膜采集
多环芳烃:《空气和废气监测分析方法》(第四版) 超声波萃取高效液相色谱法 6.2.7.2	玻璃纤维滤膜取下后,尘面向里折叠,黑纸包好,塑料袋密封,−20℃以下保存,7 日分析

续表

检测标准方法	样品保存条件
钴、铬、铝、锰、钡、铍、锶、钒、钼： 《空气和废气监测分析方法》(第四版) 电感耦合等离子体原子发射光谱法 3.2.13	氯乙烯滤膜采集，采样面向里，将滤膜对折，放入滤膜袋中

(三) 质量控制

手工采样空气监测的质量保证在空气监测中十分重要，是确定准确可靠数据的前提。环境空气监测是日常监测的一项基础工作，环境空气监测的质量控制复杂，需要完整细化的可操作性规范细则。

1. 连续采样质量保证　采样总管及采样支管应定期清洗，干燥后方可使用。采样总管至少每 6 个月清洗 1 次；采样支管至少每月清洗 1 次。吸收瓶阻力测定应每月 1 次，当测定值与上次测定结果之差大于 0.3kPa 时，应做吸收效率测试，吸收效率应大于 95%。不符合要求者，不能继续使用。采样系统不得有漏气现象，每次采样前应进行采样系统的气密性检查。确认不漏气后，方可采样。临界限流孔的流量应定期校准，每月 1 次，其误差应小于 5%，否则，应进行清洗或更换新的临界限流孔，清洗或更换新的临界限流孔后，应重新校准其流量。使用临界限流孔控制采样流量时，采样泵的有载负压应大于 70kPa，且 24 小时连续采样时，流量波动应不大于 5%。定期更换尘过滤膜，一般每周 1 次，及时更换干燥器中硅胶，一般干燥器硅胶有 1/2 变色者，需更换。

2. 间断采样质量保证　每次采样前，应对采样系统的气密性进行认真检查，确认无漏气现象后，方可进行采样。应使用经计量检定单位检定合格的采样器。使用前必须经过流量校准，流量误差应不大于 5%；采样时流量应稳定。使用气袋或真空瓶采样时，使用前气袋和真空瓶应用气样重复洗涤 3 次；采样后，旋塞应拧紧，以防漏气。在颗粒物采样时，采样前应确认采样滤膜无针孔和破损，滤膜的毛面应向上。滤膜采集后，如不能立即称重，应在 4℃条件下冷藏保存；对分析有机成分的滤膜采集后应立即放入 –20℃冷冻箱内保存至样品处理前，为防止有机物的分解，不宜进行称重。使用吸附采样管采样时，采样 前应做气样中污染物穿透试验，以保证吸收效率或避免样品损失。

3. 其他采样质量保证　用真空瓶采样(苏码罐)和气袋的方法采集样品时，在准备工作时要完全按规范处理，经检验满足要求；现场采样要操作正确。现场全程序空白样应用吸收液、吸附管、滤膜等采样的项目，每天样品带全程序空白样 1 个。测定值小于方法的检出限，或用控制图方法进行控制。当现场全程序空白测定值不合格时，应查找原因。现场采样体积换算为标准状况下的采样体积，在计算物质含量时，按相关结果计算的公式进行换算。现场采样记录应按要求填写现场采样记录表，应包括采样时的现场情况、天气情况、采样日期、采样时间、地点、样品名称、数量、布点方式、大气压力、气温、相对湿度、空气流速以及采样者对采样过程控制情况进行详细记录并签字，复核人员对相关信息进行复核，并随样品一同报实验室交接。

三、室内空气样品的采集与保存

由于室内空气中污染物种类复杂，影响其性质和浓度的环境因素较多，使污染物的浓度变化较快。因此,以正确的方法采集室内空气样品,确保样品的稳定性与代表性,是污染物检测的关键之一。

(一)室内空气污染物的常用采样方法

根据污染的存在状态不同,可使用直接采样法、浓缩采样法、滤料采样法等进行采样。常见室内空气污染物的采样方法见表3-1-4。

表3-1-4 常见室内空气污染物的采样方法

项目	流量/采气量	样品富集方式	样品保存条件
二氧化硫	0.5L/min 流量,采气 30L	溶液吸收法	样品应避光保存
二氧化氮	0.4L/min 流量,采气 5~25L	溶液吸收法	采样期间吸收管应避免阳光照射
一氧化碳		塑料袋采样法	采样前后,吸收管的进、出口均用乳胶管连接以免空气进入
二氧化碳		塑料袋采样法	采样前后,吸收管的进、出口均用乳胶管连接以免空气进入
氨	1L/min 流量,采气 10~20L	溶液吸收法	应尽快分析,以防止吸收空气中的氨。若不能立即分析,需转移到具塞比色管中封好,在 2~5℃下存放
臭氧	0.5L/min 流量,采气 5~30L	溶液吸收法	样品的采集、运输及存放过程中应严格避光
甲醛	1.0L/min 采样,采气 20L	溶液吸收法	采样后样品在室温下应在 24 小时内分析
苯	以 0.5ml/min 的速度,抽取 25L 空气	固体吸附法	采样后,将管的两端套上塑料帽,避光保存,尽快分析
甲苯	以 0.5ml/min 的速度,抽取 25L 空气	固体吸附法	采样后,将管的两端套上塑料帽,避光保存,尽快分析
二甲苯	以 0.5ml/min 的速度,抽取 25L 空气	固体吸附法	采样后,将管的两端套上塑料帽,避光保存,尽快分析
可吸入颗粒物	采样时间不得少于 4 小时,日平均不少于 4 次	滤料采样法	采样结束后,用镊子取出。将有尘面两次对折,放入纸袋,并做好采样记录
总挥发性有机化合物(TVOC)	以 0.5ml/min 的速度,抽取 10L 空气	固体吸附法	密封管的两端或将其放入可密封的金属或玻璃管中
苯并(α)芘	采样时间不得少于 4 小时,日平均不少于 4 次	滤料采样法	
细菌总数		撞击法	
氡		测氡仪	

室内空气物理参数中的温度、相对湿度、空气流速采用仪器测量法,新风量测定一般采用示踪气体法。

（二）室内空气样品的运输与保存

样品由专人运送，按采样记录清点样品，防止错漏，为防止运输中采样管振动破损，装箱时可用泡沫塑料等分隔。样品因物理、化学等因素的影响，使组分和含量可能发生变化，应根据不同项目要求，进行有效处理和防护。贮存和运输过程中要避开高温、强光。样品运抵后要与接收人员交接并登记。各样品要标注保质期，样品要在保质期前检测。样品要注明保存期限，超过保存期限的样品，要按照相关规定及时处理。

（三）室内空气样品采集质量控制

1. 采样仪器 采样仪器应符合国家有关标准和技术要求，并通过计量检定。使用前，应按仪器说明书对仪器进行检验和标定。采样时采样仪器（包括采样管）不能被阳光直接照射。

2. 采样人员 采样人员必须通过岗前培训，切实掌握采样技术，持证上岗。

3. 气密性检查 有动力采样器在采样前应对采样系统气密性进行检查，不得漏气。

4. 流量校准 采样前和采样后要用经检定合格的高一级的流量计（如一级皂膜流量计）在采样负载条件下校准采样系统的采样流量，取两次校准的平均值作为采样流量的实际值。校准时的大气压与温度应和采样时相近。两次校准的误差不得超过 5%。

5. 现场空白检验 在进行现场采样时，一批应至少留有两个采样管不采样，并同其他样品管一样对待，作为采样过程中的现场空白，采样结束后和其他采样吸收管一并送交实验室。样品分析时测定现场空白值，并与校准曲线的零浓度值进行比较。若空白检验超过控制范围，则这批样品作废。

6. 平行样检验 每批采样中平行样数量不得低于 10%。每次平行采样，测定值之差与平均值比较的相对偏差不得超过 20%。

7. 采样体积校正 在计算浓度时应按以下公式将采样体积换算成标准状态下的体积：

$$V_0 = V \cdot \frac{T_0}{T} \cdot \frac{P}{P_0}$$

式中：V_0——换算成标准状态下的采样体积，L

　　V——采样体积，L

　　T_0——标准状态的绝对温度，273k

　　T——采样时采样点现场的温度（t）与标准状态的绝对温度之和，（t+273）k

　　P_0——标准状态下的大气压力，101.3kPa

　　P——采样时采样点的大气压力，kPa

8. 采样记录 采样时要使用墨水笔或档案用圆珠笔对现场情况、采样日期、时间、地点、数量、布点方式、大气压力、气温、相对湿度、风速以及采样人员等作出详细现场记录；每个样品上也要贴上标签，标明点位编号、采样日期和时间、测定项目等，字迹应端正、清晰。采样记录随样品一同报到实验室。

四、公共场所空气样品的采集与保存

随着社会经济的发展和生活水平的提高，人民群众生活需求日益增多，公共场所的类型和数量不断增多，公共场所已成为人们日常生活的重要组成部分，公共场所中空气质量的卫生状况会对公众健康带来重大的影响。通过对公共场所空气质量的日常监测,掌握公共场所空气环境中的主要污染来源、种类和污染水平以及各类污染的变化规律,为评价、管理和改善公共场所空气质量,保护群众身体健康,提供科学依据。

公共场所空气污染物分为化学污染物和空气微生物两大类,其中化学污染物包括一氧化碳、二氧化碳、可吸入颗粒物 PM10、细颗粒物 PM2.5、甲醛、氨、总挥发性有机化合物、苯、甲苯、二甲苯、臭氧、硫化氢等。空气微生物包括细菌总数、真菌总数、乙型溶血性链球菌和嗜肺军团菌。根据污染物种类的不同,选择合适的采样方法。

(一)公共场所化学污染物

公共场所化学污染物用直接采样法、浓缩采样法、滤料采样法等进行采样。具体污染物的常用采样方法见表 3-1-5。

表 3-1-5　公共场所化学污染物采样方法一览表

项目名称	采样方法	样品保存
一氧化碳	不分光红外一氧化碳气体分析仪,现场测定	直接读数
	塑料铝箔复合膜采气袋采样法	—
二氧化碳	不分光红外气体分析仪,现场测定	直接读数
	塑料铝箔复合膜采气袋采样法	—
	溶液吸收法	采样前后,吸收瓶的进、出气口均用乳胶管连接以免空气进入
PM10	滤料采样法	采样后,滤膜带回实验室,放入干燥器中平衡 24 小时,称重(滤膜要求对 0.3μm 粒子过滤效率不低于 99.99%,切割器的切割粒径 $D_{50}=10\mu m \pm 0.5\mu m$, $\sigma_g=1.5 \pm 0.1$)
	光散射式粉尘仪	颗粒物捕集特性 $D_{a50}=10\mu m \pm 0.5\mu m$,$\sigma_g=1.5 \pm 0.1$。现场测定(采样环境要求:相对湿度小于 90%,平均风速小于 1m/s)
PM2.5	光散射式粉尘仪	颗粒物捕集特性 $D_{a50}=2.5\mu m \pm 0.2\mu m$,$\sigma_g=1.2 \pm 0.1$。现场测定(采样环境要求:相对湿度小于 50%,平均风速小于 1m/s)
甲醛	溶液吸收法,大型气泡吸收管	吸收液现配现用,采样前后吸收瓶的进、出气口均用乳胶管连接。室温下样品在 24 小时内分析
	固体填充柱采样法,甲醛吸附在涂有 2,4-二硝基苯肼的 6201 担体上,生产稳定的 2,4-二硝基苯腙	1 周内分析
	电化学传感器甲醛测定仪,现场测定	仪器进气口应离开人体正面呼吸带 1m
氨	溶液吸收法,大型气泡吸收管	采样前后吸收瓶的进、出气口均用乳胶管连接。室温下样品在 24 小时内分析
	离子选择电极法,现场测定	直接读数

续表

项目名称	采样方法	样品保存
总化合挥发性有机物	固体填充柱采样法,Tenax 管采样	采样后,密封采样管两端。样品可保存 14 日
苯	固体填充柱采样法,活性炭管采样	采样现场相对湿度小于 90%,采样后,密封活性炭管两端。样品可保存 5 日
	便携式气相色谱仪	直接读数
甲苯、二甲苯	固体填充柱采样法,活性炭管采样	采样现场相对湿度小于 90%,采样后,密封活性炭管两端。样品可保存 5 日
	便携式气相色谱仪	直接读数
臭氧	溶液吸收法	采样后,20℃下避光保存,1 周内分析
硫化氢	溶液吸收法	采样时间应不超过 1 小时,采样后 6 小时之内显色分析

(二)公共场所空气微生物采样方法

1. **自然沉降法** 将营养琼脂平板暴露在空气中,微生物根据重力作用自然沉降平板上,经实验室培养后得到菌落数。本方法是检测空气微生物最普遍的采样方法。该方法最大的缺点是不能确切反映空气中存在的微生物含量,因为空气中悬浮颗粒物的沉降速度按斯托克斯定律进行,颗粒粒径越小,其沉降速度越慢。所以,在一定暴露时间内不可能将平皿上方空气中含微生物的悬浮颗粒完全沉降于平皿;同时,在公共场所,由于热对流、通风产生的平流和人为活动形成乱流而使平皿上方的空气被搅动。但该方法所需设备简单,方法简便、易行,在一定条件下,保留该方法使用,在我国广大基层医疗卫生机构仍被广泛利用。我国较普遍使用奥姆斯基公式将平板上长出的菌落数,换算成一定体积空气中的微生物含量。其主要缺点是:①由于沉降较慢,小粒子很难在短时间内采集到,特别是对呼吸道感染有重要意义的 1~5μm 微粒,在空气中沉降速度慢、悬浮时间长,沉降法对其捕获率低;②容易受外界气流影响。

采样时,应按照公共场所不同性质、规模大小、人群经常停留场所分别设置不等的检测点。在采样点处,用直径 9cm 的营养琼脂平板暴露 5 分钟,皿盖扣放于平皿旁。采样后完成后,立即盖好送检。

2. **空气采样器法** 本法是一种使用空气微生物采样器的采样方法。采样器按其原理分为撞击式、过滤式、静电式、离心式等,以撞击式最为常见,撞击式又分为固体撞击式和液体冲击式两种。目前,撞击式采样为空气微生物采样的首选方法。

(1)**固体撞击**:采用固体撞击式空气微生物采样器,使空气通过狭缝过小孔产生高速气流,在离开喷嘴时气流射向营养琼脂平板,气体沿营养琼脂平板拐弯而去,而颗粒则按惯性继续直线前进,撞击并黏附于采集面上,从而将悬浮在空气中的微生物采集到营养琼脂平板上,经实验室培养后得到菌落总数。撞击采样法具有以下优点:①采集的粒径范围广,一般在 0.2~20μm;②采样效率高,对呼吸道最易沉着的粒子大小逃失少;③微生物存活率高;④敏感性高,操作简便。

(2)**液体冲击**:液体冲击式的原理与固体撞击式一样,是利用喷射气流的方式将空气中的微生物粒子收集在小体积的液体中。该采样法具有以下优点:①适于高浓度的空气微生物采样;②能将采集的样品分别分析;③采样时因气流冲击和采样液搅动,可将粒子中的微生物释放并均匀分布于采样液,从而能测出空气中活微生物数量,而固体撞击采样法只能反映空气中含活菌粒子数;④采样液有保护作用,对脆弱的微生物也能采样;⑤使用方便、价格低廉、易消毒、可反复使用。其缺点如下:①不适宜低温或长时间采样;②采样空气流量小,微生物浓度低时,难于检测;③采样液易污染;④由于是玻璃制品携带不便,也不适宜现场多次采样。

常用的几种空气微生物采样器见表 3-1-6;公共场所微生物采样方法见表 3-1-7。

表 3-1-6　常用空气微生物采样器

采样器	原理	流量 /(L·min⁻¹)	时间 /min	特点
Andersen(单节)	固体撞击	28.3	20	中低浓度的细菌,提供粒子大小
Andersen(多节)	固体撞击	14~28.3	1	中低浓度的细菌,提供粒子大小
AGI-30	液体冲击	12.5	15~30	采样浓度较广
JWL-2	固体撞击	28.3	—	圆孔喷嘴采样效率高,克服粒子重复撞击的缺陷

表 3-1-7　公共场所空气微生物采样方法

项目名称	采样方法	样品保存
细菌总数	撞击法、琼脂培养基	一般室内采样可按照平板沉降法布点,采样后及时送检
	自然沉降法、琼脂培养基	将营养琼脂平板置于采样点处,打开皿盖,扣放于平皿旁,暴露 5 分钟,立即盖好送检
真菌总数	撞击法、沙氏琼脂培养基	一般室内采样可按照平板沉降法布点,采样后及时送检
	自然沉降法、沙氏琼脂培养基	将营养琼脂平板置于采样点处,打开皿盖,扣放于平皿旁,暴露 5 分钟,立即盖好送检
乙型溶血性链球菌	撞击法、血琼脂培养基	一般室内采样可按照平板沉降法布点,采样后及时送检
嗜肺军团菌	液体冲击法	样品避光、防止受热,4 小时内送实验室检验

（三）公共场所空气样品的运输与保存

采样前或采样后应立即贴上标签,每件样品应标记清楚(如名称、来源数量、采样地点、采样人及采样年月日)。样品采集后,应尽快送实验室检测,特别是微生物样品,必须做到及时送检。存放样品的器具密封性应良好,小心运送,防止在运输过程中样品的损失或污染。

（四）现场采样操作的质量控制

每次检测前应该对现场监测人员进行工作培训,其内容包括监测目的、计划安排、监测技术的具体指导和要求、记录填写以及工作责任感等,以确保工作质量。现场采样前,必须详细阅读仪器的使用说明,熟悉仪器性能及适用范围,能正确适用仪器。每件仪器应按计量规定定期进行检定。修理后的仪器应重新进行检定。每次连续监测前应对仪器进行常规检查。采样器的流量于每次采样之前进行流量校正。校正流量时必须使用现场采样的吸收管。使用化学法现场采集样品时,应设置空白对照,采平行样。微生物采样必须在无菌条件下操作。采样器具如采样器皿应无菌保存。

五、工作场所空气样品的采集与保存

污染物在空气中的存在状态,取决于其本身的理化性质和形成过程,同时也受到气象条件的影响,空气污染物有气体、蒸气和气溶胶三种状态存在。根据存在的状态不同,将空气污染物分为气体、蒸气和气溶胶状态污染物,不同状态的污染物采样方法和保存方法不同。

(一)工作场所空气样品的采集

根据污染物存在的状态不同,可选用直接采样法、浓缩采样法、滤料采样法等进行采样,具体方法见本节上文。

(二)工作场所空气样品运输与保存

不同状态的有毒物质运输和保存方法不同,对于粉尘采样后,取出滤膜,将滤膜的接尘面朝里对折两次,置于清洁容器内运输和保存,运输过程中防止粉尘脱落或污染,室温可以长期保存。对于金属类粉尘,多采用微孔滤膜采集,采样后,放入滤膜夹中或清洁塑料袋内,置于清洁的容器内运输和保存,样品在室温下可长期保存。其中硼及其化合物室温保存3日;锂化氢、碲及其化合物室温保存7日;铊及其化合物在室温下保存15日;汞及其化合物,吸收液采集,采集完后尽快测定,保存时间短;氮氧化物用吸收液采集,避光运输和保存,尽快测定。

对于吸收液采样的有毒物质,保存时间一般较短,有的采样完尽快测定,如氮氧化物、氨、甲醛等;有的采样完能室温保存12小时,如过氧化氢;有的采样完能室温保存24小时,如糠醛、草酸、乙醇胺等;有的采样完能室温保存48小时,如氯气、二氧化氯;有的采样完能室温保存2日,如五氯化二磷、三氯化磷;有的采样完能室温保存3日,如马来酸酐;有的采样完能室温保存5日,如硫化氢、甲苯二异氰酸酯、二苯甲烷二异氰酸酯(室温,避光);有的采样完能室温保存3日,如氯化氢、二氧化硫(4℃)、三氧化硫、氟化氢。

采用固体吸附剂采样的污染物一般保存时间较长,如硫酸二甲酯室温保存2日;异丁醛、萘室温保存3日;乙腈、丙烯腈、甲醇等保存5日;丙酮、丁醇、三氯甲烷等室温保存7日;环己烷、环己酮、松节油等保存8日;苯酚、甲酚、三氯乙烯等室温保存10日;苯、甲苯、二甲苯等4℃保存14日;甲酸、乙酸、丙烯酸等保存15日。

(三)工作场所空气样品采集质量控制

1. 采样仪器的检测和校正 采样仪器应符合国家有关标准和技术要求,并通过计量检定。使用前,应按照仪器说明书对仪器进行检验和校正。

2. 气密性检查 气密性是保证空气采样质量的一个重要环节。对于直接采样,在采样前必须对收集器的气密性进行检查。

3. 现场空白检查 在现场采样过程中,每批应留有两个空白采样管(即经历了采样、运输和分析的全过程,只有不连接采样系统采样),并按其他样品管一样进行样品处理,作为采样过程中空白检验,以检查样品在采样、运输和放置过程中是否受到污染。若空白检验值超过控制范围则这批样品作废。

4. 平行样检查 采样时,每批样品中平行样数量不得低于 10%,每一次平行采样,测定值之差与平均值比较的相对偏差不得超过 20%。两台采样器平行采样时,中间应保持一定距离,否则对采样和测定结果有影响。大流量采样器采样时,仪器间的距离以 3~4m 为宜,流量在 10L/min 左右的采样器采样时,仪器间的距离以 2m 为宜,小流量采样器采样时,流量一般小于 0.5L/min,如 SO_2、NO_x 采样器,仪器间的距离以 1m 为宜。

5. 采样效率界限的有关规定

(1)液体吸收管采样:采样效率应在 90% 以上,否则应串联更多的吸收管或更换吸收液。

(2)填充柱或浸渍料采样:对于溶剂洗脱法,采样后,分别测定前后两段填充剂中或前后两张浸渍滤纸上待测物的含量;对于热解吸法,应串联两支填充柱或两张浸渍滤纸采样,分别测定前后两支填充柱中或两张浸渍滤纸上待测物的含量。用前段(或前支填充管,或前张浸渍滤纸上)采集待测物的含量占待测物总量的百分数表示采样效率,采样效率应在 90% 以上。

(3)用滤料采集颗粒物:用一个已知采样效率高的方法与滤料同时采样(或串联在其后采样)进行比较,或用不同滤料前后交换串联进行采样,选择效率最高者采样测定。平均采样效率应大于 90%。在以上各种采样效率的试验中,待测物浓度应在 0.5~5 倍国家标准规定的最高容许浓度范围内,每个浓度点设 6 个样品,精密度应在方法允许限定之内。

6. 采样记录单 采样记录单是在采样过程中记录现场采样相关信息的表格。主要内容一般包括:采样项目编号、采样物质、被采样单位、采样地点、操作位、被采样对象、采样日期和时间、采样方法、采样介质、器材、采样流量、工作环境温湿度、气压等气象条件、采样人、陪同人等相关信息。

根据不同的采样形式和目的,分别有定点采样记录单和个体采样记录单。在现场采样过程中应及时、如实、详细地填写采样记录单,并注意以下细节:①依据采样记录单,完整、清晰地记录各项内容;②不得使用记录单之外的其他记录载体做临时记录;③除记录采样开始和结束时间、采样对象、采样地点、采样流量、采样依据、仪器设备、采样方式、采样介质、现场的温度、湿度及气压等采样相关信息外,还应尽可能详细记录采样时间内现场工况、工作量、工作时间、个体防护配备及使用情况,同时还应询问作业人员在日常工作时的上述情况;④做好样品的编号,并与采样记录单上编号信息保持一致,确保编号唯一、书写清晰、并保存完好;⑤采样完成后,让被检测单位现场陪同人员在采样记录单上签字确认。

(梅 勇 顾缨缨)

第二节 水样的采集与保存

一、水样的采集

(一)采样前的准备工作

1. 制定采样计划 采样计划既是指导采样工作的纲领,也是监督采样工作的依据。采集地表水源水样前,监测单位应对水源进行详细调查,调查内容包括:该水体流经或汇集区域的水文、气候、地质、地貌特征;水体沿岸的城市分布、工业布局、污染源分布、排污情况和城市的给水情况;水体沿岸的资源现状、水资源的用途和重点水源保护区情况。如果条件允许,尽可能收集原有的水质监测资料,无法获得有效信息时,可在需要设置采样点的河段上设置一些调查点进行采样分析。采集地下水源水样前,监测单位除对水文地质条件进行调查外,还要重点调查取水点周围可能对地下水源造成污染的污染源和土地利用情况。在上述调查研究的基础上,根据监测任务的目的和要求制定详细采样计划,采样计划包括:确定采样点、采样时间和次数、检测项目和采样数量、采样器的选择与清洗、采样质量保证措施、采样人员分工、交通工具和安全保证措施等。

(1)确定采样点

1)地表水监测断面和采样点的设置:地表水是降水在地表径流和汇集后形成的水体,依其存在形式分为江河水、湖泊水、水库水等。不同水体由于其所具有的水文状况不同,因而水体中水的运动方式和运动程度差异很大,即使同一水体,在不同点位上也存在很大差异,这就使得水体中化学物质和物理参数的分布极不均衡。因此,在水体监测时需要针对不同的水体科学布点,合理采样,确保取得代表性水样。地表水采样一般遵循先确定监测断面、再确定断面垂线、最后确定采样点的原则。

对一条较长的河流进行污染调查时,应根据河流的不同流经区段设置背景断面、控制断面和消减断面。①背景断面是提供水系未受污染时的环境背景值的采样断面,该断面应尽量不受人类社会活动的影响,所以须远离工业区、城市居民区、农药和化肥施用区及主要交通干线。②控制断面是用于了解水环境污染程度及其变化情况的断面,通常应设置在排污区(口)下游,污水与河水基本混匀处。水质稳定或污染源对水体无明显影响的河段,可只布设一个控制断面,污染严重的河段可根据排污口分布及排污状况,设置若干控制断面,控制的纳污量不得小于本河段总纳污量的80%。③消减断面是指废(污)水汇入河流,流经一定距离与河水充分混合,污染物因河水的稀释和水体的自净作用,浓度有明显降低的断面。该断面设置在控制断面下游、主要污染物有显著下降处,将该断面的监测结果与控制断面的监测结果进行对比分析,可以反映河流对污染物的自净能力。若本河段内有较大的支流汇入时,应在汇合点上游处及充分混合后的干流下游处设置采样断面,以了解支流对该水系的污染。

对某一城市或工业区对河流的污染程度进行调查时,一般设置对照(或清洁)断面、控制断面和消减断面。对照断面设在污染源上游,以了解河水未受本污染源(城市或工业区)污染时的水质状况;控制断面设在污染源的下游,以了解水质污染状况和程度;消减断面设在控制断面下游一定距离,估计水体基本达到自净的地方(一般至少距离城市和工业区1 500m以上),以了解污染范围及河水的自净能力。

确定监测断面后,根据河流宽度在各监测断面上设置采样垂线(表3-2-1),根据河流的水深在采样垂线上设置采样点(表3-2-2)。

表 3-2-1　设置采样断面上的采样垂线数

水面宽 /m	垂线数	说明
≤50	1 条	①垂线布设应避开污染带,要测污染带应另加垂线;②确切能证明该断面水质均匀,可仅设中泓垂线;③凡在该断面要计算污染物通量时,必须按本表设计垂线
50~100	近左岸和中岸有明显水流处各 1 条	
>100	左、中、右各 1 条	

表 3-2-2　设置采样垂线上的采样点数

水深 /m	采样点数	说明
≤5	上层 1 点	①上层指水面下 0.5m 处,水深 <0.5m 时,在水深 1/2 处;②下层指河底
5~10	上、下层各 1 点	以上 0.5m 处;③中层指 1/2 水深处;④封冻时在冰下 0.5m 处采样,水
>10	上、中、下层各 1 点	深 <0.5m 处时,在水深 1/2 处采样;⑤凡在该断面要计算污染物通量时, 必须按本表设置采样点

　　进行湖泊和水库等水质监测时,应该在考虑汇入湖库的河流数量、径流量、季节变化情况,沿岸污染源对湖库水体的影响以及水面性质(单一或复式水面)和水体动态变化等水文条件特性的情况下,结合湖库水体的生态环境特点,再按照湖库污染物的扩散与水体自净状况设置监测断面(图 3-2-1),湖库监测垂线上的采样点数应符合表 3-2-3 的要求。若湖库区无明显功能分区,可用网格法均匀设置监测垂线,网格大小依湖、库面积而定。但对有可能出现温度分层现象时,应做水文、溶解氧的探索性试验后再定。受污染影响较大的重要湖库,应在污染物主要输送路线上设置控制断面。峡谷型水库,应在水库上游、中游、近坝区及库层与主要库湾回水区布设采样断面。所布设的湖泊和水库的采样断面应与断面附近水流方向垂直。

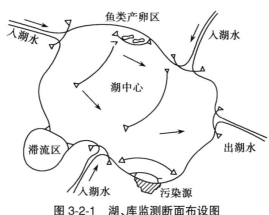

图 3-2-1　湖、库监测断面布设图

表 3-2-3　湖、库监测垂线采样点的设置

水深 /m	分层情况	采样点数	说明
≤5		水面下 0.5m 处 1 点	①分层是指湖水温度分层状况;②水
5~10	不分层	水面下 0.5m 和水底上 0.5m 处各 1 点	深 <1m 在 1/2 水深处设置;③有充分
	分层	水面下 0.5m,1/2 斜温层和水底上 0.5m 处各 1 点	数据证实垂线水质均匀可酌情减少
>10		水面下 0.5m,水底上 0.5m 和每一斜温 分层 1/2 处各 1 点	

　　2)地下水采样点的确定:根据本地区水文地质条件及污染源分布状况设置地下水采样点,设置的采样点要具有代表性,各点的监测结果能够反映所在区域地下水系的环境质量状

况和水质空间变化。在布设采样点时,考虑监测结果的代表性和实际采样的可行性、方便性,应尽可能从经常使用的民井、生产井以及泉水中选择布设采样点。

进行地下水质调查时,通常根据调查目的设置背景值监测井和污染控制监测井。背景监测井应设置在研究区域的非污染地段,用于了解地下水体未受人为影响条件下的水质状况。污染控制监测井是根据该区域地下水流向、污染源分布状况和污染物在地下水中扩散形式布设的监测井,通过采样分析可以了解地下水的污染程度及其变化情况。如污染源(渗井、渗坑和堆渣区)对地下水的污染呈条带状扩散,监测井应沿地下水流向布设,以平行及垂直的监测线进行控制;如呈点状污染,可在污染源附近按十字形布设监测线进行控制;当工业废水、生活污水等污染物沿河渠排放或渗漏以带状污染扩散时,应根据河渠的状态、地下水流向和所处的地质条件,采用网格布点法设垂直于河渠的监测线;污灌区和缺乏卫生设施的居民区生活污水易对周围环境造成大面积垂直的块状污染,应以平行和垂直于地下水流向的方式布设监测点。区域内的代表性泉、自流井、地下长河出口也应布设监测点。

3)废(污)水采样点的确定

工业废水多根据污染物类型和污染治理方式设置采样点:①第一类污染物采样点一律设在车间或车间处理设施的排放口或专门处理此类污染物设施的排出口;②第二类污染物采样点一律设在排污单位的外排口;③进入集中式污水处理厂和进入城市污水网的污水采样点,应根据地方环境保护行政主管部门的要求确定;④对整体污水处理设施效率监测时,在各种进入污水处理设施污水的入口和污水处理设施的总排口设置采样点;⑤对各种污水处理单元效率监测时,在各种进入处理设施单元污水的入口和设施单元的排口设置采样点。

城市污水采样点的设置:①非居民生活排水支管接入城市污水干管的检查井内;②城市污水干管的不同位置;③合流污水管线的溢流井;④雨水支、干管的不同位置以及雨水调节池;⑤城市污水进入水体的排放口。

入河排污口采样点的设置:工业废水和生活污水入河排污口处应设置采样点;此外,在废(污)水入河排污口的上、下游适当位置也应设置采样点。

(2)采样时间和采样频率

1)地表水的采样时间和次数:根据我国目前的情况,大的江河、湖泊和水库每月至少采样1次,一般中、小河流至少应在平水期、枯水期和丰水期各采样1次,每次连续2~3日。若有冰封期和洪水期则分别增加冰封期和洪水期的采样;受潮汐影响的河段,应在涨潮和退潮期分别采样;遇特殊自然情况或发生污染事故,应随时增加采样次数。常规监测应在采样前数日及采样时避开雨天,以免水样被稀释。研究地表径流对河流污染的影响时,则可在大雨后采样。

2)地下水的采样时间和次数:依据不同的水文地质条件和地下水监测井使用功能,结合当地污染源、污染物排放实际情况,力求以最低的采样频次,取得最有时间代表性的样品,达到全面反映区域地下水的水质状况、污染原因和规律的目的。背景值监测井和区域性控制的孔隙承压水井每年枯水期采样1次;污染控制监测井逢单月采样1次,全年6次;作为生活饮用水集中供水的地下水监测井,每月采样1次;污染控制监测井的某一监测项目如果连续2年均低于控制标准值的1/5,且在监测井附近确实无新增污染源,而现有污染源排污量未增的情况下,该项目可每年在枯水期采样1次进行监测,一旦监测结果大于控制标准值的 1/5,或在监测井附近有新的污染源或现有污染源新增排污量时,即恢复正常采样频次;遇到特殊的情况或发生污染事故,可能影响地下水水质时,应随时增加采样频次。

3)废(污)水的采样时间与采样频率:根据生产周期、排污状况(如排入的连续性、均匀性)和分析要求确定废水样品的采样频率。对于排污状况复杂、浓度变化大的废水,采样的时间间隔要短,采样频率要高,最好采用连续自动采样方式;对于排放污染物已知且浓度变化幅度较小,水质和水量稳定的废水,可适当降低采样的频率,具体采样时间间隔和采样频率应参照有关规范的要求确定。

(3)采样量:水质理化检验所需的水样量取决于监测项目,不同的监测项目对水样的用量有不同的要求,应根据各个监测项目的实际情况分别计算,再适当增加 20%~30% 作为各监测项目的实际采样量。供一般理化分析的项目用水量 2~3L,如待测的项目很多,需要采集 5~10L。如果采样器的容积有限,一次采样不能满足所需样品量时,应多次采集,并在较大容器中将各次采集的样品混匀后再装入样品容器中。

2. 准备采样设备和试剂

(1)准备采样器和贮样容器:采样前应按照采样计划要求选择采样器和贮样容器。

1)采样器的选择:水体采样器又称水样采集器,是获取水样的工具,因采样对象不同,可选用不同的采样器,但所用采样器与水接触的部分应采用玻璃、塑料、不锈钢等惰性材料制成,国内有很多采样器可供选用(表 3-2-4)。

表 3-2-4　常用水样采集器

名称	材质或规格	适用范围
水桶	塑料(聚乙烯)	地表表层水采样
简易采水器	见图 3-2-2	地下水和地表水采样
单层采水瓶	玻璃或塑料(图 3-2-3)	地表表层、深层水采样
直立式采水器	玻璃或塑料	地表表层、深层水采样
电动采水泵	塑料	地表表层、深层水采样
深层采水器	有机玻璃 HQM-1、HQM-2(图 3-2-4)	地表表层、深层水,以及地下水采样
连续自动定时采水器	XH8H	地表表层、深层和混合水采样
自动采水器[①]	772 型、773 型、778 型、806 型等	地下水及地表表层、深层水采样
水文测量采水器[②]	铁质横式	地表表层和深层水采样

注:①国产自动采水器型号很多,未一一列举。②水文测量采水器采集的水样不适于痕量金属分析。

2)贮样容器的选择:为了保证容器不会溶出待测组分,且在贮存期内不与水样发生物理化学反应,贮存水样时应选择以化学稳定性强的材质制作的容器。

由于不同的监测项目对贮样容器有不同的要求,因此,应根据待测组分的特性选择合适的贮样容器。

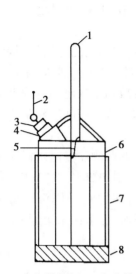

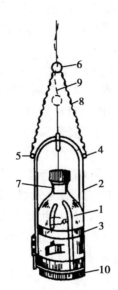

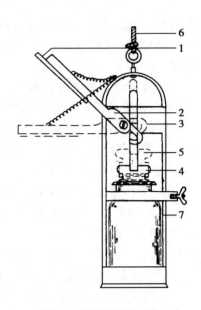

1. 采水器软绳;2.壶塞软绳;3.软塞;4.进水口;5.固定挂钩;6.塑料水壶;7.钢丝架;8.重锤。

图 3-2-2　简易采水器

1. 水样瓶;2、3.采水瓶架;4、5.控制采水平衡的挂钩;6.固定采水瓶绳的挂钩;7.瓶塞;8.采水瓶绳;9.开瓶塞的软绳;10.铅锤。

图 3-2-3　单层采水瓶

1. 叶片;2.杠杆(关闭位置);3.杠杆(开口位置);4.玻璃塞(关闭位置);5.玻璃塞(开口位置);6.悬挂绳;7.金属架。

图 3-2-4　深层采水器

通常按照下述原则选择贮样容器:①贮存测定金属和放射性元素水样时应选择高密度聚乙烯塑料容器或硬质玻璃容器。②贮存测定有机物指标的水样应使用玻璃材质的容器。③若所采集的水样含大量油类时,应使用玻璃材质的容器贮存,禁忌使用塑料容器贮存,以防渗透某些碳氢化合物。④用于特殊项目测定的水样可选用其他化学惰性材料材质的容器贮存。如热敏物质应选用热吸收玻璃容器。温度高、压力大的样品或含痕量有机物的样品应选用不锈钢容器。生物(含藻类)样品应选用不透明的非活性玻璃容器,并存放阴暗处。光敏性物质应选用棕色或深色的容器。⑤应尽量选用细口容器,容器的盖或塞的材料应与容器材料统一。在特殊情况下需用软木塞或橡胶塞时应用稳定的金属箔或聚乙烯薄膜包裹,最好有蜡封。有机物检测用的样品容器不能用橡胶塞,碱性的液体样品不能用玻璃塞。⑥贮样容器应能适应环境温度的变化,抗振性强。

3) 采样器和贮样容器的洗涤:采样前要对选择好的采样器和贮样容器进行洗涤。采样器的盛水容器如果是玻璃或塑料材质的,采样前要按照下述贮样容器的一般洗涤方法洗净备用;如果是铁质的,则需先用洗涤剂彻底清除油污,再用自来水冲洗干净,晾干备用;直接用贮样容器采样时,应按贮样容器洗涤方法清洗;特殊采样器的洗涤方法按说明书要求进行。

贮样容器的洗涤方法与检验项目有关,如检测项目无特殊要求,一般先用水和洗涤剂清洗,以除去灰尘、油垢,然后用自来水冲洗干净,必要时置于约 10% 的硝酸或盐酸中浸泡,取出沥干,用自来水漂洗干净,最后用蒸馏水充分荡洗 3 次。对于有特殊要求的项目所用的贮样容器,除按上述方法洗去灰尘、油垢外,还要按下述方式处理:①用来盛装背景值调查样品的容器除用 10% 盐酸浸泡 8 小时以外,还要用 1+1 硝酸浸泡 3~4 日,沥去酸液后用自来水冲洗干净,最后用蒸馏水充分荡洗 3 次;②测铬的样品容器只能用 10% 硝酸泡洗,不能用铬酸洗液或盐酸洗液泡洗;③测总汞的样品容器可用 1+3 硝酸充分荡洗后放置数小时,再依次用自来水和蒸馏水漂洗干净;④测油类的样品容器除按一般通用洗涤方法洗涤外,还要用萃取剂(如石油醚等)彻底荡洗 2~3 次;⑤测定有机物的玻璃容器,先用重铬酸钾洗液浸泡 1 日,然后用自来水冲洗,再用蒸馏水冲洗干净,并在烘箱内 180℃下烘干 4 小时,冷却后再用纯化过的己烷、石油醚冲洗数次。

4)洗涤质量检查:为确保洗涤后容器在贮存水样的过程中不沾污水样,在使用前要对每批洗涤好备用的容器进行质量检查。从洗好备用的容器中随机抽取几个容器,分别装入二级纯水(混合床去离子水,电阻率 >10MΩ·cm),并模拟水样保存方法,分别加入相应的保存剂,与保存样品条件相同的条件下放置 48 小时,然后用与样品检验相同的方法进行分析,最终结果应检不出任何一种待测元素。如果检查出某一元素或检出浓度较高,应查明原因并作出相应的处理,如果是由于洗涤不彻底造成的,则整批容器必须重新洗涤,直到符合要求为止。

5)采样器性能检验:采样器的性能对样品的代表性有很大影响,采样前必须对采样器的性能进行检定和校准,尤其是各种自动采样器的时间控制器的精度必须符合设计要求。

(2)保存剂的准备:按照监测项目要求准备保存剂,各种保存剂在采样前要做空白试验,其纯度和等级要达到分析方法的要求。保存剂在采样前按规定配置备用,在每次使用前必须进行沾污情况检查。

(3)现场测定器材的准备:按照现场测定项目准备必要的检验用水、试剂、玻璃器皿和测定仪器,并按规定做必要的检验和校准。

(4)采样交通工具与救生设备的准备:根据所监测水体的特点和气候情况选择适宜的采样交通工具,一般河流、湖泊、水库采样可用小木船,大的水系最好用专用的监测船或采样船,如果没有专用的监测船或采样船可供使用,应考虑水体和气候情况选用适当吨位的船只。为采样人员准备必要的救生器材。

(二) 现场采样

1. 地表水采样

(1)水文参数的测量:在评价水环境状况时,除需要水质监测数据外,还需要水温、水位、流速、流量、含砂量等水文测量参数。如所处断面没有水利部门的水文测量断面时,应选择一个水文参数比较稳定、其流量可代表其他采样断面的一个采样断面作水文测量断面,进行水质、水量同步监测,并将监测结果记入水样采样记录表。

(2)水样采集:采集地表水水样时,通常采集瞬时水样;遇有重要支流的河段,有时需要采集综合水样或平均比例混合水样。

1)采样垂线定位:采样时可利用桥梁、索道、冰面等现有条件通过丈量的方式确定采样垂线的位置,对于无桥梁、索道、冰面等条件可利用的河流、湖泊和水库,利用船只采样时,应该使用定位仪借助 GPS 确定采样垂线。

2)采样:抵达规定采样垂线位置后,采样者可用采样容器或各种手动采样器直接采集不同深度采样点位的水样,也可用自动采样器采集规定点位的水样。

(3)水体物理化学特征的现场测定与描述:采样后,取一部分水样在现场测定水温、pH、电导率、溶解氧、氧化还原电位,同时测定气温、气压、风向、风速和相对湿度等气象因素,将测定结果记入记录表,并详细记录采样现场情况。

(4)采样注意事项:①为避免机器油污和其他杂质污染,采样点位均设在船只、桥梁的上游位置。涉水采样时应避免搅动沉积物,采样者应站在下游,向上游方向采集水样。②采集测定 DO、BOD 和有机污染物等项目的水样应使用特殊容器,既能使水样注满容器,又能有水封口。③测定油类的水样,应在水面至 300mm 采集柱状水样,不得用采集的水样冲洗采样瓶(容器),全量分析测定。④如果水样中含泥沙等沉降性固体,除测定水温、pH、电导率、DO、总悬浮物和油类等项目外,其他项目均应分离除去后再测定。将所采水样摇匀后倒入 1~2L 量筒等筒形玻璃容器中,静置 30 分钟,将上清液移入盛样容器并加入保存剂。⑤测定湖库水的 COD、叶绿素 a、总氮、总磷时,将采集到的水样静置 30 分钟后,用吸管或移液管并将管尖插至水样表层 50mm 以下位置移取水样,再加保护剂保存。⑥测定油类、BOD_5、DO、硫化物、余氯、悬浮物、放射性等项目要单独采样。⑦如采样现场水体很不均匀,无法采到有代表性的样品,则应详细记录不均匀的情况和实际采样情况,供使用数据者参考。⑧采样结束前,应核对采样计划、记录内容与水样,如采样有错误或遗漏,应立即补采或重采,记录有错误或遗漏应及时更正。

2. 地下水采样

(1)水样采集:地下水水质监测通常采集瞬时水样,采样的方式因监测目的不同可选用井口采样、钻井采样、抽取采样和深度采样,供水水源水质的常规监测和生活饮用水水质监测多采用井口采样。采样方法多为手工采样,即井口有水龙头或生产井有排液管的地下水直接用采样瓶采样,也可从距离配水系统最近的水龙头或井口储水箱中取样;没有取水设施的水井,浅井用深水采样器取样,深井采用取水泵将水抽提到井口外用采样瓶采样。

(2)现场监测:凡能在现场测定的水质项目(pH、电导率、浑浊度、色、嗅和味、肉眼可见物等)均应在现场测定。同时要测定必要的水文参数(水位、井深、水温、自流地下水的涌流量)和气温,描述天气状况和近期降水情况。

(3)采样注意事项:进行地下水采样时,除满足各项监测指标对采样的要求外(见地面水采样的注意事项),还应注意 4 点。①从井中采集水样,必须在充分抽汲后进行,抽汲水量不得少于井内水体积的 2 倍,采样深度应在地下水水面 0.5m 以下,以保证水样能代表地下水水质。如手工采样,放入或提出采样器要轻、慢,尽量不搅动井水,以免混入井底和井壁的杂质而污染水样。②对封闭的生产井可在抽水时从泵房出水管放水阀处采样,采样前应将抽水管中存水放净。③采集自喷的泉水,可在涌口处出水水流的中心采样。采集不自喷泉水时,将停滞在抽水管的水汲出,新水更替之后,再进行采样。④采样过程中采样人员不应有影响采样质量的行为,如使用化妆品,在采样时、样品分装时及样品密封现场吸烟等。汽车应停放在监测点(井)下风向 50m 以外处。

3. 工业废水和生活污水采样　在污水监测中,工业废水样品的采集较生活污水样品的采集复杂得多,所以本节只以工业废水为主来描述污水样品的采集。

(1)采样方式:工业废水和生活污水的采样种类和采样方法取决于生产工艺、排污规律和监测目的。采集废水样品的方式主要有定时采样、瞬间采样、连续比例混合采样、平均混合采样、平均比例混合采样、单项目采样和多项目采样等。应根据所采集的水样类型选择采样方式(表 3-2-5)。

表 3-2-5 各种类型水样的采样方式及其适用情况

分类	名称	采样方式	适用情况
按监测对象要求	平均混合水样	一段时间内,每隔一定时间采集等量水样,置于同一容器中混合后测定	废水流量恒定但水质有变化的污染源
	平均比例混合水样	根据废水量大小,在一个生产周期内每隔相同时间,按比例采样,置于同一容器中,混合后测其平均浓度	废水量及水质有变化的污染源,生活污水宜采集平均比例混合水样
	连续比例混合水样	采用自动连续采样器,按废水流量变化设定程序,使采样器按比例连续采集混合的水样	废水量及水质不稳定的污染源宜采用连续自动监测
	瞬时水样	在规定时期内随机一次采集所需水样	废(污)水量及水质均较稳定的污染源
	定时水样	在一个周期内,每隔相同的时间采样,且每个样单独测定	调查任何污染源在某段时间内污染物的排放情况
按分析项目	单项目水样	每个项目单独采样和测定	监测废水中非溶解性物质(如悬浮物、油类等)及在放置过程中易发生变化的参数(如溶解氧、硫化物等)
	多项目水样	多个测定项目只采集一份水样	具有相同保存要求的水样(如需要加入相同的保存剂并采用相同的容器等)

(2)采样方法:采集废水样品时应根据排放废水的水深和排放规律选择采样方法。

1)浅水采样:当废水以水渠形式排放到公共水域时,水深较浅,应设适当的堰,可用容器或用聚乙烯塑料长柄采水勺从堰溢流中直接采样。在排污管道或渠道中采样时,应在具有液体流动的部位采集水样。

2)深层水采样:对埋层较深的排水管、沟道、废水或污水处理池中的水样采集,可用深层采水器或固定在负重架内的采样容器,沉入检测井内采样。

3)自动采样:利用自动采样器或连续自动定时采样器自动采集瞬时水样和混合水样。可在一个生产周期内,按时间程序将一定量的水样分别采集在不同的容器中;自动混合采样时采样器可定时连续地将一定量的水样或按流量比采的水样汇集于一个容器中。根据废水的排放规律,当废(污)水排放量和水质较稳定时,可采集瞬时水样;当排放量较稳定,水质不稳定时,可采集时间等比例水样;当二者都不稳定时,必须采集流量等比例水样。

采样时,采样位置应在采样断面中心。当水深大于 1m 时,应在水深 1/4 处采样;水深小于或等于 1m 时,在水深的 1/2 处采样。

(3)采样注意事项:采集废水样品时,除满足地面水样品采集的有关要求外,还应该注意以下 4 点。①根据排污口的污染物排放情况,合理选择废水样品采集类型。②采集废水样品时,应同时测定流量,作为确定混合组成比例和排污量计算的依据。③采样时应注意除去水面的杂质、垃圾等漂浮物。随废水流动的悬浮物或固体微粒,应看成是废水的一个组成部分,不应在测定前滤除。④用样品容器直接采样时,必须用水样冲洗 3 次后再行采样。但当水面有浮油时,采油的容器不能用水样水清洗。

4. 生活饮用水采样

(1)水源水采样:可供生活饮用的水源分为地表水(江河、湖泊、水库、沟塘和溪水)和地下水(深井、浅井和泉水)。

地表水的采样点通常选择在取水构筑物的汲水处,如采集表层水,可用适当的容器(水桶或采样瓶)直接投入水中采样,采样时要防止漂浮于水面上的物质混入采样容器;如在湖泊、水库等地采集具有一定深度的水时,可用直立式采水器。这类装置是在下沉过程中水从采样器中流过。当达到预定深度时容器能自动闭合而汲取水样。在河水流动缓慢的情况下使用上述方法时最好在采样器下系上适宜质量的坠子,当水深流急时要系上相应质量的铅鱼,并配备绞车。

(2)泉水和井水采样:对于自喷的泉水可在涌口处直接采样。采集不自喷泉水时,应将停滞在抽水管中的水汲出,待新水更替后再进行采样。从井水采集水样,应在充分抽汲后进行,以保证水样的代表性。

(3)出厂水的采样:出厂水是指集中式供水单位水处理工艺过程完成的水,采样点应设在出厂进入输送管道以前处。

(4)末梢水的采样:末梢水是指出厂水经输水管网输送至终端(用户水龙头)处的水。末梢水的采集应注意采样时间。夜间可能析出可沉渍于管道的附着物,取样时应打开龙头放水数分钟,排出沉积物。

(5)二次供水的采样:二次供水是指集中式供水在入户之前经再度储存、加压和消毒或深度处理,通过管道或容器输送给用户的供水方式。采集应包括水箱(或蓄水池)进水、出水以及末梢水。

(6)分散式供水的采样:分散式供水是指用户直接从水源取水,未经任何设施或仅有简易设施的供水方式。分散式供水样品的采集应根据实际使用情况确定。

(三)采样质量控制

为了评价采样质量,采样过程中要采用质量控制样品。质量控制样品有现场空白样、运输空白样、现场平行样和现场加标样或现场质控样,通过对质控样品的分析,可对水样采集进行跟踪控制。

1. 现场空白样　指在现场以纯水做样品,按测定项目的采样方法和要求,于样品相同条件下装瓶、保存、运输,直至送交实验室分析。比较现场空白样与室内空白的测定结果,可了解采样过程中操作步骤与环境条件对样品质量的影响。

2. 运输空白样　是以纯水做样品,在实验室装瓶带到采样现场后再与样品一起返回实验室。运输空白样可用来测定样品运输、现场处理和贮存期间或由容器带来的总沾污,每批样品至少有一个空白样。

3. 现场平行样　是指在同等条件下,采集平行样密码送实验室分析,测定结果可反映采样与实验室测定的精密度。若实验室精密度受控,则主要反映采样过程精密度变化状况。现场平行样应占样品总量的10%以上,一般每批样品至少采集两组平行样。

4. 现场加标样　是取一组现场平行样,将实验室配制的一定浓度的被测物质的标准溶液加入其中一份已知体积的水样中,另一份不加标,然后按样品要求进行处理,送实验室分析。将测定结果与实验室加标样对比,掌握测定对象在采样、运输过程中的准确度变化情况。

5. 现场质控样　是指将标准样与样品基体组分接近的标准控制样带到采样现场,按照样品要求处理后与样品一起送实验室分析。

二、水样的保存与运输管理

(一) 水样的保存

1. 水样保存的必要性　各种水质的水样,从水样采集到实验室分析的一段时间内,由于水样离开了水体母源,环境条件发生了变化,受物理因素、微生物新陈代谢活动和化学反应的影响,会引起水样某些物理参数及化学的组分的变化,这些变化使得进行分析时的样品已不是采样时的样品,无法真实反映所代表的水体。引起水样变化的因素很多,包括:水中的细菌、藻类和其他生物在生命活动过程中可能消耗、释放某些物质或改变水中一些组分的化学形态;空气中的氧在水样表面或溶解在水样中氧化水体中某些还原性组分;水样吸收空气中的二氧化碳使水样的pH、电导率、二氧化碳含量、碱度、硬度等发生改变;压力和温度的骤然变化会使溶解于水中的易挥发性成分和气体逸散、挥发;有些组分可以沉淀,并使水体中某些微量组分因吸附、包藏或混晶而发生沉淀;溶解状态和胶体状态的金属以及某些有机物可能被吸附在盛水器内壁或水样中固体颗粒的表面;有些物质可在水样保存期间发生聚合、解聚合作用,从而使水样发生改变。

水样保存期间水样某些变化进行的程度除与水样的化学和生物学性质有关外,还取决于水样的保存温度、所受的光线作用、贮存水样的容器特性、采样到分析所需要的时间、传送样品的条件等。有些变化进行得十分迅速,几小时内就会发生明显的改变,因此,要想完全制止水样在存放时间内的物理、化学和生物学变化很困难。实践中可以通过缩短从采样到分析之间的时间间隔来减少水样组分的变化,但有些监测项目无法现场测定或在理想时间范围内无法完成分析,所以,只有采用必要的保护措施,减少或延缓某些成分的变化,将变化降低到最低限度,使分析时的水样的理化性质尽可能与采集时的水样一致,使其具有代表性,才能够客观反映研究水体的物理、化学性质。

2. 水样保存方法　水样保存的基本要求是尽量减少其中各种待测组分的变化,即做到以下内容。①减少水样的生物化学作用;②减缓化合物或配位络合物的水解、离解及氧化-还原作用;③减少被测组分的挥发和吸附损失;④避免沉淀、吸附或结晶物析出所引起的组分变化。要满足要求,实现上述目标,必须采用合理的保存方法。但在水质监测中,所应用的理化监测指标很多,而不同的理化指标要求的水样保存方法不同,实际工作中应根据监测指标要求从下面常用的水样保存方法中选择适当的保存方法。

(1) 物理学方法

1) 冷藏与冷冻:冷藏与冷冻的目的是抑制生物活动,减缓物理挥发和化学反应的速度。冷藏的适宜温度为 $2\sim5℃$,在该温度范围内保存不会影响以后的分析测定,但不能作为长期保存的手段,尤其对废水样品更是如此。冷冻的温度为 $-20℃$,适用于需要深冷冰冻贮存样品的项目。如将水样保存在 $-18\sim-22℃$ 的冷冻条件下,会显著提高水样中磷、氮、硅化合物以及生化需氧量等待测组分和检测指标的稳定性,并对后续分析测定无影响。采用冷冻法保存样品要熟练掌握冷冻和融化技术,以便在融化后使样品仍能恢复到原来的平衡状态。因水样结冰会使玻璃容器破裂,所以应使用塑料容器。

2) 过滤与离心分离:为了将水样中的悬浮物、沉淀、藻类以及其他微生物除去,取样期间或取样后,立即用滤纸、滤膜、砂芯漏斗、玻璃纤维等进行过滤,或进行离心分离,使处理过的水样具有足够的稳定性。采用过滤方法时要合理选择滤料,防止因滤料的吸附作用或溶出某些物质影响水样。实际工作中,因现场无电源,所以很少采用离心分离技术,多采用滤膜、中速定量滤纸或砂芯漏斗进行过滤。

(2)化学方法

1)加生物抑制剂:为了抑制微生物的作用,需要向所采集的水样中加入适量抑菌剂。常用的抑菌剂有氯化汞、苯、甲苯、氯仿和硫酸铜等,根据监测指标的要求合理使用。

2)加氧化剂或还原剂:为防止水样中某些金属元素或有机物质在保存期间发生变化,减缓化合物和络合物的氧化-还原作用,常向采集的水样加氧化剂或还原剂。如在水样中加入 HNO_3(至 pH<1)和 $K_2Cr_2O_7$(0.05%),可使汞维持在高氧化态,增加其稳定性;测定硫化物的水样,加入抗坏血酸,使 S 处于低价态,改善硫化物的稳定性;余氯为氧化剂,可氧化水样中的 CN^-,可使酚类、烃类、苯系物氧化生成相应的衍生物,所以采集水样时应加入适量 $Na_2S_2O_3$ 予以还原,消除余氯的影响;测定溶解氧的水样则需加入少量硫酸锰和碘化钾固定溶解氧(还原)等。

3)调节 pH:加硝酸(HNO_3)将水样 pH 调至 1~2,既可防止重金属的沉淀,又可防止金属在器壁表面上吸附(解吸附不能用 H_3PO_4,H_2SO_4),同时还能抑制生物的活动和防止微生物的絮凝、沉降。加 NaOH 将水样 pH 调至 12,可防止氰化物和挥发酚挥发,将 pH 调至 8,可防止高氧化电位的 Cr^{6+} 被还原,此外,加碱保存也能抑制微生物的代谢过程,降低对水样生物化学作用。

应当注意,加入的保存剂不能干扰以后的测定;保存剂的纯度最好是优级纯的,还应作相应的空白试验,对测定结果进行校正。

3. 水样的保存条件　正确的保存方法虽然能够降低水样变化的程度和减缓其变化速度,但并不能完全抑制其变化,所以有些项目必须在现场测定。对于条件允许送实验室检测的样品,也应根据检测项目的具体要求确定保存条件(如冷藏或冷冻)和保存期限。

水样允许保存的时间与水样的组分的稳定性及浓度、水样的污染程度、分析指标、溶液的酸度、贮样容器的材质和存放温度等多种因素有关。待测物浓度高保存时间长,否则保存时间短;清洁水样保存时间长,而复杂的生活污水和工业废水保存时间短;稳定性好的成分保存时间长,不稳定的成分保存时间就短,甚至不能保存,需取样后立即分析或现场测定。由于水样的性质不同,检验项目的要求不同,所以对水样的保存条件和保存期限的要求也不同。一般认为,水样的最大存放时间为:清洁水样 72 小时,轻污染水样 48 小时,重污染水样 12 小时。

4. 水样保存的注意事项　①采样前应根据所采集的样品的性质、组成和环境条件,确定和检验保存方法和保存剂的可靠性。②为了消除保存剂所含杂质及其污染物对检测结果的影响,把同批的等量保存剂加入与水样同体积的蒸馏水中制成空白样品,与水样一起送往实验室分析,从水样测定值中扣除空白值。③如果怀疑某种保存剂会对分析方法有干扰而影响以后的分析,应进行相容性试验。④为了避免加入的保存剂引起样品的"稀释",应使保存剂具有足够的浓度,否则在分析和计算结果时要考虑"稀释"问题。⑤要考虑加入的保存剂是否会改变待测物的化学或物理性质与形态,如果具有这方面作用,会使检测结果的代表性(可比性)降低。如酸化会使胶体组分和固体溶解,当要测定的项目是溶解组分时,从胶体和固体中溶出的组分就会使检测结果偏高,因此,使用酸化手段要慎重。

5. 采样记录和样品登记　采样时要认真填写采样记录,记录内容包括采样目的、采样地点、样品种类、样品编号、采样量、样品保存方法以及采样时的气候条件和采样情况。采样完成加好保存剂后要填写样品标签,注明水样编号、采样日期、时间、地点和采样者姓名等相关信息,将样品标签粘贴在样品容器外壁上。贴好样品标签后,与采样记录核对,确认无误后填写样品登记表(一式三份)。

(二)水样的运输与管理

采集的水样,除供一部分监测项目在现场测定使用外,大部分水样要运到实验室进行分析测试。在水样运输过程中,为继续保证水样的完整性、代表性,使之不受污染、损坏和丢失,必须遵守各项保证措施。

1. 运输前检查 采样工作结束后,采样人员要根据采样记录和样品登记表清点样品,并认真检查样品容器的封口和标签,确认准确、安全的情况下分类装箱。

2. 水样的运输 根据采样点的地理位置和测定项目最长可保存时间,选用适当的运输方式。水样的运输时间,一般以 24 小时为最大允许时间。运输过程中要注意:①需要冷藏、冷冻的样品,须配备专用的冷藏、冷冻箱或车运送,要将样品容器置于放有制冷剂的隔热容器中保存、运输。条件不具备时,可采用隔热容器,并加入足量的制冷剂达到冷藏、冷冻的要求。②冬季运输水样时要采取保温措施,以免冻裂样品容器。③如果样品容器为玻璃材质,应采用具有固定装置的送样箱装箱,并采用泡沫塑料或瓦楞纸板做衬里或隔板减振,使箱盖适度压住采样瓶,以防在运输过程中因振荡、碰撞而导致破损或沾污。④所有水样箱上都要标上"切勿倒置"或"易碎物品"的醒目标记。⑤样品运输必须配专人押运,防止样品容器在运输过程中破损或丢失。

3. 水样移交样品 送回检测单位后,采样人员要严格按照样品流转程序向检测室样品管理员移交样品。经样品管理员认真检查、核实,确认样品保存完好,信息齐全,并在接收记录表上登记了必要信息(样品编号、名称、状态等)后,双方进行确认性签字。

(牛凌梅 康维钧)

第三节 食品样品的采集和保存

食品的种类繁多,组成复杂,同一种食品,由于成熟度、加工及保存条件、受外界环境的影响不同,食品成分及其含量会有较大的差异,甚至同一分析对象,不同部位的成分和含量亦会有差异。另外,食品还具有易变性,原因在于食品本身是动植物组织,是活细胞,具有酶的活动;食品还是微生物的天然培养基。采样操作,特别是切碎混匀过程,易导致食品表面的微生物进入食品内部组织,增加食品样品的易变性。如果所采样品没有代表性或样品保存不当造成被测成分损失或污染,检验结果不仅不能说明问题,还有可能导致错误的结论,甚至造成巨大浪费。食品样品的采集和保存,是食品检验成败的关键之一。如果采样没有代表性或保存不当,不仅不能说明问题,有时还会导致错误的结论,因此食品样品的采集是卫生检验人员必须掌握的一项基本技能。

一、食品样品的分类

1. 客观样品 在经常性和预防性食品卫生监督管理过程中,为掌握食品卫生质量,对食品生产经营的食品,进行定期或不定期的抽样检验。这种抽样是在未发现食品不符合卫生标准情况下,按照监测计划在生产单位或零售商店进行随机抽样的。可以发现存在的问题和食品不合格的情况,也可积累资料客观地反映各类食品的卫生质量水平。这种客观样品可包括以下几个方面：

(1)食品生产经营单位对每批食品产品在出厂前进行抽样检验的样品。

(2)食品卫生监督员在有计划的日常巡回监督过程中抽样调查的各类食品和食品原料的样品。

(3)为颁发食品卫生许可证或食品生产许可证而进行抽检的食品、食品添加剂、食品容器、包装材料等样品。

(4)为开发利用新食品资源或新资源食品的样品。

(5)对不合格产品进行改制后，鉴定其是否合格的样品。

(6)研制生产新产品或需作全面质量考核的样品。

(7)为制(修)定食品卫生标准提供数据所采的样品。

2. 选择性样品　发现某些食品可疑或可能不合格，或消费者提供情况或投诉时需要查清的可疑食品和食品原料；发现食品可能有污染，或造成食物中毒的可疑食物；为查明食品污染来源、污染程度和污染范围或食物中毒原因，以及食品卫生监督部门或企业检验机构为查清类似问题而采集的样品，称为选择性样品。包括以下几个方面：

(1)可疑不合格的食品和食品原料。

(2)可疑的污染源，包括容器、用具、餐具、包装材料、运输工具等。

(3)发生食物中毒的剩余食品。

(4)已受污染或怀疑受到污染的食品或食品原料。

(5)掺假掺杂的食品。

(6)超过保质期或保存期的食品。

(7)消费者揭发不符合卫生要求的食品。

二、采样的一般程序

采样的程序分为如下几步：

(1)采样前了解食品的详细情况。了解该批食品的原料来源、加工方法、运输和储存条件及销售中各环节的状况；审查所有证件，包括运货单、质量检验证明书等资料。

(2)现场检查整批食品的外部情况，即有包装的要注意包装的完整性，无包装的要进行感官检验，发现包装不良或有污染时需打开包装进行检查。

(3)采样过程分为检样、集中和均样三个步骤。先确定采样点数，由整批待检食品的各个部分分别采取少量的样品称为检样；把这些检样集中混合在一起，构成能代表该批食品的原始样品；将原始样品经过处理，按一定的方法和程序抽取一部分作为最后的检测材料，称平均样品；由平均样品中分出，用于全部项目检验用的样品为检验样品；对检验结果有争议或分歧时，可根据具体情况进行复检，故必须有复检样品；对某些样品，需封存保留一段时间，以备再次验证，所以需要保留样品。

三、采样工具和容器

1. 采样的工具　食品样品采样用的工具范围较广(图 3-3-1)，从一般的常用工具到特殊工具，所有工具在采样前均应清洗干净，并保持干燥。进行微生物检验的采样工具，应预先进行高压灭菌消毒后方可使用。食品样品采集常用的工具有钳子、螺丝刀、小刀、剪子、罐头及瓶盖开启器、手电筒、记号笔、圆珠笔、胶布、记录本等。螺丝刀、镊子、小刀可用于开启较小的包装容器。对较大的外包装,还要有专门的开箱器。记号笔、圆珠笔、胶布、记录本作采样编号及记录用。根据样品性质不同选用不同的采样工具,常用的有以下几种:

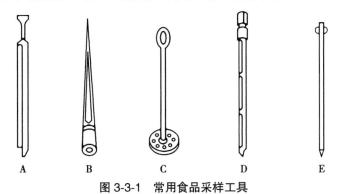

图 3-3-1　常用食品采样工具
A. 谷物、糖类采样器;B. 固体脂肪采样器;C. 液体采样搅拌器;
D. 套筒采样器;E. 液体采样器。

(1)金属探管和金属探子:适用于采集袋装的颗粒或粉末状食品。金属探管为一根金属管子,长 50.0~100.0cm,直径 1.5~2.5cm,一端尖头,另一端口向上,粉末状样品便从槽口进入管内,拔出管子,将样品装入采样容器内。有些样品(如蛋粉、奶粉等),为了避免在采样时受到污染或为了能采集到容器内各平面的代表试样,可使用双层套管采样器。双层套管采样器,由内外套筒的两根管子组成,每隔一段距离,两管上有相互吻合的槽口,将内管转动,可以开闭这些槽口。外管有尖端,以便插入样品袋至管子的全长。插时将孔关闭,插入后旋转,将槽口打开,使样品进入采样管槽内,再旋转内管关闭槽口,将采样管拔出,用小勺自管的上中下部收取样品,装入采样容器内。金属探子适用于布袋状颗粒性食品采样,如粮食、白砂糖等。金属探子为一锥形的金属管子,中间凹孔,一头尖,便于插入口袋。采样时,将尖端插入口袋,颗粒性样品从中间凹孔的地方进入,经管子宽口的一端流出。

(2)采样铲:适用散装粮食、豆类或袋装的特大颗粒食品(如花生果、蚕豆等),可将口袋剪开,用采样铲采样。

(3)长柄勺:用于散装液体样品采样,使用较为方便,柄要长,能采到样品深处,工具表面要光滑,便于清洗消毒,选用不锈钢制品较好。

(4)玻璃或金属管采样器:适用于深型桶装的液体食品采样,可用内径 1.5~2.5cm、长100.0~120.0cm 的硬质玻璃或不锈钢管,管的两端口光滑无缺口,一头束口,口径在 1.0cm。采样时将管子放入桶内一定位置,待样品充满玻璃管或金属管,然后用拇指或胶塞压紧上端束口,使液体不致流下,取出管子,放开拇指或胶塞将样品放入采样容器内。

(5)长柄勺或半圆形金属管:适用较小包装的半固体样品采样。长柄勺为不锈钢制成,表面要光滑,无花纹,易清洁消毒。半圆形金属管对大包装的半固体食品采样,要用较长半圆形金属管,长 50.0~100.0cm,直径 2.0~3.0cm,一头尖,两边锐利,另一头为柄。采样时,将半圆形金属管插入样品中,旋转采样器,将样品旋切成圆柱形的长条,然后取出采样器,样品随采样器带出,用小勺将样品推出采样器放入样品容器内。

(6)电钻(或手摇钻)及钻头、小斧、凿子:对已冻结的冰蛋,可用经消毒的电钻(或手摇钻)或小斧、凿子取样。

2. 采样的容器　盛装样品的容器应密闭,内壁光滑,清洁干燥,不应含有待检物质及干扰物质。盛装液体或半液体的样品的容器,应使用防水、防油材料制成,常用带塞玻璃瓶、带塞广口玻璃瓶、塑料瓶等。在采集粮食等大宗食品时,应准备有四方搪瓷盘供采样现场分样用。分出的粮食样品装入小布袋或塑料袋中。在现场检查面粉,可用金属筛筛选检查有无昆虫危害。容器和盖(塞)必须不影响样品的气味、风味、pH 及食物成分。酒类、油性样品,不应用橡胶瓶塞。酸性食品,不宜用金属容器盛装。测农药的样品,不宜用塑料袋或塑料容器盛装。黄油不能同纸或任何吸水、吸油的表面接触,应用带广口玻璃盛装。

四、采样方法

(一)理化检验样品采样方法

1. 包装固体样品　对包装的固体样品(件、袋、桶、包、箱、盒、瓶)可按照物品的不同批号分别进行采样,对同一批号的样品采样数可按公式 $S=\sqrt{n/2}$ 进行计算,式中,S 代表采样次数(份数),n 为物品总数。例如:有 200 包糖,则应从其中 10 包采样,然后混匀缩分作为样品。最后取样量应为各项分析所用量的 2~3 倍。

(1)箱装苹果、蛋类、糕点类等食品,在许多箱中可以定间隔选定箱,也可将箱垛分三层,每层用十字交叉法选出五箱作为样品箱。在每箱中以中分法分成八个部分,再从每部分中间点取出一个苹果供检。这八个苹果作为一个样,如果将八个苹果都粉碎混匀,其量很大,为此再将每个苹果“米字”纵切八瓣,横切成 16 块。再从中取出 4 块,计八个苹果 32 块放在一起研碎混匀作检验样品,取法如图 3-3-2 所示,取图片中阴影部分。

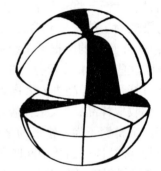

图 3-3-2　苹果、西瓜等取样方法

(2)小包装食品,如罐头、饮料、袋或听装奶粉等,这类食品一般按班次或批号连同包装一起采样。如果小包装外还有大包装(如纸箱),可在同一批号箱数中以公式 $S=\sqrt{n/2}$ 确定样品箱数,采用间隔或不等间隔随机设定箱,从中可随机取大包装,打开包装,从每箱中抽取小包装(瓶、袋等)作为检样;将检样混合均匀后形成原始样品,再分取缩减得到所需数量的平均样品。

(3)袋装粮食类按上中下三层,每层对角线法设定样品袋,然后从每层五袋抽取部分样品,然后将 15 份混匀,让其自然流落成圆锥形,再压平顶尖,四分法缩分,如此多次进行,直至够一个样品用量为止。具体粮食取样方法见图 3-3-3。

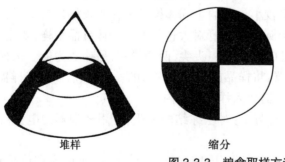

堆样　　　　　　缩分　　　　　　弃去

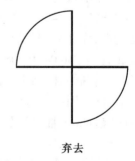

图 3-3-3　粮食取样方法

小粒粮食包装采样方法:将包装采样器槽口向下,从包的一端斜对角插入包的另一端,然后槽口向上取出。每包采样次数一致。

特大粒粮食、油料(如花生果、花生仁、葵花籽、蓖麻籽、大蚕豆、甘薯片等)采样方法:200包以下的取样不少于10包;200包以上的每增加100包增取1包。取样方法:采取倒包和拆包相结合的方法。取样比例,倒包占按规定取样包数的20%,拆包占按规定取样包数的80%。倒包:先将取样包放在洁净的塑料布或地面上,拆开包口缝线,缓慢地放倒,双手紧握袋底两角,提起约50cm高,倒拖约1.5m,全部倒出后,从相当于袋的中部和底部用取样器取出样品。每包、每点取样数量一致。拆包:将袋缝线拆开3~5针,用取样铲从上部取出所需样品,每包取样数量一致。

2. 非包装固体样品　散装粮食、水产品、肉类、水果、蔬菜等非包装样品,采集时应针对待测项目的要求和样品的性状具体对待,必须充分注意代表性。

(1) 散装粮谷等:用车船散装的粮谷,可根据堆形和面积大小采用分区设点,或按粮堆高度采用分层采样。分区设点,每区面积不超过50m²,各区设中心、四角5点;区数在两个或两个以上的两区界线上的两个点为共有点。例如:两个区共设8个点,3个区共设11个点,依此类推。粮堆边缘采样点应设在距边缘50cm处。采样点设定好后,按先上后下顺序用金属探管逐层采样,各点采样数量一致。从各点采出的样品要先做感官检查,感官性状一致的,可以混合成一个样品。如果感官性状显然不同,则不要混合,要分别盛装。

(2) 鱼贝类:取样时应考虑鱼龄、体重、鱼体形状、龟蛇品种、分析项目、食用方法等。经感官检查质量相同的鱼贝堆在四角和中间分别采样,尽量从上、中、下三层各抽取有代表性的样品。个别大鱼和海兽,可只割取其局部作为样品。一般体重大于1kg、小于2kg者可取样3条,体重0.5~1kg取5条,0.5kg以下取10条。如果体重很小者则按总重量采样1kg。贝类应取1~2kg(贝壳)。大虾取20个,小虾按总重量取1kg。蟹取10~30个。咸渍品取样略多于鲜品,冻品也略多于鲜品。

(3) 瓜果、蔬菜类:体积较小的果蔬(如山楂、葡萄等),随机取若干个整体,切碎混匀,缩分到所需数量。体积较大的可取1~3个,如西瓜可取1个(同一地区产品),为了具有代表性可取大、中、小各一个,然后"纵向米字切开"再横切,如图3-3-2所示,每个取西瓜四部分,共12块合并、供检。萝卜可按同样方法取样。白菜、卷心菜按图3-3-4所示取样,也可按图3-3-2所示方法取样,外形不均匀的蔬菜除按图3-3-2、图3-3-4所示取法,还可采用"等分取样法",即将其分成等距离若干份,取其相间隔的各份,匀质后进行缩分,但注意缩分时应将其搅匀,防止水分取得多少不一,造成误差较大,具体取法如图3-3-5所示。体积蓬松的叶菜类(如菠菜、小白菜等),由多个包装(筐、捆、袋)分别抽取一定数量,混合后捣碎、混匀、分取,缩减到所需数量。

(4) 肉及肉制品:被测组分不同,在动物肉中分布也是不同的。例如:有机氯农药主要残留在动物脂肪中。重金属毒物主要残留在脏器和肌肉中,为了测定整体的含量,取样时应充分考虑其代表性,一般应按动物结构、各部位具体情况合理采集。如对猪、牛、羊等大动物,则应从五部分取样500g,如图3-3-6A所示,弃皮、骨取其肉切碎混匀分取一定量。鸡、鸭等按图3-3-6B取样,应弃骨。总之应针对具体情况、要充分考虑其代表性。肉制品如香肠、小肚、火腿等,如果系均匀形状可以纵向分取,再缩分。也可按"等分法"分取样品。形状不均匀可以按"等分法"分取样品。

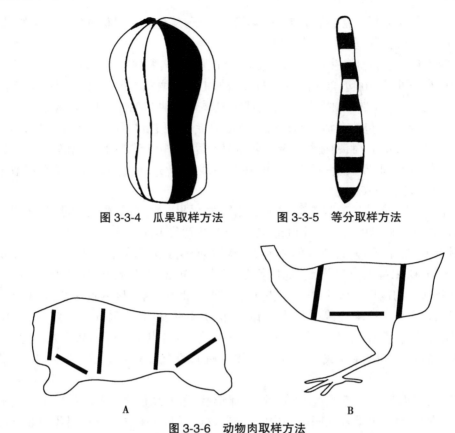

图 3-3-4　瓜果取样方法　　　图 3-3-5　等分取样方法

图 3-3-6　动物肉取样方法

A. 猪、牛、羊等大动物取样方法;B. 鸡、鸭等取样方法。

3. 液体、半液体(如植物油、鲜乳)

(1)包装体积较大的:一般用铁桶或塑料桶,容器不透明,很难看清楚容器内物质的实际情况。采样前,应先将容器盖打开,用采样管直通容器底部,将液体吸出置于透明的玻璃容器内,做现场感官检查。检查液体是否均一,有无杂质和异味,将检查结果记录,然后将这些液体充分搅拌均匀,用长柄勺或采样管采样,装入样品容器内。

(2)包装体积不太大的:可先按 $S=\sqrt{n/2}$ 确定采样件数。开启包装,充分混合。混合时可用混合器。如果容器内被检物含量较少,可用由一个容器转移到另一个容器的方法混合。然后从每个包装中取一定量综合到一起,充分混合均匀后,分取缩减到所需数量。

(3)大桶装的或散(池)装的:以一池或一缸为一采样单位,即每一池或一缸采一份样品,采样前先检查样品的感官性状,然后将样品搅拌均匀后采样。如果池或油缸太大,不便混匀,可用虹吸法分层(分上、中、下三层,大池的还应分四角及中心五点)取样,每层 500ml 左右,充分混合后,分取缩减到所需数量。对流动的液体样品,可定时定量从输出口取样后混合留取检验所需的样品。

4. 冰蛋(冰全蛋、巴氏消毒冰全蛋、冰蛋黄、冰蛋白)　按生产批号,在生产过程装罐时流动取样,以每 4 小时生产数量为单位,每 30 分钟取样一次,每次 5g,流入已灭菌的玻璃瓶中混合后送检,在采样至送检过程中均应置冷藏箱中。已制成冰蛋的,则要用已经灭菌的钻头取样,按无菌操作程序进行,取样量不少于 0.5kg。

5. 冰棍、冰淇淋等　用灭菌小刀将木棒剪断,冰棍放入灭菌广口采样瓶内。小包装的冰淇淋应先将包装盒盖打开,用灭菌小匙将包装内的冰淇淋装入灭菌广口采样瓶内,每三包为一个样品。无包装或大包装冰淇淋,用灭菌小匙在冷藏箱内取样,取样量 250g 以上,装入灭菌广口采样瓶内。

6. 样品缩分　原始样品的缩分方法依样品种类和特点的不同而不同。

颗粒状样品:可采用四分法进行缩分,即将样品混匀后堆成一圆锥,从正中画十字将其四等分,或者将样品铺成一正方形,连接对角线画十字将其四等分,然后将对角的两份取出后,重新混匀,继续按前面的方法缩分至得到需要量的平均样品。

液体样品的缩分:一般是将原始样品搅匀或摇匀,直接量取需要量即可。易挥发液体,应始终装在加盖容器内,缩分时可用虹吸法转移液体;易分层又易挥发的液体,缩分时可用虹吸法从上、中、下三层中平均转移一份液体。

水果、蔬菜、动物性食品的个体大小不一,且个体不宜过早切开,其检验样品、复检样品和保留样品可以分别直接从尚未混合的原始分样,按各份检样占总采样量的质量分数随机抽取,即将各检样按个体大小分为三份,然后再分别混合。其中的检验样品由于立即就可用于分析,混合后就可去掉皮、核、蒂、根、骨等不可食部分,然后切成小块、小片甚至打浆后混匀,再缩分。

(二)微生物样品采样方法

1. 采样用具、容器用以下方法进行灭菌处理　①取样工具,如茶匙、角匙、玻璃吸管、长柄勺、长柄匙等,要单个用纸包好或用布袋装好,经高压灭菌消毒。灭菌后一般可以保持至少 2 个月,过期后工具必须重新灭菌,同时要在标签或包装上标明灭菌日期。②盛装样品的容器,要预先贴好标签,编号后单个用纸包好,经高压灭菌消毒,要密闭,干燥。③采样用棉拭子、规板、生理盐水、滤纸等,均要分别用纸包好经高压灭菌消毒,密闭。④镊子、剪子、小刀等用具,用前在酒精灯火焰上消毒后使用。⑤消毒好的用具要妥善保管,防止污染。

2. 无菌操作步骤

(1)微生物样品种类可分为大样、中样、小样三种。大样系指一整批,中样是从样品各部分取得的混合样品,小样系指检测用的检样。

(2)微生物采样必须遵循无菌操作原则。预先准备好的消毒采样工具和容器必须在采样时方可打开,采样时最好两人操作,一人负责取样,另一人协助打开采样瓶、包装和封口;尽量从未开封的包装内取样。

(3)采样前,操作人员先用 75% 酒精棉球消毒手,再用 75% 酒精棉球将采样开口处周围抹擦消毒,然后将容器打开。

(4)袋装、瓶装、罐装食品等包装食品,应采用完整的未开封的样品。散装固体、半固体、粉末状样品,可用灭菌小勺或小匙进行采样;如果样品很大,则需用无菌采样器取样;固体粉末样品,应边取边混合;冷冻食品应保持冷冻状态采样。

(5)瓶装液体样品采样前,应先用灭菌玻璃棒搅拌均匀,有活塞的用 75% 酒精棉球将采样开口处周围抹擦消毒,然后打开瓶塞,先将内容物倒出一些后,再用灭菌样品容器接取样品,在酒精灯火焰上端高温区封口。散装液体样品通过振摇混匀用灭菌玻璃吸管采样,样品取出后,将其装入灭菌样品容器,在酒精灯上用火焰消毒后加盖密封。

(6)对生产工具、设备、食具表面的采样可采取刮涂法、涂抹法、滤纸贴附法和洗脱法。可用在酒精灯火焰下燃烧灭菌的小刀(放凉),把表面干燥的污物刮下装入干燥的灭菌容器中送检;用具、食具表面检查,可用灭菌棉拭子,蘸湿灭菌生理盐水抹擦表面,将棉拭子抹擦的一端对准采样容器瓶口剪断放入容器内,或用灭菌生理盐水蘸湿经预先消毒的滤纸,然后贴附于采样的表面,1分钟后用灭菌镊子取出滤纸放入样品容器内送检。餐(饮)具消毒卫生状况采样检测可按《食品安全国家标准　消毒餐(饮)具》执行。

3. 无菌取样注意事项　①尽量从未开封的包装内取样,大包装的要从各部分采取有代表性的样品。②预先包好消毒的采样工具和容器必须要在采样时方可打开。③采样时最好两个人操作,一人负责取样,另一人协助打开采样瓶、包装和封口。④为了查明某一工序的卫生状况,可在这一工序处理前和处理后各取一份样品作对照。如对手工包装工序,可采包装前和包装后的样品,还可直接用消毒棉拭子抹擦操作工人的手指,进行细菌培养,证明污染程度。⑤检查微生物的样品,要采样后四小时以内送检验室。在气温较高的季节送检样品,应保存在有隔热材料的采样箱中,箱中放冰块保存,但应注意勿使冰块融化的水污染样品。样品到检验室应立即检验,如不能立即检验的要放在冰箱中保存,温度维持在 4~10℃保存。

(三) 食物中毒样品的采集

1. 剩余食物　采取可疑食物时,最好采集餐桌上剩余食物。若作细菌检验,必须注意无菌操作,可用灭菌镊子夹取后,放入灭菌器内。如无剩余食物时,冲洗盛装过可疑食物的容器或餐具,并将洗涤水装入灭菌容器内采样;亦可用蘸有灭菌生理盐水的消毒棉拭在盛过可疑中毒食物的容器内抹擦,然后将其装入有灭菌生理盐水的试管内。体积较大的肉类及鱼类等,可将其表面消毒后,取内部样品,放入灭菌容器内。必要时也可采取半成品及原料送检。

2. 病人呕吐物、排泄物及洗胃液　最好取病人服用抗生素之前的呕吐物(50~200g)、排泄物(50~200g)及洗胃液(50~200ml)样品,应取新鲜的,并避免混入其他杂质和细菌。若怀疑为细菌性食物中毒,采粪便时应用肛门拭子采样,已用抗生素治疗后采取粪便样品,可能影响检验效果。若病人正在洗胃或呕吐,则应直接采取呕吐物或洗胃液装入灭菌容器内。

3. 炊具、容器　锅、盆、桶、刀、菜板、抹布等样品　可用棉拭子蘸生理盐水反复涂擦,然后置于灭菌容器内。菜板可用刀刮取其表面,将刮下的木屑放入灭菌容器内。抹布可用灭菌剪刀剪下一块,置于盛有灭菌生理盐水的容器内。

4. 病人的血液或尿液　怀疑是感染型细菌性食物中毒时,应采集病人急性期(3日内)和恢复期(2周左右)的肘静脉血 2~3ml,同时采健康人的血样作对照。观察从病人血液、排泄物中分离出的菌株,是否与食物中的分离出的菌株同一分型。亦可用病人血清做凝集试验,以协助诊断。怀疑为化学性食物中毒时(如砷、汞、铅),应采集病人的尿液进行检验。尿样为了解一日排出毒物量,应记录 24 小时尿量。

5. 带菌者检查的样品　对直接接触食品的从业人员,可根据不同的目的进行带菌检查,采取其粪便、鼻腔分泌物、疮疖的脓液等进行检验。

6. 尸体解剖标本　必要时,征得病人家属同意,对中毒死亡人作尸解,可采取胃肠内容物、脏器、肠系膜淋巴结及血液等样品进行检验。

7. 原料、半成品及成品　为了查明食品污染的途径,可按生产过程进行系统采样,并进行细菌及毒性检验。

食物中毒样品的采集数量比普通采样的数量要多一些,以便反复试验用。各种样品的采集要注意无菌操作,防止污染,要求及时、准确、有代表性、手续完备,检验目的明确,重点突出。检验方法要求快速、灵敏、专一性强。检验结果要求迅速,可先作定性,然后根据实际情况进行定量分析。必要时可进行简易动物毒性试验,以判断其毒性。

五、采样记录

1. 现场采样记录　采样记录应采用固定格式采样文本。内容应包括:采样目的、被采样单位名称、采样地点、样品名称、编号、被采样产品产地、商标、数量、生产日期、批号或编号、样品状态、被采样产品数量、包装类型及规格、感官所见(有包装的食品包装有无破损、变形、受污染,无包装的食品外观有无发霉变质、生虫、污染等)、采样方式、采样现场环境条件(包括温度、湿度及一般卫生状况)、采样日期、采样单位(盖章)或采样人(签字)、被采样单位负责人签字。采样记录一式两份,一份交被采样单位,一份由采样单位保存。

2. 样品签封和编号　采样完毕整理好现场后,将采好的样品分别盛装在容器或牢固的包装内,在容器盖接口处或包装上进行签封,明确标记品名、来源、数量、采样地点、采样人、采样日期等内容。如样品品种较少,应在每件样品上进行编号,注意编号应与采样记录上的样品名称或编号相符。

3. 采样收据　采样收据一式两份,一份交被采样单位,一份由采样单位保存。采样收据内容包括:被采样单位名称,样品名称、编号,被采样产品的生产日期(批号),采取样品数量,采样日期,采样单位(盖章)或采样(签字),被采样单位负责人签字。

六、样品运输及保存

食品样品采集后,在运输和保存过程中,必须保持其原有的状态和性质,尽量减少离开总体后的变化,是非常重要的。但是由于食品本身的动植物组织,是活细胞,有酶的活性;又因食品中的营养成分是微生物的天然培养基,容易生长繁殖,因而食品具有易变性。特别是通过采样操作,经切碎混匀过程,破坏了一部分组织,使汁液外流,一些本来处于食品表面的微生物,也混入内部组织,更加速了食品样品的变化。而样品的任何变化,都将影响检验结果的正确性,因此,必须高度重视样品的保存。

1. 采样结束后应尽快将样品检验或送往留样室,需要复检的应送往实验室。

2. 疑似急性细菌性食物中毒样品应无菌采样后立即送检,一般不超过 4 小时;气温高时应将备检样品置冷藏设备内冷藏运送,不得加入防腐剂。

3. 需要冷藏的食品,应采用冷藏设备在 0~5℃冷藏运输和保存,不具备冷藏条件时,食品可放在常温冷暗处,样品保存一般不超过 36 小时(微生物项目常温不得超过 4 小时)。

4. 采集的冷冻和易腐食品,应置冰箱或在包装容器内加适量的冷却剂或冷冻剂保存和运送,为保证途中样品不升温或不融化,必要时可于途中补加冷却剂或冷冻剂。

5. 食品标签标明存放、运输条件的食品,采集的样品存放、运输条件要与之相符,如酸奶标识说明要冷藏,样品的运送及复检样品的保存都要做到冷藏。

6. 需做微生物检测的样品,保存和运送的原则是应保证样品中微生物状态不发生变化。微生物检测用的样品及不能冷藏保存的样品原则上不复检、不留样。采用快速检测方法检测出的超标样品,应随即采用国标方法进行确认。检测不合格的样品,要及时通知被采样单位和生产企业。处理样品时,禁止将有毒有害液体样品直接倒入下水道。

7. 采集的样品注意应在保质期内,尽量抽取保质期于 3 个月以上的产品(保质期限不足 3 个月的除外)。留样和需要确证的样品,按产品说明书要求存放,期限为检测结果出示后 3 个月。对餐饮业要求凉菜 48 小时留样。

8. 样品保存要保持样品原有状态,样品应尽量从原包装中采集,不要从已开启的包装内采集。从散装或大包装内采集的样品如果是干燥的,应保存在干燥清洁的容器内,不要同有异味的样品一同保存。

9. 根据检验样品的性状及检验的目的不同而选择不同的容器保存样品,一个容器装量不可过多,尤其液态样品不得超过容量的 80%,以防冻结时容器破裂。装入样品后必须加盖,然后用胶布或封箱胶带固封,如是液态样品,在胶布或封箱胶带外还需用融化的石蜡加封,以防液体外泄。如果选用塑料袋,则应用两层袋,分别封口,防止液体流出。

10. 特殊样品要在现场进行处理,如做霉菌检验的样品,要保持湿润,可放在 1% 甲醛溶液中保存,也可储存在 5% 乙醇溶液或稀乙酸溶液里。

七、现场采样质量控制

1. 所有采样用具、容器及现场测定项目的各种设备,必须保持清洁,处于正常工作状态。应防止采集的样品污染和变质。需复检、留样的样品不得作现场测定,样品容器必须专瓶专用。分析有机物的样品,应使用有机溶剂荡洗过的尼龙塞或铝箔衬里。注意手和手套不得与样品瓶内壁或瓶塞接触,样品容器和过滤设备等须置于清洁环境内,远离灰尘、烟雾。样品根据推荐的方法加保存剂,按需要避光保存,或存放在暗处或冰箱保存。

2. 质量控制是现场质量保证的基本组成部分。除采用标准化的现场采样步骤外,还须在现场做空白样和平行样,以测试保存剂的纯度;检查采样过程中采样容器或其他设备的污染情况;采集平行样,检查采样的再现性。

3. 在查明某一工序的卫生状况时,可在这一工序处理前和处理后各取一份样品作对照。如对手工包装工序,可采包装前和包装后的样品,还可直接用灭菌棉拭子抹擦操作工人的手指,进行细菌培养,证明污染程度。

(徐　坤)

第四节　生物样品的采集与保存

一、生物样品的种类及特点

生物样品是人体体液(血液)、分泌物(唾液、乳汁、汗液)、排泄物(呼出气、尿液)、毛发、指甲和组织等的总称。生物样品种类繁多,从理论上讲,凡是能从人体获得的样品均是生物样品,但从检验意义和样品的获得性等方面考虑,生物样品主要是尿液、血液、头发和呼出气等。

生物样品一般需要满足以下要求:①样品中待测物的浓度与环境基础水平或健康效应有剂量相关关系;②样品和待测成分应足够稳定,以便于运输、保存和测定;③采样方便、对人体无损害,能为受检者接受。

但是,至今尚无一种样品适应于所有化学物质的生物监测。由于毒物进入机体后会发生富集、降解及转化等过程,故应根据毒物在体内吸收代谢途径、排泄、富集、转化形态、稳定程度及检测目的选择合适的生物样品来检测,使所采集样品能反映机体对毒物的吸收量。血液、尿液和头发是最常用的生物材料检验样品。随着更加灵敏、准确、简便的现代分析仪器的出现,其他样品,如乳汁、唾液、指/趾甲或组织等生物样品的应用有逐步增加的趋势;使生物材料样品的种类更加丰富,选择范围更广,监测的生物学标志物更多,但这些样品中被测化学物质的含量水平与血液含量水平的相关性还需进一步研究确认。

生物样品采集与保存应注意以下原则:①使用安全方便的取样容器和吸样工具,其材质不影响测定。②在样品的采集、保存过程中,应注意冷藏密封,并尽快送达实验室,以防样品污染,保证待测样品稳定,不变质、不损失。③确定采样时机时,应根据待测物在体内的代谢规律,也可参考国内外标准测定方法或相关文献。④取样体积应根据测定方法的最低检出浓度、职业接触生物限值和正常参考值来确定。通常尿样≥50ml,静脉血≥2ml,呼出气≥100ml。⑤样品的保存条件和保存时间可通过实验或参考有关资料确定。⑥加入样品的防腐剂或抗凝血药等不应影响测定。

1. 尿液　尿液是最常用的生物材料样品之一,许多有害物质及其代谢物通过尿液排泄,其浓度与接触剂量有一定的相关关系,而且采集简单方便,对被采集者没有伤害,容易接受,能采集较大量的样品。尿样适用于水溶性化学物质及其代谢产物、金属及其化合物等的生物监测。许多化学物质经机体吸收、代谢、转化后经肾脏随尿液排泄,尿液中化学物质原型或其代谢产物的浓度与血液浓度呈正相关关系。因此,其检测结果可反映机体接触化学物质的程度和体内的状况。化学物质经尿液的排泄量主要取决于肾功能,外来化学物质在尿液中的含量受水分摄入量和膳食的影响,同时活动强度及代谢特性等也有较大影响。

尿样可分为全日尿(24小时尿液)、晨尿、随机尿和定时尿(如班前尿、班中尿、班末尿、班后尿等)。晨尿指清晨起床后、未进食和做运动之前排出的尿液;随机尿指随到随取的尿液;班前尿指上班前1小时内收集的尿液;班中尿指上班后2小时至下班前1小时之间的尿液;班末尿指下班前1小时之内的尿液;班后尿指下班后1小时之内的尿液。在对作业工人进行监测时,可根据监测目的和实际情况选择晨尿、班前尿、班中尿、班末尿、班后尿。

2. 血液　血液,特别是静脉血,也是最常用的生物材料样品之一,因为各种有害物质进入人体,无论经过哪个途径进入,都进入血液,再输送到机体的各个部分。因此,血液中化学物质及其代谢物的浓度通常反映了机体近期接触水平。血样中化学物质含量较高、浓度较稳定,取样时污染机会较小。但是血液成分复杂,包括红细胞、白细胞、血小板和血浆;血液样品可以分为全血、血清和血浆。加抗凝血药后分离出的上层淡黄色液体为血浆,不加抗凝血药后分离出的上层淡黄色液体为血清。一般待测物质在全血、血清和血浆中的含量是不一样的,因此,应根据分析目的和待测物质的分布来选择不同的血液样品进行测定。

3. 头发　头发主要由纤维性的角蛋白组成,含有一定量的脂肪、代谢缓慢。许多金属元素如铜、铁、锌、硒,以及重金属元素铅、镉、汞等,在毛囊内与角质蛋白的巯基、氨基结合而进入头发。因此,头发也常用于这些元素的生物监测。随着头发的不断生长,不同长度头发中的化学物质含量可以反映血液浓度的水平;因此,靠近皮肤的头发中金属元素含量与最近血液中的金属元素含量有关。但也有学者认为,由于头发生长缓慢,收集到的样品实际上是不同时期的混合样,因而测定结果与接触剂量的关系难以确定。采集发样的主要优点是无痛、无创伤、样品易于运输和保存,稳定性好。缺点是易受空气、染发和头发护理时使用的化学品污染。因此,采样后需用特殊方法对发样进行洗涤,以去除表面沉积物和污染物质。但是,洗涤方法、洗涤过程和可能残留的洗涤剂都有可能对测定结果产生不良影响。

4. 呼出气 挥发性毒物经呼吸道进入人体后,在肺泡气与肺部血液之间达到血-气两项平衡,即挥发性化学物质在肺泡的分压与在肺末端毛细血管血液中的分压是相等的。因此,可以通过呼出气浓度水平估计血液中该化合物的含量水平,进而可反映外环境空气中化学物质浓度水平和人体摄入剂量。呼出气主要成分是二氧化碳、水蒸气和微量易挥发性有机物。呼出气的分析一般适用于在血液中溶解度较低的挥发性有机物和在呼出气中以原型排泄的化学物质的生物监测。呼出气的优点是样品收集较方便,可连续采样且干扰小,易为受试者接受。缺点是待测物质含量较低,常需浓缩样品或选择灵敏度较高的分析方法;肺泡中水分较多,可能产生干扰;肺泡无效腔空气与肺泡气稀释不恒定可能使测定结果的解释不太准确。

生物材料检验中样品的代表性对检验至关重要。生物材料样品主要来源于人体或其排泄物,由于人体存在不同程度的个体差异,样品的代表性相对较差,因此,应严格按照相关要求采样,尽量减少采样误差。在样品的保存过程中,既要防止样品变质,也要防止待测组分发生变化而影响测定结果。有些样品在保存中会发生化学变化,因此,生物材料样品采集后应尽快分析。

二、生物样品采集和保存的一般要求

1. 采样时间 采样时间对于生物材料检验的结果具有重要的影响。化学毒物进入人体后,由于半衰期不同,不同的时点进行采样,其测定结果相差很大,所以必须严格控制采样时间。对于半衰期较长(10 小时以上)的毒物或其代谢物,因其浓度变化较慢,因此对其采样时间要求不严。对于周期性接触者,应主要根据化学物质在体内的半衰期选定合适的采样时间;对于非周期性接触者,应根据化学物质的理化性质、其在体内的代谢规律和季节性变化等特点,选择合适的采样时间。

2. 采样环境 采集生物样品时,一定要防止周围环境对样品的污染。采样时,一定要清洁采样部位,在清洁、无污染的环境中采集样品。

3. 采样容器 采样容器需具塞,且有较好的气密性。根据样品的组分、种类和保存条件选择适宜的容器。容器不应含有待测物和干扰物,不应与待测组分发生反应,容器壁不能吸收或吸附待测组分。使用前,必须随机抽取各类采样容器的 5%~10%(至少 2 个)作空白检验,空白值要低于检测方法的检出限。此外,应特别注意容器材质,用于检测金属及其无机物的采样容器,可选用高压聚乙烯、聚丙烯、硬质玻璃等材质的容器。使用前,应在3%~10% 的硝酸溶液中浸泡 12 小时左右,用去离子水冲洗干净;避免使用金属容器。用于检测有机物的采样容器,应选择玻璃或铝合金等采样容器,不能使用橡胶容器或添加染料的容器。呼出气采集管的进气阻力要小,保证在正常呼气状态下取样。样品需冷冻运输和保存时,不能使用玻璃容器,以防冻裂。

4. 样品保存 样品采集后应尽快送实验室检测,有些项目尚需现场进行检测。不能及时检测的样品应妥善保存。由于物理、化学和微生物作用,样品在保存过程中可能发生不同程度的变化,使样品在保存期间不发生变化,是样品保存的关键。样品存储时既要防止样品变质、不引进外来物质,还要避免待测组分挥发和被容器壁吸附损失。样品的保存方法很多,要根据样品的性质、分析项目和分析方法来进行选择。常用的保存方法主要有以下三种:

(1)密封保存法:将采集的样品存放在干燥洁净的容器中,加盖封口或用石蜡封口,防止空气中的氧气、水、二氧化碳等对样品产生作用,以及水分和挥发性成分损失。

(2)冷藏保存法:对于易变质、易挥发的样品,采样后应冷藏或冷冻保存。该方法特别适用于生物样品的保存。常用的器具有冰箱、低温冰箱、冷藏采样车等。

(3)化学保存法:在采集的样品中加入一定量的酸、碱或其他化学试剂作为调节剂、抑制剂或防腐剂,用以防止沉淀、水解、吸附、氧化和还原等反应的发生及抑制微生物的生长等,稳定被测组分的组成、价态和含量。如为了防止水样中重金属离子的水解、沉淀,常加入少量硝酸调节酸度。测定氰化物、挥发性酚时,常加入氢氧化钠使其生成盐。

三、生物样品的采集和保存

1. 尿样 尿液是最常用的生物材料,取材方便。它更适用于水溶性物质和代谢物的测定。多数情况下反映了尿液滞留于膀胱期间被测物质在血浆中的平均浓度。检测金属离子和无机物的尿样,一般收集于洁净的硬质玻璃瓶、聚乙烯瓶、聚四氟乙烯瓶或聚丙烯瓶中,采样容器需具塞且密封性较好。采样前,容器需用3%硝酸浸泡过夜,再用去离子水清洗干净。检测有机物的尿样应收集在玻璃或铝合金容器中。根据检测方法的检出限和尿样中待测物的估计浓度,确定尿样的采集量;通常至少采集50ml。

晨尿、随机尿和定时尿较容易收集,但尿样比重变化较大,易引起测定结果出现较大偏差,需用尿比重法或尿肌酐进行校正。全日尿分析结果稳定,受饮水、出汗等影响小,具有较好的代表性,能反映化学物质的排泄量和机体的内剂量;但其收集、保存较困难,且尿液易腐败变质、发生容器吸附和污染。晨尿具有不受当天饮食影响、尿液较浓、成分稳定、采样方便、不影响当天的工作活动、容易被受检者接受等优点;夜尿具有分析结果稳定、不必携带大的容器采样等优点;定时尿可了解短时间内某些毒物在机体的吸收、转化和代谢;随机尿对于受检者比较方便,收集比较容易;但尿液中待测物的浓度受多种因素影响,特别受饮水和出汗等影响很大。为了减少饮水量和排汗量对尿量的影响,使一次尿样和24小时尿样的结果有可比性,采样后,在加入防腐剂之前,取出部分尿样应尽快测定肌酐含量或尿比重,以便对测定结果进行校正。测量了尿肌酐或尿比重的尿样应弃去。对于肌酐浓度<0.3g/L或>3.0g/L的尿样,应重新采样测定。尿液比重低于1.010,经校正后浓度会偏高;而尿液比重高于1.030,则结果会偏低。因此,对于比重低于1.010或高于1.030的尿样应弃去,需重新采样测定。用于检测挥发性待测物的尿样,必须充满采样容器,尽量不留空间,并尽快密封,冷冻保存运输并尽早测定。

常温下尿液容易腐败变质,产生沉淀或滋生细菌,破坏待测物。因此,采集的尿样应尽快分析,如不能立即分析,应于4℃冰箱冷藏保存;如需长期保存,应于–20℃以下冰箱冷冻保存。对于测定金属元素的尿样,可加1%硝酸酸化,既能防止尿样腐败,还能防止金属盐类沉淀或容器壁吸附。有时为了抑制细菌生长还可以加入细菌生长抑制剂;如按5~10mg/L加入NaN_3,也可加入1%三氯甲烷作防腐剂。但应注意加入的试剂不应干扰待测物的测定。

尿样一般采用尿肌酐或尿比重进行校正。尿样的测定结果应以每克肌酐中含量或24

小时总排出量表示,或将尿液比重校正至标准比重 1.020 后表示其含量。一般情况下,饮食、饮水量和利尿剂对肌酐排出率影响不大,健康人一天通过尿液排出的肌酐量变化很小,约为 1.8g。因此,可用经尿液排出 1g 肌酐所对应的待测组分的量(mg)来表示尿液中待测成分的浓度。公式如下:

$$尿液中待测组分含量(mg/g 肌酐) = \frac{实测浓度(mg/L)}{肌酐浓度(g/L)} \tag{3-4-1}$$

把尿中待测组分的含量(mg/g 肌酐)乘以 1.8,即可换算成 24 小时尿中的肌酐含量(mg/24h)。

尿比重校正公式为:

$$C_{校正} = \frac{1.020-1.000}{d-1.000} \times C \tag{3-4-2}$$

式中:$C_{校正}$ 为经校正后尿液中待测组分的浓度(mg/L);C 为测得尿液中待测组分的浓度(mg/L);1.020 为尿液的标准比重;d 为实际测得的尿液比重。

尿液采集注意事项:女性病人应避免在月经期留取尿标本,防止混入阴道分泌物,必要时冲洗外阴后留取中段尿检查;男性应避免精液、前列腺液的污染。新生儿收集尿标本时,应注意冲洗会阴部或采取特殊留尿方式。标本留取后应立即送检,以免因光照、细菌生长造成化学物质和有形成分(细胞、管型)的改变和破坏。应根据不同实验要求,留取不同种类的尿液标本及不同的取样方式。注意防腐剂使用的种类和方式。

2. 血样　血液样品按照采血渠道分为静脉血样和末梢血样。末梢血是指血、足跟血、耳垂血、足蹈指间血。常用于红细胞计数、白细胞计数、血红蛋白、微量元素以及需血量不多的检验项目。静脉血是用器具通过静脉血管取得的血液,用于需血量相对较多的检验项目;根据检验要求不同,采用抗凝血和非抗凝血两种。常用的抗凝血药有肝素、乙二胺四乙酸盐、枸橼酸盐、草酸盐等,应根据不同的检测目的选择相应的抗凝血药。采集血样的容器一般选用聚四氟乙烯、聚乙烯或硬质具塞玻璃试管。应根据检测方法的检出限和血样中待测物的估计浓度,确定血样的采集量。通常至少采集 0.1ml,如采血量大于 0.5ml 时,应采集静脉血;小于 0.5ml 时可取静脉血或末梢血。在采集末梢血时,不得用力挤压采血部位,应让其自然流出,并弃去第一滴血,避免因组织液渗出而将血样稀释。

血液样品根据测定的需要可分为全血、血清、血浆和血细胞。全血是加抗凝血药的血液,血清是不加抗凝血药的血液经离心所得的上清液,血浆是加抗凝血药的血液经离心所得的上清液,血细胞是血液去除血浆后所得的红色沉淀,主要包括红细胞和白细胞。采样时必须根据检测的不同需要,采集不同的血液。抗凝血药的使用也应考虑对被测物质组分的影响,如进行金属分析时,需考虑乙二胺四乙酸盐抗凝血药对金属离子的作用,最好采用肝素抗凝。采血常用的器具为真空采血管、一次性注射器或取血三棱针(主要采集末梢血)。

如被测物是金属及其化合物时,采集前,应用 0.5% 硝酸和去离子水依次清洗取血部位的皮肤,然后再用 75% 的乙醇消毒后取血。采集时所用的注射器及针头应不含被测金属或不污染血样。如被测物为有机物,需注意乙醇的干扰。在运输和保存过程中,血样应避免强烈的振动和大的温度改变。宜放于阴凉处,避免强光照射,采集后的样品如不能及时分析,应于 4℃冷藏或 –20℃以下冷冻保存。但必须注意有些检验项目,样品放置时间过长会影响测定结果,血液冷冻后会溶血,可将血液的各部分(血浆和血细胞)分别冷冻储存。测定酶活性的血样应尽快分析,放置时间过长会使酶活性降低而影响测定结果。

采集全血样品时,应将采集的血液注入装有抗凝血药的试管中,轻轻上下转动,使血液与抗凝血药充分混匀,或用有抗凝血药的真空采血管采样。如采集血清(或血浆),则将注射器针头取下,将血液缓慢注入干燥的采血管中,或用真空采血管采样以防溶血。于室温放置 15~30 分钟,以 3 000r/min 离心 15 分钟。分离后的血清或血浆必须立即转入另一容器中。采集的血样如不能立即测定,可将其置于 4℃冰箱中短期保存;如需长期保存,应将其置于 -20℃以下冷冻保存。此外,如采集的血样用于检测挥发性有机物,应采集静脉血;采样后应立即转移至容器,并充满,密封后冷冻保存,尽快检测。

3. 头发　头发作为生物材料样品,主要用于金属和类金属化合物的检测,可以反映机体某些毒物的蓄积情况,如锌、铅和砷等。由于头发的不同部分沉积着相应时段的有害物质,发根部分反映的是近期机体的内剂量,而发梢反映的是机体前期的内剂量。采集头发要注意季节性,同时要尽量避免染发、性别、年龄、生理状态和疾病等各种因素的影响。在同一时期内,约有 85% 的头发均处于生长期,因此采得的发样只能代表该时期机体的代谢情况。不同部位头发的生长速度区别不大,但从发根到发梢各段被测物的含量可能不完全一样。采集发样时,一般多采集枕部发根处头发,通常采集距头皮约 2.5cm 的发段 1~2g。采样前 2个月内禁止染发和使用含有待测物的洗发护发品。由于目前尚无合适的洗涤方法完全洗净发样外部吸附或沾污的物质,因此应慎用头发作为生物检测标本,在监测结果时,也应特别慎重。

发样一般储存于小纸袋或小塑料袋中,袋上记录好受检者姓名和采样相关信息,洗净晾干的发样储存于干燥器中可长期保存。

4. 呼出气　呼出气样品有肺泡气(末端呼出气)及混合呼出气两种,在正常情况下收集的呼出气为呼吸道无效气体和肺泡呼出气体的混合呼出气;收集呼出气最后一段的气体称为肺泡气(末端呼出气)。呼出气仅限于挥发性毒物的测定,不适用于以气溶胶形式吸入的非挥发性有毒物质。待测物质在肺泡气与肺部血液之间存在着气 - 血两项的平衡。进入人体的挥发性有害物质或产生的挥发性代谢物,可以通过呼出气排泄。呼出气中有害物质的量与体内的接触量有相关关系,肺泡气尤其如此。因此,常用肺泡气作为生物材料样品,测定挥发性有害物质。采集呼出气可用塑料袋、玻璃管等。塑料袋可收集混合气和末端气。玻璃管主要用于采集末端气,它的两端有阀门和取气装置,可采集末端气 50~100ml。通过玻璃管呼气进入塑料袋中,以达到分段收集的目的。塑料袋或注射器收集呼出气操作简便,但样品不便保存,且只适合于高含量样品的收集。采集呼出气时,应先深吸一口清洁空气,屏气约 10 秒后呼出,用密闭性良好的采气管收集混合气或末端呼出气。采集时应避免唾液等进入采气管。呼出气样品应尽快测定,保存时间通常不超过 24 小时。也可用活性炭吸附管在低温下吸附采样,由于采样过程中待测组分被吸附在活性炭上而富集,故适用于较低含量的样品,所采集到的样品可冷藏。采集呼出气时,应记录采样点的气温和气压。采集呼出气应尽量在 20℃±15℃、气压 101.3kPa±2.5kPa 环境中进行。否则,应做体积校正。校正公式为:

$$V_0 = V_t \times \frac{293}{273+t} \times \frac{P}{101.3} \times C \qquad (3\text{-}4\text{-}3)$$

式中:V_0 为校正后体积(L);V_t 为在温度为 t℃、大气压为 P 时的采样体积(L);t 为采样场所的气温(℃);P 为采样场所的大气压(kPa)。

5. 唾液　唾液作为生物材料样品,具有采样方便、无损伤、可反复测定的优点。唾液分为混合唾液和腮腺唾液,前者易收集,应用较多,但受到污染的机会也多;后者需用专用取样器,但样品成分稳定,受污染机会较少。

6. 粪便　粪便标本应新鲜,盛于洁净、干燥、无吸水性的有盖容器中,不应混有尿液、消毒剂或其他成分。做细菌学检查的粪便样品必须用无菌程序采集于无菌容器内。标本采集后一般应于 1 小时内检查完毕,否则因 pH 及消化酶等影响,导致有形成分的分解破坏及病原菌的死亡。

7. 组织　组织主要包括尸检或手术后采集的肝、肾、肺等脏器。尸体组织最好在死后 24~48 小时内取样,并防止所用器械带来的污染,取样部位取决于分析目的。取样后,样品不经任何洗涤即放入干净的聚乙烯袋内冷冻保存。

8. 其他样品　除上述常见样品外,还可以采集其他生物样品。如脂肪组织、汗液、脑脊液、乳汁、指甲和牙齿等。这类样品来源有限,不易采集或缺乏规范的检验方法,实际工作中应用较少。

生物样品不能在高温和日光下运输和保存,在运输过程中应避免振动和温度改变。需要冷藏的生物样品应尽快放入所需温度的冷藏设备中。血样通常要求低温(4℃)运输和保存。冷冻保存的血样,要防止溶血,应先将血浆、血清分离出来,分别保存。此外,生物材料检验样品在采集和保存过程中,要注意防止样品因污染、渗漏、挥发、吸附、腐败等引起的待测物损失或机体变质。运输和保存时间不能超过生物样品的稳定期。

(胡　勇)

第五节　农产品样品的采集与保存

本节中农产品指在农业活动中获得的植物、动物、微生物及其产品,即源于农业的初级产品,包括种植农产品(谷物类、油料类、果品类、蔬菜类、经济特产类、水生植物类等)、畜禽产品(肉类、蛋类、乳品类、蜂蜜等)和水产品(鱼类、贝类、甲壳类等)等。

一、采样总体要求

采样是农产品检测分析工作的重要环节,不合适的或非专业的采样会使可靠正确的测定方法得出错误的结果。正确采样必须遵循的原则:一是采集的样品必须具有代表性;二是采样方法、数量、采样点数必须按照标准进行;三是采样及保存应保持待测组分的稳定,避免发生化学变化或分解;四是要防止和避免污染。

因此,采样前应制定详细的实施方案或细则并加以宣贯,明确检测范围、内容、依据、采样方法、样品保存、运输等,并满足以下基本要求:①采样人员不少于 2 人,应经过专门培训,熟知采样程序和方法。②采样人员应携带工作证、采样通知单(采样委托单或采样任务单)和采样单等(适用于官方采样)。③采样人员应根据不同的产品准备相应的工具,包括采样工具和包装容器贮存设备、运输工具等。与样品接触的器具应清洁,并做到一样一包装,避免对样品造成直接污染或交叉污染。④采样应按照规定的程序和方法执行。采样人员和被检对象共同确认样品的真实性、代表性和有效性。⑤记录:采样单由采样人员填写,经被检对象人员确认并双方签字。采样单应填写翔实、完整、清晰,严禁简写、缩写、沟通填写。⑥样品封存:每份样品分别密封,粘贴封条。采样人员和被检对象分别在封条上签字盖章。

二、样品的分类

按照样品采集的过程,依次得到抽检样品、混合样品和缩分样品三类。抽检样品是组批或货批中所抽取的样品称为抽检样品。抽检样品的多少,按该产品标准中检验规则所规定的抽样方法和数量执行。混合样品是集合所有抽检样品,尽可能将样品混合均匀,制成混合样品,混合样品的数量是根据受检物品的特点、数量和满足检验的要求而定。缩分样品是将混合样品经缩分获得对该批量货物具有代表性的样品。一般分为3份,一份用于全部项目检验;一份用于在对检验结果有争议或分歧时做复检用,称作复检样品;另一份作为保留样品,需封存保留一段时间,以备有争议时再作验证,但微生物检测项目样品不易保留。

三、采样原则

根据采样方式可分为随机抽样和代表性抽样两种方法。最常用的采样方法是随机抽样。所谓随机抽样,即按照随机的原则,不带主观框架,均衡地、不加选择地从全部产品的各个部分取样。但随机不等于随意。操作时,应保证所有样品的各个部分都有被抽到的机会。代表性抽样,是根据样品受某些条件影响变化的规律,采集的样品能代表其相应部分的组成。实际生产中,要按照样品的品种和包装进行,最好是两种抽样方法相互结合使用。

根据样品来源不同,采样分为产地采样和市场采样两种。产地采样是指从种植地、养殖场(包括畜禽屠宰场)或池采样,市场采样是指从批发、零售销售环节采样。

根据样品检测项目要求不同,采样通常分为常规采样和无菌采样。无菌采样要求必须遵循无菌操作程序,采样工具如整套不锈钢勺子、镊子、剪刀等应当高压灭菌,防止一切可能的外来污染。容器必须清洁、干燥、防漏、广口、灭菌,大小适合盛放样品。采样全过程中,应采取必要的措施防止产品中固有微生物的数量和生长能力发生变化。它适用于农产品微生物检测。常规采样是相对无菌采样来说的,其对无菌操作没做严格要求,只需要保证样品采集的基本要求即可,适用于农、畜、水产品中药物和重金属残留检测。

(一)种植业产品采样

采样量一般要求每个样品不低于3kg,单个个体大于0.5kg时,抽检货物不少于10个个体,单个个体大于4kg时,抽检货物不少于5个个体,采样时应先除去泥土、黏附物及明显腐烂和萎蔫部分。

1. 产地采样　产地采样是直接在农田采样,每个采样单元根据不同情况按对角线布点法、梅花形布点法、棋盘式布点法、蛇形布点法等进行多点取样,然后等量混匀组成。除了特殊研究项目之外,不能以单株作为监测样品。每一抽检样品大型果实由5~10个以上的植株组成;小型果实由10~20个以上的植株组成。

采样单元:当产地面积大于10公顷时,每3~5公顷设为一个采样单元,当产地面积大于1公顷小于10公顷时,以1~3公顷设为一个采样单元;当产地面积小于1公顷时,按以下原则采样。

(1)农作物样品采集:以0.1~0.2公顷为采样单元,在采样单元选取5~20个植株。水稻、小麦类采取稻穗、麦穗;玉米采取第一穗,即离地表近的一穗,混合成样。

(2)果树类样品的采集:以 0.1~0.2 公顷为采样单元,在采样单元内选取 5~10 株果树,每株果树纵向四分,从其中一份的上、下、中、内、外各侧均匀采摘,混合成样。

(3)蔬菜样品的采集:以 0.1~0.3 公顷为采样单元,在采样单元选取 5~20 个植株。小型植株的叶菜类(白菜、韭菜等)去跟整株采集;大型植株的叶菜类可用辐射形切割法采样,即从每株表层叶至心叶切成八小瓣,随机取两瓣为该植株分样;根茎类采集根部和茎部,大型根茎可用辐射型切割法采样;果实类在植株上、中、下各侧均匀采摘,混合成样。

(4)烟草、茶叶类样品采集:以 0.1~0.2 公顷为采样单元,在采样单元内随机选取 15~20 个植株,每株采集上、中、下多个部位的叶片混合成样,不可单取老叶或新叶作代表样。

(5)水生植物(如浮萍、海带、藻类等)从水体中均匀采集全株,若从污染严重水体中采样,样品需洗净,并去除水草、小螺等杂物。

2. 市场采样　在批发市场采样时,宜在批发或交易高峰时期采样,若为散装样品,应视堆高不同从上、中、下分层取样,每层从中心及四周五点取样;若为包装产品,应在堆垛两侧的不同部位上、中、下及四角取样。在农贸市场和超市采样时,宜在抽取批发市场之前进行。同一样品应从同一摊位抽取。批量货物取样,要求及时,每批货物要单独取样。如果由于运输过程中发生损坏,其损坏部分(盒子、袋子等)必须与完整部分隔离,并进行单独取样。如果认为货物不均匀,除贸易双方另行磋商外,应当把正常部分单独分出来,并从每一批中取样鉴定。

3. 包装产品　对于有包装的产品(木箱、纸箱、袋装等),具体采样量可参考表 3-5-1。

表 3-5-1　抽检货物的采样件数

批量货物中同类包装货物件数	抽检货物采样件数
≤100	3
101~300	7
301~500	9
501~1 000	10
≥1 000	≥15

4. 散装产品　采样散装产品时,要与货物总量相适应,每批货物至少取 5 个抽检货物。散装产品抽检货物总量或货物包装的总数量按照表 3-5-2 抽取。在蔬菜或水果个体较大的情况下(大于 2kg/ 个),抽检货物至少由 5 个个体组成。

表 3-5-2　抽检货物的采样量

批量货物的总量 /kg 或总件数	抽检货物总量 /kg 或总件数
≤200	10
201~500	20
501~1 000	30
1 001~5 000	60
>5 000	≥100

（二）畜禽产品采样

畜禽产品产地采样包括养殖场和屠宰场。畜禽养殖场采样是以同一养殖场、养殖条件相同、同一天或同一时间段生产的产品为一批次。蜂蜜加工厂（场）以不超过 1 000 件为一批次，同一批次的商品应具有相同的特征，如包装、标志、产地规格和等级等。屠宰场产地采样以来源于同一地区、同一养殖场、同一时间段屠宰的动物为一批次。冷冻（冷藏）库：以企业明示的批号为一批次。

1. 养殖场采样

（1）蛋：随机在当日的产蛋架上采样。样品应尽可能覆盖全禽舍，将所得的样品混合后再随机抽取，鸡、鸭、鹅蛋取 50 枚，鹌鹑蛋、鸽蛋取 250 枚。

（2）奶：每批的混合奶经充分混合后取样，样品量不得低于 8L。

（3）蜂蜜：从每批中随机抽取 10% 的蜂蜜，每一群随机抽取 1 张未封蜂坯，用分蜜机分离后取 1kg 蜜。

2. 屠宰场采样

（1）屠宰、分割线上采样：①猪肉、牛肉、羊肉。根据每批胴体数量，确定采样胴体数量（每批胴体数量低于 50 头时，随机选 2~3 头，51~100 头时，随机选 3~5 头，101~200 头时，随机选 5~8 头，超过 200 头时，随机选 10 头）。从被确定的每片胴体上，从背部、腿部、臀尖三部位之一的肌肉组织上取样，再混成一份样品，样品总量不得低于 6kg。②猪肝。从每批中随机抽取 5 个完整的肝样。③鸡、鸭、鹅、兔。从每批中随机抽取除去内脏后的整只禽（兔）胴体 5 只，每只重量不低于 500g。④鸽子、鹌鹑。从每批中随机抽取除去内脏后的 30 只整体。

（2）屠宰场冷冻（冷藏）库采样：对于冷冻（冷藏）库内的鲜肉，从成堆产品在堆放空间的四角和中间布设采样点，从采样点的上、中、下三层取若干小块肉混为一个样品；吊挂产品随机从 3~5 片胴体上取若干小块肉混为一个样品，每份样品总重不少于 6kg。对于冻肉，500g 以下（含 500g）的小包装，同批同质随机抽取 10 包以上；500g 以上的包装，同批同质随机抽取 6 包以上，每份样品总重不少于 6kg。对于整只产品，在同批次产品中随机抽取完整样品 5 只（鸽子、鹌鹑为 30 只）。

（3）蜂蜜加工厂（场）取样：按表 3-5-3 规定的取样件数随机抽取，逐件开启。将取样器缓放入吸取样品。如遇蜂蜜结晶时，则用单套杆或取样器插到底，吸取样品，每件至少取 300g 倒入混样器，将所取样品混合均匀，抽取 1kg 装入样品瓶内。

表 3-5-3　蜂蜜加工厂（场）取样量

批量 / 件	最低取样数 / 件
<50	3
50~100	10
101~500	每增加 100，增取 5
>501	每增加 100，增取 2

3. 市场、冷冻（冷藏）库采样　货物批量较大时，以不超过 2 500 件（箱）为一检验批（表 3-5-4）。如货物批量较小，少于 2 500 件时，均按表 3-5-5 抽取样品数，每件（箱）抽取一包，每包抽取样品不少于 50g，总量应不少于 1kg。

表 3-5-4 货物批量较大时的采样量

检验批量 / 件	最少取样量 / 件
1~25	1
26~100	5
101~250	10
251~500	15
501~1 000	17
1 001~2 500	20

表 3-5-5 货物批量较小时的采样量

批量重量 /kg	取样量 / 件
<50	3
51~500	5
501~2 000	10
>2 000	15

注：每件取样量一般为 50~300g,总量不少于 1kg。

（三）水产品采样

水产品指淡水或海水中的鱼类、甲壳类、软体类动物、藻类和其他的水生生物。水产品产地采样以同一水域、同一品种、同期捕捞或养殖条件相同的同一天捕捞的产品为一批次;市场采样为鲜品的以同一来源及大小相同的产品为一批次;水产加工品以企业明示的批号为一批次。活体的样品应选择能代表整批产品群体水平的生物体,不能特意选择特殊的生物体(如畸形、有病的)作为样品。作为进行渔药残留检验的样品应为已经过停药期的、养成的、即将上市进行交易的养殖水产品。处于生长阶段的或使用渔药后未经过停药期的养殖水产品可作为查处使用违禁药的样品。

生产企业和市场采样时应每个批次随机抽取 1kg 或至少 4 个包装袋以上的样品。生产企业采样应抽取企业自检合格的样品,被采样品的基数不得少于 20kg。销售市场散装样品,应从包装的上、中、下至少三点抽取样品,以确保所采样品具有代表性。鲜品的样品应选择能代表整批产品群体水平的生物体,不能特意选择新鲜或不新鲜的生物体作为样品。

（1）鱼类:至少取 3 尾鱼,清洗后,去头、骨、内脏,取肌肉、鱼皮等可食部分绞碎混合均匀后备用;试样量为 400g。

（2）虾类:至少取 10 尾清洗后,去虾头、虾皮、肠腺,得到整条虾肉绞碎混合均匀后备用;试样量为 400g。

（3）蟹类:至少取 5 只蟹清洗后,取可食部分,绞碎混合均匀后备用;试样量为 400g。

（4）贝类:至少取 3kg,将样品清洗后开壳剥离,收集全部的软组织和体液匀浆;试样量为 700g。

（5）藻类:至少取 3 株,将样品去除砂石等杂质后,均质;试样量为 400g。

（6）龟鳖类产品:至少取 3 只清洗后,取可食部分,绞碎混合均匀后备用;试样量为 400g。

(7)海参:至少取 3 只清洗后,取可食部分,绞碎混合均匀后备用;试样量为 400g。

(8)其他:至少取 3 只清洗后,取可食部分,绞碎混合均匀后备用;试样量为 400g。

需要注意的是,取样的单尾、头、株、只数和试样的质量,应同时满足而不是其一。

四、样品的运输及保存

样品封存完运转前,必须逐件与样品登记表、样品标签和采样记录进行核对,确保核对无误,样品在运输中应有符合样品贮存要求的保护措施,严防样品的损失、混淆或沾污,在规定时间内尽快送达检测实验室。运输工具应清洁卫生,样品不应与有毒有害和污染物品混装。防止运输和装卸过程中对样品可能造成的污染或破损。

用于微生物检验的样品应单独抽取,取样后应置于无菌的容器中,且存放温度为 0~10℃,应在 48 小时内送到实验室进行检验。

(一)样品的运输

1. 种植业产品　高温季节样品运输应选择保持低温的容器。低温包装时,应使用适当的材料包裹样品,避免与冷冻剂接触造成冻伤。冷冻剂不可使用碎冰。样品应在 24 小时内运送到实验室,否则,应将样品缩分冷冻后运输。冷冻运输时,应将样品保存在保温容器内,保证样品运输过程中不致解冻。原则上不准邮寄和托运,应由抽样人员随身携带。样品运输过程中,应有措施保证样品完整、新鲜。避免被污染。

2. 畜禽产品　取样后冻肉样应保存在冷冻环境中运。蜂蜜:−10℃;禽蛋:0~4℃;牛奶:2~6℃条件下储存。生鲜样品取样后应在 0~4℃条件下 24 小时内送达检测单位。

3. 水产品

(1)鲜活水产品

1)鱼:①活鱼用充氧袋封装,保证氧气充足,使之成活;②鲜鱼用泡沫箱封装,先在箱底铺一层冰,头腹朝上,层鱼层冰,加封顶冰,使鱼体温度保持在 0~5℃。

2)虾:①活虾用充氧袋封装,保证氧气充足,使之成活;②鲜虾用泡沫箱封装,先在箱底铺一层冰,加封顶冰,使虾体温度保持在 0~4℃。

3)蟹:①河蟹样品应保证活体包装送样。将河蟹腹部朝下整齐排列于蒲包或网袋中,保持适宜的湿度,贮存过程中应防止挤压、碰撞、暴晒及污染。夏季用泡沫箱封装,加冰降温,应及时排放融冰水,并注意通风换气(并在泡沫箱上部开小孔)。②海蟹用泡沫箱封装,现在箱底铺一层冰,层蟹层冰,加封顶冰,使蟹体温度保持在 0~4℃。

4)鳖:鳖样品应保证活体包装送样。将活鳖用小布袋、麻袋等包装,每只应固定隔离,以避免相互挤压、撕咬。贮运过程中应严防蚊虫叮咬,防止挤压、碰撞、暴晒及污染。夏季用泡沫箱封装,用冰降温。

5)贝类:活贝类应控干水分,然后用透气性较好的麻袋进行封装。

6)海参:海参用洁净塑料袋无水包装,用泡沫箱封装,先在箱底铺一层冰,层海参层冰,加封顶冰层。

(2)冷冻水产品:用保温箱或采取必要的措施使样品处于冷冻状态。

(3)干制品水产品:用塑料袋或类似的材料密封保存,注意不能使其吸潮或水分散失,并要保证其从抽样到检验的过程中品质不变。必要时可使用冷藏设备。

(二)样品的保存

样品采集后应于当天分析,以防止水分或挥发性物质的散失以及待测组分含量的变化。

如不能马上分析则应妥善保存,样品贮藏的环境及容器应清洁、无化学药品等污染,不能使样品出现受潮、挥发、风干、变质等现象,以保证测定结果的准确性。制备好的平均样品应装在洁净、密封的容器内,必要时贮存于避光处,容易失去水分的样品应先取样测定水分。应注意样品在冷冻过程中药物会在首先结冰的样品基质(如样品表面)中形成较高的浓度,在贮存时易发生氧化。冷冻样品解冻后应立即检测,检测时要将样品搅匀后再称样,如果样品分离严重应重新匀浆。

1. 种植业产品样品保存 农作物样品按不同编号,不同粒径分类存放于样品库的样品柜中,要定期检查,防止霉变、鼠害等。样品库经常保持干燥、通风,无阳光直射、无污染。水果、蔬菜等样品贮存于冷藏箱、低温冰箱和干燥器中。新鲜样品短期保存 2~3 日,可放冷藏冰箱中。长期保存应放在 –18~–20℃低温冰箱中。

2. 畜禽水产品样品保存 畜禽水产品中各组分均处于变化之中,如肝、奶样中含有的各种代谢酶。因此,采样后最好立即处理和测定,可即行(日内)测定的样品一般可冷藏;暂时无法分析的样品在采样后亦立即终止代谢酶的活性,以避免组分被降解,–20℃以下快速深度冷冻是最常用的方法。但是此方法对如磺胺类、聚醚类、甾类同化激素类等易于代谢的药物仅能延缓变化的速度而已,不能保证样品不起变化,理想的冷冻温度可能为 –40~–80℃。因此,生物样品不宜长时间存放。

(李研东　李　云)

第六节　化妆品样品的采集与保存

化妆品(cosmetic)一般是指以涂擦、喷洒或者其他类似的方法,散布于人体表面任何部位(皮肤、毛发、指甲和口唇齿等),以达到清洁、保养、美化、修饰和改变外观,或者修正人体气味,保持良好状态为目的的产品。

一、化妆品样品的分类和特点

(一)化妆品样品的分类

化妆品的种类繁多,功能、形态和外观各异,目前国际上尚没有统一的分类方法。我国化妆品常见的分类方法主要有以下 3 种。

1. 按国际分类 按照国家标准《化妆品分类》,化妆品可分为:①清洁类化妆品,即以清洁卫生或消除不良气味为主要目的的化妆品,如用于皮肤部位的洗面奶、卸妆水和浴液等,用于毛发部位的洗发液和剃须膏等,用于指 / 趾甲部位指甲液,用于口唇部位的唇部卸妆液等。②护理类化妆品,即以护理保养为主的化妆品,如用于皮肤部位的护肤霜和护肤乳液,用于毛发部位的护发素和焗油膏,用于指 / 趾甲部位的护甲水和指甲硬化剂,用于口唇部位的润唇膏等。③美容修饰类化妆品,以美容修饰和增加人体魅力为主的化妆品,如用于皮肤部位的粉饼和眼影等,用于毛发部位的染发剂和烫发剂等,用于指 / 趾甲部位的指甲油等,用于口唇部位的唇膏和唇彩等。

2. 按使用部位不同分类 化妆品可分为:①皮肤用化妆品,包括洁肤用品和护肤用品,如洗面奶、沐浴露、护肤霜和面膜等;②发用化妆品,包括洗发用品和护发用品,整发用品有洗发膏、护发素和发蜡等;③甲用化妆品,用于指 / 趾甲的产品,如指甲油和洗甲水等;④口腔用化妆品,用于口腔的产品,包括牙膏和漱口水等。

3. 按使用目的的不同分类　化妆品按使用目的的不同常分为一般用途类化妆品和特殊用途类化妆品两大类：

（1）一般用途化妆品：①护肤类化妆品，包括洁肤用品和护肤用品，如洗面奶、沐浴露、护肤霜和面膜等；②发用化妆品，包括洗发用品、护发用品、整发用品，如洗发膏、护发素和发蜡等；③美容类化妆品，包括脸部、眼部、唇部和指甲用化妆品，如粉饼、眼影、唇膏和指甲油等；④芳香类化妆品，如香水和花露水等。

（2）特殊用途化妆品：①育发类，如育发乳和育发水等；②染发类，如染发膏和彩色焗油膏等；③烫发类，如烫发水和冷凝乳等；④脱毛类，如四肢脱毛露和腋下脱毛露等；⑤防晒类，如防晒霜和防晒凝胶等；⑥除臭类，如香体露等；⑦祛斑类，如祛斑霜和祛斑洗面奶等；⑧健美类，如健美膏霜和瘦腿霜等；⑨丰乳类，如丰乳膏霜等。

（二）化妆品样品的特点

化妆品样品一般具有如下特点：

1. 复配混合物　化妆品的生产和制备工艺基本上是利用物质的物理性质，即原料的混合、分散剂物态（固体、液体和气体）变化等，绝大多数采用复配技术。因此，化妆品是由各种原料合理调配加工制成的复配混合物。

2. 种类繁多　化妆品原料种类众多，化妆品种类更是繁多，性能各异。如《国际化妆品原料字典和手册》（2010 年）收录了 17 500 种原料名，65 000 种商品名和化学名。

3. 形态多样　化妆品是由多种化学物质组成，形态多种多样，可分为固体、半流体、液体和气溶胶等。

4. 不均匀胶体　化妆品大多为由两相或多相组成的不均匀胶体分散体系。如按分散剂的不同分为气溶胶、液溶胶和固溶胶；按分散质的不同分为粒子胶体和分子胶体。

5. 流变性　流变性是胶体的一个重要性质，其中最简单的是黏性和弹性。由于化妆品大多是胶体分散体系，流变性是这类化妆品的一个重要特性。如消费者在使用乳液和膏霜类化妆品时，其流变性对于化妆品的物理形态具有关键的作用。因此，化妆品样品的采样、保存和前处理均要考虑到这些特点。

二、化妆品样品的采集

化妆品与人们日常生活密切相关，加强化妆品质量检验，是确保化妆品安全使用的关键。化妆品检验的主要任务和作用是利用化妆品检验技术对化妆品理化性状、稳定性、微生物污染状况、各种禁用和限用物质及其含量、化妆品毒性和人体安全性进行检测与评价，确保化妆品的质量，为预防不安全的化妆品造成的危害，保障人群健康，提供科学依据。

化妆品检验的步骤一般分为样品的采集与保存、样品前处理、检验方法的选择和测定、检测数据的处理和检验结果的报告。样品正确地采集、保存和前处理，是得出正确检测结果的前提，因此十分重要。本节主要介绍化妆品样品的采集与保存。

化妆品样品的采集和保存（collection and preservation of cosmetic sample）是化妆品检验成败的关键步骤之一。如果采样不合理，采集的化妆品样品不具有代表性，或者化妆品样品保存不当，使待测组分损失或污染，即使检测结果准确，也没有意义。因为这种检测不仅不能说明问题，甚至还会误导结论，引起严重的后果。

（一）化妆品样品的采样原则

化妆品样品的采集原则可概括为：代表性、典型性和真实性。

1. 样品的代表性原则　样品的代表性（sample representative）是指采集的样品能充分反映被检测总体的性质。

（1）随机采样：采样（sampling）是指按一定方案从总体中抽取部分个体的过程。抽取的这部分个体的集合体，称为样品。随机采样是指按照随机化原则从总体中抽取一定数量的个体进行调查，通过样品的信息推断总体的情况。此处，随机化（randomization）是指总体中的每一个个体有相同的概率被抽到。如要调查某一批化妆品中含砷量的平均水平，这一批化妆品共有 10 000 个小包装，那么这 10 000 个小包装的化妆品就是一个总体，如果从中随机抽取 10 个小包装进行测定，则应保证这 10 000 个小包装的化妆品中的每一个都有相同的概率被抽中，而抽出的这 10 个小包装的化妆品就称为样品。随机化的方法通常采用随机数字表或随机排列表的方法。随机采样的方法有很多，常用的有单纯随机采样、系统采样、分层采样、整群采样、阶段采样以及时序采样等，可根据要求进行。

（2）样品含量足够：样品含量，又称样品大小，即样品包含的观察单位数。在保证研究结论具有一定可靠性的前提下，需要在设计阶段估计所需的最小观察单位数。若化妆品样品含量过少，所得结果不够稳定，结论则缺乏充足的依据，若化妆品样品含量过多，则会增加实际工作的困难，甚至造成浪费，因此，样品大小的估计十分重要。样品含量估计方法，常用的有计算法和查表法，可参见《医学统计学》和《卫生统计学》等有关资料。

2. 样品的典型性原则　对有些化妆品样品的采集，应根据检验目的，采集能充分说明此目的的典型化妆品样品。例如：对某种引起人体皮肤不良反应的化妆品样品的采集，就必须通过卫生学调查，应采集到可疑化妆品或同批号的化妆品等典型样品用于检验。

3. 样品的真实性原则　即采集的化妆品样品必须保持化妆品的原始性状。化妆品样品的理化性质没有变化、待测组分没有损失或污染，只有这样，其检测结果才可能反映出化妆品原有的真实状况。

（二）化妆品样品的采样要求

对于不同的化妆品和不同的检验目的，化妆品样品的采样方法和要求不同，基本的要求如下：

1. 应按随机采样原则进行采样，保证样品的代表性。

2. 提供的样品应严格保持原有的包装状态，容器不得破损。

3. 采集商店里的散装零售化妆品时，应对采样过程有专门说明。

4. 每个批号不得少于 6 个最小包装单位。

5. 所采集的样品必须贴上标签，标签内容必须有化妆品名称、生产厂家、批号或生产日期、采样时间及地点、采样人员、审核人员等。

具体的采样方法和要求根据检验目的的不同，按照《化妆品卫生规范》《化妆品的检验规则》《化工产品采样总则》和《计数抽样检验程序第 1 部分：按接收质量限（AQL）检索的逐批检验抽样计划》等要求进行。

三、化妆品样品的取样

对采集后送到检测实验室的化妆品样品，要从中取出一部分进行前处理，然后进行检测。针对不同的检测项目和不同的化妆品，化妆品检验样品的取样方法不同。

1. 基本要求　化妆品产品的取样过程应尽可能考虑到样品的代表性和均匀性,以便分析结果能正确反映化妆品的质量。①受控的化妆品应按随机抽样原则抽取并满足检验所需要的样品量(不得少于 6 个最小包装单位),以确保采集的样品具有代表性。②供检样品应严格保持原有的包装状态。容器不得破损。③所取样品应由供、取单位双方共同加封。④实验室接到样品后应进行登记,并检查封口的完整性,至少应对其中 3 个最小包装单位开封检验。取分析样品前,应目测样品的性能和特征,并使样品彻底混匀。⑤打开包装后,应尽可能快地取出所要测定部分进行分析。⑥如果样品必须保存,容器应该在充惰性气体的条件下密封保存。如果样品是以特殊方式出售,而不能根据以上方法取样或尚无现成取样方法可供参考,则可制定一个合理的取样方法,按实际取样步骤记录,并附于原始记录之中。

2. 不同化妆品检验样品的取样方法

(1)液体样品:指以油、醇和水溶液组成的化妆水,润肤液等液态产品。

取样:①打开前剧烈振摇容器;②打开容器;③将数毫升液体倒进测试管,目测样品的性能和特征,并做记录;④取出待分析样品;⑤仔细地将容器严密封闭。

(2)半流体样品:指呈均匀状态的乳胶类化妆品,包含霜、蜜、凝胶类产品。

取样:细颈容器内的样品取样时,应弃去至少 1cm 最初移出样品,挤出所需样品量,立刻封闭容器;广口容器内的样品取样时,应刮弃表面层,取出所需样品后立刻封闭容器。

(3)固体样品:呈固态的化妆品,如散粉、粉饼和口红等。

取样:粉蜜类样品在打开前应猛烈地振摇,移取测试部分;粉饼和口红类样品应刮弃表面层后取样。

(4)有压力的气溶胶产品:指在盛有化妆品的密封罐中充有作为载体的气体的产品,如喷发胶、摩丝等。

取样:剧烈地振摇气溶胶罐,气溶胶通过一个专用接头,转移至一个 50~100ml 带有阀门的小口玻璃瓶中。分 4 种情况:匀相溶液气溶胶,可供直接分析;含两个液相的气溶胶,两相需分别分析,一般下层为不含助推剂的水溶液;含有粉剂悬浮状气溶胶,除去粉剂后可分析液相;产生泡沫的气溶胶,准确称取 5~10g 的 2-甲氧基乙醇去泡剂于转移瓶中,转移瓶应先用推进气对瓶中的空气进行置换。主要有两种方法。

方法一:①打开转移瓶阀门,将大约 10ml 推进气溶液(如二氯二氟甲烷或丁烷,应与气溶胶罐所含推进气相同)通过连接器(铜制,可通过聚乙烯管与各种阀门连接)立即注入转移瓶中,当注入的推进气液体全部消失,关闭阀门,移走连接器;②称取转移瓶质量(包括阀门)(Ag);③剧烈摇动将被取样的气溶胶罐,通过连接器将气溶胶罐与转移瓶连接,打开转移瓶阀门,使气溶胶样品转移至转移瓶中的 2/3 处,如果由于压力达到平衡而停止转移样品,可冷却转移瓶再继续转移;④关闭转移瓶阀门,取下连接器;⑤称取转移瓶质量(Bg),则被转移的气溶胶样品量为 M1(M1=B−A);⑥通过此操作获得的样品,可用于化学分析或挥发性成分分析。

方法二:①称取原装容器的质量;②当溶液不再冒泡时,移入一个合适的容量瓶中;③如有必要,过滤,除去不溶物,用水淋洗烧杯和滤纸,将淋洗液也倒入容量瓶中,用水定容,混合,供分析用;④自然干燥洗净的空罐,室温下,用天平准确称取空罐的质量,从已称得的原装容器的质量减去空罐质量以计算净质量。

(5)其他剂型样品:可根据取样原则采用适当的方法进行取样。

四、化妆品样品的保存

化妆品样品采集后,必须予以恰当的保存,才能确保后续检验测定能反映样品的真实情况。保存需要注意的事项如下:

1. 化妆品样品必须按该产品的使用说明书储存。

2. 除特别规定外,一般样品应在 10~25℃ 避光保存。

3. 从样品中抽出部分样品进行保存,其数量不能少于供 2 次检验所需样品的量。保存的样品应标明编号和日期。保存的环境能确保样品无污染、渗漏或变质。样品保存期限根据要求而定,一般不少于 6 个月。

4. 分析前才打开样品原包装。

5. 应留有未开封的化妆品样品保存待查,出具报告后 2 个月才能处理。出具检测结果报告后的检验剩余样品和超过保质期的存样,由实验室质量管理部门组织处理,应符合环保要求。

(刘丽燕)

第七节　土壤和底质样品的采集与保存

土壤是自然环境要素的重要组成之一,是人类赖以生存的物质基础和生态系统的基本单元,具有支持植物和微生物生长繁殖的能力。土壤主要由固相(包括矿物质和有机质等固体物质)、液相(土壤水分)和气相(土壤空气)物质组成。天然土壤自上而下可分为覆盖层、淋溶层、沉淀层、母质层和风化层;各个土层都是由许多大小不同的土壤颗粒按不同比例混合而成。人类生产和生活活动排出的有害物质进入土壤中,造成土壤污染,直接或间接危害人畜健康。土壤的采集、保存和检测分析对于了解土壤的污染程度和评估其危害具有重要意义。

一、土壤样品的采集与保存

(一)采样点布置

采样前要进行现场勘查和有关资料收集,根据土壤类型、肥力等级和地形等因素将采样范围划分为若干个采样单元,每个采样单元的土壤要尽可能均匀一致。要保证有足够多的采样点,使之能代表采样单元的土壤特性。采样点的多少,取决于采样范围的大小,采样区域的复杂程度和试验所要求的精密度等因素。土壤采样点的设置主要有对角线布点法、梅花形布点法、棋盘式布点法、蛇形布点法(S 形布点法),见图 3-7-1。

对角线布点法适用于面积较小、地势平坦的污染水灌溉或污染河水灌溉的农田,由农田进水口向农田对角引一斜线,在对角线上等分取样,取样点至少 3 个,根据土壤地形、污染面积、调查要求和污染时间等因素具体确定取样点的个数(图 3-7-1A)。梅花形布点法适用于面积较小、地势平坦、土壤污染程度较均匀的地块,一般设 5~10 个采样点(图 3-7-1B)。棋盘式布点法适用于地形平坦、空旷、土壤质地不均匀的受污染土壤,取样点设置应尽可能广泛多样,一般至少 10 个点以上。对于被其他固体污染物污染的土壤也可采用此方法。上述污染土壤类型中如果污染土壤质地均匀,则采样点可大量减少,但至少污染区的四周及中心各设一个采样点(即至少 5 个采样点)(图 3-7-1C)。蛇形布点法适用于土壤面积较大、区域地形不规则、土壤质地不均匀的农田,这种方法要求取样点最多(图3-7-1D)。

由于土壤是一个非均质体系,其物理、化学性质都存在时空变异,因此实验设计时需确定土壤的变异程度、确定采样点的数量及分布。Snedecor等曾提出了一个方程来估计达到预定精度所需要的样品大小:

$$\alpha = t\sigma n^{0.5} \tag{3-7-1}$$

式中:α 为所需的精度;t 为 t 值;σ 为总体标准偏差;n 为样品大小。

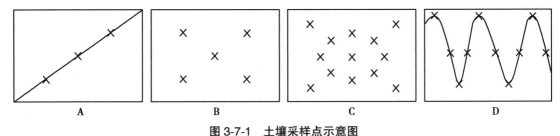

图 3-7-1　土壤采样点示意图
A. 对角线布点法;B. 梅花形布点法;C. 棋盘式布点法;D. 蛇形布点法。

(二)土壤样品采集

不同类型的土壤,其采集方式不同。

1. 耕层混合土样的采集　采样时应沿着一定的路线,按照"随机""等量""多点混合"的原则进行采样。"随机"即每一个采样点都是任意决定的,使采样单元内的所有点都有同等机会被采集到;"等量"是要求每一点采集土样深度要一致,采样量要一致;"多点混合"是指把一个采样单元各点所采集的土样均匀混合构成一个混合样品,以提高样品的代表性,一个混合样品由 15~20 个样点组成。采样时应遵循以下方法:

(1)一般采用蛇形布点采样,能较好地克服耕作、施肥等农艺措施造成的误差。但在地形变化小、地力较均匀、采样单元面积小的情况下,也可采用梅花形布点取样。每一个样要求有 15~20 个取样点采样混匀。

(2)采样点的分布要尽量均匀,从总体上控制整个采样区,避免在堆过肥料的地方和田埂、沟边及特殊地形部位采样。

(3)每个采样点的取土深度及采样量应均匀一致,土样上层与下层的比例要相同。采样器应垂直于地面,入土至规定深度。用取土铲取样先铲出一个耕层断面,再平行于断面下铲取土。

(4)一个混合土样取 1kg 左右为宜,如果采集的样品数量太多,可用四分法将多余的土壤弃去。方法是将采集的土壤样品放在盘子里或塑料布上,弄碎、混匀,铺成四方形,划对角线将土样分成四份,把对角的两份分别合并成一份,保留一份,弃去一份。如果所得的样品仍然很多,可再用四分法处理,直到所需数量为止。

(5)采集水稻土或湖沼土等烂泥土样时,可将所采集的样品放入塑料盆中,用塑料棍将各样点的烂泥搅拌均匀后再取出所需数量的样品。

(6)采集的样品放入样品袋,用笔写好标签,袋内外各一张纸,并注明采样地点、日期、采样深度、土壤名称、编号及采样人等,同时做好采样记录。

2. 土壤剖面样品的采集　在能代表研究对象的采样点挖掘 1m × 1.5m 左右的长方形土壤剖面坑,较窄的一面向阳作为剖面观察面。挖出的土应放在土坑两侧,土坑的深度根据具体情况确定,一般要求达到母质层或地下水位。根据剖面的土壤颜色、结构、质地、松紧度、湿度及植物根系分布等划分土层,按计划项目逐项进行仔细观察、描述记载,然后自下而上逐层采集样品,一般采集各层最典型的中部位置的土壤,以克服层次之间的过渡现象,保证样品的代表性。每个土样质量 1kg 左右,将所采集的样品分别放入样品袋,在样品袋内外各具一张标签纸,写明采集地点、剖面号、层次、土层深度、采样日期和采样人等。

3. 土样诊断样品的采集　为诊断某些植物(包括作物)发生局部死苗、失绿、矮缩、花儿不实等异常现象,一般应在发生异常现象的范围内,采集典型土壤样品,多点混合,同时,在附近采集正常土壤作为对照。

4. 土壤盐分动态样品的采集　此类样品的采集应按垂直深度分层采集。即从地表起每 10cm 或 20cm 划分为一个采样层,取样方法用"段取",即在该取样层内,自上而下,全层均匀取土。调查盐分在土壤中垂直分布的特点时,用"点取",即在各取样层的中部位置取样。

5. 土壤物理性质测定样品的采集　测定土壤物理性状时需用原状土样,其样品可直接用环刀在各土层中采取。采取土壤结构性的样品,须注意土壤湿度,不宜过干或过湿,应在不粘铲、经接触不变形时分层采取。在取样过程中须保持土块不受挤压、不变形,尽量保持土壤的原状。其他项目土样根据要求装入铝盒或环刀,带回室内分析测定。

(三)土壤样品的处理与保存

土壤分析指标中不同项目的分析对土壤样品要求不同。不稳定挥发性有机污染物、土壤酶活性等指标分析要求新鲜土壤样品。土壤分析指标中多数项目需将土壤样品风干。

1. 新鲜样品的处理和保存　某些土壤成分如低价铁、铵态氮、硝态氮等在风干过程中会发生显著变化,必须用新鲜样品进行分析。先用粗玻棒或塑料棒将样品弄碎混匀后迅速称样测定。新鲜样品一般不宜储存,如需要暂时储存时,可将新鲜样品装入塑料袋中,扎紧袋口,放在冰箱冷藏室或进行速冻固定。

2. 风干样品的处理与保存　从野外采回的土壤样品要及时放在样品盘上,摊成薄薄的一层,置于干净整洁的室内通风处自然风干。风干样品过程中要经常翻动土样并将大土块捏碎以加速干燥,同时剔除土壤以外的侵入体。风干后的土样按照不同的分析要求研磨过筛,充分混匀后,放入样品瓶中备用。瓶内外各具标签一张,写明编号、采样地点、土壤名称、采样深度、样品粒径、采样日期、采样人及制样时间、制样人等项目。制备好的样品可长期保存于用蜡封口的广口瓶中。

3. 一般化学分析试样的处理与保存　将风干后的样品平铺在制样板上,用木棍或塑料棍碾压,并将植物残体、石块等浸入体和新生体剔除干净,细小已断的植物须根,可用静电吸的方法清除。压碎的土样要全部通过 2mm 孔径筛。未过筛的土粒必须重新碾压过筛,直至全部样品通过 2mm 孔径筛,可测定 pH、盐分、交换性能、有效养分等项目。将通过 2mm 孔径筛的土样用四分法取出一部分继续研磨,使之全部通过 0.25mm 孔径筛,测定有机质、腐殖质组成、全氮、碳酸钙等项目。将通过 0.25mm 孔径筛的土样用四分法取出一部分继续用玛瑙研钵磨细,使之全部通过 0.149mm 孔径筛,供矿质全量分析等项目的测定。

4. 微量元素分析试样的处理与保存　处理方法同一般化学分析样品,但在采样、风干、研磨、过筛、运输、保存等环节都要特别注意,不要接触可能导致污染的金属器具以防污染。如采样、制样使用木、竹或塑料工具,过筛使用尼龙网筛等。通过 2mm 孔径尼龙筛的样品可用于测定土壤中有效态微量元素。从通过 2mm 孔径筛的试样中用四分法或多点取样阀取出一部分样品用玛瑙研钵进一步研细,使之全部通过 0.149mm 孔径尼龙筛,用于测定土壤全部微量元素。处理好的样品应放在塑料瓶中保存备用。

5. 颗粒分析试样的处理与保存　将风干土样反复碾碎,使之全部通过 2mm 孔径筛。留在筛上的碎石称重后保存,同时将过筛的土样称重,以计算石砾质量百分数,然后将土样混匀后盛于广口瓶内,作为颗粒分析及其他物理性质测定用。若在土壤中有铁锰结核、石灰结核、铁或半风化体,不能用木棍碾碎,应细心拣出称重保存。

二、底质样品的采集与保存

(一)底质的形成

底质又称沉积物、底泥,通常是由泥沙、黏土、有机质以及各种矿物等经过长时间的物理、化学及生物作用,随水体迁移过程中在水体底部形成的一类特有的物质;主要包括矿物、岩石、土壤等的自然腐蚀产物;生物的代谢产物,有机质的降解物,污水排出物和河床母质等随水流迁移而沉降的物质。底质的主要来源是母岩的风化产物。风化作用使暴露于地球表面的岩石等发生机械破碎和化学分解,形成碎屑物质。此外,人类有意识进行矿山开采,也使原来庞大的固体物质转变成细小的碎屑。有的碎屑随雨水被带入江河湖海中,有的则被送入大气中。送入大气中的细小颗粒可能会直接落入水中,更多的则是随雨水一起落到地球表面,经过地面径流,最后再次进入江河湖海中。由于碎屑在粒径和组成上差别很大,进入水体后发生的变化也极不相同;风化产物中钠、钾、钙、镁的盐酸盐主要以溶液形式存在于水中,而碳酸盐、硅酸盐和多数金属化合物则主要以悬浮颗粒或胶体形式存在于水中。这些物质进入水中后,再与水一起参与迁移。在迁移过程中,由于条件改变,某些物质逐渐从水中沉降出来,成为底质的一部分。

此外,生物的生命活动所产生的底质(生物残骸和有机质)以及来自地壳深部物质的底质(火山喷发碎屑、深层卤水等)也是底质的一部分,而宇宙来源的底质(陨石)所占比例更低。因水体不同或同一水体水深不同,受人类活动产生的污染物的影响不同,底质的成分也有很大的差异。河流沉积物和湖泊沉积物中一般含有较多的碎石、砂土和黏土,污染物含量较高;深海底质通常以浮游生物遗体为主,陆源污染物含量较低,而浅海底质中含有大量的沙质碎屑沉积物、生物遗体、各种金属氧化物和氢氧化物的化学沉积物等。生命活动底质中蓄积了各种各样的污染物,能体现水环境的物理、化学和生物学的污染现象,水质与底质是息息相关的。采集底质进行检验可以全面了解水环境的现状、水环境的污染历史、污染物的沉积规律及沉积物污染对水体的潜在危害。

(二)底质样品的采集和保存

1. 采样点的设置　由于沉积物在水平和垂直方向上污染物含量差别显著,影响因素复杂,因而采集的底质样品必须具有代表性。制定采样方案时,必须取得有关底质的深度和不同深度上底质组成的数据,以便正确解释底质检验的结果。底质采样点的设置需依据采样目的、底泥、污染物以及现场周围环境等的特性而定。底质样品采集断面的设置原则与水层采样断面相同,其位置应尽可能与水层采样断面重合,采样点应尽可能与水层采样点位于同一垂线上,以便将底质的组成、性质及受污染状况与水层的对应项作对比。湖(库)底质采样点一般应设在主要河流及污染源进入后与湖(库)水混合均匀处。采样点应避开底质沉积不稳定、易受搅动和水表层水草茂盛处。

底质采样时需考虑底质环境与水力学的关系。一般在水流急的地方,水力搬运强,沉积物少且颗粒较粗;在水流缓慢的地方,水力搬运弱,沉积物多且颗粒较细,吸附能力强,污染程度也可能较重。如果对底质分布比较清楚，除在主要污染源附近、河口部位外布设采样点外，应选择由于地形、潮汐原因造成堆积以及底泥恶化的地点，另外也可选择在底泥较薄的地点。在底质分布未知的情况下，应适当增加采样点，且采样点设置应尽可能均衡。在河口部分，由于底质分布容易变化，应适当增设采样点，原则上在同一地方稍微变化位置进行采集。由于底质比较稳定，受水文、气象条件等外界条件影响较小，一般每年枯水期采样 1 次，必要时可在丰水期增采 1 次。采样量视检测项目和目的而定，一般为 1~2kg。

2. 底质样品的采集和保存　根据底质的厚度，可将底质分为两类：自底质表面起，0~15cm 内的称为表层底质，厚度大于 15cm 的底质称为深层底质。根据底质厚度的不同，可选择不同的采样器，常用的工具有抓斗式采样器和管式泥芯采样器。抓斗式采样器适用于采样量较大的表层底质样品，它采集的样品是不同深度的混合样品，且不能保持样品的完整性，这类采样器在提升过程中受流水冲刷，可能造成部分样品流失。管式泥芯采样器适用于采集柱状样品，所采集到的样品能维持沉积物的分层结构。从采样器上取下样品时应小心保持泥样纵向的完整性，以便得到各层样品。采集较深的底质样品，需要钻探技术。柱状样品能维持底质的分层结构，进行样品分析时不仅能得到底质的变化情况，还可以绘制各层次组分分布图。

3. 表层底质样品的采集　用塑料刀或勺子从采泥器中取上部 0~1cm 和 1~2cm 的底质，分别代表表层和亚表层。如遇沙砾层，可在 0~3cm 层内混合取样。一般情况下，每层各取 3~4 份样品，各类检测指标对称样量要求如下：①取约 5g 新鲜湿样，盛于 50ml 烧杯中，供现场测定硫化物用。若用比色法或碘量法测定硫化物，则取 20~30g 新鲜湿样，盛于 125ml 广口瓶中，充氮气后塞紧塞子。②取 500~600g 湿样，放入已洗净的聚乙烯袋中，扎紧口袋，供测定铅、铜、镉、锌、铬、砷、硒等元素用。③取 500~600g 湿样，盛于 500ml 广口瓶中，密封瓶口。供测定粒度、含水率、油类、总汞、有机碳、有机氯农药及多氯联苯等用。柱状沉积物样品的采集：从管式泥芯采样器中挤出样品，尽量做到不破坏分层状态，用塑料刀刮去柱状表层，沿纵向剖开三份（三份比例分别为 1:1:2）。两份量少的分别盛入 50ml 烧杯和聚乙烯袋中，另一份装入 125ml 广口瓶中。如需了解各沉积阶段污染物的成分及含量变化，可将柱状样品用塑料小刀沿横断面截取不同部位样品分别处理和测定。

底质样品通常用广口容器盛放，最好用不易破碎的碎料广口瓶，也可用塑料袋存放。用前需仔细洗涤容器。可先用洗涤剂洗刷，去离子水清洗干净，再用稀硝酸浸泡 2~4 小时，然后去离子水清洗干净。盛装样品前还应用采样点的水样润洗 2~3 次。也可用塑料袋存放底质样品。由于底质样品含有大量水分，因此要特别注意容器的密封。塑料瓶和塑料袋盛样后，外面均需再套一个塑料袋防止样品不受外界污染。保存时应注意贴好标签。

（胡　勇）

第四章 样品预处理

一个完整的样品分析过程,包括样品的采集、样品的预处理、分析、数据处理及结果报告。样品预处理就是将样品转变成测试的对象,它通常包括适宜的转化步骤和转化获得物的保存。卫生检验样品包括空气、水样、食品、农、畜产品、化妆品及生物材料等,其种类之多,样品基质的复杂程度是前所未有的。由于测定的目标化合物在复杂基体中低至痕量,且测定时各组分之间相互干扰,稳定性随时间、空间而变化,因而给分析测定带来一系列困难。采样后,大多数样品不能以现存形式进行直接测定,就必须经过适当的样品预处理,将样品转变成能够进行测试的分析形式才能测定。

样品预处理是所有过程中最繁琐、最花时间的步骤。根据对 1 000 多个实验室进行的调查,在色谱分析过程中,实际仪器分析仅仅占 6% 的时间,而样品预处理所花费的时间则高达 61%,如图 4-0-1 所示。

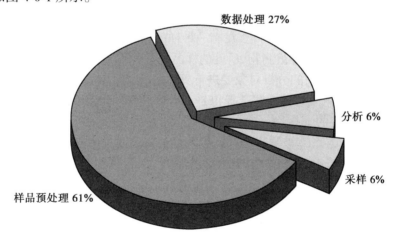

图 4-0-1　样品分析过程中各程序所花费的时间

该项调查的结果显示,样品预处理已经成为阻碍分析效率提高的瓶颈。这个问题不解决,即便有世界上最先进、最高效的分析仪器,也无法提高整体的分析工作效率。样品预处理在整个分析过程中所占的位置十分重要,不仅涉及工作效率,同时也关系到分析结果可靠性的问题。样品预处理是影响分析数据精确度和准确度的主要因素之一。对于一个给定样品,在整个色谱分析过程中,主要的误差来源产生于样品预处理及操作。这两项约占整个误差来源的 50%,如图 4-0-2。

因此,样品预处理的目的是:①浓缩痕量的被测组分,提高方法的灵敏度,降低检出限;②去除样品中的基体与其他干扰物;③通过衍生化与其他反应,使被测物转化为检测灵敏度更高的物质或转化为与样品中干扰组分能分离的物质,提高方法的灵敏度与选择性;④缩减样品的质量与体积,便于运输与保存,提高样品的稳定性,使之不受时空的影响;⑤保护分析仪器及测试系统,以免影响仪器的性能及使用寿命。

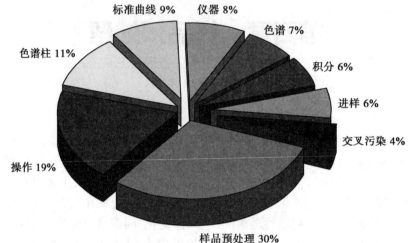

图 4-0-2　色谱分析过程中的误差来源

第一节　样品预处理方法的评价标准

"选择一种合适的样品预处理方法,等于完成了分析工作的一半",这句话恰如其分地说出了样品预处理的重要性。迄今为止,没有一种样品预处理方法能完全适合不同的样品或不同的被测对象。即使同一种被测物,所处的样品与条件不同,可能要采用的预处理方法也不同。所以对于不同样品中的分析对象要进行具体分析,确定最佳的预处理方案。

一般来说,评价样品预处理方法选择得是否合理,必须考虑以下各项准则:①是否能最大限度地除去影响测定的干扰物。这是衡量预处理方法是否有效的重要指标,否则即使方法简单、快速也无济于事。②被测组分的回收率是否高。回收率不高,通常伴随着测定结果的重复性较差,不但会影响到方法的灵敏度和准确度,而且最终会使低浓度的样品也无法测定,因为浓度越低,回收率往往也越差。③操作是否简单、省时。预处理方法的步骤越多,多次转移引起的样品损失就越大,最终的误差也越大。④成本是否低廉。尽量避免使用昂贵的仪器和试剂。当然,对于目前发展的一些新型高效、快速、简便、可靠而且自动化程度很高的样品预处理技术,尽管有些仪器的价格较为昂贵,但是与其所产生的效益相比,这种投资还是值得的。⑤是否影响人体健康及环境。应尽量少用或不用污染环境或影响人体健康的试剂,即使不可避免,必须使用时也要回收循环利用,将其危害降至最低限度。⑥应用范围尽可能广泛。尽量适合多种分析测试方法,甚至联机操作,便于过程自动化。⑦是否适用于野外或现场操作。

一、干扰组分除去的程度

能否最大程度除去干扰组分是衡量预处理方法是否行之有效的最重要指标之一。几乎所有的检测方法都或多或少地对几种分子、原子、粒子或同一元素的不同物质显示出响应,而对于预期被测的组分而言,其他同时也给出信号的物质就被认为是测试中的干扰物质。

干扰组分去除的程度与所选用的预处理方法有关,如果在样品预处理中能尽可能多地除去干扰组分,对确定最后的检测方法也是有帮助的。除了考虑要最大程度地消除样品中的固有干扰,还应防止样品在预处理过程中被污染,不能引入待测组分和新的干扰成分。新的干扰成分主要来自分解试剂的杂质、工作环境的灰尘、所用容器的腐蚀物等,也就是测定过程中的污染。严格来说,任何分析测试全过程的每个环节都会存在污染,而导致干扰。例如:实验室空气中引入的杂质的量是很显著的(大气飘尘中含有绝大多数元素周期表中所列的元素),熔融用坩埚每次处理都会有至少1mg杂质进入溶液,而样品的预处理是分析测试全程中最耗时、最耗试剂、加热温度最高的一步,引起污染最严重。因此为了使分析测试全过程取得更准确、更可靠的结果,一定要在样品预处理中尽量实现干扰最小。

二、待测组分的回收率

分离方法的分离效果,是否符合分析要求,可通过回收率(recovery)大小来衡量。回收率表示分离组分回收的完全程度。例如:被测组分为 A,其回收率 R_A 可表示为:

$$R_A = \frac{Q_A}{Q_A^0} \times 100\% \tag{4-1-1}$$

式中,Q_A 为分离后测得的 A 的量;Q_A^0 为试样中 A 的总量。回收率越高,表明被测组分分离效果越好。在实际分析测定中,被测组分含量不同,对回收率要求也不同。被测组分为主要组分时,回收率应该大于99.9%;被测组分含量在 1% 左右时,回收率应该大于99%;对于痕量组分,回收率达到95%或更低一点也是可以的。

同时分离多个组分,组分间应尽可能完全分离。组分间分离效果的好坏用分离系数(S)表示。例如:对于两个组分 A、B 之间的分离,其分离系数定义为:

$$S_{B/A} = \frac{R_B}{R_A} \tag{4-1-2}$$

$S_{B/A}$ 越小,表明分离效果越好。对于常量组分分析,一般要求 $S_{B/A}$ 小于 10^{-3};对于痕量组分,一般要求 $S_{B/A}$ 小于 10^{-6}。

对于痕量组分的分离,有时需要采取适当的措施,使组分得到浓缩和富集,富集效果一般用富集倍数(F)表示,被测组分 A 的富集倍数可表示为:

$$F = \frac{R_A}{R_M} = \frac{Q_A / Q_A^0}{Q_M / Q_M^0} = \frac{Q_A/Q_M}{Q_A^0/Q_M^0} \tag{4-1-3}$$

式中,R_M 为基体物质的回收率;Q_M 为富集后测得的基体的量;Q_M^0 为试样中基体的总量。

富集倍数实际上是信噪比的提高倍数。如果基体对测定没有干扰,也可以用被测组分富集前后的浓度比表示富集倍数。对富集倍数的要求取决于样品中被测组分的量和基体的量的比值,或样品中被测组分的含量,同时还取决于测定方法的灵敏度。如果样品中被测组分的含量很低,测定方法的灵敏度也低时,则要求富集倍数要大一些。

三、预处理方法的实用性

没有一种预处理方法适用于所有的待测样品,以不同的样品或者状态,所选择的方法也可能不同。另外,随着技术的发展,需要分析的样品种类越来越多,对检测灵敏度的要求也越来越高,一些新方法也不断涌现以适应新形势的变化。

（一）传统的样品预处理方法

传统的样品预处理方法有液 - 液萃取、索氏萃取、色谱分离、蒸馏、吸附、离心、过滤等几十种,较常用的也有十几种。表 4-1-1 列出了几种主要的传统样品预处理方法的原理及适用对象。

表 4-1-1　几种主要的传统样品预处理方法

传统样品预处理方法	原理	适用范围
分步吸附法	吸附能力的强弱	气体、液体及可溶的固体
离心法	分子量或密度的不同	不同相态或分子量相差较大的物质
透析法	渗透压的不同	分子与离子或渗透压不同的物质
蒸馏法	沸点或蒸气压不同	各种液体
过滤法	颗粒或分子大小差别	液 - 固分离
液 - 液萃取法	物质在两种液体中的分配系数不同	在两种液相中溶解度差别很大的物质
冷冻干燥法	蒸气压不同	在常温下易失去生物活性的各种物质
柱色谱法	与固定相的作用力不同	气体、液体及可溶性的物质
沉淀法	物质在不同溶剂中的溶度积不同	各种不同溶剂中溶度积不同的物质
索氏萃取法	在不同溶剂中的溶解度不同	从固体或黏稠态物质中提取目标物
真空升华法	蒸气压不同	从固体中分离挥发性物质
超声振荡法	在不同溶剂中的溶解度不同	从固体中分离可溶性物质
衍生化法	改变被测物的性质,从而提高灵敏度或选择性	能与衍生化试剂发生反应的物质

传统样品预处理方法的缺点:①劳动强度大,许多操作需要反复多次进行,因而十分枯燥;②时间周期较长;③手工操作居多,容易损失样品,重复性差,引进误差的机会多;④对复杂样品需要多种方法配合处理,因此操作步骤多,各步骤间的转移过程中也容易损失样品,造成重复性差、误差也较大;⑤多数传统的样品预处理方法往往要用大量溶剂,如液 - 液萃取、索氏萃取等。特别是一些有毒溶剂的使用,如含卤素的有机溶剂、丙酮、甲醇、苯、石油醚等,不但对操作人员的健康有一定的影响,而且会对环境造成污染。这些问题的存在,使样品预处理工作成为整个分析测定过程中最费时、费力,也最容易引进误差的一个环节。分析过程中产生的误差至少有 1/3 来自样品的预处理。因此,开发高效、快速、自动化的样品制备与预处理技术已成为当今分析化学中最活跃的前沿课题之一。特别是为了解决传统样品预处理方法中有机溶剂带来的不良影响,各种溶剂用量少,尤其是无溶剂的样品制备与预处理技术得到了迅速的发展。

（二）样品预处理技术的分类

由于传统的样品预处理方法存在许多无法避免的缺点,近年来,分析工作者对一系列的样品预处理技术进行了改进和创新,包括研究各种预处理新方法与新技术,以及这些技术、方法与在线设备的联用两个方面,如液 - 液微萃取、自动索氏萃取、吹扫捕集、微波辅助萃取、超声波萃取、超临界流体萃取、固相萃取、固相微萃取、顶空法、膜萃取、加速溶剂萃取等。这些新技术的共同点是所需时间较短、消耗溶剂量少、操作简便、能自动在线处理样品、精密度高等。这些预处理方法有相应的应用范围和发展前景。

按照样品形态来分,样品预处理技术主要分为固体、液体及气体样品的预处理技术。

1. 固体样品预处理技术　固体样品的预处理技术主要有索氏萃取、微波辅助萃取、超声波辅助萃取、超临界流体萃取和加速溶剂萃取。它们的技术特点见表 4-1-2。

表 4-1-2　固体样品预处理技术

样品预处理技术	基本原理	优点	缺点
索氏萃取(SE)	利用溶剂回流及虹吸原理,使固体物质连续不断被溶剂萃取	仪器设备便宜,操作容易,无须过滤,可处理大量样品	萃取时间长、耗溶剂,热不稳定的成分容易因加热时间长而分解
微波辅助萃取(MAE)	利用微波强化萃取过程提高萃取效率	速度快,溶剂用量小,温度高,加热均匀,操作简单	萃取溶剂须为极性,可能存在微波辐射,需要过滤步骤
超声波辅助萃取(UAE)	利用超声波空化作用加速分析物的萃取	温度低,操作简便、快速,成本低,适用于处理大量样品	萃取效率取决于空化作用的强度、固体颗粒的大小和致密程度,溶剂的特性对萃取效率有显著的影响,需要过滤,手动操作
超临界流体萃取(SFE)	以超临界流体为萃取溶剂萃取分析物	溶剂用量少,批量处理,快速,浓缩倍数大,无须过滤,高选择性,萃取温度相对较低,适于热敏化合物,可与色谱实现在线联用	样品可能流失,需要优化大量实验参数,高压,仪器设备成本高,水含量高会造成节气门堵塞
加速溶剂萃取(ASE)	高温高压下进行的固-液萃取	溶剂用量少,浓缩倍数大,无须过滤,操作简单、快速	仪器设备成本高,热不稳定性物质会在高温下(超过200℃)发生分解,基体物质的同时萃取会有封锁现象

由表 4-1-2 可看出,传统的索氏萃取和超声波萃取具有费时、费试剂、效率低、重现性差等缺点,近年来已无法满足发展的需要,因而先后提出了超临界流体萃取、微波辅助萃取和加速溶解萃取技术。超临界流体萃取是利用在临界压力和临界温度附近具有特殊性能的超临界流体作为溶剂,从液体和固体中萃取出特定的组分,以达到某种分离目的的方法。加速溶解萃取是在提高温度和压力的条件下,用有机溶剂萃取的一种自动化方法。但因存在技术缺陷、设备复杂,运行成本高或萃取效率低等问题,这两种技术的发展和应用都受到了限制。而微波辅助萃取技术克服了上述缺点,具有设备简单、适用范围广、萃取效率高、重现性好、节省时间、节省试剂、污染小等特点,表现出良好的发展前景和巨大的应用潜力。

2. 液体样品预处理技术　液体样品预处理技术主要有液-液萃取、固相萃取、液膜萃取、吹扫捕集、浊点萃取、液相微萃取等,它们的技术特点见表 4-1-3。

由表 4-1-3 可以看出,传统的预处理技术(如液 - 液萃取和固相萃取等)虽然在分析化学的发展史上起到了不可替代的作用,但是其自身的缺点限制了它们的应用。因此,发展操作简单、试剂用量少(甚至无试剂)、微型化、自动或半自动化的样品预处理技术成为国内外分析工作者探索的热点。20 世纪 90 年代初出现的固相微萃取(SPME)是一种简单、快速、方便,无须使用有机溶剂的预处理技术,它集萃取、浓缩、进样于一体,克服了传统试样预处理技术的很多弊端,在环境分析、食品分析、医学及法医鉴定等领域得到了广泛应用。但是由于 SPME 固相微萃取纤维的使用寿命短且易碎、分析过程中不方便携带等缺点增加了其使用成本,限制了它的应用范围。液相微萃取(LPME)是一种新型样品预处理技术,它是微型化的液 - 液萃取,结合了液 - 液萃取和固相微萃取的优点,并可根据不同的分析仪器选择合适的萃取溶剂体积,极大地满足了色谱仪器检测的要求,填补了固相微萃取在应用领域上的很多空白。

表 4-1-3　液体样品预处理技术

样品预处理技术	基本原理	优点	缺点
液 - 液萃取(LLE)	利用样品中不同组分分配在两种不混溶的溶剂中的溶解度和分配比的不同来达到分离、萃取或纯化的目的	应用范围广,技术成熟,处理样品量较大,萃取较完全	操作繁琐,耗时较长,不易自动化,有机溶剂消耗量大,在萃取较脏水样时会出现乳化或沉淀等现象
固相萃取(SPE)	通过颗粒细小的多孔固相吸附剂选择性地定量吸附样品中的被测物质,用体积较小的另一种溶剂洗脱或用热解吸的方法解吸被测物质,达到分离富集被测物质的目的	属于无相分离操作过程,易于收集分析物组分,可以处理小体积试样	含有胶体或固体小颗粒的复杂样品会堵塞固定相的微孔结构,引起柱容量和穿透体积的降低、萃取效率和回收率的降低;固定相的选择性不高
液膜萃取(SLME)	将有机相直接吸附到能将两种水相分开的微孔膜中,将萃取、反萃取和溶剂的再生合为一体,使待分离的物质从一种水相转移到另一种水相,从而达到分离的目的	选择性高,溶剂用量少,可以实现自动化并易与分析仪器在线联用,准确度和精密度均较高	每次萃取时只适合于处理某些特定类型的物质,且经常需要优化很多实验条件,长期稳定性不够好,进行痕量富集时消耗的时间相对较长
吹扫捕集法(PT)	吹洗气体连续通过样品,将其中的挥发组分萃取后在吸附剂或冷阱中捕集,再进行分析测定,因而是一种非平衡状态连续萃取	取样量少,富集效率高,受基体干扰小,容易实现在线监测	需专用装置,技术要求高,目前在我国的使用受到限制

续表

样品预处理技术	基本原理	优点	缺点
浊点萃取(CPE)	以表面活性剂的浊点现象为基础,通过改变外界条件,使表面活性剂溶液发生相分离,从而一步完成样品的萃取和富集	经济、安全、高效,操作简便,应用范围广	常用的表面活性剂在紫外区有很强的背景吸收,对于热敏感的分析物要注意操作温度对稳定性的影响,操作时间较长(从色谱柱上洗脱表面活性剂需要几个小时)
固相微萃取(SPME)	基于分析物在流动相以及固定在熔融二氧化硅纤维表面的高分子固定相之间两相分配的原理,实现对样品中有机分子的萃取和富集	不用或少用溶剂,操作简便,易于自动化和与其他技术在线联用	萃取容量有限,易达到饱和;价格昂贵;涂层种类有限;基体复杂时重现性不理想
液相微萃取(LPME)	利用样品中不同组分分配在两种不混溶的溶剂中溶解度和分配比的不同来达到分离、萃取或纯化的目的	集采样、萃取和富集于一体,灵敏度高,操作简单,消耗溶剂少,萃取效率高	长期稳定性不够好

3. 气体样品预处理技术　传统的气体样品预处理方法有固体吸附法、全量空气法、吹扫捕集法等,但大多设备昂贵,操作繁琐费时,限制了它们的推广和应用。固相微萃取是一种非溶剂萃取技术,具有操作简单、不需溶剂、萃取速度快、效率高和适应性强等特点,是一种理想的气体样品采样预处理方法。固体吸附法、全量空气法、吹扫捕集法及固相微萃取在气体样品预处理方面各有优缺点,如表4-1-4 所示。

表 4-1-4　气体样品预处理技术

样品预处理技术	基本原理	优点	缺点
固体吸附法	一般根据分析气体的极性差异,选择不同的吸附剂或混合吸附剂	可长时间采样;测得一段时间内的平均浓度值;富集效率高;浓缩在吸附剂上的挥发性有机物稳定时间较长	分析成本高;吸附剂种类有限;会发生穿漏和解吸现象
全量空气法	采集气体前先将容器抽真空,在气泵的辅助作用下将容器内空气采集成正压,再用冷凝增浓法实现样品的富集浓缩	取样方便;不要附加取样装置;可同时分析同一样品中的多种成分;可长时间保存	操作复杂,样品损失较大
吹扫捕集法(PT)	吹扫气体连续通过样品,将其中的挥发组分萃取后在吸附剂或冷阱中捕集,再进行分析测定,因而是一种非平衡态连续萃取	快速、准确、灵敏度高,富集效率高,精确度高,不使用有机溶剂	甲醇和水会干扰测定;因样品残留而引发交叉污染,并损坏捕集管

续表

样品预处理技术	基本原理	优点	缺点
固相微萃取（SPME）	基于分析物在流动相以及固定在熔融二氧化硅纤维表面的高分子固定相之间两相分配的原理,实现对样品中有机分子的萃取和富集	集萃取、浓缩、进样于一体;不用或少用溶剂,操作简便,易于自动化和与其他技术在线联用	价格昂贵;涂层种类有限;基体复杂时重现性不理想

固体吸附法是应用最广的气体样品预处理方法。为提高吸附效率,要求吸附剂的吸附容量大、富集效率高、化学性质稳定。一般根据分析物的极性差异,选择不同的吸附剂或混合吸附剂。

全量空气法包括聚合物袋、玻璃容器和不锈钢采样罐捕集法。聚合物袋价格便宜,使用方便,但容易因渗透造成样品污染和损失。玻璃容器的采样体积有限、易碎且清洗困难。经过电抛光处理的采样罐避免了吸附剂采样法的穿漏、分解及解吸现象,可同时分析样品中的多种组分,适合非极性物质的采样预处理;但采样设备价格昂贵,标样的制备和采样罐的清洗费时费力,而且要保证罐内样品的稳定性。

吹扫捕集法具有快速、准确、灵敏度高、富集效率高、精确度高和无需有机溶剂的优点,能够与气相色谱、气相色谱-质谱、气相色谱-傅里叶变换红外光谱和高效液相色谱等仪器联用,实现吹扫、捕集、色谱分离全过程的自动化,因此这种方法受到人们的重视。

固相微萃取采样时推动手柄使萃取头暴露于空气中,无需辅助动力。采样结束后,将萃取头直接插入气相色谱的进样口解吸涂层上的待测物进行分析。由于解吸时间短且没有溶剂注入,所以有利于提高分析速度,降低检出限。

4. 样品预处理技术的发展　近年来发展较快的样品预处理技术有超临界流体萃取、固相微萃取、液膜萃取、微波辅助萃取等。特别是为了解决传统分析中溶剂带来的不良影响,无溶剂或少溶剂样品预处理方法发展较快。根据萃取相的状态,无溶剂样品预处理方法主要分为气相萃取、膜萃取和吸附萃取。气相萃取包括顶空萃取、超临界流体萃取;膜萃取分低压气相洗脱和高压气相洗脱两种方式;吸附萃取包括固相萃取和固相微萃取。

样品的无溶剂制备与预处理技术是指那些在样品制备与处理过程中不用或少用有机溶剂的方法和技术,包括气相萃取、超临界流体萃取、膜萃取、固相萃取以及固相微萃取等。表4-1-5列出了几种有代表性的无溶剂或少溶剂样品预处理方法。部分技术虽然还处于起步阶段,但它们独特的优越性已显示出强大的生命力,对现代分析化学的发展及其广泛应用起到了积极的推动作用,因此,进一步提高与完善这些方法将有重要的学术意义和应用前景。

样品制备与预处理至今仍然是多数分析测定过程中不可缺少也是最薄弱的环节。根据所测样品的特点,选用合适的测定方法,才能做到高效、快速、费用低地完成测定。与分析测定仪器在线联用,实现操作的机械化和自动化是样品预处理技术发展的必然趋势。这不仅可以节省人力,还可以避免由于个体差异带来的误差,并最大限度地降低人为因素对分析结果带来的影响,提高分析测试的速度、灵敏度、准确度和重现性。随着科技的发展,所需检测的分析物含量越来越低,必然对样品预处理技术提出了新的挑战。

表 4-1-5　几种代表性的无溶剂或少溶剂样品预处理方法

预处理方法	原理	分析方法	分析对象	萃取相	缺点
顶空法(静态顶空、吹扫捕集法)	利用待测物的挥发性	直接抽取样品顶空气体进行色谱分析;利用载气尽量吹出样品中的待测物后,用冷冻捕集或吸附剂捕集的方法收集被测物	挥发性有机物	气体	静态顶空法不能浓缩样品,定量需要校正;吹扫捕集法易形成泡沫,使仪器超载
超临界流体萃取	利用超临界流体密度高、黏度小、对压力变化敏感的特性	在超临界状态下萃取待测样品,通过减压、降温或吸附收集后分析	烃类、非极性化合物及部分中等极性化合物	CO_2、氨、乙烷、乙烯、丙烯、水等	萃取装置昂贵,不适于水样分析
膜萃取	膜对待测物质的吸附作用	由高分子膜萃取样品中的待测物,再用气体或液体萃取出膜中的待测物	挥发、半挥发性物质,支载液膜萃取在不同 pH 下能离子化的化合物	高分子膜、中空纤维	膜对待测物浓度变化有滞后性,待测物受膜限制大
固相萃取	固体吸附剂对待测物的吸附作用	先用吸附剂吸附,再用溶剂洗脱待测物	各种气体、液体及可溶性的固体	盘状膜、过滤片、固相萃取剂	回收率低,固体吸附剂容易被堵塞
固相微萃取	待测物在样品及萃取涂层之间的分配平衡	将萃取纤维暴露在样品或其顶空中萃取	挥发、半挥发性有机物	具有选择吸附性的涂层	萃取涂层易磨损,使用寿命有限
液相微萃取	待测物在两种不混溶的溶剂中溶解度和分配比的不同	悬挂的溶剂液滴暴露在样品或其顶空中萃取	各种挥发、半挥发性有机物,液体及可溶性固体	有机溶剂、酸、碱	稳定性差,导致精密度低

(孙　静)

第二节　常规样品预处理方法

一、干灰化法

干灰化法包括高温灰化法和低温灰化法。

(一)高温灰化法

利用高温(450~550℃)将样品中的有机物破坏除去,使其分解呈气体逸出,又称样品的无机化处理。具体方法是将样品置于坩埚中,先在调温电炉上小心加热,令其干燥、低温碳化,然后转移至高温炉(马弗炉)中,在450~550℃高温中进一步灰化,样品中的有机物 C、S、N、H 等元素以氧化物气体形态逸出,坩埚中直至剩下疏松的白色或灰白色无机残渣灰分,取出灰分冷却后用水或稀酸溶解后,对其中的元素做分析测定。该方法的优点是可用于多个样品的同时处理,污染少,空白值低,操作简便,省力。缺点是易挥发元素(As、Se、Ge、Pb、Co 等)灰化时容易损失,且比较费时。

（二）低温灰化法

在等离子体低温灰化炉中,利用高频等离子体技术,以纯 O_2 为氧化剂,在灰化过程中不断产生氧化性强的氧等离子体(由激发态氧分子、氧离子、氧原子、电子等混合组成),产生的氧等离子体在低温下破坏样品中的有机物。具体方法是将干燥样品置于特制的石英玻璃容器中,通入氧气,在高频电场作用下,产生氧等离子体,将样品在低温下燃烧,经过数小时后,样品化为灰分。该方法的优点是样品在低温(150℃以下)密封条件下灰化,大大降低了待测组分挥发造成的损失,也不会带入污染物质,样品不需先进行碳化,不需外加试剂,因而空白值低。缺点是需专门等离子体低温炉,仪器价格较高,灰化时间长。

二、湿消化法

在加热条件下,利用有氧化性的强酸或氧化剂来分解样品,使样品的有机或无机基体破坏的方法。由于消化是在液态下进行的,故称为湿式消化。湿消化法使用的试剂称为消化剂。常用的消化剂有强酸(如浓 HNO_3、浓 H_2SO_4、$HClO_4$ 等)、氧化剂(如 $KMnO_4$、H_2O_2 等),有时还加入催化剂(如 V_2O_5、$CuSO_4$ 等)。为了提高消化效果,大多采用混合消化剂。具体方法是将样品加入凯氏烧瓶或高腰烧杯、三角瓶中,加入适当消化剂,在电热板或电炉上加热,消化至溶液成无色透明为止。为降低消化液对测定的影响,应将消化后的残余消化剂尽量除尽。该法的优点是消化速度较快,温度比干灰化法低,消化效果好,待测元素挥发损失较少,便于多元素的同时测定。缺点是由于消化过程中加入大量强酸消化液,空白值较高,且在消化过程中产生大量 NO_2、SO_2 酸雾,具有强腐蚀性,对人体有害,必须有良好的通风设备,同时要求试剂的纯度较高。常用的消化试剂如下:

1. HNO_3 利用 HNO_3 的强氧化性,将样品的有机质破坏除去,无机残留物成为易溶的离子状态。由于 HNO_3 的沸点较低(86℃),对于易挥发的元素可减少挥发损失。但又由于其消化温度低,对于一些金属消化不彻底,并且较费时。有些金属(如 Au、Pt)不反应,还有些金属(如 Cr、Al 及稀土元素)会生成致密氧化膜(纯化)而不能溶解。残留的氮氧化物需挥发除去,否则影响下一步的分析。

2. H_2SO_4 或 HNO_3-H_2SO_4 H_2SO_4 的沸点高(338℃),且有强氧化性和脱水性,样品消化彻底,但有些金属(如 Pb、Ca、Ba、Mg 等)不溶于 H_2SO_4,因此常将其与 HNO_3 混合使用(H_2SO_4:HNO_3=2:5),综合两者优点,利用 HNO_3 的氧化能力,又可提高消化温度,因此具有较强的消化能力,常用于生物样品和混浊污水的消化,消化时间一般为 3~5 小时,但仍不适宜能形成硝酸盐沉淀样品的消化。

3. HNO_3-$HClO_4$ 或 HNO_3-H_2O_2 $HClO_4$ 和 H_2O_2 作为 HNO_3 消化时的辅助试剂,由于其氧化性均较强,且 $HClO_4$ 沸点较高并有脱水性,因此这两种消化液均能有效地破坏有机物,使消化更快速、彻底,对许多元素测定都适用,消化时间短,为 1~3 小时,应用广泛。但 $HClO_4$ 与羟基化合物可生成不稳定的高氯酸酯而发生爆炸。为了避免危险,消化时应先加入 HNO_3 与样品充分反应,冷却后再加入 $HClO_4$ 继续消化。适用于含有难以氧化有机物样品的消化。

4. HNO_3-H_2SO_4-$HClO_4$ 通常在样品中先加入 HNO_3 和 H_2SO_4 消化,待冷却后再加入

$HClO_4$ 进一步消化，或将三种酸按一定比例配成混合酸加入样品中进行消化。消化时样品中的大部分有机物被 HNO_3 分解除去，剩余的难分解有机物被 $HClO_4$ 破坏，由于 H_2SO_4 沸点高，消化过程中可保持反应瓶内不被蒸干，可有效地防止爆炸。此法适用于有机物含量较高且难以消化的样品，但对含碱土金属、铅及部分稀土元素的样品不适宜。

除以上几种常用的消化试剂外，有时还用其他试剂。H_2SO_4-$KMnO_4$ 常用在冷原子吸收法测定汞时对样品的消化；常用 HF 与 HNO_3、H_2SO_4、$HClO_4$ 的混合酸消化分解含硅酸盐的样品。

三、微波消解法

微波消解法，是将微波快速加热和密封罐消化的高温高压特点相结合的一种有效的分解样品技术。其原理是：试样和适当的溶剂吸收微波产生热量，利用此热量加热试样，同时微波产生的交变磁场（一般为 2 450MHz）可使介质分子极化，极化分子在高频磁场交替排列导致分子高速振荡，使分子获得高的能量。由于这两种作用，试样快速转向和定向排列，产生剧烈的振动、摩擦和撞击作用，使样品分解。微波消解仪主要由微波炉、密闭聚四氟乙烯罐组成。具体操作是：先将样品放入密闭聚四氟乙烯罐中，根据样品情况加入适量消化剂（一般为浓 HNO_3、H_2O_2），然后将罐置于微波炉中加热数分钟，即可将样品消化。其优点是快速高效，一般 3~5 分钟即可将样品彻底分解，试剂用量少，空白值低，对环境和人体污染小，挥发性元素不损失，可同时进行多个样品的处理。其缺点是设备昂贵，处理的样品量较少，一般为 1g 左右。

四、溶剂萃取法

萃取通常是指原先溶于水相的某种或几种物质，与有机相接触后，通过物理或化学过程，部分地或几乎全部转入有机相的过程。萃取分离法主要包括液相 - 液相、固相 - 液相和气相 - 液相三种方法。溶剂萃取法即为通常所说的液 - 液萃取分离法，该方法是利用溶剂萃取的原理，在被分离物质的水溶液中，加入与水互不混溶的有机溶剂，借助于萃取剂的作用，使一种或几种组分进入有机相，而另一些组分仍留在水相，从而达到分离的目的。

溶剂萃取法是近代分析化学中常用而重要的分离方法之一，既可用于常量元素的分离又适用于痕量元素的分离与富集，其所用的仪器设备简单、操作简便快速、具有回收率高、选择性好等优点。溶剂萃取法可与光度法、原子吸收法、电化学方法、X 射线荧光光谱法、发射光谱法等仪器分析方法结合，提高测定的选择性及灵敏度。例如：若被萃取物质是有色化合物，即可将溶剂萃取与分光光度法结合起来，在有机相中直接进行光度测定，大大提高了方法的灵敏度和选择性。该方法的不足之处是用时多，工作量大，有机溶剂消耗量大，且易挥发、易燃、有毒。

（一）基本原理

1. 萃取过程的本质　利用物质在互不相溶的两种溶剂（两相）中分配系数（溶解度）的不同而进行分离的方法。

常采用有机溶剂从水溶液中分离被测组分。在萃取体系中，一种物质能否从水溶液中被萃取到有机溶剂中，主要取决于该物质的亲水性与疏水性。物质的亲水性强表示该物质易溶于水而难溶于非极性有机溶剂。一般无机离子都有亲水性，在水溶液中形成水合离子。

常见的亲水集团有 —OH、—COOH、—NH$_2$、—SO$_3$H、—NO$_2$ 等,物质含亲水集团越多,其亲水性越强。物质的疏水性强表示该物质难溶于水,而易溶于非极性有机溶剂。常见的疏水集团有烃基、卤代烃基、醚基、酰基等。物质的疏水性随分子中疏水集团的增多而增强,如脂肪链增长、芳香环数目增多。水溶液中的亲水性物质需将其转化为疏水性物质,才可萃取到有机溶剂中。水溶液中的疏水性物质则可直接萃取。极性化合物易溶于极性的溶剂中,而非极性化合物易溶于非极性的溶剂中,这一规律称为"相似相溶原则"。所以萃取分离的本质是根据相似相溶原则,将物质由亲水性转化为疏水性。

例如:I$_2$ 是一种非极性化合物、CCl$_4$ 是非极性溶剂,水是极性溶剂,所以 I$_2$ 易溶于 CCl$_4$ 而难溶于水。当用等体积的 CCl$_4$ 从 I$_2$ 的水溶液中萃取 I$_2$ 时,萃取百分率可达 98.8%。又如用水可以从丙醇和溴丙烷的混合液中萃取极性的丙醇。常用的非极性溶剂有正庚烷、正己烷、石油醚、四氯化碳、三氯化碳、苯、甲苯等。

无机物在水溶液中受水分子极性的作用,电离成为带电荷的亲水性离子,并进一步结合成为水合离子,而易溶于水中。如果要从水溶液中萃取水合离子,显然是比较困难的。为了从水溶液中萃取某种金属离子,就必须设法脱去水合离子周围的水分子,并中和所带的电荷,使之变成极性很弱的可溶于有机溶剂的化合物,就是说将亲水性的离子变成疏水性的化合物。为此,常加入某种试剂使之与被萃取的金属离子作用,生成一种不带电荷的易溶于有机溶剂的分子,然后用有机溶剂萃取。例如:Ni^{2+} 在水溶液中是亲水性的,以水合离子 Ni(H$_2$O)$_6^{2+}$ 的状态存在。如果在氨性溶液中,加入丁二酮肟试剂,生成疏水性的丁二酮肟镍螯合物分子,它不带电荷并由疏水基团取代了水合离子中的水分子,成为亲有机溶剂的疏水性化合物,即可用 CHCl$_3$ 萃取。

2. 在萃取过程中,常用以下几个特征参数来衡量某一溶剂萃取体系的优劣以及组分分离富集的效果。

(1)分配系数:在萃取过程中,当被萃取物在单位时间内从水相转入有机相的量与由有机相转入水相的量相等时,在该条件下萃取体系处于暂时的相对平衡,如果条件改变,原来的萃取平衡会被破坏,建立新的平衡。在一定温度下,当某一溶质在两种互不混溶的溶剂中分配达到平衡时,则该溶质在两相中的浓度之比为一常数,该常数即称为分配常数,也叫分配系数,用 K_D 表示。

$$K_D = \frac{[A]_o}{[A]_w} \tag{4-2-1}$$

此式称为分配定律,它是溶剂萃取的基本原理。式中,$[A]_o$、$[A]_w$ 分别表示组分 A 在有机相和水相中的平衡浓度。分配系数 K_D 是表征萃取体系分离物质特性的重要参数,与溶质的性质、溶剂的性质及温度等因素有关,K_D 越大,表示组分 A 越易被有机溶剂萃取。该式适用于溶质浓度较低,且溶质在两相中的存在形式相同(即溶质不发生离解、缔合等反应)的情况。当溶质在两相中有多种存在形式时,通常用分配比来表示溶质在两相中的分配情况。

(2)分配比:实际分析工作中,被萃取物在水相或有机相中往往因发生离解、缔合等反应而以多种型体存在,这种情况下,常用分配比来表示被萃取物在两相中的分配情况。分配比是指在一定温度下,被萃取物 A 在两相中分配达到平衡时,A 在有机相中各种存在形式的总浓度与在水相中各种存在形式的总浓度之比,即:

$$D = \frac{c_O}{c_W} \quad\quad (4\text{-}2\text{-}2)$$

式中，D 表示分配比；c_O、c_W 分别表示 A 在有机相中各种存在形式的总浓度与在水相中各种存在形式的总浓度。分配比 D 与溶质和两相的性质及温度有关。分配比考虑到了被萃取物的各种存在型体在两相中分配的情况。分配系数 K_D 仅表示某一种型体在两相中的分配情况。只有当被萃取物在两相中以一种相同的型体分配时，分配系数 K_D 和分配比 D 才相等。多数情况下，K_D 和 D 是不相等的。当两相体积相等时，D 越大，说明被萃取物进入有机相的总浓度越大，萃取越完全。D 比 K_D 更能反映真实分离效果，也易测量。

（3）萃取率：实际工作中，常用萃取率表示物质被萃取的完全程度，是衡量萃取效果的一个重要指标。它是指物质被萃取到有机相的百分率，即被萃取物质在有机相中的量与被萃取物质总量之比，也称萃取回收率，用 $E\%$ 表示，即：

$$E\% = \frac{c_O V_O}{c_O V_O + c_W V_W} \times 100\% \quad\quad (4\text{-}2\text{-}3)$$

式中，V_O、V_W 分别表示有机相和水相的体积。分子分母同时除以 c_W、V_O，得：

$$E\% = \frac{D}{D + V_W / V_O} \times 100\% \quad\quad (4\text{-}2\text{-}4)$$

当 $V_W = V_O$ 时，则：

$$E\% = \frac{D}{D+1} \times 100\% \quad\quad (4\text{-}2\text{-}5)$$

由上式可得出，$E\%$ 与 D 及 V_W/V_O 的关系：①当 V_W/V_O 一定时，$E\%$ 随 D 的增大而增加，当 $V_W = V_O$ 时，$D=1$，$E\%=50\%$；$D=9$，$E\%=90\%$。②当 D 一定时，$E\%$ 随 V_W/V_O 比值的减小而增加，即 V_O 越大 $E\%$ 越高，但依靠增大 V_O 提高 $E\%$ 效果不明显，而且有机溶剂用量增大会给后续操作带来不便。实际工作中，常用等体积有机溶剂进行萃取，即 $V_O = V_W$。

为了提高萃取率，最好选用 D 值大的萃取体系和萃取条件。若 D 值不够大，一次萃取不能满足分离要求时，可采用少量多次萃取以提高萃取率。用少量等体积有机溶剂进行多次萃取时，萃取后留在水相中被萃取物质的量可按下式进行计算：

$$m_n = m \left(\frac{V_W}{D V_O + V_W} \right)^n \quad\quad (4\text{-}2\text{-}6)$$

式中，m 为被萃取物质的总量，n 为萃取次数，m_n 为经 n 次萃取后留在水相中被萃取物的量，V_W 为水相体积，V_O 为每次萃取所用有机溶剂的体积。由式可知，n 越大，m_n 越小，即萃取效率越高。同样体积的萃取溶剂，分几次萃取比一次萃取的效率要高。在实际分析工作中，对萃取率的要求是由被萃取物的含量及对准确度的需要决定的，微量组分的分离，一般要求 $E\%$ 达到 95% 或 90%，对常量组分的分离，常要求 $E\%$ 达到 99.9% 以上，对痕量组分的分离则要求 $E\%$ 达到 60%~70% 即可。

3. 萃取体系　采用萃取法进行组分的分离和富集时，应根据组分的性质，选择适当的萃取体系。根据萃取机制或萃取过程中生成的萃取物的性质，可将萃取体系分为简单分子萃取体系、金属螯合物萃取体系、离子缔合物萃取体系和中性配合物萃取体系。

（1）简单分子萃取体系：单质、难电离的共价化合物及有机物在水相和有机相中以中性分子的形式存在,使用惰性溶剂可以将其直接萃取,此方法称为简单分子萃取。其特点是:被萃取物在水相和有机相中都以中性分子形式存在;溶剂与被萃取物之间一般没有化学结合;不加萃取剂,溶剂本身就是萃取剂。此类萃取是由于被萃取物在水相和有机相中溶解度不同而在两相之间进行的物理分配过程,符合分配定律。如用 CCl_4、$CHCl_3$、苯等有机溶剂直接萃取样品溶液中的碘单质;食品中的脂肪常用乙醚或石油醚萃取;食品中残留的农药常用正己烷萃取等。大多数无机物在水溶液中以离子形式存在,不适合用该体系萃取。

(2)金属螯合物萃取体系:利用金属离子与螯合剂(亦称萃取络合剂)作用生成疏水性螯合物,再用有机溶剂萃取。金属离子的分离和富集多用此类萃取体系。常用的螯合剂有8-羟基喹啉、二硫腙、二乙氨基二硫代甲酸钠(铜试剂,DDTC)、乙酰丙酮等,常用的萃取剂有氯仿、四氯化碳、异戊醇、苯、乙酸乙酯等。

(3)离子缔合物萃取体系:利用离子缔合反应将亲水性物质转化为疏水性离子缔合物,再用有机溶剂萃取。例如:Fe^{2+} 与吡啶作用生成阳配离子,再与 SCN^- 作用生成离子缔合物中性分子,然后被 $CHCl_3$ 萃取;在 HCl 介质中,Fe^{3+} 生成 $FeCl_4^-$ 离子,乙醚生成 $(C_2H_5)_2OH^+$ 离子,二者可结合成离子缔合物,被乙醚萃取。

(4)中性配合物萃取体系:被萃取组分与萃取剂都是中性分子,萃取剂通过配位原子与被萃取物质的分子相结合,取代被萃取物质分子中的水分子而形成新的溶剂化合物,此化合物进入有机相而被萃取,这类型的萃取称为中性配合物萃取体系,也称溶剂化合物萃取体系。如用磷酸三丁酯(TBP)萃取 $FeCl_3 \cdot nH_2O$。

4. 萃取条件的选择 萃取体系不同,萃取条件也不同。直接萃取体系萃取分离的物质本身具有疏水性,萃取条件比较简单。金属螯合物萃取体系、离子缔合物萃取体系、中性配合物萃取体系,其被萃取物是亲水性的,要将其转变成疏水性物质后才可用有机溶剂萃取,萃取条件较为复杂。以金属螯合物萃取体系为例讨论萃取条件选择的基本原则:

(1)螯合剂的选择:螯合剂必须具有一定的亲水集团和疏水集团。螯合剂含有亲水集团,易溶于水,才能与金属离子生成螯合物。螯合剂与金属离子生成的螯合物的稳定性要好,稳定常数越大,则萃取效率越高。但亲水集团过多,生成的螯合物不易被萃取到有机相中。因此要求螯合剂的亲水集团要少,疏水集团要多。亲水集团有 —OH、—NH$_2$、—COOH、—SO$_3$H,疏水集团有脂肪基(—CH$_3$、—C$_2$H$_5$ 等)、芳香基(苯和萘基)等。乙二胺四乙酸(EDTA)与多种金属离子生成的螯合物多带有电荷,不易被有机溶剂萃取,不能用作萃取螯合剂。

(2)溶液酸度的选择:溶液的酸度低,有利于螯合物的定量生成,有利于萃取。但酸度过低,则可能引起金属离子的水解或其他干扰反应发生,因此要根据不同的金属离子控制适宜的酸度。例如:用二硫腙作螯合剂,用 CCl_4 从不同酸度的溶液中萃取 Zn^{2+} 时,pH 必须大于 6.5 才能完全萃取,但当 pH 大于 10 以上,萃取效率反而降低,这是因为生成难配位的 ZnO_2^{2-} 所致,所以萃取 Zn^{2+} 最适宜的 pH 范围为 6.5~10。

(3)萃取剂的选择:选择对螯合物溶解度大的惰性有机溶剂,且萃取剂的毒性尽可能小,无特殊气味,挥发性小和不易燃烧。此外,萃取时为便于分层,所用萃取剂与水密度差要大,黏度要小。常用的萃取剂有三氯甲烷、四氯化碳、苯、环己烷、乙醚、异丙醚、甲基异丁基酮(MIBK)等。

(4)干扰离子的消除：常用的消除干扰离子的方法为控制溶液酸度、使用掩蔽剂。当多种金属离子均可与螯合剂生成螯合物时,可以通过控制酸度进行选择性地萃取某种离子或连续萃取几种离子,将被测组分与干扰组分分离。如用二苯硫腙-CCl_4萃取溶液中的Hg^{2+},若溶液中同时含有Bi^{3+}、pb^{2+}、Cd^{2+},应将溶液的pH控制为1,此时Bi^{3+}、pb^{2+}、Cd^{2+}不被萃取;若要萃取pb^{2+},可先将溶液pH调到4~5,将Hg^{2+}、Bi^{3+}先萃取除去,再将pH调至9~10,将pb^{2+}萃取出来。如果控制酸度尚不能消除干扰时,可选择加入掩蔽剂,使干扰离子生成亲水性化合物而不被萃取。如用二苯硫腙—CCl_4萃取溶液中的Ag^+,为了避免其他元素离子的干扰,应将pH控制为2,并加EDTA作掩蔽剂,许多离子都被掩蔽起来不被萃取。常用的掩蔽剂有EDTA、氰化物、酒石酸盐、柠檬酸盐和草酸盐等。

5. 萃取操作方法与装置 常用的萃取操作方法有间歇萃取法、连续萃取法和逆流萃取法三种。在分析化学中经常应用前两种。对于具体样品的萃取分离,应根据被萃取物组分的分配系数、可能存在的干扰组分以及它们之间的分离系数等,决定选用哪一种萃取操作较为合适。

(1)间歇萃取法:溶剂萃取分离中最简单、应用最广泛的一种萃取方法,又称为单效萃取法。其主要步骤:①取一定体积的被萃取溶液于分液漏斗中,加入适当的萃取剂和其他试剂(如掩蔽剂、调节pH的缓冲试剂等)。②密塞,充分振摇,使两相液层充分接触,发生分配过程直至达到平衡。振摇过程中应多次放气,使内外压力平衡。③静置,待两相分层后,进行有机相与水相的分离。轻轻转动分液漏斗的活塞,使下层液体(水溶液层或有机溶剂层)从下口流入另一容器中,从而达到分离。当样品量较少时,此操作也可在离心试管中进行,具体操作是先将样品加入离心试管中,加入一定体积的萃取剂和其他试剂后,密塞,利用回旋振荡器进行振荡,然后用离心机进行离心,使有机相和水相分离。

如果被萃取物的分配比足够大,则一次萃取即可达到定量分离的要求;如果分配比不够大,经第一次分离之后,可在水相中再加入新的有机溶剂,重复操作,进行两次、三次或更多次萃取。

间歇法萃取中常用梨形分液漏斗(图4-2-1),这种漏斗形状较细长,可使两相分离较为完全。在分离两相时,较重的一相先从下口流出。如果萃取剂较水轻时,只能在下口放出较重的水相后,才能从分液漏斗上口放出溶剂相。这样,如果需要重复萃取时,操作起来很繁琐。

图4-2-2是一种经过改进的萃取器,适用于较轻溶剂的多次萃取操作。A是锥形萃取室,其底部由毛细管及活塞C与玻璃管B相连,B管是盛被萃取溶液和萃取溶剂的。萃取室右半部有一管子与三孔旋塞D相连,D右边接抽真空系统,下面接橡皮球。萃取室顶部为一磨砂口,插入一细

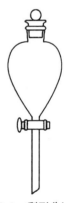

图 4-2-1 梨形分液漏斗

长的分液漏斗F,其下端的毛细管一直达到萃取室的底部。萃取时先将被萃取的溶液和溶剂置于B管中,转动三孔旋塞D使萃取室A与抽真空系统相通,打开旋塞C,将溶液和溶剂吸入萃取室A。继续缓缓吸入空气流,使之起到搅拌作用。关闭旋塞C和D,让溶液和溶剂在萃取室中静置分层。然后打开旋塞C,转动三孔旋塞D使萃取室A与橡皮球相通,借橡皮球鼓气,将萃取室中下层的水溶液压入B管中,当两相界面刚好达到旋塞C时,关闭旋塞C。然后打开活塞E,把有机相压入细长分液漏斗F中。关旋塞E,就让有机相保留在分液漏斗F中。B管中的水溶液可加入有机溶剂再次萃取,如前所述。当最后一次萃取完毕后,

取出盛有溶剂相的分液漏斗 F,放出有机相以供进一步分析测定。这种萃取器虽为萃取小量试液而设计,但也可用来萃取较大量的试液。

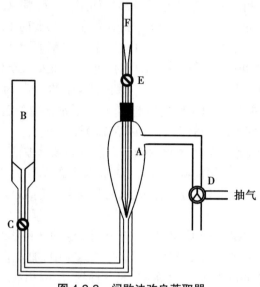

图 4-2-2 间歇法改良萃取器

(2)连续萃取法:对于分配比较小的体系,用间歇萃取法反复萃取多次才能达到定量分离时,应采用连续萃取法。其萃取过程为:从烧瓶中不断蒸发出萃取用的溶剂,冷凝下来后,通过被萃取的溶液,进行萃取,萃取液分离后仍流回原来的烧瓶中。在烧瓶中再把溶剂蒸发出来,再次冷凝、萃取,重复上述步骤。已被萃取的溶质留在烧瓶中,逐渐浓集,被萃取溶液中溶质的浓度逐渐减小,直至萃取完全。连续萃取器种类很多,几种主要的类型如下:

1)低密度溶剂连续萃取器:如图 4-2-3 所示,该萃取器适用于较水轻的溶剂连续萃取。该萃取器将一端带有细孔玻璃筛板的漏斗管放进萃取管中,萃取过程中,溶剂 E 经蒸馏冷凝,产生的新鲜溶剂滴落到漏斗管中,经细孔玻璃筛板分散成细滴流出,与被萃取溶液 R 充分接触,发生萃取作用,溶剂携带试样组分从溢流管进入烧瓶,溶剂蒸发冷凝后再次萃取,进行反复连续萃取。

2)高密度溶剂连续萃取器:如图 4-2-4 所示,该萃取器适用于较水重的溶剂连续萃取。萃取过程中,烧瓶中萃取溶剂 E 加热蒸馏,蒸气上升到冷凝器被冷凝,当新鲜有机溶剂冷凝下来时,流经被萃取的水溶液层 R,较重的溶剂携带试样组分从萃取器底部经侧管进入烧瓶,烧瓶中的溶剂蒸发冷凝后再次萃取,直至足够量的被测物质被萃取出来。

3)用于固体试样的连续萃取器:有些情况下,某些天然产品、生化试样,有时需要进行液 - 固萃取。由于溶剂进入固体试样内壁是比较缓慢的过程,因此液 - 固萃取需要较长时间,一般也需要用连续萃取。索氏萃取器是最常用的液 - 固萃取器,如图 4-2-5。萃取时,将固体试样置于纤维素或滤纸制成的套管中,放置于萃取室 A 中,萃取溶剂在烧瓶 D 中加热蒸馏,蒸汽经 C 管上升到冷凝管冷凝后滴入萃取室中,溶剂达到一定的高度,经虹吸管 B 流回烧瓶。进一步蒸发、冷凝、萃取,如此循环,直至被萃取物集于烧瓶中。

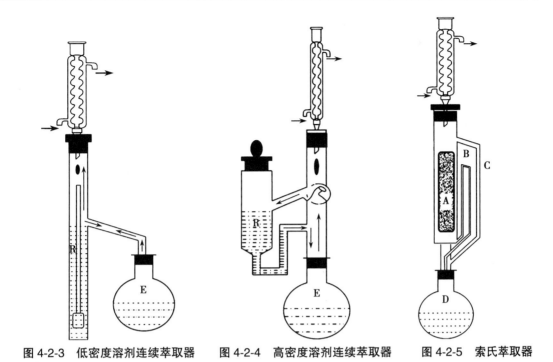

图 4-2-3 低密度溶剂连续萃取器　　图 4-2-4 高密度溶剂连续萃取器　　图 4-2-5 索氏萃取器

五、蒸馏法和挥发法

蒸馏法和挥发法是利用样品中各组分挥发性的不同(沸点差异)进行分离的方法。利用被测物具有挥发性或经处理后转变为挥发性物质,通过在恒温下吹气或加热的方法使其与非挥发性的杂质分离。

1. 蒸馏法　利用被测组分与其他物质的蒸气压不同而进行分离与提纯的一种方法。常用于挥发性物质与不挥发性物质或沸点不同物质的分离。将样品溶液加热或向其中通入水蒸气,令待测组分挥发或随水蒸气一起蒸出,然后用适宜溶剂吸收或收集组分,达到分离富集的目的。蒸馏法是分离液体混合物常用的方法,与挥发法并无本质区别。蒸馏分离的关键是选择适宜的蒸馏体系,以便有选择性地蒸出样品中的被分离成分。例如:水或尿中挥发性酚的分离,样品用 H_3PO_4 调节 pH<4,并加入少量 $CuSO_4$;水中氰化物的测定,在乙酸锌-酒石酸蒸馏体系中,只有 $Zn(CN)_4^{2-}$ 配合物中 CN^- 和游离 CN^- 才能被蒸出,其他金属配合物中的 CN^- 几乎不被蒸出;在 H_3PO_4 和 H_3PO_4-EDTA 蒸馏体系,除难以离解的 $Cd(CN)_4^{2-}$ 配合物外,其他配合物中 CN^- 都可被定量蒸出。

常用的蒸馏方法有常压蒸馏、减压蒸馏和水蒸气蒸馏三种。常压蒸馏用于沸点在40~150℃之间的化合物的分离,如水或尿中挥发性酚的分离。减压蒸馏用于沸点高于150℃或沸点虽低,但蒸馏过程中易分解的热不稳定性物质,如食品中有机磷农药的分离富集。水蒸气蒸馏是将水蒸气引入烧瓶内,使待测组分在低于其沸点的温度下进行蒸馏,用于提取难挥发或在自身沸点下不稳定且与水互不相溶的物质。当物质的蒸气压较低,或在沸点温度下不稳定,但在 100℃时的蒸气压大于 1.33kPa,且与水不互溶时,可选用此蒸馏方法,如分离富集水中的溴苯。

2. 挥发法　利用被分离组分具有挥发性或者可以转变为挥发性物质,在常温或加热条件下,向样品溶液中吹入惰性气体,使其从试样基体中逸出而与共存组分分离,然后用吸收液或固体吸附剂(活性炭等)将组分收集。例如:测汞仪利用汞的挥发性原理,样品消化处理后,用酸性 $SnCl_2$ 将 Hg^{2+} 还原成金属汞,以空气或 N_2 将其吹出后直接测定;分离水或尿中氟化物,样品经 H_2SO_4 酸化后加热,用 N_2 将生成的 HF 吹出,并吸收于 NaOH 溶液中。

六、顶空分析法

顶空分析法实质就是挥发分离技术,是一种将挥发性物质从样品基体中分离出来进行测定的方法,用于固体或液体试样中挥发性成分的分析,又被称为气体萃取。此方法是将固体或液体试样定量加入一定容积的容器中,容器口用硅橡胶等材料的塞子密封,恒温保持一段时间,使试样中的挥发性组分挥发到容器上部的气相(顶空)中,并使组分在气相与液相(或固相)中的分配达到平衡,然后用注射器抽取容器上部的气体进行分析。由于挥发性组分在气相中的浓度与其在试样中的含量成比例,所以可在相同的实验条件下,进行定量分析。

顶空分析法分为静态顶空和动态顶空。静态顶空是样品在密封的容器中恒温加热,达到平衡后取其蒸气进行测定。动态顶空则是用气体连续吹出所需组分,然后通过冷却或吸附将其收集浓缩,最后用加热的方法释放出来,又称为吹扫捕集技术。

目前,顶空分析装置更多与气相色谱仪联用,做成精巧的气相色谱仪专用附件。顶空气相色谱法(HS-GC)又称液上气相色谱分析,采用气体进样,可专一性收集样品中的易挥发性成分,通过测定蒸气相中被测组分的含量,就可间接得到样品含量。例如:测定咖啡、茶或其他饮料中的挥发性香味成分;测定污水中的挥发性有害成分;测定生物材料(体液等)中挥发性有机组分等。

由于固体试样和成分复杂的液体试样是不能直接在气相色谱上进样的,采用顶空法技术作这些试样的前处理,可以避免采用其他复杂费时的试样前处理手段,并提高检出灵敏度和分析速度,且对分析人员和环境危害小,操作简便,容易实现自动化。而且,由于注入气相色谱仪的气体比较"清洁",色谱分离容易,色谱柱的寿命也能得到延长,是一种符合"绿色分析化学"要求的分析手段。

七、色谱法

色谱法又称层析法、色层法,是利用混合物中各组分物理或物理化学性质的差异(如吸附力、溶解力、离子交换力、空间排阻力、亲和力等),使各组分在两相中的分配系数不同,从而形成差速迁移,最终达到分离,是目前广泛应用的一种分离技术。

色谱法始创于 20 世纪初,1903 年俄国植物学家茨维特(Tsweet)将一个玻璃柱(相当于滴定管)填充上 $CaCO_3$ 固体小颗粒,然后将植物色素的石油醚浸取液注入玻璃柱顶端,浸取液中的各种植物色素就吸附到玻璃管的顶端的 $CaCO_3$ 小颗粒上,再用纯净的石油醚淋洗柱子,结果在管的不同部位形成不同颜色的色带,茨维特称之为"色谱",通过对各个色带作定性分析,得到叶绿素和其他色素,这就是最原始的层析过程,现在色谱法不仅用于分离有色物质,而且更多是用于无色物质的分离方面。

色谱法的特点:分离精度高,能分离一系列结构较为相似的成分,能达到一般分离方法难以达到的目的,且设备简单、操作方便,是获得高纯度产物最有效的技术。

(一)基本原理

色谱法分离时必须具备两相,且这两相是互不相溶的:一相是固定相(如 Tsweet 实验中

的 $CaCO_3$ 固体小颗粒),其是固定不动的,可以是固体物质或者是涂布于固体物质上的成分;另一相是流动相(如 Tsweet 实验中的石油醚),其是运动的,带上待分离组分流经固定相,可以是气体,也可以是液体。组分在两相构成的体系中具有不同的分配系数。当两相作相对运动时,组分也随着流动相一起运动,并在两相间进行反复多次的分配(吸附 - 脱附或溶解 - 析出等),使得那些分配系数只有微小差别的组分(物理化学性质的微小差别),在移动速度上产生了很大的差别(即经过成千上万次的重复,使微小的差别累积成大的差异),从而达到分离的目的。

(二)基本概念

1. 分配系数 K　组分在固定相和流动相间发生的吸附 - 脱附或溶解 - 析出等过程称为分配过程。不论色谱法机制属于哪一种,分配过程都存在。分配过程进行的程度,可用分配系数 K 表示,是指在一定温度、压力下,组分在固定相与流动相之间的分配达到平衡时,组分分配在固定相中的平均浓度与其分配在流动相中的平均浓度(单位:g/ml)之比值,也叫平衡常数、分布系数。

$$K = \frac{组分分配在固定相中的浓度}{组分分配在流动相中的浓度} = \frac{C_s}{C_m} \qquad (4\text{-}2\text{-}7)$$

不同色谱法机制分配系数 K 的含义不同,在吸附色谱中,K 为吸附平衡常数,在离子交换色谱中 K 为交换常数或称选择系数。

K 值的影响因素:①组分的性质。在一定条件下(固定相、流动相、温度),K 是组分的特征常数,与物质的化学结构、组成及物理化学性质有关,性质不同,与固定相的作用力也就不同,如被吸附的能力,或溶解在固定相中的多少也就不同。②固定相和流动相的性质。同一组分在不同的固定相与流动相中的分配系数 K 也不同。③与温度、压力有关。温度提高30℃,分配系数 K 约下降一半。

2. 分配比 k　分配比又称为容量因子或容量比,是指组分在两相分配达平衡时,分配在固定相和流动相中的物质的量或质量之比。即

$$k = \frac{n_s}{n_m} \text{ 或 } k = \frac{m_s}{m_m} = \frac{c_s V_s}{c_m V_m} = K \frac{V_s}{V_m} \qquad (4\text{-}2\text{-}8)$$

由上式可知,分配比不仅与分配系数有关,还与固定相和流动相的体积有关。

(三)分类

色谱法有多种类型,也有多种分类方法。

1. 按两相所处的状态分类　按色谱法所用的流动相状态不同,若液体作为流动相,称为"液相层析"或"液相色谱";若用气体作为流动相,称为"气相层析"或"气相色谱"。

色谱法所用的固定相也有两种状态,以固体吸附剂作为固定相和以附载在固定相担体上的液体作为固定相。"液相色谱"又可分为"液固色谱"和"液 - 液色谱";"气相色谱"又可分为"气固色谱"和"气液色谱"。

2. 按色谱过程的机制分类

(1)吸附色谱:固定相为吸附剂,利用它对被分离组分吸附能力强弱的差异来进行分离,气固色谱和液固色谱属于这一类。

(2)分配色谱:利用各个被分离组分在固定相和流动相两相间分配系数(或溶解度)的不同来进行分离,气液色谱和液 - 液色谱属于这一类。

(3)离子交换色谱:以离子交换剂作固定相,利用各组分对离子交换剂亲和力的不同来进行分离的方法。

(4)凝胶色谱:又称排阻色谱,用凝胶作固定相,利用凝胶对不同组分分子大小不同所产生阻滞作用的差异来进行分离的方法。

3. 按操作形式不同分类

(1)柱色谱:将固定相装于柱内,使样品沿一个方向移动而达到分离的方法。

(2)纸色谱:用滤纸作液体的载体,点样后,用流动相展开来达到分离的方法。

(3)薄层色谱:将适当粒度的吸附剂涂铺成薄层作为固定相来进行分离的方法。

(四)液 - 固吸附柱色谱法

1. 吸附等温线 吸附色谱法是以多孔性的微粒状物质吸附剂作为填充物,利用其对不同的物质具有不同的吸附能力从而达到分离的目的。吸附剂表面具有许多吸附中心(或吸附位置),吸附中心吸附能力的强弱及数量的多少直接影响吸附剂的性能。若吸附剂中含有一定量水分,则吸附剂表面一些强有力的吸附中心被水分子所占据,吸附能力减弱。如常用的吸附剂硅胶,其吸附中心主要是硅醇基($-Si-OH$)上面的羟基,硅胶吸水以后硅羟基和水分子形成氢键,吸附能力就会下降。加热去除水分后,又可使吸附剂的吸附能力增强,即所谓"活化"。反之,加入一定量的水分,可使吸附活性降低。

在一定温度下,某种组分在吸附剂上的吸附规律,可用在平衡状态时,此组分在两相中浓度的相对关系曲线来表示,称为吸附等温线,有线性的和非线性的两种,即线性吸附等温线和非线性吸附等温线。当溶质 A 随着流动相流过色谱柱中的吸附剂时,溶质 A 在两相之间不断发生吸附、解吸、再吸附、再解吸,当达到吸附平衡时,固定相中组分 A 的浓度 c_s 与流动相中组分 A 的浓度 c_m 有以下关系:

$$c_s \rightleftharpoons c_m \tag{4-2-9}$$

吸附平衡常数:

$$K_{sd} = \frac{c_s}{c_m} \tag{4-2-10}$$

K_{sd} 为溶质在固定相和流动相中浓度的比值,称为分配系数。对于线性吸附过程 K_{sd} 为一常数。当流动相的流速保持恒定时,溶质 A 在色谱柱中将以恒速前进,最后流出柱外,流出曲线是符合高斯分布的曲线。

非线性等温线可分为呈凸形的吸附等温线和呈凹形的吸附等温线。由于吸附剂表面上具有吸附能力强弱不同的吸附中心,溶质在其上的分配系数不同。吸附能力较强的吸附中心,溶质在其上的分配系数 K_{sd} 较大,溶质分子将首先占据强的,其次再占据较弱的、弱的和最弱的。于是分配系数 K_{sd} 值随着溶质在吸附中心上浓度的增加,强吸附中心的质点被饱和而逐渐变小,因而吸附等温线逐渐向下弯曲而呈凸形。对于这种色谱分离过程进行洗脱时,由于数量较多的弱的和较弱的吸附中心上的溶质先被洗下,因而溶质浓度较集中的区域前进较快,先行流出;接着较少的强吸附中心上的溶质也被洗下而流出。吸附等温线多数是凸形的,所以吸附色谱中拖尾的现象是普遍的。但如果减少溶质的量,只利用凸形等温线开始的一部分,这时它接近于一条直线,流出曲线也就变得对称了。

因此,为了保证流出曲线的对称性,防止拖尾,色谱分离中要注意控制溶质的量,每种色谱方法都有一定的进样限度,超过这个限度,拖尾现象就开始出现,即柱子或板超过负载了。

在试样中各组分的分配系数往往有差异。分配系数较大的组分,在柱中被吸附得较牢,在固定相中保留的时间较长,要把它从柱上洗脱下来,所需的溶剂(流动相)也较多。分配系数 K_{sd} 值较小的组分,被吸附得不牢固,在柱中保留时间较短,较易被洗脱下来。于是就可以利用各组分在固定相上吸附能力的差异,即保留特性的差异来把它们分开。

2. 吸附剂及其选择　吸附色谱主要利用溶质在吸附剂和流动相中的可逆平衡,以及吸附剂对不同物质吸附力的差异来进行分离。因此,吸附剂和流动相的选择是否恰当是吸附色谱成败的关键。

对吸附剂的基本要求为:①具有较大的吸附表面和一定的吸附能力,能使样品各组分达到预期的分离;②与洗脱剂及样品中各组分不起化学反应,也不溶于洗脱剂中;③吸附剂的颗粒应有一定的细度,并且粒度要均匀。

常用的吸附剂有氧化铝、硅胶等。

1) 氧化铝:色谱分离用的氧化铝是由 $Al(OH)_3$ 在 300~400℃ 脱水制得。其吸附机制认为是其表面存在铝羟基 Al-OH,由于羟基的氢键作用使其对成键组分产生吸附力。氧化铝为一种吸附力较强的吸附剂,具有分离能力强、活性可以控制等优点。可分为中性、酸性和碱性三种,一般情况下,中性氧化铝使用最多。

中性氧化铝(pH=7.5),适用于分离生物碱、挥发油、萜类、甾体、蒽醌以及在酸碱中不稳定的酯、内酯等化合物。凡是酸性、碱性氧化铝可以使用的,中性氧化铝也都能适用。

酸性氧化铝(pH=4~5),适用于分离酸性化合物,如酸性色素及某些氨基酸,以及对酸稳定的中性物质。

碱性氧化铝(pH=9~10),适用于碱性(如生物碱)和中性化合物的分离。

氧化铝按其活性可分为五级,活度级数越大,吸附性能越小,其活性大小与含水量有很大关系。在一定温度下,加热除去水分可以使氧化铝的活性提高,吸附能力加强。反之,加入一定量的水分可降低其活性。

2) 硅胶:色谱分离常用的吸附剂之一。硅酸钠的水溶液中加入盐酸可以得到一种胶状沉淀,是一种缩水硅胶,常以 $SiO_2 \cdot nH_2O$ 表示。这种沉淀在 100~120℃ 脱水即形成多孔性硅胶吸附剂。硅胶由于表面结构中的硅醇基(—Si—OH)上的羟基与溶质分子产生氢键而产生吸附作用。水与硅胶表面的羟基结合形成水合硅醇,使原来的吸附质点失去吸附性能。硅胶的活性与含水量有关,含水量高则吸附力减弱。加热至 100℃ 左右能可逆地除去这些水分,使硅胶活化。最佳的活化条件为 105~110℃,加热 30 分钟。加热至 200℃ 以上,则硅胶逐渐失去结构水,形成硅氧烷,吸附能力下降。

硅胶具有微酸性,吸附能力较氧化铝稍弱,可用于分离酸性和中性物质,如有机酸、氨基酸、萜类、甾体等。

3. 流动相的选择　流动相的洗脱作用实质上是流动相分子与被分离的溶质分子竞争占据吸附剂表面活性中心的过程。强极性的流动相分子占据吸附中心的能力强,因而具有强洗脱作用。非极性流动相竞争占据活性中心的能力弱,洗脱作用就要弱得多。因而要使试样中吸附能力稍有差异的各种组分分离,就必须根据试样的性质、吸附剂的活性选择极性适当的流动相。

1) 被测物质的结构和性质:极性较大的化合物可以比较强地从溶液中被吸附剂吸附,需要极性较大的溶剂才能置换。被测物质的结构不同,所具有的极性也不相同,饱和碳氢化合物系非极性化合物,一般不被吸附或吸附得不牢。当其结构中的氢原子一旦被官能团取代,其极性便会改变,极性改变的幅度与官能团的极性有关。常见的官能团其极性由小到大的次序是:烷烃 < 烯烃 < 醚类 < 硝基化合物 < 二甲胺 < 酯类 < 酮类 < 醛类 < 硫醇 < 胺类 < 酰胺 < 醇类 < 酚类 < 羧酸类。

判断物质极性大小时,有以下规律可循:若基本母核相同,则分子中集团的极性越大,整个分子的极性也越大,极性集团增多,则整个分子极性加大;分子中双键多,吸附力强,共轭双键多,吸附力增大;化合物取代基的空间排列,对吸附性也有影响,如同一母核中羟基处于能形成分子内氢键位置时,其吸附力弱于羟基处于不能形成氢键的化合物。

2)吸附剂的性能:分离极性小的物质,一般选用吸附活性大一些的吸附剂,反之,分离极性大的物质应选用活性小的吸附剂。

3)流动相的极性:通常极性小的溶剂对被分离混合物中极性小的物质亲和力强,在色谱分析过程中使它移动较快,从而与一些极性大的物质分离。同理,极性大的溶剂和中等极性的溶剂对极性大的和中等极性的物质亲和力强,从而与一些极性小的物质分离。常用的流动相按其极性增强顺序排列如下:石油醚 < 环己烷 < 四氯化碳 < 苯 < 甲苯 < 氯仿 < 乙醚 < 乙酸乙酯 < 丙酮 < 正丙醇 < 乙醇 < 甲醇 < 水。而且可以把各种溶剂按不同配比配成混合溶剂作为流动相,因此流动相的种类很多,流动相的选择就比固定相的选择更为复杂了。

选择色谱分离条件时,必须从吸附剂、流动相、被分离物质三方面综合考虑。一般用亲水性吸附剂(如硅胶、氧化铝)作色谱分离时,如被测成分极性较大,应用吸附性较弱(活度较低)的吸附剂,用极性较大的洗脱剂;如组分的亲脂性较强,则应该选用吸附性强(活度高)的吸附剂,极性较小的洗脱剂。

上述仅为一般规律,对于具体的某种试样尚需通过实验选择最合适的条件。

(五)液-液分配柱色谱法

1. 保留因子　液-液分配柱色谱法是根据欲分离组分在两种互不相溶溶剂间溶解度的差异来实现分离的。在一定温度下,物质同时溶解于两种相接触而不能混溶的溶剂中,其中一种溶剂是流动相,另一种是附着在载体或担体上的溶剂,和担体一起作为固定相。例如:含有一定量水分的硅胶,吸附性能消失(或极弱),它含有的水分是固定相,硅胶为担体。当流动相带着试样中的各种组分沿着色谱柱流动时,各种组分就在流动相和固定相之间进行分配,分配系数的差异,使它们在柱中产生差速迁移,得以分离。分配柱色谱法中的分配系数以 K_D 表示。

液-液分配柱色谱分离中,如果在单位时间内,一个分子在流动相中停留的时间,即在流动相中出现的概率以 R 表示。假如 $R=\dfrac{1}{3}$,从溶质在两相中存留的总体时间分配看,该溶质分子有 $\dfrac{1}{3}$ 时间在流动相,$\dfrac{2}{3}$ 时间在固定相;对于大量的分子,则可认为有 $\dfrac{1}{3}$ 的溶质分子在流动相,有 $\dfrac{2}{3}$(即 $1-R$)的溶质分子在固定相。在流动相和固定相中溶质的量分别为 $c_m V_m$ 及 $c_s V_s$,其中 V_m、V_s 分别为色谱柱中流动相和固定相的体积。于是:

$$\frac{1-R}{R}=\frac{c_s V_s}{c_m V_m}=K_D \frac{V_s}{V_m} \tag{4-2-11}$$

整理得:

$$R=\frac{1}{1+K_D \dfrac{V_s}{V_m}} \tag{4-2-12}$$

R 是溶质分子出现在流动相中的概率,它表示了色谱过程中溶质分子在柱中移动的情况,也表示了溶质分子与流动相分子在柱中移动速度的相对值,常以 R_f 表示之,称之为保留因子。由此可见,在某一色谱分离条件下,V_m、V_s 为定值,R_f 只和分配系数 K_D 有关。各种不同组分,由于它们的分配系数不同,保留因子不同,因而可以得到分离。K_D 越大,溶质分子停留在固定相的时间分数越大,色谱分离时移动越慢,R_f 值越小。

2. 分配色谱的担体、固定相和流动相　担体在分配色谱中只起负载固定相的作用,本身应该是惰性的,不能有吸附作用,担体必须纯净,颗粒大小适宜,多数商品担体在使用之前需要精制、过筛。常用的担体除吸水硅胶外,还有纤维素、多孔硅藻土等。

固定相除水外,还有稀硫酸、甲醇、甲酰胺等强极性溶剂。

液 - 液分配柱色谱的流动相一般是与水不相混溶的有机溶剂,如正丁醇、正戊醇等。为了防止色谱分离过程中流动相把吸附于担体上的少量水分带走,流动相应预先以水饱和,并加入醋酸、氨水等弱酸、弱碱,以防止某些被分离组分的离解。

3. 柱色谱分离的操作

1)装柱:有干法装柱和湿法装柱两种。

干法装柱:将已选定并经处理的吸附剂通过漏斗缓缓流入管柱内,必要时可轻轻敲打管柱,使之装填均匀。装填完毕后,在吸附剂表面铺一层滤纸。然后打开下端旋塞,并从管口徐徐加入洗脱剂,注意勿冲起吸附剂。吸附剂润湿后注意柱内应无气泡。但干法装柱常常会在柱内出现气泡,使色谱分离时发生沟流现象。

湿法装柱:先在柱内加入已选定的洗脱剂,将下端旋塞稍打开,同时将吸附剂缓缓加入管柱内,吸附剂一面沉淀一面添加,加入的速度不宜太快,以免带入空气。必要时可将色谱柱轻轻振动,这有助于填充均匀,并可使吸附剂带入的气泡向上逸出。

2)色谱分离:色谱柱装填完毕后可以加入试液。溶解试样的溶剂极性应与洗脱剂相似,以免因两种溶剂极性不同而影响色谱分离。将试液轻轻注入管柱上端,注意勿使吸附层受到扰动。试样应该浓一些,这样就只需加入较小体积的试液,使试样集中在管顶部尽可能小的范围内,以利于展开。如果试样难溶于极性与洗脱剂相似的溶剂中,也可先将试样溶于适当溶剂中,加入少量吸附剂,拌匀,待溶剂挥发后,再将吸附着试样的吸附剂加于柱中吸附层上,然后进行色谱分离。

将已选定的洗脱剂小心地从管柱顶端加入色谱柱,勿冲动吸附层,并保持一定液面高度,以控制流速,一般在 0.5~2ml/min。如为有色物质,展开后可以清楚地看到各个分离后的谱带,如为无色物质,应用各种方法定位。

分离后的各个组分,可分段洗脱,分别测定,亦可将整条吸附剂从色谱柱中推出,分段切开,分别洗脱后测定。

(六) 薄层色谱法

薄层色谱法(thin layer chromatography,TLC)是 20 世纪 50 年代在柱色谱和纸色谱基础上发展起来的分离技术。按分离原理不同,可分为吸附、分配、离子交换及空间排阻等类型。实际工作中应用最多的是吸附薄层色谱法,下面介绍其原理及操作技术。

1. 基本原理　将固定相(吸附剂)均匀地涂铺在表面光洁的玻璃板、塑料或金属箔上制成薄层板,把待分析溶液点加在薄层板一端的起始线上(称为点样,样点称为原点),然后放入密闭容器(称色谱缸或展开槽)中,用适当的溶剂(流动相,也称展开剂)展开。借助薄层板上吸附剂的毛细管作用,溶剂载着试样向前缓缓移动并展开,各组分在相对运动的两相之间不断地发生吸附、解吸的重复过程。由于不同组分的吸附系数不同,形成差速迁移,一定时间后,各组分互相分离,在薄层板的不同位置上形成各自的斑点。各组分在薄层板上的位置用保留因子 R_f 表示。

$$R_f = \frac{原点至斑点中心的距离}{原点至溶剂前沿的距离} = \frac{a}{c} \tag{4-2-13}$$

R_f 值与组分性质及流动相和固定相性质有关,还受色谱分析操作条件的影响。当色谱分析条件一定时,同一物质 R_f 值是常数,所以 R_f 值可作为定性的依据。各组分的 R_f 值相差越大,则分离越好。R_f 值的可用范围是 0.2~0.8,最佳范围是 0.3~0.5。各组分的 R_f 值之差应大于 0.05,以防斑点重叠。

2. 吸附剂与展开剂　薄层色谱法最常用的吸附剂是硅胶和氧化铝,粒度较细,约为 200 目(10~40μm),吸附性能更好。当这两种吸附剂不适宜时,可选用其他吸附剂如聚酰胺、硅藻土、纤维素等。吸附剂的选择应根据被分离组分的性质,极性组分样品的分离选择非极性或弱极性的吸附剂;非极性或弱极性物质的分离选用极性较强的吸附剂。

薄层色谱法的展开剂可用单一溶剂,也可用多元混合溶剂。在用多元混合溶剂展开时,各种溶剂所起作用不同,占比例大的溶剂在展开过程中主要起溶解物质和基本分离作用,占比例较小的溶剂主要起调整改善各组分 R_f 值的作用。一般选用极性比分离物质极性低的溶剂为主要溶剂,否则将使 R_f 值太大或跟随溶剂到前沿。在分离酸性或碱性组分时,在展开剂中加入少量酸或碱,可使某些极性物质斑点集中,提高分离度。

常用溶剂及其选择原则与液相吸附柱色谱法相同,即从试样各组分极性、吸附剂活性和展开剂的极性三方面综合考虑,使其相互适宜。

实际工作中,选择展开剂需通过实验来摸索。一般先用单一溶剂进行展开,根据待测组分在薄层板上的分离效果,进一步改变展开剂的极性或改用混合溶剂进行试验,直至能良好分离为止。

3. 操作步骤　薄层色谱法操作可分为制板、点样、展开、定位和定性五个步骤。

(1)制板:薄层板制备的好坏直接影响薄层色谱的效果,薄层要求均匀而且厚度(0.25~1mm)一致。薄层色谱通常采用硬板,用湿法制备,即在加黏合剂的吸附剂内按一定比例加水或其他溶剂,调成糊状后铺层。湿法铺层有倾注法、刮层平铺法和涂铺器法,其中涂铺器制板操作简单,制成的薄层厚度均匀光滑,是目前应用最多的方法。最后把涂好的薄层板于室温下平放,自然晾干后放入烘箱中加热活化,然后置于干燥器内备用。活化温度和时间根据色谱条件选择。

(2)点样:将样品溶液滴加到薄层板上的操作称作点样。点样前,先将样品进行溶解,选择溶解样品的溶剂很重要。通常将样品溶于低沸点且极性与展开剂相似的溶剂,点样后溶剂最好能很快挥发,配成的样品溶液浓度为 0.01%~1%,应避免用水,以防样点在展开时扩散。点样量要适中,并控制斑点直径不超过 2~3mm,点样量过大会造成斑拖尾,过小则试样组分难检出。点样位置一般在离板端 1.5~2cm 的起始线上,点样距离为 2cm 左右。有直接点样和滤纸移样两种方法,点样工具有平口毛细管、微量注射器及自动点样装置等。点样时,用毛细管或微量注射器吸取试样溶液,轻轻地触点于薄层板的起始线上。

(3)展开:待样点上溶剂挥干后,即可进行展开。展开于密闭的展开槽内进行。展开方式有上行展开、下行展开以及径向展开等,最常用的是上行展开法,软板采用近水平方向展开(薄层板与水平成 5°~10° 角),硬板用近垂直方向展开(薄层板与水平成 45°~60° 角或垂直)。对 R_f 值小的物质可用下行展开法,即在薄层板上方放置一溶剂槽,用滤纸或纱巾把溶剂引到板的上端,借助重力作用使展开剂下移。此法展开较快,但分离效果不好。

对组成复杂的混合物一次展开不能完全分离时,可采用二次展开、连续展开或双向展开。二次展开是在第一次展开后,挥干溶剂,再用相同或不同极性的溶剂以同样的方法再展开一次。连续展开需在特制的展开缸中进行,薄层板的顶部敞于槽外,溶剂上升到敞开部分即向外界不断挥发,它是不增加板长而改进分离的一种方法。双向展开所用薄层板为正方形,将试样点在板的一角,先向一个方向展开至前沿后,取出板挥干溶剂,再用另一种溶剂于前次展开的垂直方向以同样方式再展开一次,这种方法分离效果较好。

当用混合溶剂展开时,要防止产生"边缘效应(edge effect)"。边缘效应是指同一组分的斑点在薄层板中部比在边缘移动慢的现象,即同一组分板中部的 R_f 值比边缘两侧的 R_f 值小。这是由于展开槽中混合溶剂蒸气未饱和,极性弱的溶剂在两边缘处易挥发,使展开剂组成与中部不同,边缘处含更多极性大的溶剂,洗脱能力强,因此 R_f 值较大。消除边缘效应的方法是使展开槽内的展开剂预先饱和,然后迅速放入薄层板,加盖进行展开,或将薄层板两侧边缘吸附剂刮去 1~2mm。

(4)定位:即确定斑点的位置。展开后先在日光下观察,确定有色物质斑点的位置;然后再在紫外线灯照射下,根据物质的光学性质确定斑点的位置;最后,再根据各组分的性质,通过使其显色确定斑点的位置。常用方法有:

1)紫外光照射法:在紫外光(常用汞弧灯)照射下,如样品能产生荧光,可观察荧光斑点;若样品不产生荧光而吸附剂中含荧光物质(如硅胶 GF254),则板上显荧光,而斑点为暗色。

2)气熏显色法:将几粒碘置于密闭容器中,待碘蒸气饱和后,将展开后的干燥薄层板放入,碘与化合物可逆地结合,斑点显淡棕色。薄层板取出后,碘即升华逸出。因此显色后应立即标记斑点。

3)喷洒显色剂法:软板一般采用湿态显色,硬板应在溶剂挥干后才喷显色剂显色。此法显色后的物质已被破坏,不能再行回收。

(5)定性:薄层色谱法根据样品与纯品的 R_f 值对照定性。由于 R_f 值受很多因素影响,在同一色谱条件下,不同的化合物可能有相同或相近的 R_f 值,而且 R_f 值的测量不可能很精确,重现性较差,文献查得的 R_f 值只能作为参考。实际工作中,是将样品与纯品于同一薄层板上,在完全相同的条件下进行操作,根据测得的 R_f 值进行对照。

(七) 纸色谱法

纸色谱法是以滤纸为载体的色谱法,分离原理属于分配色谱的范畴。具有需样量小、能同时分离多种组分等优点。

1. 基本原理 纸色谱法的固定相为结合于滤纸纤维的水,在吸附于纸纤维上 20%~25% 的水分中,有 6% 左右的水通过氢键与纤维素上的羟基结合,形成纸色谱的固定相。流动相(展开剂)可以是与水不相混溶的有机溶剂,也可以为水溶液。色谱过程为:将样品点在滤纸上,样品组分即溶解于固定相中,流动相携带样品借助纤维间毛细作用(上行)及重力作用(下行)向前移动,利用不同组分在两相间分配系数不同,产生差速迁移而彼此分离。实际上,纸色谱的分离原理较复杂,除分配作用外,可能还有组分分子与纸纤维间的吸附作用,以及与纸纤维上某些基团之间的离子交换作用。组分(斑点)在纸色谱上的位置和薄层色谱一样用保留因子 R_f 值表示。

2. 滤纸和展开剂

(1)滤纸及其选择:滤纸是纸色谱分离的基础。对滤纸的基本要求是:①纸质纯,杂质含量低,无明显荧光斑点;②质地均匀平整,无折痕,边缘整齐;③有一定的机械强度,纸纤维松紧适当。

选择滤纸型号时,应根据分离对象和展开剂性质综合考虑。一般分离 R_f 值相差较小的组分时,选用慢速滤纸,否则易造成谱带重叠。而分离 R_f 值相差较大的组分时,则选用中速或快速滤纸。展开剂黏度较大时(如正丁醇等),宜选疏松的薄型快速滤纸。如用石油醚、三氯甲烷等黏度小的展开剂时,宜选用纤维紧密的厚型慢速滤纸。

(2)展开剂:纸色谱法对展开剂的要求与薄层色谱相似。纸色谱原理主要是分配机制,展开剂的选择应从组分在两相中溶解度和展开剂的性质来考虑。需注意的是,展开剂在使用前要预先用水饱和,否则,展开过程中会争夺固定相的水,影响分离。常用的展开溶剂有水饱和的正丁醇、正戊醇、苯甲酸和酚等。通过加入适量的弱酸或弱碱(如醋酸、氨水和吡啶等),可防止某些组分解离。有时也可加入少量的甲醇、乙醇等,以改变溶剂的极性,提高分离效果。

(3)实验技术:纸色谱的实验技术与薄层色谱基本相似,有点样、展开、定位、定性,具体方法可参照薄层色谱。但注意不能用腐蚀性显色剂,也不能在高温下显色。

八、超声

超声萃取技术是一种具有极强物理和声化学效应的分离方法,在生物医药、食品、精细化工等方面有着广泛应用。

超声波是指频率为 20kHz~1MHz 的电磁波,是一种弹性机械振动波,需要通过介质进行传播。其在传递过程中存在着的正负压强交变周期,在正相位时,对介质分子产生挤压,介质密度增大;在负相位时,介质分子稀疏、离散、介质密度减小。在此过程中,溶剂和样品之间产生声波空化作用,导致溶液内气泡的形成、增长和爆破压缩,从而使固体样品分散,增大样品与萃取溶剂间的接触面积,使目标物从固相转移到液相的传质速率提高。

超声波辅助萃取是利用超声波辐射压强产生的强烈空化效应、机械振动、扰动效应、高的加速度、乳化、扩散、击碎和搅拌作用等多级效应,增大物质分子的运动频率和速度,增加溶剂穿透力,从而加速目标成分进入溶剂,促进萃取的进行。

与传统的萃取方法相比,超声波萃取具有如下特点:萃取在常温下进行,无需高温,适合于热不稳定性化合物的萃取;常压萃取,安全性好,操作简单易行,维护保养方便;与传统的回流萃取、索氏萃取相比,超声波萃取时间大大缩短,且萃取效率更高;适用性广,超声波萃取与溶剂和目标萃取物的性质关系不大。因此,可供选择的萃取溶剂种类多,目标萃取物范围广泛,适用于大多数固体样品的萃取。

(刘桂英)

第三节　固相萃取技术

一、固相萃取的原理及分离模式

(一)固相萃取原理

固相萃取(solid phase extraction,SPE)是从 20 世纪 80 年代中期发展起来的一项样品前处理技术。其由液 - 固萃取和液相色谱技术相结合发展起来,主要用于样品的分离,净化和富集,能显著降低样品基质干扰,提高检测灵敏度,已被广泛应用在食品、环境、生物、医药卫生等领域。

固相萃取是利用选择性吸附与选择性洗脱的液相色谱法分离原理。较常用的方法是将液体样品溶液通过吸附剂,保留其中目标化合物,再选用适当强度溶剂冲去杂质,然后用少量溶剂迅速洗脱目标化合物,从而达到快速分离净化与浓缩的目的。也可选择性吸附干扰杂质,让目标化合物流出。

(二) 固相萃取分离模式

固相萃取相当于一次性使用的液相色谱柱,其主要分离模式也与液相色谱相同,可分为正相固相萃取(吸附剂极性大于洗脱液极性),反相固相萃取(吸附剂极性小于洗脱液极性)和离子交换固相萃取。固相萃取所用的吸附剂也与液相色谱常用的固定相相同,只是在粒度上有所区别,固定相粒径较大(约 40μm),柱效比 HPLC 低得多,仅为 10~50 个塔板,适合分离保留值相差很大的化合物。与传统的液 - 液萃取相比,由于固相萃取采用了高效、高选择性的固定相和简单实用的装置,故能显著地减少溶剂用量,降低对溶剂纯度的要求,提高分离效率,缩短分离时间,降低分离成本。经固相萃取处理过的样品可以直接进行气相色谱、液相色谱、红外光谱、紫外光谱、原子吸收光谱、质谱和磁共振等分析。

1. 正相固相萃取所用的吸附剂都是极性的,用来萃取(保留)极性物质。在正相萃取时目标化合物能否保留在吸附剂上,取决于目标化合物的极性官能团与吸附剂表面的极性官能团之间的相互作用,其中包括了氢键、π-π 键相互作用、偶极 - 偶极相互作用、偶极 - 诱导偶极相互作用以及其他的极性 - 极性作用。正相固相萃取可以从非极性溶剂样品中吸附极性化合物,但这种用途较少,常用于水溶液等样品中有机目标化合物的去杂净化。

2. 反相固相萃取所用的吸附剂通常是非极性的或极性较弱的,所萃取的目标化合物通常是中等极性到非极性化合物。目标化合物与吸附剂间的作用是疏水性相互作用,主要是非极性 - 非极性相互作用,如范德华力或色散力。反相固相萃取是目前最常用的一种固相萃取方法。

3. 离子交换固相萃取所用的吸附剂是带有电荷的离子交换树脂,所萃取的目标化合物是带有电荷的化合物,目标化合物与吸附剂之间的相互作用是静电吸引力,流动相为极性或中等极性的样品基质。当目标化合物为离子状态时,则可考虑选择此类固相萃取。进行此类萃取时,应注意选择合适的 pH 以使目标化合物在上样阶段以离子状态存在,从而达到定量吸附。在洗脱时则应选择适合的有机溶剂并调节 pH,以使目标化合物转化为中性,从而被定量洗脱。除此之外,还可采用另外一种高浓度或与固体吸附剂亲和能力更大的离子溶液将目标化合物置换洗脱下来。离子交换固相萃取分为阴离子交换固相萃取和阳离子交换固相萃取。按照分离机制,离子交换固相萃取又可分为离子交换固相萃取、离子排阻固相萃取和离子对固相萃取。

二、固相萃取的特点

固相萃取已被公认是一个非常有用的样品前处理技术。使用固相萃取法能避免液 - 液萃取所带来的许多问题,如不完全的相分离,较低的定量分析回收率,易碎的玻璃器皿和大量的有机废液。与传统液 - 液萃取比较,固相萃取更有效,容易达到定量萃取,快速和自动化,同时也减少了溶剂用量和工作时间。具体优点如下:

1. 简单的操作步骤和快速的处理过程简化了样品前处理程序,每个样品仅需 20~30 分钟,萃取时间比传统液 - 液萃取缩减了一半以上。

2. 高的回收率和富集率,大多数固相萃取体系的回收率较高,可达 70%~100%;另外,固相萃取的富集倍数一般很高,很多体系很容易就达到几百倍,少数体系甚至能达到几千或几万倍。

3. 处理过的样品易于贮藏运输,便于实验室间进行质控。由于其设备简单,体积小,易于携带,可以做到在现场一边采样,一边进行前处理。采样者带回实验室的是固相萃取柱,而不是样品。

4. 可根据待测目标物的性质选择不同类型的吸附剂,提高了选择性和灵敏度。

5. 无相分离操作,不出现乳化现象,避免因乳化造成的损失。

6. 可以定量地重复前处理过程。溶剂振荡的操作一般只能要求到控制时间的程度,却无法控制振荡频率、强度和动作。每个人的振荡动作是不同的,即使是同一个人,也很难保证始终统一的动作。因此,溶液萃取的动作是不完全定量,不能重复的。而在应用固相萃取时,比较容易保持过柱和洗脱速度的均一和稳定,因此,固相萃取的萃取结果重现性优于液 - 液萃取。

7. 使用少量的有机溶剂,处理样品时只需要在洗脱时用到有机溶剂,用量比传统液 - 液萃取要少数十倍以上,减少了对环境的污染,同时减轻了对实验操作人员身体健康的损害。

8. 易于与其他仪器联用,实现自动化在线检测,可实现多样品同批次处理。

三、固相萃取的实验技术

(一)固相萃取步骤

固相萃取的基本操作程序包括固相萃取柱的预处理、上样、淋洗和洗脱 4 个步骤(图 4-3-1)。

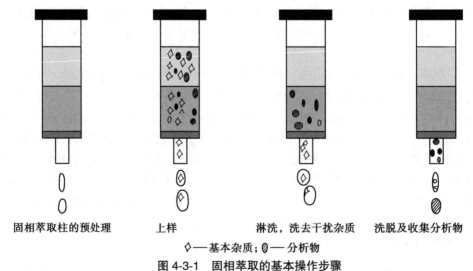

固相萃取柱的预处理　　　　上样　　　　　淋洗,洗去干扰杂质　　洗脱及收集分析物

◇—基本杂质;⦰— 分析物

图 4-3-1　固相萃取的基本操作步骤

1. 固相萃取柱的预处理　　在萃取样品之前,首先用适当溶剂淋洗固相萃取柱,柱预处理的目的有两个:①润湿和活化固相萃取填料,使目标化合物与固相表面紧密接触,易于发生分子间相互作用;②除去填料中可能存在的某些杂质。

为了使固相萃取小柱中的吸附剂在活化后到样品加入前能保存湿润,应在活化处理后的吸附剂上面保持大约 1ml 活化处理用的溶剂,防止柱床干燥。如果萃取柱中的填料干了,需要重复预处理过程。

2. 上样　将液态或溶解后的固态样品倒入活化后的固相萃取柱,然后利用加压、抽真空或离心的方法(图 4-3-2),使样品进入吸附剂,此时,样品中的目标化合物被吸附在固相萃取柱填料上。若上样流速太快,会造成真空和正压力源对样品产生的作用力大于吸附剂对样品的保留作用(此现象在离子交换介质中表现得尤为明显),造成目标化合物的流失。

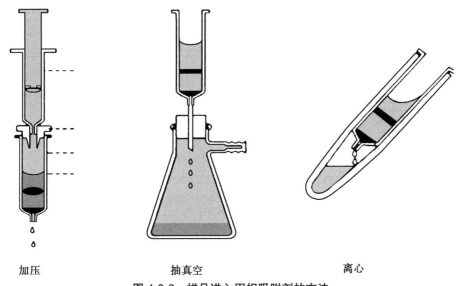

加压　　　　　　　　抽真空　　　　　　　　离心

图 4-3-2　样品进入固相吸附剂的方法

3. 淋洗　在样品进入固相吸附剂,目标化合物被吸附后,可先用适当的溶剂将干扰杂质洗脱下来,而待测组分仍然得以保留在固定相上。可以通过调节淋洗溶剂的组成、强度和体积,尽可能多地除去干扰杂质,同时又不会导致目标化合物流失。在淋洗操作中,可将淋洗液沥净,保持柱床干燥后,再进行目标化合物洗脱。

4. 洗脱　用最小体积的适当溶剂将固定相中吸附的待测组分完全洗脱下来,并收集待用,洗脱同前,可采用加压、抽真空或离心的方法使洗脱液流过吸附剂。如果在选择吸附剂时,选择对待测组分吸附很弱或不吸附,而对干扰化合物有较强吸附的吸附剂时,也可让待测组分先淋洗下来加以收集,而使干扰化合物保留(吸附)在吸附剂上,两者得到分离,但这种做法不能富集待测组分。在多数情况下是使待测组分保留在吸附剂上,最后用强溶剂洗脱,这样更有利于样品的净化。固相萃取两种分离模式见图 4-3-3。

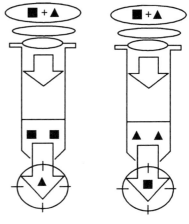

■ 需要的化合物　　▲ 干扰物质

图 4-3-3　固相萃取两种分离模式

(二)固相萃取装置

固相萃取的基本装置包括固相萃取柱和固相萃取过滤装置。而萃取方式分离线 SPE 和在线 SPE。

1. 固相萃取柱的类型

(1)固相萃取小柱:最常使用的固相萃取小柱就是一根直径为数毫米的小柱(图 4-3-4),

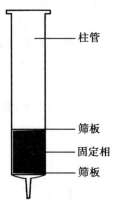

图 4-3-4　固相萃取小柱

小柱可以是玻璃的,也可以是聚丙烯、聚乙烯、聚四氟乙烯等塑料的,还可以是不锈钢制成的。小柱下端有一孔径为 20μm 的烧结筛板,用以支撑吸附剂。如自制固相萃取小柱没有合适的烧结筛板时,也可以用填加玻璃棉来代替筛板,既能支撑固体吸附剂,又能让液体流过。在筛板上填装一定量的吸附剂(100~1 000mg,视需要而定),然后在吸附剂上再加一块筛板,以防止加样品时破坏柱床(没有筛板时也可以用玻璃棉替代)。除填料粒径的差别外,固相萃取小柱填料化学本质上与 HPLC 柱填料相同。使用最多的填料是 C_{18} 相,该种填料疏水性强,在水相中对大多数有机物显示保留。除此以外也使用其他具有不同选择性和保留性质的填料,如:氰基、氨基、苯基、双醇基填料,活性炭、硅胶、氧化铝、硅酸镁聚合物、离子交换剂、排阻色谱填料、亲和色谱填料等。由于柱体、筛板和填料都可能将杂质带入样品,因此在建立和验证固相萃取方法时,必须做空白萃取实验。目前已有各种规格、装有各种吸附剂的固相萃取小柱出售,使用起来十分方便(图 4-3-5)。这种固相萃取小柱外形均为直筒型,上部敞开,可用于手工操作,也可用于自动化操作。

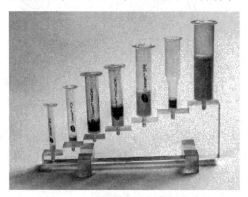

图 4-3-5　商品化固相萃取小柱

　　为了方便一次性加入体积较大的样品(15~20ml),一些厂商生产了大容量固相萃取柱,这种固相萃取小柱的吸附剂及滤片部分的尺寸与经典的固相萃取小柱相同,属于直筒型,但其承受溶液的部分则是漏斗型(图 4-3-6),以便一次性载入更多的样品。由于外形不规则,多用于手工操作。

　　此外一种常见的手工固相萃取小柱是针头型小柱(图 4-3-7),其上下两端都是直径很小的管状开口,这种固相萃取柱也称固相萃取筒,这种装置需要与针筒连接使用,一般用于简易手工操作。

　　(2)固相萃取盘:固相萃取柱的另外一种形式是固相萃取盘,又称为固相萃取膜片,表观上它与膜过滤器十分相似(图 4-3-8),盘式萃取器是含有填料的聚四氟乙烯圆片或载有填料的玻璃纤维片,后者较坚固,无须支撑。填料占固相萃取盘总量的 60%~90%,圆盘的厚度约 1mm。固相萃取小柱萃取时加样流速不能太快,并且在萃取含固体颗粒样品时容易发生柱堵塞。固相萃取小柱和固相萃取盘的主要区别在于床厚度/直径(L/D)比。对于等重的填料,盘式萃取的截面积比柱式萃取约大 10 倍,因而允许液体试样以较高的流量通过,从而缩短了样品前处理的时间,固相萃取盘的这个特点适合从水中富集痕量的污染物,1L 纯净的地表水通过直径为 50mm 的 SPE 盘仅需 15~20 分钟。固相萃取盘同时又能减少样品中颗粒堵塞所引起的流速下降问题。加之无需筛板,固相萃取盘还减少了因筛板可能引起的污染。实际使用中可根据处理样品的量选择固相萃取小柱或固相萃取盘(表 4-3-1)。

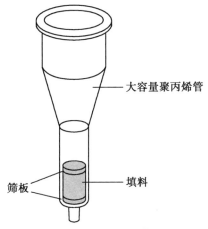

图 4-3-6 漏斗型固相萃取小柱

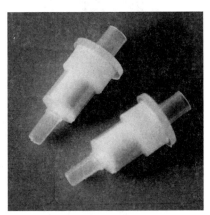

图 4-3-7 针头型小柱

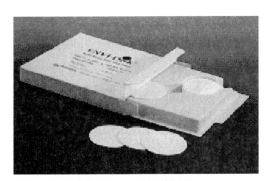

图 4-3-8 固相萃取盘

表 4-3-1 样品量与固相萃取小柱或固相萃取盘容量的关系

处理样品量	固相萃取小柱或圆盘的选择
<1ml	固相萃取小柱,1ml
1~250ml,且不要求萃取速度	固相萃取小柱,3ml
1~250ml,且要求萃取速度	固相萃取小柱,6ml
10~250ml,且要求高样品容量	固相萃取小柱,12ml、20ml 或 60ml
<1L,且不要求萃取速度	固相萃取小柱,12ml、20ml 或 60ml
100ml~1L	固相萃取盘,47mm
>1L,且要求高样品容量	固相萃取盘,90mm

目前盘状的固相萃取剂可分为三类:①聚四氟乙烯网络包含了化学键合的硅胶或高聚物颗粒填料,填料含量占 90%,聚四氟乙烯只占 10%。②聚氯乙烯网络包含了带离子交换基团或其他亲和基团的硅胶,由聚氯乙烯与硅胶组成,膜的孔穴平均流通直径为 1μm,流速可达 20~80ml/min。③衍生化膜,它不同于前两种,固定相并非包含在膜中,而是膜本身经化学反应键合了各种官能团;如二乙胺基乙烯基、季胺基、磺酸丙基等。

为方便固相萃取盘使用,还推出了与之配套使用的固定器(图4-3-9),使用固定器时,将过滤器放置在锥形瓶上,再将固相萃取盘安放在过滤器的圆盘座上,然后拧松螺杆夹,安装漏斗后再拧紧,确保固定器的一体性,最后将过滤座与真空源相连便可以使用。

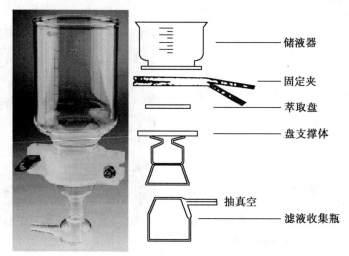

图 4-3-9　固相萃取盘固定器

固相萃取盘可以允许大体积样品顺利通过吸附,同时最后洗脱液体积大大减少,可减免浓缩步骤,提高了检测的灵敏度(表4-3-2)。

表 4-3-2　经典固相萃取小柱与固相萃取盘的比较

项目	经典固相萃取小柱	固相萃取盘
水样浓度	0.1μg/L	0.1μg/L
样品体积	1 000ml	25ml
固相萃取柱	1gC_{18}柱(6ml)	10mmC_{18}圆盘(6ml)
洗脱液体积	10ml	0.5ml
浓缩挥干/再溶解	需要	不需要
最终体积	1ml	0.5ml
最终浓度	100ng/ml	5ng/ml
进样体积	2μl	40μl
进样量	200pg	200pg

2. 固相萃取过滤装置　固相萃取加样过程中,需通过适当的方法使样品溶液通过固相萃取小柱,使目标化合物吸附在填料上。洗脱过程中,同样需要使溶剂通过固相萃取柱,使目标化合物解吸。以上步骤需借助于固相萃取过滤装置完成,采用柱前加压或柱后加负压抽吸的方式实现。

固相萃取加压操作可通过在液体样品储液槽上方用高压空气或氮气施加一定压力来实现。如果样品较少,可以用手动加压的方式实现。为了方便固相萃取的使用,很多厂家除了生产各种规格和型号的固相萃取小柱之外,还研制开发了很多固相萃取的专用装置,如给单个固相萃取小柱加压的单管处理塞(图4-3-10),使固相萃取使用起来更加方便简单。

负压抽吸是在固相萃取小柱的出口与水泵或真空泵相连,用泵施加适当真空度,从而使样品溶液抽吸通过固相萃取小柱(图 4-3-11)。最常用的是用抽滤瓶实现负压抽吸。12 孔径和 24 孔径的真空多歧管装置(图 4-3-12),可同时处理多个固相萃取小柱。

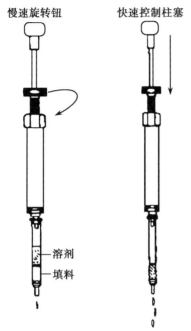

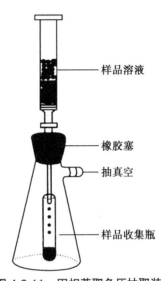

慢速旋转钮　　快速控制柱塞

溶剂
填料

样品溶液

橡胶塞

抽真空

样品收集瓶

图 4-3-10　固相萃取小柱加压的单管处理塞　　图 4-3-11　固相萃取负压抽取装置

3. 萃取方式

(1)离线 SPE:自动 SPE 仪可以完成离线 SPE 操作。离线 SPE 与分析分别独立进行,SPE 仪为分析提供试样,对于与固相萃取小柱相匹配的固相萃取装置中,溶剂凭借重力可以通过固相萃取小柱,但流速较低,使用柱前加压或柱尾减压均可增加溶剂的流速,多歧管能同时处理多个固相萃取小柱。为了使试样溶液与填料有足够的接触,溶剂流量不能过高,对于固相萃取小柱,流量应该保持在每分钟数毫升,固相萃取盘的截面积大,允许溶剂流速适量增加。

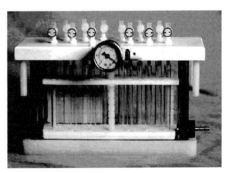

图 4-3-12　真空多歧管装置

(2)在线 SPE:在线 SPE 又称在线净化和富集技术,主要用于 HPLC 分析,它通过阀切换,将固相萃取处理试样与分析统一在一个系统中(图 4-3-13)。

正如前所述,固相萃取技术已经越来越广泛地被应用于各种实验室。然而,大部分实验室依然停留在手工固相萃取操作阶段。在进行手工固相萃取过程中,一般都是利用手工萃取装置一次同时进行多个样品萃取。有的装置可以同时处理 12 个样品,有的则可达 24 个样品。这就要求操作人员必须全神贯注地进行操作,稍不留意就会发生添加顺序混乱的情况,从而导致所有样品作废,必须重新萃取。手工操作的另一个缺点就是重现性。在固相萃取过程中,样品及洗脱液通过固相萃取小柱的速度会直接影响最后的回收率及重现性。而在手工固相萃取操作过程中,控制流速重现是十分困难的。由于每根固相萃取小柱的流速都不同,其重现性就难以提高。此外,采用手工固相萃取建立方法较为费时。

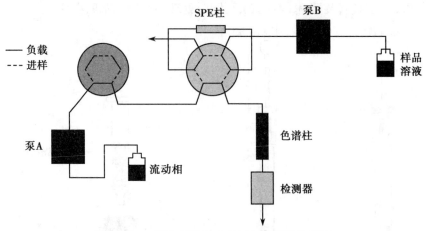

图 4-3-13　固相萃取和高效液相色谱联用装置

　　解决上述问题最好的方法就是将固相萃取自动化。自动化的固相萃取方法能够弥补手工方法的缺陷。首先,自动化固相萃取程序在运行过程中不会出现手工操作的错误,仪器将严格地按照设定的程序自动进行。其次,自动化固相萃取系统能够准确地控制液体通过固相萃取小柱的流速,这样就能够保证最后结果的重现性。自动化 SPE 系统能够自行运行多个不同的程序,这在建立方法过程中十分有用。使用者只需将不同的固相萃取程序参数设定后,仪器就会自动完成全部程序。

　　全自动固相萃取仪,由主机、注射泵、控制部分、样品管架、溶液管架、固相萃取管架等部分组成(图 4-3-14)。该仪器能够自动完成固相萃取的全部步骤,包括固相萃取的预处理、样品的添加、固相萃取柱的洗涤、干燥、样品的洗脱和在线浓缩等步骤(图 4-3-15),并且可以进行多步洗脱。如果使用自动固相萃取系统与 HPLC 或 GC 连接,使用者就可以直接得到不同参数下进行固相萃取的回收率,从而找出最佳的固相萃取方法。应用全自动固相萃取系统建立的方法便于推广及建立标准方法。全自动固相萃取系统不仅能够降低人们的劳动强度,提高效率,更重要的是能够保证结果的可靠性及重现性。

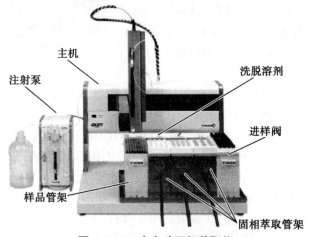

图 4-3-14　全自动固相萃取仪

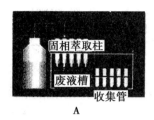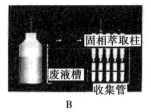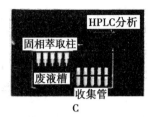

图 4-3-15 全自动固相萃取仪工作原理

A. 固相萃取柱的预处理、上样、杂质的洗涤；B. 分析物的洗脱（可进行单组分收集，也可进行多组分收集）；C. 对萃取物自动进行 HPLC 或 LC-MS 分析。HPLC. 高效液相色谱；LC-MS. 液相色谱 - 质谱。

四、固相萃取的理论和方法选择

（一）穿透体积及其测定与预测

1. **穿透体积** 穿透体积（breakthrough volume, V_B）是指在固相萃取时化合物随样品溶液的加入而不被自行洗脱下来所能流过的最大液样体积。

在固相萃取中，对一个浓度很低的样品进行富集时，总希望目标化合物能够全部被保留在固相萃取装置上，以确定某种吸附剂的固相萃取柱对于指定的目标化合物的吸附是否完全。

当一个低浓度 c_0 液体样品以一个恒定的流速进入固相萃取柱，上样体积为 V_c，样品中的化合物被定量吸附在固相萃取柱上。这一过程一直持续到样品体积超出固相萃取柱吸附剂的柱容量为止，此时进入固相萃取柱的样品体积，称为穿透体积，它是一个十分重要的特征参数，在此之后固相萃取柱的化合物将不能够被定量地吸附，而随样品基质流出固相萃取柱。

穿透体积是可以通过穿透曲线（图 4-3-16）来测定。可从浓度为 c_0 的样品注入固相萃取柱的柱头开始，然后间断测定在不同洗脱液流出体积中样品浓度 C_i 的变化，当在某一洗脱体积中检测到的化合物浓度为原样品浓度（入口浓度 c_0）1% 时的体积，可确定作为样品的穿透体积 V_B。V_M 是漏出的分析物浓度是原溶液中分析物浓度的 99% 时样品溶液的总流出体积，此时流出液在组成上基本与原溶液一样，V_R 含义为保留体积。

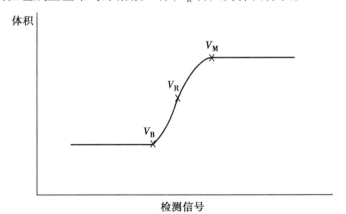

图 4-3-16 固相萃取穿透曲线

固相萃取小柱的穿透体积越大，能够处理的样品体积就越大。在固相萃取中，穿透体积相当于目标化合物没有明显损失情况下的最大许可通过固相萃取小柱的样品体积。

2. **穿透体积的测定与预测** 固相萃取装置的穿透体积可以通过实验来测定。常用的测定方法有两种。在直接测定法中,将含有目标化合物的样品液体以一个恒定的流速通过固相萃取装置,同时测定固相萃取装置出口处的目标化合物。在这个实验中,必须保证目标化合物的浓度不会使固相萃取装置超载。而且,检测器必须足够灵敏以监测穿透过程,但对样品溶液则应该十分不灵敏。为了使得出的穿透体积能更加接近实际样品在固相萃取小柱上的行为,一般测定样品的浓度应该与实际萃取样品的浓度相接近。由于样品通过固相萃取装置的流速会影响穿透体积。实验的流速应该与实际固相萃取实验所用的流速相同。

测定穿透体积的实验十分费时,而且精确评估穿透体积也十分困难。正因为如此,人们希望通过一些简单的实验来预测穿透体积。最常见的方法是用 HPLC 测定保留因子来预测固相萃取装置的穿透体积。穿透曲线图中 V_B 即为该萃取柱的理论穿透体积,其含义是漏出的分析物浓度是原溶液中分析物浓度的 1% 时样品溶液的总流出体积。穿透体积 V_B 由热力学因素和动力学因素共同决定,可按公式估算穿透体积:

$$V_B = (1+k)(1-2.3/N^{1/2})V_0 \qquad (4\text{-}3\text{-}1)$$

式中:V_0 为固相萃取柱的死体积;k 为保留因子;N 为理论塔板数。

一个化合物的保留因子越大,穿透体积也越大,使用的固相萃取柱的理论塔板数越大,柱效越高,穿透体积越大。式中 k 和 V_0 易于查到或计算得到,N 不易得到,一般通过估计得到一个约值,一般典型的商品固相萃取柱的理论塔板数大约为 20,通过公式,从理论上即可估算穿透体积。

塔板数也会影响被保留在固相萃取小柱上的目标化合物的洗脱。塔板数越高,溶液的洗脱效率越高,洗脱溶剂的用量就越少。因为塔板数越高,目标化合物在洗脱时的扩散就越小。

(二)常用的固相萃取吸附剂

1. 活性炭 活性炭有大量的空隙和很大的比表面积,是疏水性很强的吸附材料,对有机物有很好的吸附性,对无机离子的亲和力较弱。自从 1951 年 Braus 等用活性炭作为吸附剂以来,活性炭作为吸附剂进行固相萃取备受关注,早期有应用于胺类和酚类的固相萃取。由于活性炭对无机离子的亲和力较弱,近年来,研究者用有机试剂改性活性炭,然后再吸附金属离子,或者将金属离子与有机试剂形成配合物后,再用活性炭吸附配合物,从而提高对金属离子的吸附效率。例如:Ensafi 等用二甲酚橙修饰活性炭富集水中的 Pb^{2+},检测限达 $0.4\mu g/L$;Starvin 等用自己合成的二芳基偶氮双酚修饰活性炭富集 U^{6+},检测限为 $5\mu g/L$;尽管活性炭是最早的固相萃取的吸附剂,但是因为活性炭的最大缺点就是很难把目标物从吸附剂上完全洗脱下来,回收率低,所以逐渐地被其他更有效的吸附剂所替代。但是由于其不可逆的强吸附性,活性炭在水处理方面可以发挥其更大的作用。

2. 有机聚合物树脂 Riley 和 Taylor 首次报道使用聚合物材料 Amberlite XAD-1 树脂做吸附剂从水样中富集有机物,萃取后使用多种检测方法(包括分光光度法、荧光法、^{14}C 示踪等),不但检测了污染物,同时检测了糖类、氨基酸和腐殖酸。Burnham 等研究发现,XAD-2 和 XAD-7 树脂萃取饮用水中的污染物,以实现 ppb 级水平的有机弱酸、碱和中性有机物的定量萃取。还可以通过在聚合物吸附剂表面有目的地引入一些功能基团,从而达到修饰其萃取性能的目的。例如:对非极性的目标分析物的萃取,以引入非极性的烷烃基如叔丁基,可以增强目标物在吸附剂上的保留。而对极性目标化合物,引入极性基团如磺酸基、羧基以及羟基等,目标化合物在吸附剂上的保留就能增强。Bratkowska 等对超高交联树脂进行羟基修复制得新的吸附剂,实现了对水样中的极性化合物的强吸附。

聚合物的优点是化学稳定性高、耐酸碱、样品容量高、水的保留较少、目标分析物的回收率高。但是其不足是聚合物中含有聚合单体以及聚合时用的引发剂等杂质,造成背景值较高,因此应该注重聚合物吸附剂的背景值的消除。

3. 键合硅胶 键合硅胶在分析中应用是受 1970 键合硅胶在高效液相色谱中应用的启发。May、Little 和 Fallick 在 20 世纪 70 年代中期开始用键合硅胶从水中富集有机物。键合硅胶类吸附剂自出现以来至今都受到人们的关注,成为应用最为广泛的吸附剂。最初的应用集中在碳氢化合物,如 Zamperlini 等用键合硅胶 RP18 柱固相萃取与 GC-MS 联用萃取测定多环芳烃,PAHs 的回收率为 79%~113%。后来研究拓宽到了杀菌剂、酞酸酯、酚类和氯酚类等。

常用的键合硅胶有 C_8、C_{18}、氰基、苯基和二苯基键合硅胶等。吸附剂的极性主要取决于碳链的种类、含碳量、长短和是否封端等。吸附剂的含碳量大,链长,吸附剂的极性就小,反之亦然。含有氰基、氨基、磺酸基等的硅胶吸附剂极性较大。C_{18}、C_8 的应用最广泛,商品种类也最多。键合硅胶的机械强度好、对有机溶剂不溶胀等,这些优点就是该类吸附剂发展很快的原因。但是键合硅胶的 pH 适用范围较窄,使得该类吸附剂的发展受到一定的限制。

4. 纳米材料 纳米材料是 20 世纪 80 年代末兴起并迅速发展起来的新材料。纳米材料是指尺寸大小在 1~100nm 的物质。纳米材料通常包括纳米颗粒、纳米管、纳米棒和纳米线等。与普通的材料相比,纳米材料具有较大的比表面积,因而可能有着较大的吸附容量,因此纳米材料适宜环境样品的前处理。作为固相萃取吸附剂的纳米材料种类也较多,其中比较典型的是碳纳米管和纳米 TiO_2 两种纳米材料。

(1)碳纳米管:自从 1991 年 Iijima 首次报道发现碳纳米管以来,碳纳米管的制备和应用就受到了许多研究人员的关注。纳米管也在分析化学领域,特别是在无机物和有机物等的富集分析方面获得了比较大的成功。Cai 等最先研究利用多壁碳纳米管作为固相萃取吸附剂萃取双酚 A、4-辛基酚和 4-壬基酚等环境激素和水样中的酞酸酯,发现多壁碳纳米管具有优于或相当于 C_8、C_{18} 及 PS-DVB 等萃取吸附剂的萃取能力。Zhou 等研究组建立了多种利用碳纳米管作为固相萃取吸附剂萃取分离检测水样中的除草剂、杀虫剂和杀菌剂等有机污染物的痕量分析方法。

(2)纳米 TiO_2:纳米 TiO_2 是新型的纳米材料,由于纳米 TiO_2 具有表面活性强、稳定性高、分散性好、价格适中、再生性能好等优点,因此有相关研究采用纳米 TiO_2 作为固相萃取的吸附剂。Vassilival 等制备了高比表面积的 TiO_2 纳米颗粒材料,首先将其应用于痕量金属离子的分离富集。结果显示 TiO_2 具有多元素同时吸附、吸附容量高、有效的吸附和洗脱等优点,具有良好的重现性。Liang 等研究组用纳米 TiO_2 颗粒做固相萃取吸附剂与 ICP-AES 联用或与 GFAAS 或 FAAS 联用萃取测定环境水样中的 Cu^{2+}、Cr^{3+}、Mn^{2+}、Cd^{2+}、As(Ⅲ、Ⅴ)、Au(Ⅲ)等,检测限达到 21~48ng/L、Au(Ⅲ)是 $0.21\mu g/L$。Niu 等用表面活性剂 CTAB 修饰过的 TiO_2 纳米管制成固相萃取小柱萃取环境水样中的酞酸酯,检测限达到了 0.020~0.039$\mu g/L$。Zhou 等研究组还用 TiO_2 纳米管阵列做吸附剂,固相萃取富集水样中的杀虫剂和 PAHs 等,得到很好的富集效果。

5. 分子印迹吸附剂　近几年,为了消除复杂基体中杂质的干扰,科研工作者一直在不断研究,寻求更好的新型固相萃取吸附剂。分子印迹吸附剂应运而生。分子印迹吸附剂是通过分子识别的机制,专为目标物设计的一种高选择性的吸附剂。自 1994 年 Sellergren 首次研究并应用了一种针对潘他米丁的高选择性高灵敏度的分子印迹吸附剂后,大量的高选择性的分子印迹吸附剂随之出现,有的在该领域已经商品化。近年来已有许多研究报道分子印迹固相萃取(MISPE)成功应用于多种化合物的富集萃取测定。Alizadeh 等用自己合成的分子印迹萃取水中的硫磷,检测限达 49.0ng/L,He 等用合成无机 - 有机杂化的双重分子印迹萃取并用冷原子吸收光谱法测定水中的 Hg(Ⅱ),获得比较好的结果,检出限为 0.06μg/L。

分子印迹技术有选择性等优点,但还存在一定的不足:不能广泛应用于水相体系、吸附动力学过程缓慢、吸附机制尚不明确、传统的印迹结合位点少、吸附量不大、传质阻力大、大分子物质识别印迹困难。这些不足在某种程度上限制了分子印迹技术在分离富集方面的应用和发展。但随着各种新型材料的不断涌现,结合新型材料的分子印迹技术已成为分子印迹研究的热点。结合新型材料的特性,新型材料作为模板,发挥不同材料的优点以解决分子印迹技术存在的问题是今后分子印迹发展的趋势之一。

(三)固相萃取吸附剂和固相萃取模式的选择

固相萃取吸附剂(固定相)的选择主要是根据目标化合物的性质和样品基体(即样品的溶剂)性质。目标化合物的极性与吸附剂的极性非常相似时,可以得到目标化合物的最佳保留(最佳吸附),所以要尽量选择与目标化合物极性相似的吸附剂。例如:萃取碳氢化合物(非极性)时,要采用反相固相萃取(此时是非极性吸附剂)。当目标化合物极性适中时,正反相固相萃取都可使用。吸附剂的选择还要受样品溶剂强度(即洗脱强度)的制约。样品溶剂的强度相对于固定相应该较弱,这样,目标化合物的保留因子就大,在固定相上才有强吸附保留;如果溶剂强度太大,目标化合物保留必然很弱或者不被保留。

1. 常见固相萃取柱类型及应用　见表 4-3-3。

表 4-3-3　常见固相萃取柱的类型及应用

模式	简称	类型	应用
反相填料(疏水性)	C_8	辛烷,封尾	很强的耐酸碱性,对非极性化合物有较高的容量。反相萃取,如巴比妥酸盐、酞嗪、咖啡因、药物、染料、芳香油、脂溶性维生素、杀真菌剂、除草剂、农药、碳水化合物、对羟基甲苯酸取代酯、苯酚、邻苯二甲酸酯、类固醇、表面活化剂、水溶性维生素
	C_{18}	十八烷基,封尾	很强的耐酸碱性,对非极性化合物有较高的容量。反相萃取,适合于非极性到中等极性的化合物,如抗生素、咖啡因、药物、染料、芳香油、脂溶性维生素、杀真菌剂、除草剂、农药、碳水化合物、对羟基甲苯酸取代酯、苯酚、邻苯二甲酸酯、类固醇、表面活化剂、水溶性维生素
	Phenyl	苯基	保留能力相对 C_8 或 C_{18} 较弱,反相萃取,适合于非极性到中等极性的化合物,尤其适于芳香族化合物

模式	简称	类型	应用
正相填料(亲水性)	Silica	无键合硅胶	极性化合物萃取,如乙醇、醛、胺、药物、染料、除草剂、农药、染料、农药、酮、含氮类化合物、有机酸、苯酚、类固醇
	CN	氰基,封尾	适合中等极性的化合物的反相萃取以及极性化合物的正相萃取,如黄曲霉毒素、抗生素、染料、除草剂、农药、苯酚、类固醇。弱阳离子交换萃取,适合于碳水化合物和阳离子化合物
	NH₂	丙氨基	正相萃取,适合于极性化合物
	Diol	二醇基	正相萃取,适合于极性化合物
离子交换填料(阴离子和阳离子)	SAX	季胺基	强阴离子交换萃取,适合于阴离子、有机酸、核酸、核苷酸、表面活化剂
	NH₂	丙氨基	弱阴离子交换萃取,适合于碳水化合物,弱阴离子和有机酸化合物
	PSA	N-丙基乙二胺	正相和阴离子交换,类似于 NH₂,但容量更大。有效去除脂肪酸,有机酸和极性色谱以及糖类
	MAX	共聚物键合季胺基	反相和阴离子交换,适合于各种酸性化合物及其代谢产物
	SCX	苯磺酸基	强阳离子交换萃取,适合于阳离子、抗生素、药物、有机碱、氨基酸、儿茶酚胺、除草剂、核酸碱、核苷、表面活化剂
	WCX	羧酸基	弱阳离子交换萃取,适合于阳离子、氨、抗生素、药物、有机碱、氨基酸、儿茶酚胺、除草剂、核酸碱、核苷、表面活化剂
	PRS	丙磺酸	阳离子交换萃取,酸性低于 SCX,适合于吡啶、阳离子、抗生素、药物、有机碱、氨基酸、儿茶酚胺、除草剂、核酸碱、核苷、表面活化剂
	MCX	共聚物键合磺酸基	反相和阳离子交换,适合于各种碱性化合物及其代谢产物
	PCX	聚苯乙烯-二乙烯苯与磺酰基键合	强阳离子交换,适于水样、生物液体样品、有机物缓冲液碱性药物、碱性滥用药物
吸附填料(多功能)与吡咯烷酮共聚物	MEP	聚苯乙烯-二乙烯苯与吡咯烷酮共聚物	适于亲水性和疏水性化合物的萃取,同时保留如多氯苯酚、磷酸酯、药物代谢物等极性化合物和其他非极性化合物
	Florisil	硅酸镁	极性化合物的吸附萃取,如乙醇、醛、胺、药物、染料、除草剂、农药、PCBs、酮、含氮类化合物、有机酸、苯酚、类固醇
	Alumina-A	酸性氧化铝	极性化合物离子交换和吸附萃取,如维生素

续表

模式	简称	类型	应用
吸附填料（多功能）与吡咯烷酮共聚物	Alumina-N	中性氧化铝	极性化合物的吸附萃取。调节 pH，离子交换。适合于维生素、抗生素、芳香油、酶糖苷、激素
	Alumina-B	碱性氧化铝	吸附萃取和阳离子交换
	Carbon	石墨化炭黑	极性和非极性化合物的吸附萃取
	PS/DVB	苯乙烯 - 二乙烯苯	极性芳香化合物的萃取，如从水溶液样品中萃取苯酚。也能用于在极性到中等极性芳香化合物吸附萃取

2. 固定相选择方式 ①凡是极性基体中含有待分析脂溶性化合物都可以用反相柱处理。②对于含有极性基团的脂溶性化合物，可用极性的键合固定相处理。③对于含有可电离的离子基团的有机物，如果碳键很长或碳数很多，可直接用反相固定相处理；如果在反相柱中保留很少，则可采用反相离子对萃取；对于含有多种离子基团的有机物，则用离子交换固定相。④如果样品组分中同时含有离子型化合物和中性分子，可采用离子对固相萃取，当然也可以分别处理。⑤非极性基体中的极性化合物，要用正相固定相萃取，其中基体也可以是弱于所萃取物的弱极性溶液。⑥对于离子性的化合物，如无机离子等，包括反相离子对固相萃取不能解决的，就要采用离子交换固相萃取固定相。对于阴离子要选择适当的阴离子交换固相萃取固定相；对于阳离子要选择相应的阳离子交换固定相。

3. 固相萃取选择 选择分离模式和吸附剂时主要考虑以下几点：①目标化合物在极性或非极性溶剂中的溶解度，这主要涉及淋洗液的选择；②目标化合物有无可能离子化（可用调节 pH 实现离子化），从而决定是否采用离子交换固相萃取；③目标化合物有无可能与吸附剂形成共价键，如形成共价键，在洗脱时可能会遇到麻烦；④非目标化合物与目标化合物在吸附剂上吸附点的竞争程度，这关系到目标化合物与干扰化合物能否很好分离。

如何根据样品的基体（溶剂），目标化合物和干扰化合物的性质来选择固相萃取模式的流程图（图 4-3-17）。

吸附剂的选择还要注意其用量必须保证从样品中有效吸附所有的目标化合物，不保留基质成分，增加吸附剂的量可增大吸附能力，但同时也增大洗脱体积，使目标化合物稀释，给定量带来困难，因此在达到有效吸附的前提下用最小量的吸附剂。

（四）固相萃取柱的尺寸选择

理想的固相萃取小柱类型应该是内径和长度均较大。柱长加大，相应的塔板数则高，柱内径较大，进样后样品的原点则小（反映在柱子上就是样品层较薄），分离度变大。缺点是采用内径较大的萃取柱需较多的固相吸附剂和溶剂，增加实验成本。现在常用萃取柱直径与长度比一般在 1:5~1:10，萃取柱较短内径较小，相应的塔板数则低，进样后样品的原点则大（反映在柱子上就是样品层较厚，样品层在固相萃取小柱内小于 0.5cm，各组分较容易完全分离），分离度变小。

如果所需组分和杂质分离度较大（所需组分分离度 $R>1$），可使用吸附剂较少，内径较小的萃取柱；如果所需组分和杂质分离度较小（所需组分分离度 $R<1$），可加大萃取柱内径，也可使用极性较小的淋洗剂等。

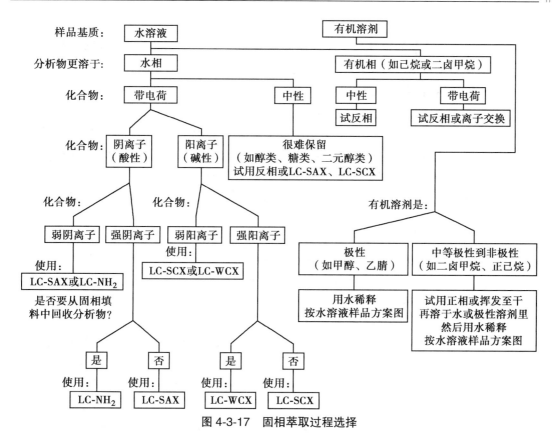

图 4-3-17 固相萃取过程选择

（五）柱压力方式选择

柱压力可分为:减压、加压和常压。减压柱能够减少固定相吸附剂的使用量,缺点有:①大量的空气通过吸附剂会使溶剂挥发(有时在固相萃取柱外面有水汽凝结);②可能会造成易分解物质的损失;③抽气泵的使用,会延长过柱萃取时间,增加噪声。

固相萃取柱加压是一种较好的使用方式,特别适用于易分解样品的分离。加压可以增加淋洗剂的流动速度,减少产品收集时间,缺点是:①减低柱子的塔板数;②压力过大,溶剂流速过快减低分离效果,所以柱加压在普通的有机物的分离中较适用。其他条件相同时,常压柱效率最高,但耗时,比如天然化合物的分离。

（六）上样方式选择

湿法上样操作简单,一般用淋洗剂溶解样品,常用溶剂如二氯甲烷、乙酸乙酯等,为防止溶剂成为淋洗剂,溶剂越少越好。有些样品在上柱前较黏稠,但对结果影响较小,有些浓度较大样品上样后在硅胶上有析出现象。分析原因是硅胶对样品的吸附达到饱和,而样品本身溶解度较低造成的,遇到这种情况应该先重结晶,得到大部分的化合物后再做柱分离,如果不能重结晶,直接过柱,样品随着淋洗剂流动会自动溶解。

若有些样品溶解性差,溶解的溶剂又不能上柱(如 DMF、DMSO 等,会随着溶剂一起走,显色有个很长的拖尾),此时必须用干法上柱。样品和硅胶的量的比例为1∶1,总量越少越好,分离结果要保证在旋干后,无明显固体颗粒析出(说明有的样品没有吸附在硅胶上)。

（七）固相萃取溶剂的选择

在固相萃取的吸附剂活化、上样、淋洗杂质、目标化合物洗脱过程中,都涉及溶剂选择问题。

1. 吸附剂活化溶剂的选择　一般使用两种活化溶剂。第一种溶剂（初始溶剂）用于净化固定相，对于常用的 C_{18} 键和硅胶固定相，可用甲醇有效地除去其所含杂质。第二种溶剂（终溶剂）使固定相溶剂化，以便样品中的分析物能更好地保留。

不同模式固相萃取柱活化用溶剂不同：

（1）反相固相萃取：反相固相萃取所用的是弱极性或非极性吸附剂，通常用水溶性有机溶剂，如甲醇淋洗，然后用水或缓冲溶液淋洗。也可以在用甲醇淋洗之前先用强溶剂（如己烷）淋洗，以消除吸附剂上吸附的杂质及其对目标化合物的干扰。

（2）正相固相萃取：正相固相萃取采用的是极性吸附剂，通常用溶解目标化合物的有机溶剂进行淋洗。

（3）离子交换固相萃取：离子交换固相萃取所用的吸附剂，对在非极性有机溶剂中溶解的样品，可用样品溶剂来淋洗；对在极性溶剂中溶解的样品，可用水溶性有机溶剂淋洗后，再用适当 pH，含有一定有机溶剂和盐的水溶液进行淋洗。在重新引入有机溶剂之前，先要用水冲洗萃取柱内缓冲溶液中的盐分。

2. 上样萃取溶剂的选择　为了使分析物更好地保留在固相萃取柱上，上样萃取时应采用尽可能弱的溶剂。样品溶剂的强度相对该吸附剂应该是较弱的，弱溶剂会增强目标化合物在吸附剂上的保留（吸附）。溶剂强度在正反固相萃取中的顺序是不同的（表4-3-4）。如果样品溶剂的强度太强，目标化合物将得不到保留（吸附）或保留很弱。例如：样品溶剂是正己烷时用反相固相萃取就不合适了，因为正己烷对反相固相萃取是强溶剂，目标化合物将不会吸附在吸附剂上；当样品溶剂是水时就可以用反相固相萃取，因为水对反相固相萃取是弱溶剂，不会影响目标化合物在吸附剂上的吸附。

表 4-3-4　固相萃取中常用溶剂的性质

极性	溶剂强度		溶剂	是否溶于水
非极性	强反相	弱正相	正己烷	不
			异辛烷	不
			四卤化碳	不
			三卤甲烷	不
			二卤甲烷	不
			四氢呋喃	是
			乙醚	不
			乙酸乙酯	差
			丙酮	是
			乙腈	是
			异丙醇	是
			甲醇	是
			水	是
极性	弱反相	强正相	醋酸	是

3. 淋洗溶剂的选择　淋洗溶剂用于洗去吸附在固定相上的干扰组分。淋洗溶剂的强度选择非常重要,其强度不能太高,也不能太低,应大于或等于上样溶剂,又小于洗脱溶剂。淋洗溶剂的选择原则是尽可能将干扰组分从固定相上洗脱完全,但又不能洗脱任何目标化合物。

4. 洗脱溶剂的选择　洗脱溶剂的选择主要考虑三个方面:①溶剂强度应足够大,以保证吸附在固定相上的目标化合物定量洗脱下来;②选择的洗脱溶剂应与后续的分析相适应;③选择黏度小、纯度高、毒性小并与目标化合物和吸附剂不发生反应的溶剂。选择单一溶剂效果不理想时,可以考虑使用混合溶剂进行洗脱。

(八)固相萃取流速和体积选择

1. 样品流速和体积选择　样品流速在固相萃取过程中应该选择适当。若样品以较快流速流经固定相填料时,目标化合物来不及在固定相上充分吸附而泄漏,使得回收率很低;样品流速减慢可以提高回收率,但是耗费时间很长,因此在实际操作中应该选择适当的流速。

萃取柱的理论穿透体积是指漏出的目标化合物浓度是原溶液中目标化合物浓度的1% 时样品浓度的总流出体积。分析高浓度样品时,可以选择小的样品体积;而在分析低浓度的样品时,为了达到更低的检出限,需要富集大体积样品中的目标化合物。当样品超过一定体积后,由于目标化合物保留因子的限制,最初富集在吸附剂上的目标化合物被洗脱下来,导致回收率下降。不同目标化合物在不同吸附剂和不同吸附剂用量上的保留因子不同,穿透体积也不同,因此选择适当水样体积也是固相萃取获得较高回收率的因素之一。

2. 洗脱速率和体积的选择　洗脱速率过快,会造成洗脱不完全,影响萃取效果和回收率;洗脱速率过慢则增加工作时间,降低效率。在适当的流速下,固相萃取效果和回收率均可得到保障,一般流速不大于 5ml/min。离子交换萃取则不大于 2ml/min。流速的控制见前面柱压力方式的选择。

为了确保萃取柱中吸附的目标化合物被完全洗脱下来,洗脱液体积必须达到一定量。但当洗脱液体积达到一定量后,回收率不再提高,所以在保证完全洗脱的条件下选择适合洗脱液用量。

(九)固相萃取中常见的问题及解决方法

当设定的固相萃取方法没有达到预期的效果时,有很多因素应该考虑。一般而言,当萃取回收率结果不理想时,应该是采用逐项排除法找出原因。然后对萃取方法进行改进。对于生物样品首先要考虑的是目标化合物是否呈游离状态。如果依然与大分子键合在一起,就必须在进行固相萃取之前对样品进行适当的前处理,以释放目标化合物。在确认目标化合物呈游离状态后,要考虑的因素是所用的固相萃取柱吸附剂是否合适,是否能够有效地将目标化合物吸附在固相萃取柱上。这可以通过测定通过固相萃取柱的基液进行判断。当这个因素排除后,其次要考虑的问题是所使用的洗脱液是否能够有效地将目标化合物从固相萃取柱上洗脱下来。一般来说,应该先用标准样品进行上述实验,在得到满意结果后再用实际样品进行测试。对固相萃取过程中常出现的问题归纳见表 4-3-5。

表 4-3-5 固相萃取中常见的问题及解决方法

问题	原因	解决方法
目标化合物回收率低被吸附在萃取柱上（如目标化合物与基液一起通过 SPE 柱）	1. SPE 柱没有很好地被预处理	1. 反相柱：用甲醇、异丙醇或乙醇处理柱子，然后用稀释样品的溶剂处理柱子。注意不能让 SPE 柱变干
	2. SPE 柱的极性不合适	2. 选择对目标化合物有明显选择性地 SPE 柱
	3. 目标化合物对样品溶液的亲和力远远大于 SPE 柱的亲和力	3. 改变极性或样品溶液 pH 使目标化合物在样品溶液中的亲和力降低
	4. 当大体积水样品通过 SPE 柱时，反相柱担体失去柱子预处理时留下的甲醇	4. 在样品溶液中加入 1%~2% 的甲醇或异丙醇或乙腈
目标化合物回收率低目标化合物没有被洗脱出固相萃取柱	1. 固相萃取柱的极性不合适	1. 选择其他低极性或选择性弱的固相萃取柱
	2. 洗脱溶剂不够强，无法将目标化合物从固相萃取柱上洗脱	2. 改变洗脱溶液的 pH 以增加其对目标化合物的亲和力
	3. 洗脱溶剂体积太小	3. 增加溶剂体积
	4. 目标化合物不可逆地吸附在固相萃取柱担体上。担体-目标化合物作用力太强	4. 反相：选择疏水性弱的担体。如果原来用的是 C_{18}，则改为 C_8、C_2 或 CN
萃取重现性差	1. 在添加样品之前固相萃取柱已枯	1. 重新进行固相萃取柱预处理
	2. 固相萃取柱超容量	2. 减少样品量或选择大容量柱
	3. 样品过柱流速太快	3. 降低流速，特别是离子交换时流速应低于 5ml/min
	4. 洗脱液流速太快	4. 在使用外力之前让洗脱液渗透过柱。两次 500ml 洗脱可能比一次 1 000ml 更有效
	5. 分析物在样品中的溶解度太大，目标化合物在样品过柱时与样品同时通过柱子而没有被保留	5. 通过改变样品极性或 pH 改变目标化合物的溶解度
	6. 固相萃取柱用极性溶剂处理而洗脱溶剂是不兼容的非极性溶剂	6. 在使用非极性溶剂之前对固相萃取柱进行干燥
	7. 洗脱杂质用的溶剂太强，部分目标化合物和杂质同时被从固相萃取柱上洗涤下来，目标化合物这一步损失取决于洗涤溶剂的流速、固相萃取的特性以及洗涤溶剂的体积	7. 降低洗涤溶剂的强度
	8. 洗脱剂的体积太小	8. 增加洗脱溶剂的体积

问题	原因	解决方法
在用反相固相萃取柱萃取时,洗脱馏分中有水	目标化合物洗脱之前固相萃取柱没有很好的干燥	用氮气或空气干燥固相萃取柱
最后馏分中含量干扰物	1. 干扰物与目标化合物被同时洗脱	1. 在洗脱目标化合物之前用中等极性的溶剂将干扰物洗涤出固相萃取柱,可将两种或更多种兼容的溶剂混合以达到不同的极性 选用对目标化合物亲和力更大而对干扰物亲和力更低的固相萃取柱 用两根不同极性的固相萃取柱以除去干扰物。如反相柱然后离子交换柱或硅胶柱
	2. 干扰物来自固相萃取柱	2. 在柱子预处理之前用洗脱溶剂洗涤固相萃取柱
固相萃取柱流速降低或阻塞	1. 样品存在过多的颗粒 2. 样品溶液黏度太大	1. 对样品进行过滤或离心 2. 用溶剂对样品进行稀释
反相柱从固态样品中萃取非极性目标化合物	目标化合物不在液体溶液中	用甲醇、异丙醇或乙腈对样品进行匀浆处理。然后过滤或离心,再用水对清液进行稀释含水量 70%~90% 的水溶液
用正相柱从固态样品中萃取目标化合物	目标化合物不在液体溶液中	用非极性溶剂(如正己烷、石油醚、氯仿等)匀浆
用正相柱从脂肪样品中萃取目标化合物	脂肪可与目标化合物一起被洗脱出来或降低固相萃取柱的吸附容量	用正己烷溶解脂肪,冰冻除去凝结的脂肪
用反相柱从含蛋白质的溶液中(血、血清、血浆)萃取目标化合物	目标化合物与蛋白质键合使目标化合物通过固相萃取柱而没有被保留	1. 通过改变样品的 pH 或用水对样品稀释破坏蛋白质键合 2. 加酸除蛋白质(如:$HClO_4$、TFA、TCA) 3. 加有机溶剂除蛋白质(如乙腈、丙酮或甲醇)离心,然后用水或缓冲溶液将上清液稀释至有机溶剂含量少于 10%
从含有表面活性剂的溶液中萃取目标化合物	表面活性剂与固相萃取柱表面起作用	1. 如果目标化合物是非离子状态,可用离子交换柱除去表面活性剂离子 2. 用二醇基柱除去非离子化的表面活性剂
用常规柱(60μm)萃取蛋白质回收率低	1. 蛋白质体积太大不能进入萃取柱的微孔 2. 蛋白质不可逆地被吸附在反相固相萃取柱上。蛋白质在固相萃取柱担体微孔内变性	1. 用 BAKERBOND 大孔径反相柱或离子交换柱 2. 用 BAKERBOND 大孔径反相柱或离子交换柱

五、固相萃取技术的应用

固相萃取能显著降低样品基质干扰，提高检测灵敏度，已被广泛地应用在食品、环境、生物等领域样品的分离、净化和富集。

（一）食品分析方面的应用

食品的安全直接影响到人民的健康，所以对于食品中有毒有害物质以及食品中营养成分的检测是食品分析检测的重要工作。而食品样品的基体和组成相当复杂，且被分析物处于痕量状态，需要富集才能被检出，测定时往往又存在相互干扰，这都给分析测试造成了一定困难，因此样品前处理方法已成为食品安全分析中一个十分重要的环节，固相萃取技术作为集浓缩富集和除杂为一体的样品前处理技术在食品行业得到了广泛的应用。

1. 固相萃取在食品有毒有害物质分析方面的应用　食品中常见的有毒有害物质一般为化学污染物质，主要包括农药残留物、兽药残留物、自源性污染物、食品添加剂及非法添加物等几大类。

（1）固相萃取在食品中农药残留分析方面的应用：农药是指对于昆虫、致病菌及有毒的动植物或动物的外寄生虫有防治、破坏、引诱、排拒和控制的所有物质。施用农药后，在粮、油、蔬菜、水果及禽畜产品上存在的农药及其衍生物以及具有毒理学意义的杂质等称为农药残留。农药残留对农作物的污染主要是由农作物生长过程中施加的农药所造成，以受农药污染的农作物为饲料喂养的动物组织中同样存在农药残留污染问题。

常见的农药残留物主要包括杀虫剂、除草剂、杀菌剂、熏蒸剂、杀鼠剂和植物生长调节剂几类，其中尤以杀虫剂对食品的污染最为严重。杀虫剂主要包括有机磷类、有机氯类、氨基甲酸酯类、沙蚕毒素类和拟除虫菊酯类农药等。近年来因农药的大量使用致使食品的农药残留问题备受关注，建立快速，灵敏，有效的农药残留检测技术是关注的焦点。食品中农药的残留量检测是属于痕量分析，必须采用高灵敏度的检测仪器才能实现。由于农药品种多，化学结构和性质各异，待测组分复杂，有的还要检测其有毒代谢物、降解物、转化物等。尤其是近几年，高效农药品种不断出现，残留在农产品和环境中的量很低，国际上对农药最高残留限量的要求也越来越严格，给农药的残留检测技术提出了更高的要求。

农药残留检测中样品前处理技术是检测过程中耗时最长，最容易出现误差的步骤。样品前处理技术能提高农药残留检测的效率和准确率。固相萃取重现性良好，简单简便，适用范围广，现已成为农药检测样品前处理采用的主流技术。

Wang Xiaoyan 采用 QuEChERS 提取，GC-MS/MS 测定咖啡中的杀虫剂残留，20ng/ml 浓度各种杀虫剂样品测定回收率为 74.5%~124.4%，RSD 为 5.0%~11.6%。张彦军等以多壁碳纳米管（MWCNTs）为固相萃取材料，建立了蔬菜中苯醚甲环唑农药残留的气相色谱 - 质谱联用分析方法。样品经乙酸乙酯匀浆提取后，以 MWCNTs 固相萃取柱净化，用 GC-MS 进行检测，在优化实验条件下，苯醚甲环唑检出限为 0.001mg/kg。杜利君以分散固相萃取法进行样品净化，离子色谱 - 质谱联用法检测水果和蔬菜中的草甘膦含量，结果表明：草甘膦在 0.01~0.2mg/L 范围内线性良好，检出限为 0.03mg/kg，定量限为 0.1mg/kg。李伟明使用有机 - 无机杂化的方法制备了对甲基对硫磷具有特异性识别能力的纳米二氧化硅表面分子印迹材料。以 MIPs-SiO$_2$ 纳米颗粒作为一种固相分散萃取吸附剂的载体，可以选择性地萃取梨子及其他绿色蔬菜的样品中微量的甲基对硫磷,并且能够获得84.7%~94.4%的回收率。

(2)固相萃取在食品中兽药残留分析方面的应用:兽药残留是指对食用动物用药后,动物产品的任何食用部分中的原型药物和/或其代谢产物,包括与兽药有关的杂质残留。其主要是在动物饲养过程中使用兽药或非法使用激素等造成对肉类、蛋类、乳制品类以及蜂蜜等食品的污染。常见的兽药残留物主要包括抗微生物药(抗生素和抗菌药类)、激素及生长促进剂、抗寄生虫药和杀虫剂等。动物源性食品中兽药残留分析的难点主要包括:样品基质复杂,食品成分及油脂含量较高,因此使得前处理过程繁琐,需要耗费较多的时间和成本,对萃取和净化要求非常高,需要根据待测组分的性质特点、样品基体的特性,选取适合的前处理方法。因此,对于复杂基质食品样品中药物残留的检测来说,固相萃取是目前比较适宜的样品前处理技术。

柯庆青建立通过型固相萃取-高效液相色谱-串联质谱同时快速测定水产品中氯霉素和红霉素的分析方法,样品经Oasis PRiME HLB小柱净化,检测水产品中的氯霉素和红霉素定量限分别为0.1μg/kg和0.5μg/kg。胡永萍建立了一种测定鸡肉或者鸡蛋中环丙沙星、达氟沙星、恩诺沙星和沙拉沙星4种氟喹诺酮类药物残留量的高效液相色谱法,样品经C_{18}小柱净化,用高效液相色谱法测定。该方法操作简便,灵敏度高,专属性强,基质干扰小,结果准确可靠。方益将水产品样品经WCX固相萃取柱净化,经超高效液相色谱-质谱法测定。链霉素在1.0~50ng/ml范围内具有良好的线性关系,水产品样品平均回收率在81%~105%,定量检出限为10.0μg/kg。

(3)固相萃取在食品中其他有毒有害物质分析方面的应用:自源性污染物主要指由于食品自身部分变质或周围的生物体变质所产生的污染物质,如食品中的黄曲霉素和其他霉素等。食品添加剂主要指在食品加工和储存过程中有意加入的物质,如增味剂、保鲜剂、防腐剂、食品着色剂、香料和色素等。此外还有其他一些非法添加的有害物质,如三聚氰胺、苏丹红等。食品有毒有害物质分析中,样品的前处理极为重要,也是其难点所在。由于食品和农产品样品的多样性和复杂性,目前还没有一种前处理技术能够适合所有情况下的所有样品。固相萃取是从复杂样品中分离目标化合物最常用的样品前处理方法,它的优势在于具有较高的样品处理通量、良好的回收率和重现性、少量的有机溶剂消耗、多种分离模式以及易于实现自动化。

孙晓冬建立了使用固相萃取柱Oasis PRiME HLB净化液态乳样品后采用多残留的超高效液相色谱串联质谱检测方法检测其中14种真菌毒素(黄曲霉毒素B_1、黄曲霉毒素B_2、黄曲霉毒素G_1、黄曲霉毒素G_2、黄曲霉毒素M_1、赭曲霉毒素A、橘霉素、T-2毒素、杂色曲霉素、伏马毒素B_1、伏马毒素B_2、玉米赤霉烯酮、脱氧雪腐镰刀菌烯醇、青霉酸),结果表明:14种真菌毒素的测定低限(LOQ,S/N≥10)为0.5~5μg/kg。黄丽英采用基质固相分散的前处理技术,建立了禽蛋经N-丙基乙二胺(PSA)净化,超高效液相色谱-串联质谱检测技术检测其中4种孕激素(孕酮、醋酸美伦孕酮、醋酸甲地孕酮、醋酸氯地孕酮)的方法,4种孕激素在0.4~100μg/L浓度范围内线性关系良好,方法检出限为0.2μg/kg,定量限为0.6μg/kg。李冰宁建立了银渍硅胶固相萃取柱离线(Ag-SPE)净化,程序升温进样-气相色谱-氢火焰离子化检测器定量分析巧克力中饱和烷烃矿物油(MOSH)的方法。本方法的MOSH定量限为0.5mg/kg,加标回收率为84.9%~108.6%,相对标准偏差(RSD)为0.2%~1.5%,适用于巧克力中MOSH的定量测定。吕昱将酱油试样经过 C_{18} 萃取柱净化提纯后,用丙酮 - 二氯甲烷溶液进行洗脱后进行气相色谱 - 质谱联用仪(GC-MS)检测其中氨基甲酸乙酯含量。结果表明氨基甲酸乙酯在 $1\sim10\mu g/ml$ 浓度范围线性关系良好,检测限为 $0.014\mu g/ml$,定量限为 $0.048\mu g/ml$,加标回收率为 97.78%。权斌建立了以二硫腙修饰性氧化铝作为负载型吸附剂,二硫腙活性氧化铝 - 固相萃取 - 原子荧光光谱法同时测定大米中的镉和铅的技术方法,取得了较好的效果。程晓宏采用苏丹红专用分子印迹固相萃取小柱选择性地识别和富集苏丹红染料,建立了同时测定辣酱中 4 种苏丹红的分子印迹固相萃取小柱 - 高效液相色谱分析方法。

2. 固相萃取在食品营养成分分析方面的应用　固相萃取技术除了在检测食品有毒有害物质中广泛应用,该技术还可以作为食品营养成分分析检测样品前处理方法。李艳建立了一种磁性分子印迹固相萃取和气相色谱相结合测定饮料中咖啡因含量的新方法。该法自制磁性分子印迹固相萃取材料作为萃取剂,将其分散在样品溶液中,利用外部磁场使磁性萃取剂与溶液快速分离,结合分子印迹技术,提高对分析物的选择性吸附,排除了样品中各类干扰杂质,在最佳条件下进行分析,该方法的检出限为 $0.05\mu g/ml$(S/N=3),线性范围为 $0.1\sim15\mu g/ml$。王百川以硅小柱为固相萃取柱净化样品,建立了高效液相色谱 - 串联质谱仪测定食用植物油中 TBHQ 的方法,结果表明:TBHQ 在 $1\sim50ng/ml$ 范围内线性关系良好,检出限为 $0.31mg/kg$,回收率为 78.8%~90.8%。何仲强建立了样品经 SPE 小柱分离萃取后,同位素稀释 - 气相色谱 - 质谱法同时测定婴幼儿米粉中的 5 种甾醇的方法,5 种甾醇在各自的线性范围内线性关系良好,方法检出限(S/N=3)均为 $50\mu g/kg$,方法回收率在 91.9%~107%,相对标准偏差(n=6)在 3.1%~4.6%。

(二)在环境分析上的应用

近些年来,随着经济的飞速增长、工业生产的快速发展、城市化进展以及人民生活水平的提高,人类活动导致的环境污染急剧增加。人工合成的各类化学品中有不少是有毒或有害的,他们通过各种途径进入到环境,破坏生态平衡,影响人体健康。准确测定地质、生物和环境样品中的痕量元素是分析化学中一项十分重要的研究内容。虽然仪器分析在化学领域的应用越来越广泛,但现代分析化学所面临测试样品性质的复杂程度和要求也是前所未有的。它不仅包括了气、液、固相所有物质,而且往往以多相形式存在,其组成不但复杂、目的物低浓度,而且测定时还往往会相互干扰等,从而给分析测定带来了一系列的困难。因此在分析化学中,样品前处理成为分离、分析科学中一个十分重要的环节,成为浓缩被测定的痕量组分,从而提高方法的灵敏度以及除去对分析系统有干扰的物质的重要手段。测试样品前处理的好坏不仅直接影响分析的灵敏度、准确度和分析速度,而且还会影响分析仪器的使用寿命。固相萃取是近年发展比较快的一种样品前处理技术,由于可以提高分析物的回收率、更有效地将分析物与干扰组分分离而减少了样品前处理过程,操作简单,省时,省力,所以固相萃取被广泛用于环境样品的前处理过程中。

1. 固相萃取在水质监测方面的应用　Cannon 采用二乙烯基苯固相萃取盘萃取,气质联用测定水样中的多环芳烃,多环芳烃回收率为 79.6%~126%,测定效果良好。时文博建立了淡水样品通过 Waters Oasis HLB 固相萃取柱富集后,高效液相色谱 - 串联质谱(LC-MS/MS)测定淡水、沉积物中阿莫西林含量的检测方法,方法的线性范围为 $0.05\sim10\mu g/L$。黄芳采用含铅金属 - 有机纳米管为吸附剂,基于分散固相萃取和气相色谱 - 串联质谱建立了一种高灵敏分析环境水样中痕量多氯联苯的方法,该方法的线性范围为 $2\sim1\ 000ng/L$,检出限为 0.26~0.82ng/L。叶青合成了全氟癸基功能化磁性介孔氧化硅微球（F_{17}-Fe_3O_4@mSiO$_2$），以其为固相萃取材料、结合 GC-MS 方法建立了检测水中全氟羧酸的新方法。方法检出限为 0.045~0.078μg/L，线性范围 0.2~2 000μg/L。王延翠建立水样经过滤，用 C_{18} 柱在线富集，高效液相色谱法同时测定水样中双酚 A（BPA）和双酚 S（BPS）的新方法。BPA 在 0.05~5μg/L 范围内，BPS 在 0.07~5μg/L 范围内，线性关系良好。BPA 和 BPS 检测限分别为 0.017μg/L 和 0.028μg/L，定量限分别为 0.033μg/L 和 0.057μg/L。邓鹏采用 C_{18} 固相萃取小柱对水样进行富集处理，建立固相萃取柱富集 - 气相色谱法测定地表水中氯丁二烯的方法，氯丁二烯方法检出限为 0.08μg/L。

2. 固相萃取在土壤检测方面的应用　张亮将土壤样品通过 NH_2 固相萃取小柱净化后采用气相色谱串联质谱测定土壤中 5 种白蚁防治药物氟虫腈、虫螨腈、毒死蜱、氰戊菊酯和联苯菊酯的残留量。所有农药在 0.005~2.0mg/L 范围内线性关系均良好，所有农药的方法检出限均低于 5μg/kg，在 0.010、0.10 和 0.50mg/kg 添加水平下，样品平均回收率为 102.3%~115.2%。周雯雯 2013 年 7~8 月采集了青藏高原中东部地区 55 个表层土壤样品，土壤样品进行超声萃取，HLB 固相萃取小柱净化后，采用 GC-MS 对土壤中美国环保局（EPA）优先控制的 16 种 PAHs 进行了检测分析，并对表层土壤中的 PAHs 进行了生态风险评价。样品空白加标回收率为 78.84% ± 15.84%~110.81% ± 8.19%，样品基质加标回收率为 63.00%~119.00%，空白样品中未检出目标污染物，16 种 PAHs 的方法检出限为 0.012~45μg/kg。

3. 富集环境空气中痕量有机物　环境空气污染物中挥发性及半挥发性物质占 90%，其余为颗粒状污染物。颗粒物污染物可用滤膜捕集，对挥发性和半挥发性组分一般用固相萃取，溶液吸收和低温冷凝富集采样。固相萃取富集环境空气中有机物是将均匀粒度的固定相装成小柱，在常温或低温下使空气通过小柱，由于空气与固定相之间对有机物的分配系数不同而将欲捕集的化合物保留在小柱上，空气中正常组分如氮、氧等则通过小柱流出，达到富集有机物的目的。

（三）在生物样品检验中的应用

随着生化技术的发展，从复杂的生物样品（血、尿、体液、粪便）中提纯并富集痕量物质是现代分析技术必不可少的步骤。通过样品的前处理，去除生物样品中与待测物不相关的其他物质，并富集其浓度在可测定的线性范围内，这就要求前处理的特异性、重复性及回收率要高，而且不破坏待测物本身的性质和结构。固相萃取真正地实现了生物样品分析的高效率，另外其不仅适于萃取富集空气中痕量有机物，广泛用于处理生物样品中各种内源性物质和外源性物质及其代谢产物的分离、纯化，药物毒物的分析等。

1. 固相萃取在血液样品检验中的应用　钟宇采用 Strata-X 固相萃取柱净化，建立了高效液相色谱 - 串联质谱（LC-MS/MS）同时测定血浆中脂肪酸花生四烯酸（AA）及其代谢产物 13- 羟基十八碳烯酸（13-HODE）和 9- 羟基十八碳烯酸（9-HODE）的方法，结果表明，3 种物质在 0.5~50μg/L 范围内线性关系良好，低、中、高 3 个加标水平的平均回收率为 97.42%~101.46%，AA、13-HODE 和 9-HODE 定量限分别为 0.5、0.5、1.0μg/L。徐秀明通过华谱 60-C_{18} HCE 100mg 柱净化血样，建立了血清中合成大麻素 JWH-203 的固相萃取 - 液相色谱 - 电喷雾三重四极杆质谱检测方法，血清中 JWH-203 浓度在 4~200ng/ml 范围具有良好的线性关系，最低检出限为 0.2ng/ml。赵秋玲采用 HSE-12D 固相萃取装置净化样品，RP-HPLC 法与 Ax SYM 法测定环孢素血药浓度结果具有相关性。张科军用 HLB 固相小柱萃取浓缩全血中溴敌隆的固相萃取,液相色谱串联质谱联用进行检测,溴敌隆的仪器检出限为 6.6ng/ml。Bossi 采用聚羟丁酸 -b- 聚乙二醇固相萃取 -LC-MS-MS 法同时测定人血浆中甲基黄嘌呤和可替宁的含量,检出限低至 ng/ml 级,RSD 为 6%~18%。

2. 固相萃取在尿液样品检验中的应用 成琳将尿样经过夜酶解、Envi-18 固相萃取柱纯化富集以及氮吹浓缩后,经 Symmetry C$_{18}$ 色谱柱分离,采用 UPLC-MS/MS(8050)测定,建立人尿中多环芳烃羟基代谢物(OH-PAHs)的超高效液相色谱 - 串联质谱(UPLC-MS/MS)分析方法,用于同时检测尿中 11 种 OH-PAHs,包括 2- 羟基萘、1- 羟基萘、3- 羟基芴、2- 羟基芴、2- 羟基菲、1- 羟基菲、1- 羟基芘、3- 羟基䓛、6- 羟基䓛、9- 羟基苯并(a)芘和 3- 羟基苯并(a)芘。尿样中 11 种 OH-PAHs 在 0.002~200μg/L 范围内线性关系良好,加标回收率为 71.4%~109.4%,精密度为 2.7%~11.6%,检出限为 0.001~0.040μg/L。尹云云采用自行研制的自动固相萃取仪分离纯化尿中的钚,并优化实验方案,实现自动化操作,对钚操作者内照射剂量进行有效监测和估算结果表明,在尿中钚分析的前处理中,采用自动固相萃取仪进行分离纯化,能够显著提高分离效率,提高样品前处理的稳定性。王立媛将尿液通过 β- 葡萄糖苷酶酶解,固相萃取小柱净化,通过气相色谱质谱联用法测定尿液中邻苯二甲酸单甲酯、邻苯二甲酸单乙酯、邻苯二甲酸单丁酯、邻苯二甲酸单 2- 乙基己酯、邻苯二甲酸单苄酯等 5 种邻苯二甲酸酯类代谢物。方法结果该方法在 25.0~1 000μg/L 浓度范围内,5 种邻苯二甲酸酯的浓度与峰面积的线性关系良好,方法检出限为 10.0~15.0μg/L。

(杨弋星)

第四节 免疫亲和固相萃取技术

卫生检验样品种类繁多,成分复杂,被测组分含量低,基质干扰非常严重。所以,在分析样品中的某种或某类化合物之前,需要对样品进行必要的萃取和净化,即通过样品前处理来分离和富集目标化合物,并降低干扰组分。常用的萃取技术主要有液 - 液萃取(LLE)、固相萃取(SPE)、固相微萃取(SPME)、超临界流体萃取(SFE)等。

经典的 LLE 技术,需耗费大量的有机溶剂,污染环境且费时费力、难以实现自动化,因此近年来在美国分析化学家协会(AOAC),美国 FDA、EPA、欧盟,以及我国制定的分析标准方法中,正逐渐被 SPE、SPME 及 SFE 等新技术所取代。无论是传统的 LLE 还是较新的 SPE、SPME 及 SFE,萃取的原理都是根据目标化合物与样品基质以及干扰化合物极性的差异来进行分离萃取,因而难以避免地会遇到两个棘手的问题:一是目标化合物的极性太强,可能难以被萃取,故回收率较差;二是干扰组分的极性与目标化合物的极性相近,可能导致共萃取,净化效果差。为解决这些难题,迫切需要开发出特异性更强的固相萃取新技术,而免疫亲和固相萃取技术成为解决这一难题的最重要的萃取技术之一。

一、技术原理

免疫亲和固相萃取技术是免疫技术在样品前处理技术中应用并发展起来的技术。其原理是将抗体固定在惰性固相材料上,制成免疫亲和吸附剂(immunoaffinity extraction sorbents),当样品溶液流经吸附剂时,目标化学物因与抗体发生生物特异性亲和吸附作用而保留在固相吸附剂上,杂质则不被保留,特异性萃取如图 4-4-1 所示。洗脱时,用酸性(pH=2~3)缓冲溶液或有机溶剂洗脱固定相,使目标化合物从抗体上解离,以达到萃取富集及净化之目的。免疫亲和作用所具有的极强的特异性使得免疫亲和柱(immunoaffinity column,IAC)能从极其复杂样品基质中萃取出其他技术难以分离的目标化合物。

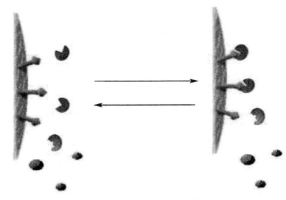

图 4-4-1 特异性萃取示意图

免疫亲和萃取最初应用于抗体、多肽、酶、重组蛋白、受体、病毒及亚细胞物质等生物大分子的萃取和纯化。这是因为一般认为只有分子量大于 1×10^6 道尔顿的化合物才能激活免疫系统;而诸如多数生物毒素、农药、兽药等小分子化合物,不能直接激活免疫系统产生抗体。直到近三十年来,随着小分子免疫技术的突破,才具备了从复杂基体中萃取小分子目标化合物的可能。

目前,该技术已经广泛地用于卫生检验样品中真菌毒素、农药、兽药残留、维生素等小分子的萃取。其中一些重要的真菌毒素和维生素的免疫亲和柱已实现了商品化。与传统固相萃取方法相比,不需要进一步净化,既简化了样品前处理过程,又提高了分析的灵敏度,且具有特异性强、洗脱条件温和等优点,除此之外,免疫亲和固相萃取可以很方便地与气相色谱、液相色谱在线或离线联用,有利于实现自动化,提高检测速度。免疫反应所提供的特异性使这项技术在萃取一些强极性化合物及净化效果方面具有特殊的优势。

(一)抗体产生和制备方法

免疫亲和固相萃取原理是固定在固相吸附剂上抗体与目标化合物发生特异性的生物亲和吸附作用,而被保留。故在免疫固相萃取柱的制备中,抗体的制备显得十分重要。通常要求制备的多克隆或单克隆抗体应具有较高效价,并对某一种目标化合物或者某一类化合物的特征基团具有特异性。

抗原(antigen,Ag)是指所有能诱导机体发生免疫应答的物质,产生免疫应答产物(致敏淋巴细胞或抗体),并能与相应产物在体内外发生特异性结合的物质。因此,抗原物质具备两个重要特性:免疫原性(immunogenicity)和免疫反应性(immunoreactivity)。免疫原性即指抗原诱导机体发生特异性免疫应答,产生抗体或致敏淋巴细胞的能力;免疫反应性是指能与相应的免疫效应物质(抗体或致敏淋巴细胞)在体内外发生特异性结合反应的能力。

抗体(antibody,Ab)是由抗原刺激动物的免疫系统后,由 B 细胞分化成熟的浆细胞合成的糖蛋白,主要存在于血清等体液中,是介导体液免疫的重要效应分子,能与相应抗原特异性结合,发挥免疫功能,亦称免疫球蛋白(immunoglobulin,Ig)。高等哺乳动物体内一般有5种免疫球蛋白,即IgM、IgG、IgA、IgD和IgE,在免疫分析中常用的是IgG。IgG的分子量为 1.6×10^5 道尔顿,在动物血清中的含量为 6~16g/L(mg/ml),占血清蛋白总量的 75%~80%。IgG的基本结构类似英文大写的"Y"形,如图 4-4-2 所示。

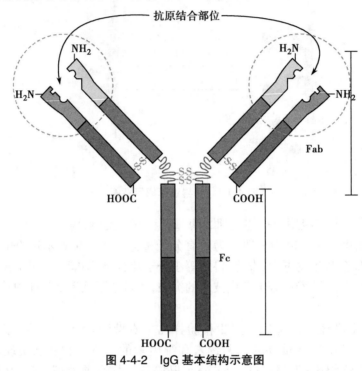

图 4-4-2 IgG 基本结构示意图

一个 IgG 分子可以有两个抗原结合部位。IgG 被蛋白水解酶如木瓜蛋白酶水解,可以得到两个 Fab 片段和一个 Fc 片段。同种生物的 IgG,Fc 片段基本保持不变,称为稳定区,该区域有与金色葡萄球菌蛋白 A 结合的位点。Fab 片段从其氨基端开始的 1/2 区域,对不同的抗原具有不同的氨基酸序列和空间结构,称为可变区,该区域是抗原识别部位。由于IgG 分子的抗原识别部位在"Y"形结构的最顶端,这对于抗体的固定化具有重要意义:人们可以通过与 Fc 片段将抗体固定在固相载体上,使抗原结合部位充分暴露以保持抗体的活性。

卫生理化检验分析中大多数目标化合物分子量都小于 1×10^6 道尔顿,不能引起免疫应答,但却能与抗体反应,只有反应原性而不具有免疫原性,不能直接刺激机体产生抗体。因而在免疫前,必须通过结合到更大的载体分子上进行修饰,即化学反应将目标化合物或目标化合物的特征结构结合到载体上,通常是一种蛋白质,如牛血清白蛋白(BSA),获得免疫原性,再通过免疫动物获得目标化合物或特征结构的抗体。

1. 半抗原的设计与人工抗原的制备 在免疫分析中,小分子化合物抗体的制备通常是将该化合物或化合物的特征部分与蛋白大分子结合,而获得免疫原性,然后再刺激机体产生抗体。抗体可以特异性地与目标化合物结合,发生免疫反应。这种仅具有和抗体结合的免疫反应性,而没有免疫原性的物质称作半抗原。与半抗原结合,并使其获得免疫原性的蛋白质称作载体。载体与半抗原的复合物称作人工抗原或完全抗原。半抗原通常通过一个双功能化合物(即分子两端都具有活性官能团的化合物)结合在载体蛋白上,这段化合物称为连接臂或间隔臂。

半抗原的设计和合成是影响抗体的选择性和特异性的关键步骤。在其设计和制备中,应综合考虑以下几个主要因素:①半抗原的化学结构在大小、几何形状、化学组成、电荷分布等方面应尽量与目标化合物类似,尤其是要保留目标化合物的特征分子部分;②避免用对免疫反应有重要作用的官能团(如—NH_2,—NO_2 等)与连接臂结合;③尽量避免在连接臂上出现杂原子(如 N、S、P 等)和吸电子基团,因为这些基团可能影响半抗原的电子分布,使半抗原与目标分子的相似性降低,影响免疫效果;④连接臂与半抗原的结合位点应尽量远离半抗原分子的特征位点;⑤间隔臂的长度应适中,一般以 3~6 个分子距离为宜,太长会减弱目标分子结构在免疫系统中的暴露。

2. 多克隆和单克隆抗体的制备　抗原刺激机体,产生免疫学反应,由机体的浆细胞合成并分泌的与抗原有特异性结合能力的一组免疫球蛋白,由多个 B 淋巴细胞克隆产生的,受到多种抗原决定簇刺激并可以与多种抗原表位结合的抗体就是多克隆抗体,简称多抗。多克隆抗体一般制备流程(图 4-4-3):完全抗原的准备→兔子的免疫→采血 ELISA 法测效价→采全血和抗体的纯化→抗体的浓缩和保存。由于常规抗体的多克隆性质,而不同批次的抗体制剂质量差异很大,使它在免疫化学试验等使用中带来许多麻烦。因此,制备针对预定抗原的特异性均质的且能保证无限量供应的抗体是免疫化学家长期追求的目标。随着杂交瘤技术的诞生,这一目标得以实现。

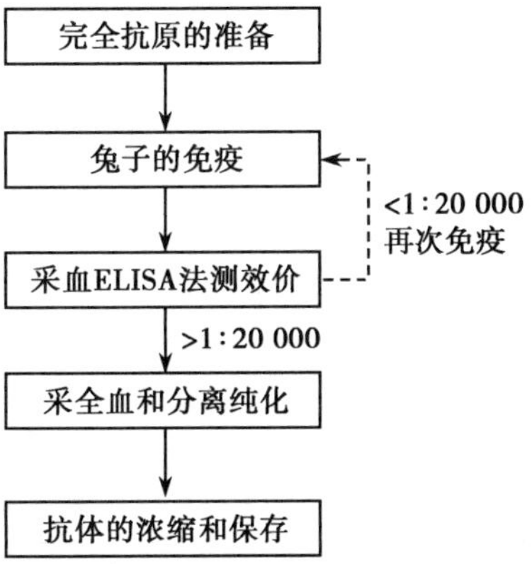

图 4-4-3　多克隆抗体的一般制备流程

1975 年,Kohler 和 Milstein 建立了淋巴细胞杂交瘤技术,他们把用预定抗原免疫的小鼠的脾细胞与能在体外培养中无限制生长的骨髓瘤细胞融合,形成 B 细胞杂交瘤。这种杂交瘤细胞具有双亲细胞的特征,既像骨髓瘤细胞一样在体外培养中能无限地快速增殖且永生不死,又能像脾淋巴细胞那样合成和分泌特异性抗体。通过克隆化可得到来自单个杂交瘤细胞的单克隆系,即杂交瘤细胞系,它所产生的抗体是针对同一抗原决定簇的高度同质的抗体,即所谓单克隆抗体,与多抗相比,单抗纯度高,专一性强、重复性好,且能持续地无限量供应。单克隆抗体制备流程(图 4-4-4):动物免疫→细胞融合→杂交瘤细胞筛选→杂交瘤细胞的克隆化→单抗特性的鉴定→单克隆抗体的生产→抗体亲和纯化→抗体的浓缩和保存。

3. 多克隆抗体与单克隆抗体的比较　单克隆抗体由单个 B 细胞克隆产生的,具有高特异性、高均一性、高重复性。一旦制备成功就可以永续地生产完全一致的单克隆抗体。多克隆抗体的特异性较差,即使是使用相同的抗原制备多抗,不同批次间也会存在差异,因而在特异性、一致性方面有很大的局限。因此,商品化的 IAC 一般采用单克隆抗体。

但是,单克隆抗体制备技术复杂,而且费时费工,制备所需周期长,因而价格也较高,许多研究者对某种化合物的免疫萃取方法进行初步的研究时,通常采用多克隆抗体,这样可以节省准备时间和费用。但是,多克隆抗体不适合制备商业化的 IAC,这是因为一支 IAC 需要毫克级的抗体,另外要求标准化程度比较高,而多克隆抗体的产生方式难以满足要求。因而用于制备商业化的抗体必须满足以下条件:①单克隆抗体;②细胞分泌大且稳定;③抗体对目标物的亲和力适中;④抗体对目标物的选择性满足要求。多克隆抗体与单克隆抗体比较如表4-4-1所示。

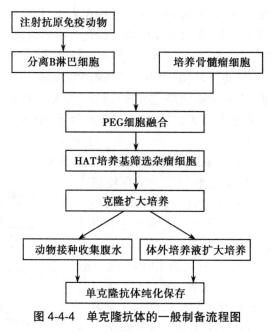

图 4-4-4 单克隆抗体的一般制备流程图

表 4-4-1 多克隆抗体与单克隆抗体的比较

鉴别点	多克隆抗体	单克隆抗体
对免疫原的要求	免疫原纯度越高越好	不纯的免疫原也能得到高纯度的抗体
特异性	高(抗原亲和纯化)	高
稳定性	较好	相对较差,对理化条件敏感
标准化	较难,不同批次的抗体质量差异大	易于标准化,批次间差异小
识别	多表位	只有一个抗原表位
交叉反应	很常见,难避免非特异反应	不常见,可避免非特异反应
凝集反应	有	大多数没有
成本	低	高
周期	短	长
吸附容量	低	较高
商业化	少(通常仅在实验研究中使用)	多(商业化免疫亲和柱大多采用此抗体)

4. 抗体抗原反应 抗原抗体反应(antigen-antibody reaction)是指抗原与相应抗体之间发生的特异性结合反应。它可发生于体内,也可发生于体外。抗原抗体的结合实质上是抗原表位与抗体超变区中抗原结合点之间的结合,由于两者在化学结构和空间构型上呈互补关系,所以抗原与抗体的结合具有高度的特异性,如同钥匙和锁的关系。抗原抗体反应遵循

生物大分子热动力学反应原则,其反应式为:

$$Ab+Ag \Longleftrightarrow Ab\text{-}Ag$$

$$K=\frac{K_a}{K_b}=\frac{[Ab\text{-}Ag]}{[Ab][Ag]} \tag{4-4-1}$$

式中[ ]代表物质的溶液浓度或表面浓度,K_a 和 K_b 分别代表正反应速度常数和逆反应速度常数,K 是反应的平衡常数。由上式可知,K 值反映了抗原抗体结合能力,所以,抗体亲和力通常以 K 值表示。K 值越大,抗体的亲和力越大,抗原抗体结合越牢固,抗原抗体复合物(Ab-Ag)越不容易解离。反之,K 值越小,复合物越易解离。复合物的解离除与 K 值有关外,还取决于环境因素:温度的升高,pH 的改变,离子强度的增加,有机溶剂的加入都会加速复合物的解离。

5. 抗体的选择　IAC 的洗脱液可以进入色谱柱进一步分离,因此,在实际应用中,IAC 需具有"分类识别(class-selective)"能力,即对某一类化合物具有亲和能力的抗体可能更具有实用价值。因而免疫亲和萃取对抗体的特异性要求与放射免疫分析(RIA)、酶联免疫分析(ELISA)、免疫传感器(immunosensor)等免疫分析方法相比,可以相对较低。

IAC 中的抗体与目标化合物的亲和力必须适中。这是因为抗体的亲和力较高时,在洗脱时就需要比较严格的条件才能将目标化合物洗脱下来,这会导致对某些不稳定化合物的回收率降低,并且影响免疫亲和柱的使用寿命。而若抗体的亲和力太低,则免疫亲和柱萃取的能力就会显著降低,结果导致对溶质的分离能力差、分析物流失。

对于多克隆抗体来说,通常用亲和性选择的方法选择亲和性适中的抗体。一般的步骤是:将目标化合物固定在载体上,装柱,抗血清通过这个柱子而被捕获,然后用洗脱液不断降低 pH,进行梯度洗脱或者不断提高离液剂的浓度,选择洗脱条件比较温和的抗体制备免疫亲和柱。同样,在制备单克隆抗体时,也要选择分泌的抗体既具有特异性又具有比较温和的解离条件的杂交瘤细胞进行克隆化。

(二)免疫吸附剂

免疫吸附剂是 IAC 中核心部分,免疫吸附剂的性质是决定免疫亲和固相萃取技术成功与否的重要因素之一,包括选择合适的固定抗体载体材料,免疫吸附剂的制备,抗体在载体上结合密度,免疫吸附剂的柱容量等。

1. 固定抗体载体材料　固定抗体载体材料的选择是影响免疫萃取柱性能的重要条件之一。用于理想的固定化抗体的载体材料应该具有以下特点:①不溶于水但高度亲水,易与水溶液中的生物大分子的靠近;②惰性物质,不容易产生非特异性吸附;③有较好的物理、化学稳定性,不受如温度、压力、pH、离子强度、去污剂等的影响,具有生物稳定性;④表面容易连接 —NH$_2$、—COOH、—OH 等活性基团,即容易被活化;⑤机械强度大,具有较强的耐压能力,最好是均一的球状颗粒,保证较好的色谱流速;通透性好,最好为多孔的网状结构,使大分子能自由通过,可与 HPLC 等仪器在线联用。

目前可使用的固定基质可分为有机聚合物和无机物两大类,有机聚合物包括纤维素、交联葡萄糖、交联琼脂糖、聚甲基丙烯酸酯衍生物、乙烯或聚苯乙烯亲水性有机聚合物等,无机聚合物包括硅胶和多孔玻璃等。

离线免疫萃取柱中以交联琼脂糖应用较多,它具有化学稳定性强、表面羟基密度大、抗体固载量高、相应的柱容量也大、羟基对蛋白质无非特异性吸附等优点。交联琼脂糖的缺点是机械强度差,在高压下容易被压缩而变形,另一个缺点是生物稳定性差,在贮存中容易发生生物降解。另一种常用的有机聚合物是聚丙烯酰胺,它由丙烯酰胺与交联剂 N,N-甲叉双丙烯胺聚合而成,通过调节反应条件可以制得不同交联度、孔径和膨胀度的聚合物。由于其降解产物不含糖基,在糖和糖蛋白的纯化方面有其独特的优势。但聚丙烯酰胺孔径太小,固载时抗体无法进入孔内,导致固载抗体量小,因而应用不如多糖聚合物广泛。有机聚合物机械强度低,不耐高压,因而有机聚合物装填的免疫亲和萃取柱不能与 HPLC 等仪器在线联用。这种免疫亲和萃取柱的加样方式一般是依靠重力或在较低的流速下加入样品,也被称为低压基质,萃取时间较长。

在线免疫萃取中常选用耐压性能较强的硅藻土和多孔玻璃等作为固相载体材料,其中以硅藻土最为常用,硅藻土的孔径一般在 5~400nm,其机械强度高且化学稳定性好,有很强的亲水性,而且表面有可被利用的硅羟基,固载抗体时不需要额外的修饰。但这些羟基会非特异性地吸附抗体,造成抗体以物理吸附的方式被固载。在使用硅藻土作为固相载体材料时必须注意使用的 pH 范围,因为硅藻土在碱性条件下不稳定。

近些年随着溶胶-凝胶和整体柱色谱技术的发展,溶胶-凝胶和整体柱色谱填料成为固定萃取载体材料。溶胶-凝胶技术是指化合物(也称前驱体)经过溶液、溶胶、凝胶固化,形成凝胶体后,再经过热处理而制得氧化物或其他化合物固体的方法。溶胶-凝胶具有很强的化学及机械稳定性,可以和 HPLC 等仪器联用;其较大的比表面积和亲水性玻璃基质三维网状结构,不再需要活化,蛋白质分子就会被包裹在凝胶大量的、网状的孔穴中不易流失。溶胶-凝胶以其温和的反应条件,为生物分子固载于无机基质中提供了一条新途径。整体柱色谱填料与传统的填充柱相比具有较高的传质效率和分离速度,其填料包括有机整体柱填料、硅胶整体柱填料、琼脂糖整体柱填料及晶胶等。但是,整体柱载体与传统的载体材料相比,比表面积较小,用于固定的活性位点较少,因而柱容量相对较低,线性范围较窄。

2. 免疫吸附剂的制备　免疫吸附剂的制备过程包括:选择合适的固定基质、固相载体的预处理、抗体的固定化、未偶联位点的封闭及清洗和保存等步骤。其中抗体的固定化是影响吸附剂性能的关键。抗体的固定化即通过共价结合、包埋、生物捕获等方式将抗体固定在固相载体材料上,制成免疫吸附剂应尽可能地保持抗体的生物活性。理想的固定化条件一般是:pH 为 4~9(IgG 等电点 0.5~2 个 pH 单位);缓冲液的离子强度为 0.01~0.5mol/L;固定化时间小于 16 小时,温度 4~25℃。

通过双功能试剂,将抗体上的亲核基团,如 —OH、—COOH 与活化的固相载体共价结合,是常用的抗体固定化方法。常用的双功能试剂有:溴化氰(CNBr)、羰基二咪唑(CDI)、环氧氯丙烷(ECD)和高碘酸盐(NaIO₄)等。CNBr 法活化效果好、偶联率高、对抗体影响小,但 CNBr 在使用时需严格保持碱性环境,防止剧毒的 HCN 生成。且 CNBr 法在固定相上引入阴离子交换基团异脲衍生物,增加了抗体的非特异性吸附。CDI 活化法与 CNBr 法相比,活化产物(N-取代氨基甲酸酯衍生物)唯一且稳定,活化效率高,偶联率相当。但 CDI 活化反应必须在有机溶剂中进行,且要求溶剂不能含水,否则 CDI 失效。

由于双功能试剂和抗体分子上的自由氨基基团的共价结合是随机的,因此有可能使某些抗体分子的活性位点被封闭(图 4-4-5A),这样造成抗体的活性有较大损失。为避免固定化过程中抗体空间取向的随意性,减少活性损失,可以采用定向固定的方法。常用的定向固

定方法有:

①Fc 固定法:将抗体通过其重链 Fc 片段上的糖基基团与载体材料连结,从而使抗体的抗原结合部位暴露。方法是首先利用高碘酸盐或酶将糖基温和地氧化为醛基,然后与活化载体上的酰肼或胺共价结合,将抗体固定(图 4-4-5B)。② Fab 固定法:首先利用胃蛋白酶将抗体酶解,分离出 Fab 片段,然后把单价 Fab 片段上的硫化物还原,生成的疏基可以与活化载体反应,从而使抗体被定向固定(图 4-4-5C)。③生物固定方法:其原理是首先将蛋白质 A 或蛋白质 G 固定在固相载体上,然后将抗体通过载体,由于蛋白质 A 或蛋白质 G 可以特异性地与抗体的 Fc 片段结合,因此抗体被特异性捕获,而位于两个 Fab 片段上的抗原结合部位则充分暴露,这种固定化方法由于条件非常温和,所以对抗体活性的影响非常小(图 4-4-5D)。

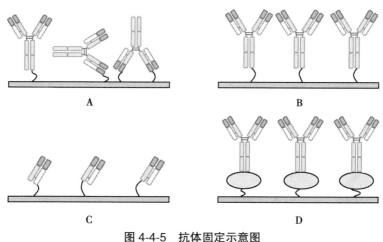

图 4-4-5 抗体固定示意图
A. 活性位点被封闭;B. Fc 固定;C. Fab 固定;D. 生物固定。

3. 抗体结合密度 抗体结合密度(bonding density)就是单位质量或单位体积的固相载体上结合的抗体的量,用 mg/g 或 mg/ml 表示。结合密度是表征免疫亲和吸附剂特性的一个重要参数,也是免疫亲和萃取柱制备过程中控制重复性的重要指标。如果抗体结合密度过大,抗体之间的立体位阻效应会使得部分抗体无法与抗原结合,从而导致绝对柱容量不再随抗体数量线性增加。因此为防止立体位阻效应的发生,充分利用抗体,需确定免疫柱的适宜抗体密度范围。另外一个影响抗体结合密度的因素是抗体的纯度。如果将未经纯化的抗血清直接用来固定化,则抗血清中的杂质蛋白会占据一定的结合位点,使抗体密度降低,使用纯化的抗体可以提高抗体密度。用酶直接将抗体的 Fab 片段切割、分离,然后在固相载体上固定,可以显著提高抗体密度。

抗体结合密度可以通过紫外吸收光谱法、红外吸收光谱法、磁共振波谱法等方法测量。活化载体的比表面积是影响免疫亲和吸附剂结合密度的一个重要因素。理论上,增加固相载体的表面积有利于提高抗体的结合密度。一般来说,单位体积的固相载体,其孔径越小则表面积越大,但是,由于抗体蛋白的分子体积较大,如果载体的孔径过小则抗体难以进入;如果固相载体的孔径过大虽有利于抗体的固定,但表面积也相对减少,所以在选择合适孔径的载体时必须兼顾这两方面的影响。研究表明,小分子化合物的免疫萃取载体的孔径为抗体分子直径的 10 倍,即 50nm 左右,最为适宜。

二、实验技术

（一）免疫亲和固相萃取的一般步骤

免疫固相萃取过程和 SPE 步骤大致相同,包括四个基本步骤,即 IAC 的平衡、目标化合物的免疫结合、非特异性吸附的冲洗和目标化合物的洗脱(图 4-4-6)。

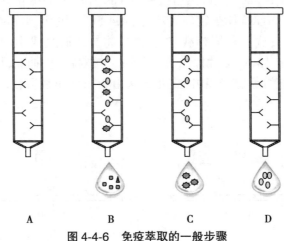

图 4-4-6　免疫萃取的一般步骤

A. 平衡;B. 免疫结合;C. 冲洗;D. 洗脱。

1. IAC 的平衡　IAC 在准备用于样品的免疫萃取之前,首先要进行预平衡,又叫初始化。初始化的一般方法是先后用 5 倍柱床体积的洗脱缓冲液和同样体积的吸附缓冲液冲洗 IAC。初始化的目的是除去残留在 IAC 中的可能会对萃取效果造成干扰的化学试剂及其代谢产物。

2. 目标化合物的免疫结合　初始化完成以后,将样品溶液的 pH 调节为中性(pH=5~8,因为免疫反应的最适宜 pH 为中性),然后通过 IAC,溶液中的分析物与抗体结合而被保留在柱中,其他物质大部分随溶液流出。为了解 IAC 中抗体和分析物结合的最佳酸度条件,需要事先用分析物的标准溶液来选择萃取效率最高的最适宜 pH。此外,在样品的萃取过程中,还要尽量避免非特异性吸附的发生。通常,非特异性吸附是由于样品杂质的疏水性或与免疫吸附剂之间的离子作用造成的。因此,可以通过如下方法减少非特异性吸附的影响:①避免使用高取代的免疫吸附剂;②限制免疫吸附剂的用量,以足够萃取样品中的目标化合物为准;③使免疫吸附在半解离条件下进行,在此条件下,除抗体和抗原的特异性免疫反应外,抑制其他化合物与抗体的结合;④选择适宜的样品萃取和冲洗缓冲条件(pH 和离子强度)。

3. 非特异性吸附的冲洗　在 IAC 中加入样品之后,在洗脱之前,用干净的溶液或缓冲液冲洗 IAC 的过程称为冲洗。其作用是除去与免疫吸附剂的空体积和非特异性结合的基团。

4. 目标化合物的洗脱　目标化合物被 IAC 选择性吸附后,需要用洗脱溶液冲洗亲和柱,使目标化合物与抗体解离,然后被收集或直接在线进入 HPLC 等分离和检测系统,进行分析测定。洗脱条件的选择对免疫萃取方法的建立具有重要作用。对洗脱液的要求主要有三点:①要能有效地使目标化合物与抗体解离;②溶液用量要尽可能少;③对抗体活性的损害尽可能小。

（二）洗脱条件的选择

1. 目标化合物与抗体的免疫反应有两步。一是目标化合物和抗体依靠静电引力相互吸引并以特定位置相互靠近,形成氢键,并将目标化合物和抗体间的水分子排出,使抗原和抗体结合得更加紧密;二是分子间通过范德华力形成稳定的非共价键,目标化合物被抗体吸附。因此若要将目标化合物解吸下来,必须将抗原抗体复合物破坏。

2. 由于生化交互作用的能量非常高,必须改变实验条件才能破坏抗原抗体复合物。目前,目标化合物解吸的方法主要有两种:一种是竞争替换法,即用竞争性试剂,如抗体、目标化合物的结构类似物或其他交叉反应试剂等,将目标化合物从抗体夺取或替换下来。另一种方法是非竞争性方法,即显著提高抗原抗体复合物的解离常数,使目标化合物被解吸。这种方法主要包括使用离液剂,改变缓冲溶液的 pH,降低洗脱液极性,可逆性改变分子结构,升高溶液温度和电泳等。

(1)竞争替换法:需要用大量的抗体、替换试剂冲洗 IAC,才能保证将目标化合物定量替换解吸下来。替换试剂必须与固定化抗体具有很强的交叉反应性,其保留时间必须与目标化合物有很大差异,因替换试剂难以找到,所以该方法通常只在临床研究中有应用。

(2)非竞争性方法:非竞争性方法最常用的方法是离液剂。其作用是扰乱抗体周围的水环境,从而导致抗体二级结构和目标化合物与抗体之间的疏水作用破裂,使目标化合物被解吸。离液剂所用的浓度一般在 1.5~8mol/L。常见阴离子的离液作用强度由强到弱分别为:$CCl_3COO^->SCN^->CF_3COO^->ClO_4^->I^->NO_3^->Br^->Cl^->CH_3COO^->SO_4^{2-}>PO_4^{3-}$;常见阳离子的离液作用强度由弱到强分别为:$NH_4^+<Rb^+<K^+<Cs^+<Li^+<Mg^{2+}<Ca^{2+}<Ba^{2+}$。

3. 通过降低洗脱液的 pH,使目标化合物从 IAC 上解吸下来,也是常用的方法之一。即在离子强度不变的情况之下,洗脱液的 pH 应与抗体蛋白的等电点相差 3 个 pH 单位以上。可用于洗脱的缓冲体系有:甲酸(0.055mol/L,pH=2.5),丙酸(0.01~0.1mol/L),甘氨酸 - 盐酸缓冲液(0.01~0.1mol/L,pH 1.5~3),柠檬酸(0.1mol/L)。通过降低洗脱液 pH,使免疫复合物解吸,可以减少对抗体可变区的损害,但是如果酸度过低也有可能使抗体发生形变。这种方法由于流过 IAC 的溶液全部为水溶液,所以有利于减少洗脱过程对固定化抗体的损害,延长 IAC 的使用寿命。

4. 另外一个常用的洗脱方法是利用水 - 有机溶剂混合体系对目标化合物进行解吸。有时,在使用有机溶剂的同时还采用降低 pH 或者采用 pH 梯度洗脱的方法以提高洗脱的效率。其洗脱的依据是破坏抗原抗体复合物的疏水性结合部分,使抗原解吸。这种方法的优点:①洗脱液用量少,洗脱时间短;②洗脱液可以作为 HPLC 的流动相,直接进入色谱柱进行检测;③洗脱液中有机溶剂含量越高,则蒸发浓缩越方便,可用于目标化合物的离线萃取。实际上,在许多离线萃取过程中,包括一些已经商品化的 IAC 中所使用的洗脱溶液就是较高比例的有机溶剂和水的混合溶液,甚至是纯的有机溶剂,比如乙腈、甲醇等。但是,由于纯有机溶剂作为洗脱剂对目标化合物的解吸会破坏抗体的二级结构,所以 IAC 只能一次性使用。如果希望多次重复使用 IAC,则应采用有机溶剂 - 水溶液混合体系,尽量减少有机溶剂的使用量。

（三）离线免疫萃取

离线免疫萃取(off-line immunoextraction)是相对比较容易与 HPLC、GC、CE、ELISA 等分析手段实现联用的一种免疫萃取方式。其基本操作步骤:首先,将样品通过 IAC,使目标化合物被抗体捕获;然后,用一定体积的吸附缓冲液冲洗 IAC,将柱中未与抗体结合的杂质洗出;接着用洗脱缓冲液将目标化合物从 IAC 上洗脱下来,将洗脱液蒸干,用另一种溶剂将目标化合物重新溶解、定容或衍生;最后将目标化合物溶液引入分析仪器进行分析测定。

　　由于离线免疫萃取对固相载体的耐压性要求不高,所以,选用的固相载体材料非常多,尤其是可以使用一些比较常见的商品化活化载体材料,如溴化氢活化琼脂糖凝胶、蛋白A琼脂糖凝胶等对抗体进行固定化,从而使抗体的固定化更容易实现。在 IAC 与气相色谱的联用中,离线免疫萃取方式应用最多。这主要是因为洗脱液中往往含有水等强极性溶剂,无法直接进入 GC。另外,对于难挥发或热稳定性比较差的分析物在进入 GC 之前还需要进行衍生化处理。

　　离线免疫萃取方式在选择洗脱缓冲液时不需要考虑其是否与色谱分离柱相匹配,所以可以选择最为理想的洗脱方式,以提高对目标化合物的回收率,或延长 IAC 的使用寿命。离线免疫萃取更容易与多种分析手段联用,对柱填料的要求不高,IAC 的制备相对比较容易。缺点是自动化程度低,费时、费力,测量的精密度也不高,而且由于不可能将定容后的溶液全部注入分析仪器,所以检测灵敏度也会有所降低。

　　(四)在线免疫萃取

　　离线免疫萃取自动化程度低,费时、费力,测量的精密度和灵敏度也不高,因此发展了在线免疫萃取(on-line immunoextraction),就是将免疫亲和萃取及净化过程与分析检测过程实现在线连接,这样不仅提高了自动化程还有助于提高分析方法的重复性和降低检测限。由于目前在卫生检验分析中主要依靠 GC 和 HPLC 等对样品进行分离。因而在线的 IAC 要承受比较高的压力,故固定化抗体用的载体材料必须是耐压的硅藻土、多孔玻璃等。

　　IAC 与 HPLC 的联用有两种主要方式,一种是相对比较简单的方式,将 IAC 与 HPLC 直接联用,基本连接方式如图 4-4-7 所示;另外一种相对比较复杂的方式是 IAC-捕集柱-HPLC 联用方式,系统基本结构如图 4-4-8 所示。由于捕集柱还可以对 IAC 洗脱出的组分起到浓缩富集的作用,所以,免疫亲和柱的柱体积可以比较大,这样可以提高单位时间内的样品通量并提高检测灵敏度。另外,还有助于降低由于柱切换而造成的背景峰。由于洗脱溶液不进入色谱分析柱,所以,可以灵活多样地选择洗脱缓冲液,以提高分析效率,延长免疫亲和柱的使用寿命。以琼脂糖为载体材料的免疫亲和柱由于不能耐高压,所以,主要以这种方式与 HPLC 实现在线联用。

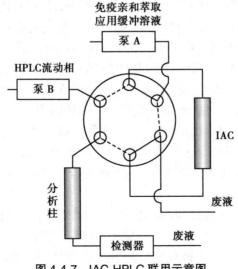

图 4-4-7　IAC-HPLC 联用示意图

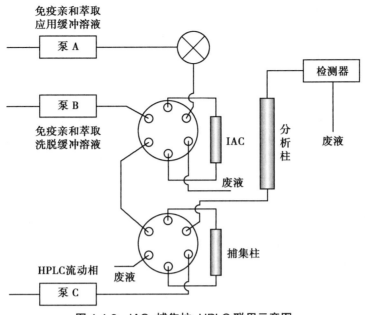

图 4-4-8 IAC-捕集柱-HPLC 联用示意图

三、免疫亲和固相萃取柱的性能评价

（一）免疫吸附剂的容量

单位数量免疫吸附剂的固定化活性抗体的总量即为免疫吸附剂的容量（capacity of immunoaffinity extraction sorbents）。免疫吸附剂的容量是免疫亲和萃取柱的一个重要评价指标。免疫吸附剂的容量不能准确计算，因为多克隆抗体或单克隆抗体的随机方向及空间位阻可能阻止目标化合物进入抗体的特异性互补区。

免疫吸附剂的容量数值只能进行理论估算，如对多克隆抗体，首先进行几点假设：①纯化的 IgG 有 10%~15% 针对目标化合物的特异性抗体；②在固定化的过程中，抗体的活性没有损失；③固定化抗体的空间取向一致，活性位点充分暴露。在以上三点假设的基础上，按照式（4-4-2），就可以计算出免疫吸附剂的理论容量。

$$理论容量（mg/ml）=2 \times \frac{抗体结合密度（mg/ml）\times 目标化合物摩尔质量（g/mol）}{150\,000（g/mol）} \times 10\%$$

$$(4-4-2)$$

但是，在固定化过程中不可避免会有一部分抗体的抗原结合部位因为空间取向、静电屏蔽、化学键合等因素而失去活性，因此通常实际免疫吸附剂的容量要小于理论值。免疫吸附剂实际容量难以直接测量，只能通过计算结合抗原的最大量来间接估算。

在免疫亲和萃取中，IAC 萃取的目标化合物可能并非只有一种，而是几种结构相近的化合物，此时免疫萃取柱容量的计算则较为复杂。主要有两种计算方法。第一种方法是以一种代表化合物测量免疫萃取柱容量；第二种方法是在一定量其他化合物存在下，分别测每一种化合物对应的结合容量。第一种计算方法简单方便，可用于对免疫亲和萃取柱性能的简单估算，第二种方法虽然复杂，但是更接近于样品萃取的实际情况。

另外，需注意的是，结合容量是 IAC 的一个重要评价指标，IAC 的结合容量较低（约为

10^2ng/ml)，若个别的样品浓度过高也可能会超过免疫吸附剂的最大容量，导致测定结果偏低。但是一般不会影响其在痕量分析中的萃取效果，因为这个结合容量已在现在多数分析仪器的检测限之上，而对于低含量的目标化合物，这个容量已经足够。

（二）回收率

回收率（recovery）可以反映被测物在前处理过程的损失程度，也是 IAC 的一个重要评价指标。而在免疫亲和萃取中，主要造成回收率不高的原因主要有以下三点：①由于溶液的流速过高，目标化合物没有与抗体充分结合，部分目标化合物直接流出色谱柱，从而造成回收率低；②目标化合物与抗体的亲和性太强，结合后难以被洗脱下来，也会导致回收率低；③目标化合物浓度太大，超过了 IAC 的柱容量，因为抗原的结合位点已饱和，剩余的目标化合物未结合抗体而直接流出 IAC，故而回收率显著降低。

目标化合物没有与抗体充分结合，可以通过延长柱中停留时间，来提高回收率。抗体对目标化合物的亲和力太高使得洗脱困难，反之若亲和力太低，目标化合物难以在 IAC 中保留，因此抗体与目标化合物的亲和力必须适中，才能获得较高的回收率，见图 4-4-9。

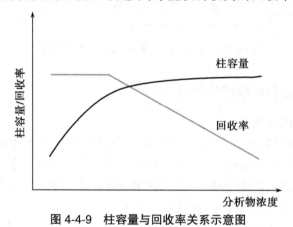

图 4-4-9　柱容量与回收率关系示意图

由于 IAC 容量影响回收率的大小，所以目标化合物的总量应在 IAC 的容量范围以内，这样才能进行准确的定量分析。对于多目标化合物的免疫亲和萃取来说，由于各化合物与抗体的亲和力不同而导致其对应的柱容量不同，所以，在实际操作中应选用与抗体亲和力最弱的目标化合物来测定 IAC 的柱容量。因为在此容量范围内，萃取的回收率不会受到样品中目标化合物的种类和多少的影响。

（三）交叉反应率

IAC 的交叉反应性是指其特异性萃取目标化合物及结构类似的其他化合物的能力。交叉反应率（cross reactivity rate）定义为：近似抗原和抗体的平衡常数与抗原和抗体的平衡常数的比值。交叉反应率低，表示该近似抗原与抗体的结合力弱，反之则结合力强。

化合物在 IAC 上的交叉反应性比在 ELISA 中的结果要高。原因可能是在 ELISA 中，过量的分析物竞争少量的抗原抗体结合位点，而在免疫亲和柱中，由于柱容量远大于被分析物的量，所以一些相对结合力较弱的被分析物也被保留。虽然免疫萃取柱的选择性会因其柱容量大于分析物进样量的原因而有所降低，但是这仍不失为一种选择性萃取某一类化合物的好方法，因为免疫亲和萃取柱多与 HPLC 等分析仪器联用，萃取后的化合物可经洗脱后可以进入 HPLC 色谱柱，进行进一步的分离检测。

（四）储存和再生利用

抗体是由几十甚至几百个氨基酸以一定的顺序排列的线性多肽链,这些多肽链必须折叠成天然的三维结构才能发挥抗体的免疫特性。在目标化合物的洗脱过程中,由于固定化抗体周围环境条件的剧烈变化,会使抗体的空间结构发生改变,失去活性。当环境条件恢复时,一部分抗体的空间结构仍不能恢复到正常状态,从而造成抗体活性降低。

通常情况下,与其他 SPE 吸附剂一样,IAC 不应再重复使用。但由于其抗体价格昂贵,当其用于在线装置时,其发展趋势是可重复使用。因此通常使用一些较温和的溶液,如用 pH 为 3 左右的甘氨酸缓冲液作为洗脱剂,有助于保持抗体的活性,而一些剧烈的洗脱条件,如加入有机溶剂对抗体的活性有较大的损害,从而影响免疫吸附剂的重复使用。但是比较缓和的洗脱条件一般会造成洗脱液体积的增大,并且一些结合比较牢固的化合物也难以洗脱下来,这样不利于后面分析工作的进行。除此之外,固定化抗体的流失也会影响其重复使用的。为减少抗体的这种流失,将抗体固定在载体上后必须对载体进行充分洗涤。IAC 通常通过 PBS 缓冲溶液再生,并添加 0.02% 叠氮化钠作为抗菌剂,储存于 4℃。

四、方法应用

（一）真菌毒素分析中的应用

真菌毒素的免疫亲和萃取是现今应用最多、商业化程度最高、发展最成熟的免疫亲和固相萃取技术。目前,市场上商业化免疫亲和柱绝大多数集中于黄曲霉毒素、玉米赤霉烯酮、赭曲霉毒素、脱氧雪腐镰刀菌烯醇、T-2 毒素、伏马菌素等十一种真菌毒素。很多真菌毒素的免疫萃取方法已被权威机构认定为标准检测方法。我国现行国标检测方法见表 4-4-2。

表 4-4-2　商品化的免疫亲和柱和国家标准方法

真菌毒素	国家标准方法	生产商	商品名
黄曲霉毒素 B_1、B_2、G_1、G_2 和 M_1	GB/T 30955—2014《饲料中黄曲霉毒素 B_1、B_2、G_1、G_2 的测定免疫亲和柱净化 - 高效液相色谱法》 GB 5009.22—2016《食品安全国家标准　食品中黄曲霉毒素 B 族和 G 族的测定》	Vicam	AflaTest
		R-biopharm	EASI-EXTRACT® AFLATOXIN AFLAPREP®
		Neogen	NeoColumn™ for Aflatoxin
黄曲霉毒素 M_1	GB 5009.24—2016《食品安全国家标准　食品中黄曲霉毒素 M 族的测定》	Vicam	Afla M1
		R-biopharm	AFLAPREP® M
玉米赤霉烯酮	GB/T 28716—2012《饲料中玉米赤霉烯酮的测定免疫亲和柱净化 - 高效液相色谱法》 GB 5009.209—2016《食品安全国家标准　食品中玉米赤霉烯酮的测定》	Vicam	ZearalaTest
		Neogen	NeoColumn™ for Zearalenone
		R-biopharm	EASI-EXTRACT® ZEARALENONE

续表

真菌毒素	国家标准方法	生产商	商品名
脱氧雪腐镰刀菌烯醇	GB/T 30956—2014《饲料中脱氧雪腐镰刀菌烯醇的测定免疫亲和柱净化 - 高效液相色谱法》 GB 5009.111—2016《食品安全国家标准 食品中脱氧雪腐镰刀菌烯醇及其乙酰化衍生物的测定》	Vicam Neogen R-biopharm	DONtest HPLC NeoColumn™ for DON DONPREP®
伏马菌素	GB 5009.240—2016《食品安全国家标准 食品中伏马菌素的测定》	Vicam R-biopharm	FumoniTest FUMONIPREP®
赭曲霉毒素 A	GB 5009.96—2016《食品安全国家标准 食品中赭曲霉毒素 A 的测定》 GB/T 30957—2014《饲料中赭曲霉毒素 A 的测定免疫亲和柱净化 - 高效液相色谱法》	R-biopharm Neogen Vicam	OCHRAPREP® RIDA® Ochratoxin A NeoColumn™ for Ochratoxin OchraTest
T-2 毒素	GB 5009.118—2016《食品安全国家标准 食品中 T-2 毒素的测定》	Vicam	T-2test

免疫亲和固相萃取技术所具有的高选择性、高灵敏度及高效能,使其在残留与毒素分析领域中处于越来越重要的地位。它不需要增加新的设备和改变现有的检测条件,一旦研制成功便可商业推广使用。不仅如此该技术也正从离线分析向在线分析、从单残留分析向多残留分析发展。多残留免疫亲和萃取技术将多种抗体或簇特异性不同抗体固定到一根柱子上,或将固定有不同抗体的柱子串联起来,从而完成多种目标组分的净化和浓缩。常用的真菌多残留免疫亲和柱见表 4-4-3。

表 4-4-3　商品化的真菌多残留分析柱

生产商	商品名	真菌毒素
Neogen	NeoColumn™ for T-2/HT-2	T-2 和 HT-2 毒素
Vicam	T-2/HT-2 HPLC	
R-biopharm	EASI-EXTRACT® T-2&HT-2	
Vicam	AOZ HPLC	黄曲霉毒素,赭曲霉毒素 A,玉米赤霉烯酮
	DON-NIV WB	脱氧雪腐镰刀菌烯醇,雪腐镰刀菌烯醇
	Myco6in1+	黄曲霉毒素,赭曲霉毒素 A,伏马菌素,脱氧雪腐镰刀菌烯醇,玉米赤霉烯酮,雪腐镰刀菌烯醇,T-2 和 HT-2 毒素
	AflaOchra HPLC	赭曲霉毒素 A,黄曲霉毒素 B_1、B_2、G_1、G_2
R-biopharm	DZT MS-PREP®	脱氧雪腐镰刀菌烯醇,玉米赤霉烯酮,T-2 和 HT-2 毒素
	AOF MS-PREP	黄曲霉毒素 B_1、B_2、G_1、G_2,赭曲霉毒素 A,伏马菌素
	AO ZON PREP®	黄曲霉毒素 B_1、B_2、G_1、G_2,赭曲霉毒素 A,玉米赤霉烯酮
	AFLAOCHRA PREP®	黄曲霉毒素 B_1、B_2、G_1、G_2,赭曲霉毒素 A
	PuriTox Total Myco-MS	黄曲霉毒素 B_1、B_2、G_1、G_2,赭曲霉毒素 A,伏马菌素,脱氧雪腐镰刀菌烯醇,玉米赤霉烯酮,T-2 和 HT-2 毒素
	PuriTox AflaZON	黄曲霉毒素,玉米赤霉烯酮

（二）在兽药残留分析中的应用

免疫亲和固相萃取技术广泛应用于四环素类、氟喹诺酮类、氯霉素、青霉素类、磺胺类、链霉素等抗生素药物残留的前处理。江海洋等采用溴化氰活化 Sepharose 4B 并与两种单克隆抗体（抗磺胺二甲嘧啶和抗磺胺甲噁唑）共价偶联，制备可重复使用的免疫亲和萃取柱，可用于测定鸡组织（肌肉和肝脏）样品中九种磺胺类药物（磺胺二甲嘧啶、磺胺二甲氧嘧啶、磺胺甲基嘧啶、磺胺噻唑、磺胺甲噁唑、磺胺甲噻二唑、磺胺嘧啶、磺胺间甲氧嘧啶与磺胺吡啶）的样品前处理。使用 IAC 净化后，洗脱液用紫外检测器的 HPLC 测定其含量。该方法在浓度为 10~50ng/g 时，回收率 74.1%~108.9%，相对标准偏差 1.9%~11.5%，检测限为 2ng/g。

除此之外，如 β_2 受体激动剂类和激素类的残留检测也广泛使用免疫亲和固相萃取技术。邓安平等采用溴化氰活化 Sepharose 4B 并与 β 受体激动剂苯乙醇胺的多克隆抗体偶联，制备 IAC。这种 IAC 可特异性从猪饲料，肉和肝脏中萃取苯乙醇胺。在分别存在其他三种含量为 100ng β 受体激动剂（盐酸克伦特罗、莱克多巴胺、沙丁胺醇）条件下，该方法仍然能特异识别苯乙醇胺。该柱的萃取加标回收率 89.48%~104.9%，并且在重复使用 35 次后，柱容量仍可达到初始柱容量的 60%。

（三）维生素

维生素与真菌毒素有一些相似之处，传统的前处理方法费时，缺乏特异性。免疫固相萃取方法净化效果好，因此具有巨大的市场和商业开发价值。现在市售的 IAC 有维生素 B_9 和 B_{12} 两种。以使用 IAC 分析维生素 B_9（叶酸）净化为例，样品经萃取后用缓冲溶液稀释，经离心后，上层清液缓慢流过 EASI-EXTRACT®Folic acid 柱，抗体和维生素的结合，冲洗 IAC 除去杂质，再用 1ml 洗脱液（30% 乙腈、70% 水和 2% 三氟乙酸）洗脱，收集洗脱液用 HPLC 测定。这种方法可以测定婴儿配方奶粉、面粉、食疗奶粉、豆奶、谷物等产品中的维生素 B_9。

商品化的免疫亲和固相萃取柱，种类仅限于真菌毒素和维生素，这主要是因为缺乏市场的推动。另外，小分子抗体的制备困难，这也限制了这项技术的发展。免疫亲和萃取操作简单，选择性强，将 QuEChERS 等新型高效萃取技术与免疫亲和萃取技术相结合，必将有效简化样品的前处理步骤和降低劳动强度，提高分析效率。

第五节　固相微萃取技术

一、固相微萃取技术概述

固相微萃取（solid phase microextraction，SPME）是以固相萃取为基础发展起来的新方法。1989 年加拿大滑铁卢大学的 Pawliszyn J 教授工作小组为了克服固相萃取（SPE）吸附剂外管对样品中待测组分吸收等缺点，提出了固相微萃取技术，这是一种基于气固吸附和液固吸附平衡的分离富集方法，利用试样中某些组分在固体表面或表面涂层存在较强的吸附亲和力，而实现分离富集。1993 年美国 Supelco 公司推出了 SPME 商品化装置，促进了该技术的快速发展，该萃取装置类似于色谱微量进样器，在萃取分析物后可以与气相色谱（GC）、高效液相色谱（HPLC）等分析仪器联用，在进样口将萃取组分解吸后进行分离和测定。

固相微萃取属于非溶剂型选择性萃取法，因此不涉及溶剂处理过程。在操作形式上，固相微萃取技术既可用于液态样品的预处理(直接萃取或顶空萃取),也可用于固态样品的预处理(顶空萃取)和气体样品的预处理。由于SPME技术是在SPE法基础上发展起来的样品前处理方法,因此,SPME常被误以为是SPE的另一种形式或微型化,实际上这两种方法有很大的不同。固相萃取技术,包括半微型化固相萃取和微型化固相萃取,都属于完全萃取方法,而固相微萃取是在达到平衡或者在平衡前某个特定的时间萃取样品,并没有将样品基质中分析物完全萃取出来。另外,常规的固相萃取虽然可从样品中萃取出90%以上的分析物,实际上仅有一小部分用于后续的仪器检测,而固相微萃取虽然萃取出分析物的比例很低,但所有的萃取物都被用于分析。此外,固相微萃取技术还可用于一些特殊研究,例如:从单细胞样品中萃取分析物质;利用固相微萃取对生物体化学平衡干扰少的特点,可以实现对活体中组分进行定量分析。

固相微萃取集采样、萃取、浓缩、进样为一体,克服了传统液-液萃取大量使用有机溶剂且处理时间长、固相萃取法吸附剂容易堵塞以及柱管吸附待测组分等缺点,且具有采样设备便于携带、不涉及溶剂处理过程的优点,非常适用于现场分析和监控,在环境分析、食品分析、药物分析以及生物样品分析等领域应用非常广泛。

二、固相微萃取原理

SPME技术是根据"相似相溶"原理,分析物在纤维涂层和样品基质之间存在分配平衡,使用前可以结合分析物的沸点、极性和分配系数,对SPME纤维涂层材料进行筛选。萃取操作时,分析物在纤维涂层上实现富集,其富集量随着萃取时间的延长而不断增加,直到达到萃取平衡,一般在2~30分钟内可以达到平衡。如果只考虑两相(样品基质和纤维涂层)的情况,平衡时可以用质量守恒公式来表示。

$$c_0 V_s = c_s^\infty V_s + c_f^\infty V_f \tag{4-5-1}$$

式中,c_0为样品中分析物的起始浓度,c_s^∞和c_f^∞分别为平衡时样品中和纤维涂层上分析物的浓度,V_s为样品体积,V_f为纤维涂层体积。

分析物在纤维涂层和样品基质间的分配系数K定义如下:

$$K = \frac{c_f^\infty}{c_s^\infty} \tag{4-5-2}$$

在单组分萃取系统中,当分析物在纤维涂层和样品基质之间达到固液或气固吸附平衡时,纤维涂层萃取的分析物的量n不再随萃取时间的延长而变化,当分析物含量较低时,分析物的富集量可以表示为:

$$n = \frac{KV_f V_s c_0}{KV_f + V_s} \tag{4-5-3}$$

纤维涂层体积V_f通常仅有几微升甚至更小,当样品体积V_s较大时,V_f远远小于样品的体积V_s,且多数有机分析物的K值也并不大,容易满足$K \cdot V_f \ll V_s$的条件,因此将式(4-5-3)简化为式(4-5-4)。

$$n = KV_f c_0 \tag{4-5-4}$$

由式(4-5-4)可见,分析物的萃取量与样品中该物质的初始浓度成正比,并以此作为定量分析的依据。分析物的萃取量与样品的体积无关,为 SPME 的野外采样提供了方便,可以将带有纤维涂层的萃取头直接插入湖泊、河流中,或者将萃取头暴露在大气中,萃取结束后带回实验室进行分析。

由于纤维涂层的体积很小,对于血样中有机磷农药等化合物的萃取,一次萃取操作的萃取水平很低,所以,萃取过程基本上不改变样品基体的状况,很适合活体分析。

随着 SPME 方法研究的进一步开展,从平衡萃取理论发展到非平衡萃取理论。在一定时间内,非平衡萃取条件下,纤维涂层吸附分析物的量为:

$$n = \left[1 - \exp\left(-A \frac{2m_1 m_2 KV_1 + 2m_1 m_2 V_s}{m_1 V_s V_f + 2Km_2 V_s V_f} \right) t \right] \frac{KV_s V_f}{KV_f + V_s} c_0 \tag{4-5-5}$$

式(4-5-5)中,A 为涂层表面积,t 为萃取时间,m_1、m_2 为分析物在样品和纤维涂层中的质量转移系数。式(4-5-5)表明,被纤维涂层萃取的分析物的量是对分析物初始浓度和萃取时间的函数。式(4-5-5)表明,采用 SPME 萃取样品时,如果萃取时间固定,分析物的萃取量只与其在样品中的初始浓度呈线性关系,因此,只要保持每次的萃取时间一致,并严格控制各操作条件,就可以保证重复测定结果的精密度,并不一定要求达到完全平衡的状态。

三、固相微萃取实验技术

(一)固相微萃取装置

SPME 装置一般由两部分构成,即手柄和萃取头,其中,萃取头是 SPME 装置的核心部分,其纤维涂层是影响灵敏度和选择性的最重要因素。根据萃取头的种类不同,SPME 装置主要分成两种类型:一种是由一根熔融的石英纤维丝表面涂渍固定相或吸附剂,称为纤维固相微萃取(fiber based solid phase microextraction,FBSPME);另一种是内部涂有固定相的细管或毛细管,也称为管内固相微萃取(in-tube solid phase microextraction,IT-SPME)。

1. 纤维固相微萃取　最初的 SPME 是将固相吸附剂(高分子材料)均匀涂渍在石英纤维上,形成圆柱形的涂层,然后直接浸入含有分析物的液体样品中,萃取结束后将涂层纤维插入 GC 进样口进行分析。涂层纤维和微量注射器结合大大加速了 SPME 技术的发展,1993 年美国 Supelco 公司推出了 SPME 的商品化装置,并在 1994 年获得美国匹兹堡分析仪器会议大奖,在分析化学领域引起了极大的反响。用于 GC 和 HPLC 的商品化 SPME 装置,在手柄设计上稍有不同,其基本结构如图 4-5-1 和图 4-5-2。该装置如同一支微量进样器,由手柄(holder)和纤维萃取头(fiber)两部分构成。萃取头是一根直径 0.05~1cm、长约 1cm、涂敷一层厚为 30~100μm 不同色谱固定相或吸附剂的熔融石英纤维,接在不锈钢丝上,外套针头状细不锈钢管,可以保护石英纤维不被折断,萃取头在钢管内可伸缩或进出,针头状细不锈钢管可穿透橡胶或塑料垫片进行取样或进样。推出柱塞,纤维从针头伸出,可插入试样溶液或试样顶空,分析物将被吸附或萃取在纤维涂层内。收缩柱塞,可将石英纤维收入不锈钢针头中。通过手柄的推拉可以使纤维灵活地伸出或收入针管内。迄今为止,这种纤维涂层萃取头是使用最多的 SPME 类型,多数文献报道的关于固相微萃取的应用都是基于样品与涂敷在纤维外表层的薄层吸附剂相互作用。但是,石英纤维在使用过程中存在易折断的缺点,因而,逐渐研制出新的支持物材料,如金属丝、碳素基体和陶瓷材料等。

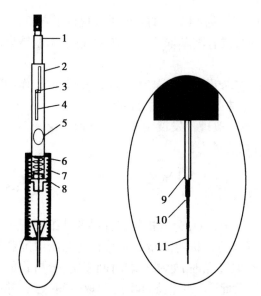

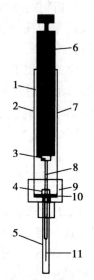

1. 推杆;2. 手柄筒;3. 支撑推杆旋钮;4. Z 形支点;
5. 透视窗;6. 针头长度定位器;7. 弹簧;8. 密封隔
膜;9. 隔膜穿透针;10. 纤维固定管;11. 涂层。

图 4-5-1　用于 GC 的 SPME 装置图

1. 固定螺丝;2. 狭槽;3. 不锈钢螺旋套管;
4. 密封隔膜;5. 针管;6. 推杆;7. 手柄筒;
8. 钢针;9. 螺帽;10. 针套管;11. 涂层。

图 4-5-2　用于 HPLC 的 SPME 装置图

2. 管内固相微萃取　管内固相微萃取技术,其结构源于 1997 年 Pawliszyn J 等人提出的石英毛细管萃取头,与一般纤维涂层固相微萃取不同的是,管内固相微萃取的萃取头是一段中空毛细管,当对样品进行分离富集时,样品从中空毛细管通过。也可以将固定相交联到毛细管内壁上,通过增加固定相的涂渍厚度和毛细管的长度及内径,可以获得更高的富集倍数。由于该萃取模式容易实现与分析仪器的在线联用,且有分析时间短、分析结果的准确度和精密度高等优点,一经问世便得到快速发展。管内固相微萃取类型包括壁涂层毛细管、填充毛细管和整体柱毛细管,大多数毛细管材质为石英,也有聚醚醚酮(polyetheretherketone,PEEK)等聚合材料。壁涂层毛细管从 GC 毛细管移植而来;填充毛细管类似于微型液相色谱柱,将纤维、不锈钢、键合硅胶等插入或填充至毛细管内,以提高相比;整体柱毛细管可以避免毛细管柱繁琐的填充或纤维装填过程,且可以获得更高的相比,是一种极具发展潜力的 SPME 萃取头。

3. 萃取头形式的改进　近年来,除了传统的纤维固相萃取和管内固相微萃取外,还出现了各种新型 SPME 模式,主要有纤维束固相微萃取(multiple fiber solid phase microextraction,MF-SPME)、搅拌棒固相微萃取(stir bar sorptive extraction,SBSE)、芯片微萃取(chip based microextraction,CBME)和针尖微萃取(tip based microextraction,TBME)。

纤维束固相微萃取首先将含有单体、交联剂、致孔剂和引发剂的聚合液注入玻璃毛细管中,在引发条件下发生原位聚合,反应后将外层玻璃毛细管除去,得到单根整体纤维,然后,将多根纤维捆绑在一起就得到基于整体材料的固相微萃取纤维束。由于纤维束所含的萃取介质较多,对目标物有更高的萃取容量。

搅拌棒固相微萃取最早由 Gerstel 公司开发并商品化,是由内封磁芯的玻璃管和玻璃管上涂敷的萃取介质两部分组成,萃取时,直接将搅拌棒浸入样品溶液中,在自身搅拌的同时完成对目标物的萃取,该萃取模式可消除搅拌磁子的竞争吸附。吸附完成后,可通过热解吸或溶剂解吸,进行 GC 或 HPLC 分析检测。与传统的纤维涂层固相微萃取和管内固相微萃取相比,搅拌棒固相微萃取涂层体积更大,因此具有更大的萃取容量,富集倍数更高,适于样品中痕量组分的分离富集。但是,由于搅拌棒体积较大,不能直接在 GC 进样口热解吸,一般需要配备热解吸装置。由于 SBSE 的涂层较厚,萃取时间和解吸时间相对较长,在搅拌过程中,涂层容易损耗。

芯片微萃取,又称"芯片实验室"或"微全分析系统",是把样品制备、反应、分离和检测等基本操作单元集成在一块微米尺寸的芯片上,自动完成分析全过程。由于芯片上样体积及监测区域太小,其检测的灵敏度不尽如人意。

针尖微萃取是通过在微量吸液管的管尖处填装吸附剂形成萃取吸头,然后用微量移液器反复抽吸样品溶液实现对目标物的吸附。

(二)固相微萃取操作步骤

固相微萃取操作程序相对简便,只涉及萃取和解吸两个步骤,萃取后的装置可与气相色谱(GC)、高效液相色谱(HPLC)、质谱(MS)和电化学(EC)等技术联用。目前,使用最广、方法最成熟的是与 GC 或 HPLC 技术联用,操作过程如图 4-5-3 所示。SPME 装置为一个类似于气相色谱微量进样器,在样品中萃取分析物后,在气相色谱(GC)或高效液相色谱(HPLC)中进样,并将萃取的组分解吸后进行色谱分析。完成从萃取到分析的整个过程一般只需要十几分钟,甚至更快,整个过程实现无溶剂化,减轻了环境污染。

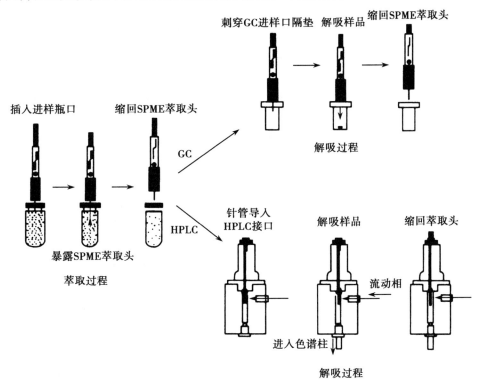

图 4-5-3　固相微萃取的操作步骤

1. 萃取过程　将 SPME 针管(不锈钢套管)穿过样品瓶密封垫,插入样品瓶中;推动手柄推杆使熔融石英纤维(萃取头)浸入样品基质(浸入式)或置于样品上部空间(顶空式),将涂渍或键合了固定相的萃取头暴露于样品介质或顶空进行萃取;萃取一段时间后,将萃取头缩回到不锈钢针头中,然后将 SPME 针管从样品瓶拔出,完成萃取过程。

2. 解吸过程　将已完成萃取的萃取器针头插入 GC 或 HPLC 的进样口,当分析物质解吸后,将分析物分离与定量。

SPME 与 GC 联用技术,无需特殊接口装置,因而是发展最早、应用最广泛的技术。联用时,将 SPME 针管插入 GC 进样口,推出纤维头,进行热解吸,然后缩回纤维头,移去针管。由于不使用溶剂,进样口通常采用不分流方式,并使载气保持较高的线性速度,防止峰展宽。

此外,化合物的性质、涂层的厚度、进样的深度、进样口的温度和解吸时间都会影响解吸效率。调节进样口的温度可以明显提高解吸效率。多数化合物设置在稍高于其沸点,在保持分析物热稳定性的基础上达到完全解吸;对于难解吸的化合物,解吸温度要求更高,如农药需要 300℃的高温才能有效解吸。对于高温容易分解的化合物,可采用程序升温的方式进行解吸。

SPME 与 HPLC 联用时,需要通过一个接口实现分析物的解吸。SPME 与 HPLC 接口装置的商品化,使该技术的应用不断扩大,特别是 IT-SPME 与 HPLC 联用能使整个分析过程自动化,成为重要的发展方向之一。

常用的 SPME-HPLC 手动式接口由一个解吸室与一个六通进样阀组成。解吸操作时,首先将 SPME 针管插入 SPME-HPLC 接口解吸池,进样阀置于"Load"位置,推出萃取头,关闭阀密封夹,将六通阀扳至"Injection"位置,萃取头所吸附的分析物即被流动相冲洗下来,直接进入色谱柱分离,将六通阀重置"Load"位置,缩回萃取头,移去针管,这种操作称为动态解吸。如果先在接口中充满流动相或其他解吸溶剂,将萃取头插进接口浸泡一段时间,再将六通阀扳至"Injection"位置,使分析物进入色谱柱分离,称为静态解吸,这种解吸方式适用难解吸化合物。

3. 使用 SPME 时需注意问题　固相微萃取纤维涂层是整个装置的核心,在使用过程中需要注意以下问题:①与 GC 和 HPLC 联用的各种纤维涂层,不能混淆使用。与 GC 联用时,必须注意更换 GC 进样口上的专用 SPME 隔垫。②气相色谱分析中,经过热解吸的纤维可直接进行下一次萃取操作,但是要注意解吸温度,防止涂层受热分解、脱落。每个萃取头可重复使用 50~200 次。③在液相色谱分析中,经溶剂洗脱后,纤维上存在的有机溶剂可能会影响下一次萃取,在下一次萃取前,需将纤维晾干。④萃取涂层不能直接浸没在纯有机相或高盐度溶液中,以免涂层溶解,发生剥裂。⑤石英纤维比较脆弱易断,伸出和缩回纤维萃取头时,必须小心操作,以免断裂。

此外,所有纤维涂层在最初使用前都需要经过 0.5~4 小时的老化,以去除纤维涂层上的杂质,降低背景值。纤维涂层的老化方法为:当 SPME 与 GC 联用时,根据说明书,设置进样口温度,并按要求调节好载气流速,将 SPME 针插入 GC 进样口,推出萃取头开始老化,使纤维涂层上的杂质挥发或者热解吸,完成后,收回萃取头。老化过程中,连接石英纤维和不锈钢管的合成胶,会释放一些单体和裂解产物,但不会影响纤维的萃取效果。当 SPME 与 HPLC 联用时,由于不同溶剂对 SPME 的影响不同,最好用流动相进行老化,将萃取头插入 SPME/HPLC 接口,让流动相通过,至少老化 30 分钟。同时,需通过空白实验检验老化效果。

（三）固相微萃取操作模式

SPME 有三种基本的萃取模式:直接萃取(direct solid phase microextraction,Di-SPME)、顶空萃取(headspace solid phase microextraction,HS-SPME)和膜保护萃取(membrane protected solid phase microextraction,MP-SPME),如图 4-5-4。

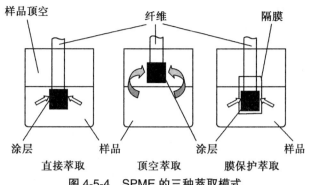

图 4-5-4 SPME 的三种萃取模式

其中直接萃取和顶空萃取是最常用的模式,采用何种萃取模式主要根据目标化合物的性质和基体的情况来确定。

1. 直接萃取 将涂有不同色谱固定相或吸附剂的石英纤维直接插入试样溶液或气样中,对分析物进行萃取,待平衡一段时间后,对目标物质进行分离分析。

直接萃取模式适合于气体或简单的液体样品基质。当样品基体复杂或者含有大分子干扰物质时,采用此萃取模式将严重影响纤维涂层对目标化合物的吸附性能,并在色谱分析中产生过多杂峰,此时需要考虑使用其他萃取模式。

对于气体样品而言,气体的自然扩散可以加速目标物在两相之间的平衡,但对于水体样品来说,扩散速度比气体样品低 3~4 个数量级,因此,需要采取振荡或搅拌等措施来提高样品的扩散速度。此外,直接萃取法还有一个不足,即萃取头与液体样品的直接接触将大大缩短纤维涂层的使用寿命。

2. 顶空萃取 对于顶空萃取,萃取头是插在样品上方的蒸气中,萃取头不与样品直接接触,分析物质富集于纤维涂层后,通过适当的方法解吸目标物进行色谱分析。由于萃取头不与样品基体直接接触,可以避免基体的干扰。

相对于直接萃取,顶空萃取更适合于高挥发性、低极性的物质,常用于分析废水、油脂、腐殖酸等基体复杂的样品和固体样品中挥发、半挥发性有机物。

该方法重现性优于直接萃取法。但是,当分析物质沸点高时,顶空固相微萃取耗时长且灵敏度低。

3. 膜保护萃取 对于基体非常复杂的样品,或者溶液中含有不挥发性目标分析物和大分子干扰物的样品,如蛋白质腐殖酸体系,直接萃取或顶空萃取的模式可能都不适用。在这种情况下,可以将纤维涂层通过一个选择性膜与样品隔离,分析物可以先通过选择性的隔膜再吸附到纤维涂层上,而样品中的高分子化合物不能通过隔膜,从而消除基体干扰。该萃取模式可以确保复杂样品体系萃取的重现性和准确性,适用于严重污染的水样。与顶空萃取不同的是,膜保护萃取可用于难挥发化合物的分析。其缺点是萃取时间长。解决这个问题,可以通过升高温度,或者使用更薄的隔膜加以改善。

四、影响固相微萃取效率的因素

SPME 过程是一个极其复杂的传质过程,影响萃取效率的因素很多,包括涂层的特性,萃取过程的温度、时间、盐效应,溶液的 pH,搅拌效率,以及萃取方式等。所以,采用该方法时,必须严格控制实验条件,并确保样品分析与标准曲线制备条件相同。

(一) 萃取涂层的选择

根据 SPME 技术的原理及萃取过程,不难看出,萃取涂层是影响 SPME 萃取选择性及灵敏度的最重要部分。通过改变萃取涂层的性质及长度和厚度,可以改变对不同分析物的选择特性和吸附量,即相应的萃取灵敏度。理想的萃取头涂层不仅具有较好的热和化学稳定性,较高的机械强度,而且需对特定的一种或一类目标物有较高的选择性和萃取容量。

选用何种固定相涂层,类似于色谱柱的选择,主要根据分析对象的分子量和极性,以"相似相溶"为选择原则。同时,综合考虑组分的极性、沸点及其在各相中的分配系数。一般而言,选择与目标化合物性质相近的萃取涂层,可以提高萃取选择性。例如:非极性涂层聚二甲基硅氧烷主要用于萃取非极性化合物,而极性涂层,如聚丙烯酸酯、聚乙二醇则用来萃取极性化合物。此外,由于涂层厚度对于分析物的吸附量和平衡时间都有影响,一般来说,针对挥发性化合物会选择稍厚一些的涂层,而薄的涂层更适合萃取大分子或半挥发性的化合物。最近一些研究显示,采用分子印迹技术,将分子印迹材料制备成固相微萃取涂层,可提高萃取的选择性,扩大 SPME 技术的应用范围。

此外,涂层材料还必须满足以下条件:①涂层要有合适的分子结构保证分析物在其中有较快的扩散速度,能在较短时间内达到分配平衡,并能使目标物较快地从涂层上解吸下来;②考虑到固相微萃取主要与色谱技术联用,涂层本身性质必须满足色谱分析的要求。例如:与 GC 联用,由于萃取物是由 GC 汽化室高温解吸,因此,要求 SPME 涂层有良好的热稳定性。如果与 HPLC 联用,则要求涂层材料具有较好的耐溶剂性能。

(二) 萃取温度的影响

SPME 萃取和富集样品是一个动态平衡过程,萃取效率与分析物质在两相之间的分配系数有关。分配系数是热力学常数,温度是直接影响分配系数的重要参数。升高温度会促进挥发性化合物到达顶空及萃取纤维表面,然而 SPME 表面吸附过程一般为放热反应,低温更有利于吸附的进行。综合考虑各参数条件,最好能使萃取介质温度较高,而萃取纤维涂层表面保持低温,同时,还要考虑不同性质化合物的适宜萃取温度条件。

对于顶空 SPME,温度升高,不仅可以提高待测分子的挥发度,促进其向顶空气相的迁移,还能增加气相的蒸气压,加快气相分子的碰撞速度,尤其能使其固体试样中的组分尽快释放出来,提高分析灵敏度。但是,过高的温度也会使分析物在涂层与顶空间的分配系数下降,导致涂层对分析物的吸附能力下降。

为了解决这个问题,有学者提出内冷式 SPME,通过内层毛细管注入液态 CO_2,液态 CO_2 通过吸收环境大量的热而变成气体从外层毛细管挥发出去,从而使内层毛细管连接的纤维涂层温度降低,这样在加热样品的同时,可使 SPME 纤维涂层保持低温。

如果样品是水样,还应该考虑水温升高后,水分子也会挥发到气相中,并在温度较低的气相中凝结,形成小水滴附着在纤维上,影响后续的色谱分析。

(三) 搅拌的影响

样品中分析物的萃取速度由其向涂层的传质决定。这个过程包括目标化合物在气体或液体样品中的对流迁移,及分析物在涂层中的扩散。样品中存在颗粒物时,还包括分析物从固体表面的解析。

对于气体样品,传质只取决于分析物在涂层中扩散,萃取过程很快达到平衡,平衡时间通常小于 1 分钟。对于液体样品,分析物在迁移到纤维涂层上之前,必须先通过液体样品与涂层之间形成的稳定薄膜层,该薄膜层很难消除,只有通过剧烈的搅拌才能加快扩散,使分析物加速迁移到更接近纤维涂层的地方。

此外,搅拌还能使水样中的有机物分子分散更为均一,更快达到分配平衡,提高萃取效率。

(四)盐效应的影响

向液体样品中加入无机盐(NaCl、Na$_2$SO$_4$)可增加样品溶液的离子强度,降低有机物的溶解度。同时,盐析作用也促使纤维涂层吸附更多的有机组分,提高萃取效率。但是,值得注意的是,在这种体系中进行萃取时,测定后的纤维须仔细清洗,否则,浸过盐溶液后的纤维会变脆,更容易折断。

(五)溶液 pH 的影响

由于涂层固定相属于非离子型聚合物,对于吸附中性物质更有效,所以,需要调节溶液的 pH,减少液体样品中分析物质离子化,以提高被吸附的能力。尤其是对于弱酸性和弱碱性的目标化合物,pH 直接影响到其存在形态。不过,在调节 pH 时,还应注意酸度对纤维涂层的影响。

(六)有机溶剂的影响

向固体或污水样品中加入有机溶剂,可以加速分析物向纤维涂层的扩散迁移,从而提高化合物的萃取量。适量的表面活性物质也将有助于释放固体样品中结合力强的分析组分。

五、固相微萃取技术的应用

随着 SPME 技术的发展,目标化合物从挥发性、半挥发性有机物,扩展到非挥发性的大分子化合物,在环境样品分析、食品检验以及药品检验方面均有广泛应用。

(一)SPME 技术在环境分析中的应用

固相微萃取技术最早的应用就是在环境分析领域。因其操作简便,无溶剂及易自动化等优点,成为环境分析中重要的样品前处理方式,在水体、空气、土壤和沉积物中污染物的分析中都有广泛应用。水体中苯及其同系物、多环芳烃、酚类化合物、氯代烷烃、多氯联苯、杀虫剂、除草剂以及微量元素等的分析应用;空气样品中甲醛、苯系物和有机磷农药等的分析应用;土壤、沉积物中杀虫剂、除草剂、氯代苯和氯酚等的分析应用。

(二)SPME 技术在食品分析中的应用

复杂的基体组成是食品类样品的主要特点之一,也是样品中痕量或微量组分分析的主要干扰因素。由于基质复杂,常规前处理方法通常需要经过多个步骤处理才能用于 GC 和 HPLC 分析,而固相微萃取技术能显著减少或有效避免基体中干扰组分对分析的影响。固相微萃取技术在食品分析中的应用包括:水果和蔬菜中农药、除草剂的残留分析,风味食品中挥发性物质分析,如食品添加剂中香味成分、水果中挥发性化合物以及饮料中咖啡因等。此外,在植物油中挥发性有机污染物检测、蜂蜜中残留杀虫剂检测、酱油中苯甲酸等防腐剂的分析方面也有广泛应用。

(三)SPME 技术在生物分析中的应用

关于 SPME 技术应用于生物样品中特定物质检测有大量研究报道,如血浆和体液中无机砷和有机砷化合物的测定,乙醇、苯、甲苯、氯化物、安非他明、镇痛剂、麻醉剂、抗抑郁药、巴比妥酸盐、苯并二氮、可卡因和类固醇等物质的测定。

生物样品中的分析物大多为极性、不挥发、热不稳定物质,其分析手段多采用 SPME-HPLC-MS 联用技术。SPME 技术在生物分析中的最新进展主要有两个方面:①活体固相微萃取;②基于多孔板技术的高通量固相微萃取的发展。活体固相微萃取实现了 SPME 纤维在生物体内的直接取样富集,摒弃了传统处理方法必须将体液或组织从活体上取下才能进行分析的弊端。高通量 SPME 主要针对 SPME 与 HPLC 联用的低通量、难以自动化特点提出的,各种多纤维自动进样器的设计和出现对提高 SPME-HPLC 样品分析量起了关键作用。

六、固相微萃取技术展望

SPME 技术的发展经历了一个由简单到复杂,由单一化向多元化的过程。目前的 SPME 技术以其简便、灵活、易操作等特点,可以实现与多种现代化学分析仪器手段的联合运用,研究分析领域广泛,在环境、生物、食品以及医药等领域的应用潜力很大。预计未来的研究热点将集中在以下几个方面:①新型涂层的研制。固相微萃取技术发展的关键在于萃取头的涂层,涂层的性质决定了其应用范围和检测灵敏度。因此,开发高选择性,甚至专一性的固相涂层,有利于进一步拓宽固相微萃取技术的应用范围。针对生物大分子、高沸点化合物的检测,需要研制具有生物亲和力、耐高温的固相涂层。目前所用的萃取头纤维易碎、易裂,需要开发高强度、寿命长且耐溶剂侵蚀的固相涂层。②发展联用技术。SPME 与 GC、HPLC 的联用技术较为成熟,发展与其他仪器的联用,特别是现代质谱分析技术与 SPME 技术更有效结合,可以进一步拓宽其适用范围。③提高自动化程度。由于影响固相微萃取技术重现性的因数之间没有固定的关系,因此,要求各种操作条件必须一致,提高固相微萃取技术的自动化程度,可以保证分析结果的重复性和定量准确性。

第六节　液相微萃取技术

一、概述

液相微萃取(liquid phase microextraction,LPME)最早是由 Liu 和 Jeannot 两个课题组在 20 世纪 90 年代提出,该技术是在液 - 液萃取(liquid-liquid extraction,LLE)基础上发展起来的,LPME 的基本原理是将目标分析物在样品与微升级的萃取溶剂之间达到分配平衡,从而实现溶质的微萃取目的。

液相微萃取的特点:①有机溶剂用量少,一般为几到几十微升,是一种环境友好的样品前处理新技术;②集目标物的萃取、纯化、浓缩于一步,缩短了样品前处理的时间;③操作简单,劳动强度小,设备价格低廉。通过选用不同极性萃取溶剂,可实现对不同污染物选择性萃取,可减少基质干扰,特别适合于环境样品中痕量、超痕量污染物的测定,便于实现分析的自动化等优点。

二、液相微萃取的原理

液相微萃取是基于分析物在样品及小体积的有机溶剂(萃取剂)之间分配系数不同而达到萃取的过程。对于直接液相微萃取体系,当系统达到平衡时,有机溶剂中萃取到的分析物的量由下式计算确定:

$$n=\frac{K_{\mathrm{Odw}}V_{\mathrm{d}}c_0V_{\mathrm{s}}}{K_{\mathrm{odw}}V_{\mathrm{d}}+V_{\mathrm{s}}} \tag{4-6-1}$$

其中 n 为有机溶剂萃取到的分析物的量；K_{odw} 为分析物在有机液滴与样品之间的分配系数；V_{d}、V_{s} 分别为有机液滴和样品的体积；c_0 为分析物的初始浓度。

对于液相微萃取 / 后萃取体系，当体系达到平衡后受体中分析物的萃取量 n 可按下式计算：

$$n=\frac{K_{\mathrm{a/d}}V_{\mathrm{a}}c_0V_{\mathrm{d}}}{K_{\mathrm{a/d}}V_{\mathrm{a}}+K_{\mathrm{org/d}}V_{\mathrm{org}}+V_{\mathrm{d}}} \tag{4-6-2}$$

其中 $K_{\mathrm{a/d}}$ 为分析物在受体与给体之间的分配系数；V_{d}、V_{a} 和 V_{org} 分别为样品、受体和有机溶剂的体积；$K_{\mathrm{org/d}}$ 为分析物在有机溶剂和给体之间的分配系数。

对于顶空液相微萃取体系，当体系达到平衡后液滴中分析物的萃取量 n 可按下式计算：

$$n=\frac{K_{\mathrm{odw}}V_{\mathrm{d}}c_0V_{\mathrm{s}}}{K_{\mathrm{odw}}V_{\mathrm{d}}+K_{\mathrm{hs}}V_{\mathrm{h}}+V_{\mathrm{s}}} \tag{4-6-3}$$

其中 K_{hs} 为分析物在顶空与样品之间的分配系数；V_{h} 为样品的顶空的体积。

从 4-6-1、4-6-2 和 4-6-3 式中可以看出，平衡时有机溶剂（或受体）中所萃取到的分析的量与样品的初始浓度呈线性关系。

三、液相微萃取的模式

LPME 主要分为单滴微萃取、中空纤维为载体的液相微萃取、分散液 - 液微萃取、连续流动液相微萃取和悬浮固化液相微萃取几种模式。其中，单滴微萃取和中空纤维为载体的液相微萃取的应用较多。

（一）单滴微萃取（single-drop microextraction，SDME）

根据萃取过程中涉及的数量，SDME 分为两相单滴微萃取和三相单滴微萃取，前者常用直接浸没单滴微萃取，后者用顶空液相微萃取、单滴液 - 液 - 液微萃取的较多。

（1）直接浸没单滴微萃取（direct immersion-single-drop microextraction，DI-SDME）：1996 年，Jeannot 等用顶端中空的四氟乙烯杆进行萃取的一种直接液相微萃取技术。将 8μl 辛醇悬挂于四氟乙烯中空杆顶端，插入样品溶液中，搅拌样品溶液，取出检测杆，从四氟乙烯杆中抽取有机溶剂进样气相色谱分析（图 4-6-1A）。在该方法中，萃取和进样需用两种不同装置进行。优点是对分离富集洁净样品中的低浓度分析物效果较好，但对含固体颗粒或含有乳化有机溶剂的复杂基质样品的萃取效果较差。

1997 年 Jeannot 小组提出更为简单的方法，即单滴微萃取（single-drop microextraction，SDME），即用气相色谱进样针代替四氟乙烯杆作为液滴支撑物，先将进样针吸取微量萃取剂，将其穿透样品瓶盖并浸没于样品溶液中，将有机溶剂推出，液滴悬挂于针尖，对样品溶液进行升温和搅拌，一定时间后，将有机溶剂抽回，然后直接气相色谱分析。同液 - 液萃取原理相同，SDME 的萃取也是基于分析物在不同相中分配系数不同而达到萃取的目的。有机相液滴体积一般为微升级，远远小于样品体积，所以可以达到对待测物的高度富集（图 4-6-1B）。在此装置中，微量进样器既用作 GC 进样器又用作微量分液漏斗。这种方法一般比较适合于萃取较为洁净的液体样品。

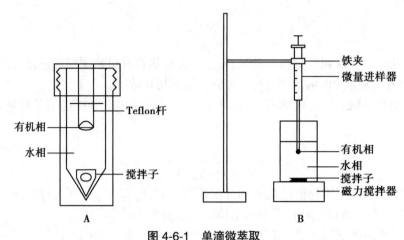

图 4-6-1 单滴微萃取
A. 直接浸没单滴微萃取；B. 单滴微萃取。

SDME 根据萃取过程可分为静态(static)和动态(dynamic)两种。静态模式是将有机溶剂液滴悬挂于微量进样器的针头上，萃取一定时间后将溶剂抽回针头中，直接进样分析。这种方法操作简单，但易受溶剂的溶解或挥发损失以及脱落的影响，同时富集效果较差。动态萃取模式是用微量进样器抽取一定量溶剂，置于萃取位置后抽取空气或水样进入针头，停留一定时间，萃取被吸收微量进样器的试样中的目标分析物，而后推出空气或水样，但不推出溶剂，如此反复数次，最后将有机溶剂直接进样分析。动态萃取大大增加了萃取的表面积，使萃取效率得到进一步的提高。

(2)顶空液相微萃取(headspace single-drop microextraction, HS-SDME)：HS-SDME 是将萃取有机液滴悬于微量进样针头，并不直接与待测样品接触，悬挂于待测溶液上方，进行分离富集分析物(图 4-6-2)，这种方法适用于分析物容易进入样品上方空间的挥发性或半挥发性有机物。

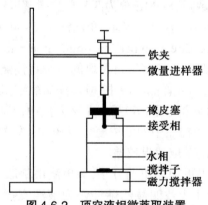

图 4-6-2 顶空液相微萃取装置

相比 DI-SDME 中待测分析物从水溶液直接传质到有机液滴中，在 HS-SDME 中分析物的传质则经过三相(样品溶液 - 顶空 - 有机溶剂)，分析物在三相中的浓度差是推动分析物从样品溶液进入有机液滴的动力，可以通过不断搅拌样品溶液产生连续的新表面来增强这种动力。挥发性分析物进入到顶空气体后，传质速度要快得多，更容易进入有机溶剂中，实现萃取的目的，所以，对于易挥发分析物和半挥发性有机物来说，HS-SDME 更具有实用价值。但这种方法同时也要考虑萃取有机溶剂必须具备较低的蒸气压，避免萃取过程中挥发损失过多,而用于 GC 检测通常要求具有较高蒸气压,因此溶剂的选择受到一定限制,可以考虑使用 HPLC 方法进行检测。

室温离子液体是一种由有机阳离子和无机阴离子相互结合而成的一种室温下呈液态的物质。它主要被用作有机合成和催化反应的介质。作为接受相,它有着很多其他有机溶剂无法比拟的优点,如较低的蒸气压、相当大的黏度、可回收利用、可以通过改变阴离子种类而改变其在水中的溶解度。

(3)单滴液-液-液微萃取(liquid-liquid-liquid microextraction,LLLME):首先调节样品溶液的 pH,使目标化合物以非解离形式存在,然后向样品上方加入一定量有机溶剂,使其在样品溶液上方形成有机液膜,再将萃取剂液滴(水相)由微量注射器针头浸入到有机液膜中,萃取过程中目标化合物首先由样品溶液萃取入有机液膜中,然后又被反萃取到水相萃取液滴中,最后用微量注射器吸取萃取液滴注入仪器分析。LLLME 尤其适合可电离化合物的测定,但也存在液滴不稳定的缺点,因此不能高速搅拌,以致萃取平衡很难达到。

(二)中空纤维为载体的液相微萃取

由于悬在微量进样器针头上的有机液滴在搅拌时易脱落,1999 年 Pedersen-Bjergaard 等提出了多孔中空纤维为载体的液相微萃取(hollow fiber liquid-phase microextraction,HF-LPME)技术,即以多孔的中空纤维为微萃取剂的载体,进行萃取后,可将接收相提出,直接进入仪器进行分析。在 SDME 基础上对 LPME 前处理技术进行改进。HF-LPME 实验步骤:先将多孔纤维浸入有机溶剂中,使纤维孔饱和形成有机溶剂膜,再将适量有机溶剂注入一定长度的多孔中空纤维空腔中,然后将萃取纤维放入样品溶液(一般为 1~4ml),充分搅拌后,样品中的分析物经纤维孔中的有机溶剂膜进入纤维腔内的接受相中,分析物在两相中进行分配。

HF-LPME 的萃取装置有 U 形、单进样器型和溶剂棒型。U 形将中空纤维两端开口连接在进样导入针上,用微量进样器通过一根导入针注入受体溶液,萃取一段时间后,从另一端回收,进样分析。虽然该方式取得了较好的萃取效果,但操作相对繁琐,难以实现自动化。因此更多的研究者选用单进样器型 HF-LPME,直接将中空纤维插于微量进样器的针头上,将受体溶液推入纤维空腔进行萃取,具体过程与 SDME 类似。萃取完成后将受体溶液吸回微量进样器,移走中空纤维,萃取液直接进样分析,该模式操作较为简洁并易于实现自动化(图 4-6-3)。

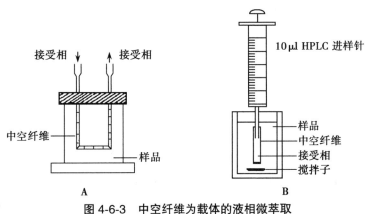

图 4-6-3 中空纤维为载体的液相微萃取

A. 两端开口的中空纤维形式;B. 一端开口的中空纤维形式。

溶剂棒型液相微萃取(solvent bar microextraction,SBME)是一种动态模式的液相微萃取,是将充满有机溶剂的小段中空纤维两端密封形成一个溶剂棒,然后置于快速搅拌的样品溶液中,中空纤维在样品溶液中自由翻转运动进行萃取,萃取后将溶剂提取到微量进样器中直接进样分析。与一般的 HP-LPME 相比,SBME 更稳定,所需样品量低,达到平衡所需时间更短,可以得到更高的富集因子,但对操作的要求也更高。由于纤维两端是密封的,因此可用于如泥浆等复杂基质中分析物的萃取,效果也很好。Muller 等将纤维的一端连接于 GC 自动进样系统的漏斗状不锈钢导入器上,用于微量进样器注入或回收接受相,纤维的另一端连接在导入器上的一个凹槽内,与空气相通,消除了接受相中形成气泡的可能。萃取完成后整个装置转移至 GC-MS 的自动进样系统,直接进样分析。

根据接受相与微孔中溶剂的异同,HF-LPME 分为三相液相微萃取和两相液相微萃取,二者均是依据扩散原理,萃取的效率取决于在各相中分配系数。三相微萃取技术,即液 - 液 - 液微萃取技术,又称液相微萃取 / 后萃取,以中空纤维为载体的液相微萃取技术,当纤维腔中的接受相与纤维孔中的有机溶剂不同时,就形成分析物从料液中萃取出来,经过纤维孔中的有机溶剂薄膜进入水溶性接受相。其萃取过程为:样品溶液中的待分析物首先被萃取到有机溶剂中,然后再萃取进入接受相中(图 4-6-4)。三相模式经历了两次萃取与富集,具有较高的料液相与接受相的体积比,通过调节接受相组成,可获得较高的富集因子,对于分配系数低又难以离子化的分析物,很难被有效萃取。LLLME 技术一般适合萃取在水样中溶解度小、含有酸性或碱性官能团的痕量分析物,这类分析物在有机溶剂中的富集倍数不是很高,需要通过反萃取来进一步提高富集倍数。如对酚类化合物进行萃取时,通过调节接受相的 pH 使酚类化合物以分子形式存在,减小分析物在接受相中的溶解度,使酚类化合物更易被萃取到有机溶剂中,再通过调节接受相的 pH 至强碱性,使酚类化合物从有机溶剂中进一步萃取至富集能力更强的接受相中。

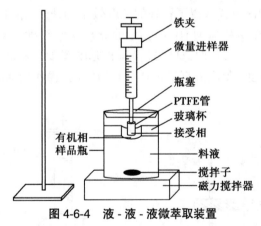

图 4-6-4　液 - 液 - 液微萃取装置

基于载体转运的中空纤维液相微萃取模式可有效提高 HF-LPME 的萃取效率。在样品溶液中加入一种相对疏水的离子对试剂(如辛酸盐)与分析物形成离子对,离子对被萃取进入纤维孔中的有机相。在有机相与接受相接触时,分析物被释放进入接受相,接受相中的反离子(如 H^+)与载体又形成新的离子对,又被反萃取进入样品溶液,载体释放出运输的反离子,再与新的分析物分子形成新的离子对,如此循环往复(图 4-6-5)。对于极性很强的化合物,也可以用该模式萃取。

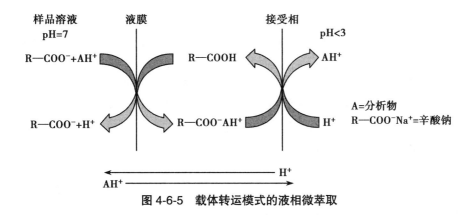

图 4-6-5　载体转运模式的液相微萃取

HF-LPME 技术具有如下优点：①由于萃取是在多孔的中空纤维腔中进行，避免了 SDME 中萃取剂容易损失的缺点；②大分子、杂质等不能进入中空纤维孔，因此具有样品净化功能，适用于基质复杂样品；③纤维是一次性使用的，避免重复使用交叉污染；④可在多种模式下操作，适用多种有机物和无机物的富集；⑤所需要的有机溶剂很少（几至几十微升），所以是一种环境友好的样品前处理新技术，在痕量分析领域具有广泛的应用前景。同时，中空纤维价格便宜，可以多次重复测定，有利于提高分析结果的准确性和灵敏度。

（三）分散液 - 液微萃取

分散液 - 液微萃取（dispersive liquid-liquid microextraction，DLLME）是将萃取溶剂与少量分散剂充分混合，经注射器快速注入装有样品溶液的离心管中，被分散成许多细小的液滴形成乳浊液，相当于多个液滴的微萃取，极大地增加了萃取剂与样品溶液的接触面积，使萃取过程快速达到平衡；由于萃取剂密度比水的密度大，通过离心，乳浊液中萃取剂与样品溶液分层，可抽出离心管底部萃取剂用于进样分析。

在分散液相萃取中，萃取剂的选择十分重要。萃取剂必须满足以下条件：对目标物溶解能力好，与水不互溶；溶剂本身色谱行为良好；比水密度大，有利于离心分层；样品溶液在分散剂作用下易于形成乳浊液。传统的 DLLME 的萃取剂一般选择卤代烃，如氯仿、四氯化碳、二氯乙烷、四氯乙烯、离子液体及卤苯等。分散剂必须满足：既能与水混溶，又能与萃取剂混溶；能降低有机相与水相之间的表面张力，使萃取剂以大量细小的微滴分散在水相中，大大增加目标物与有机相的接触面积，从而缩短萃取平衡时间。常用的分散剂有甲醇、乙醇、丙酮、乙腈及四氢呋喃。

DLLME 的优点是富集效率高、传质速度快，可迅速达到萃取平衡，萃取平衡时间可低至几秒。另外，不存在其他萃取模式中液滴脱落或产生气泡的影响。DLLME 适用于亲脂性较高的目标分析物而不适用于强亲水性物质；对于酸碱性目标化合物的提取，则可通过缓冲试剂调节样品溶液的 pH 使目标物处于分子状态，从而提高分配系数。

DLLME 的缺点是可选择萃取剂较少，限制了适用分析物的范围，同时卤代烃的毒性较大，对操作人员、环境均产生影响。另外，分散剂与水互溶，增大了分析物在水中的溶解度，降低了萃取效果。针对 DLLME 的缺点，研究者们进行了改进：使用密度小于水的非卤代烃试剂作为萃取剂，包括烷烃、高级醇、苯及同系物和离子液体等，极大拓展了 DLLME 适用分析物的范围。另外，引入物理辅助手段替代传统的化学试剂实现分散效果，包括超声、微波、涡旋、振荡、磁力搅拌等，随着纳米技术的发展，利用磁流体实现萃取剂快速分散与富集的方法,极大提高了萃取效率。

辅助增强技术改进 DLLME:①超声辅助乳化微萃取,用超声取代传统有机分散剂的作用,通过物理方式将萃取剂分散成小液滴,从而使体系形成均匀小液滴;②涡旋辅助乳化微萃取,采用涡旋方式使萃取剂在样品溶液中实现分散效果;③表面活性剂辅助乳化微萃取,表面活性剂具有亲水性和疏水性基团,可以降低水相和有机相之间表面张力,将其作为分散剂具有更佳的分散效果;④空气辅助分散液相微萃取,以大体积注射器反复吸入和注出萃取剂和样品溶液的混合物,直至生成较为稳定的乳浊液,实现较好的萃取效果。

(四)连续流动液相微萃取

连续流动液相微萃取(continuous-flow microextraction,CFME)是在直接液相微萃取方法上改进而来的一种新型微萃取法。先用泵将被萃取的水溶液充满 PEEK 管以及萃取单元的玻璃容器中,再将所需体积的有机溶剂用微量注射器从玻璃容器的注射口注射到样品水溶液中,并在针尖形成的液滴悬挂,在蠕动泵的作用下,不停流动的水溶液不断与有机液滴接触,分析物不断被富集到液滴中,萃取完成后将有机液滴吸回,直接进样分析。

在 CFME 过程中,注射阀门的应用,可以精确控制溶剂液滴的大小而且可避免形成干扰的空气气泡引入,与其他萃取方法相比,萃取所需溶液体积更小。同一溶液不断被泵入液滴周围,溶剂完全不断与新鲜流动样品溶液接触,机械力引起的扩散和分子动力使分析物有效地萃取,因而 CFME 的富集因子更高,在最佳条件下,CFME 可以预富集稀释物超过 1 000倍,更有利于对低水溶性痕量待测物的检测,比如水中的硝基芳胺和氯苯,CFME 和 GC-ECD 联用检测限可达 fg/ml 水平。CFME 的萃取机制所能达到的高萃取性能仍待研究。

(五)悬浮固化液相微萃取

悬浮固化液相微萃取(solidification of floating organic drop liquid phase microextraction,SFO-LPME)技术选择密度小于水、熔点低(10~30℃)的有机溶剂,萃取完成后萃取剂漂浮于样品水溶液表面,用磁力搅拌器搅拌一定时间后,放入冰水浴中,使有机相凝固,将凝固的有机相转移到进样瓶中,室温融化后可直接进样分析(图 4-6-6)。目前可用于此方法的有机溶剂主要有十一醇、十二醇、十一烷和十六烷。SFO-LPME 技术集采样、萃取、浓缩于一体,具有操作简单、成本低、富集倍数高等优点。

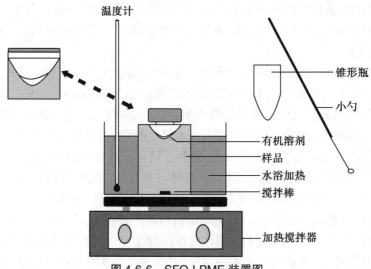

图 4-6-6 SFO-LPME 装置图

SFO-LPME 的原理相当于微型化的液 - 液萃取,是目标分析物在小体积的萃取剂和样品溶液之间平衡分配的过程。不同之处在于 SFO-LPME 选用熔点接近室温且密度较低,便于萃取剂与样品溶液分离。此技术只适用于亲脂性分析物萃取,而对于亲水性分析物并不适用,并且凝固点低的物质沸点一般较高,在 GC 分析中保留时间较长,若溶剂选择不当,溶剂峰会对保留时间相近的组分造成严重干扰。

四、LPME 与其他技术联用

LPME 与传统液相萃取比较,更加快速、高效,应用范围逐渐扩大。通过与衍生化、加压热水萃取、分析仪器等技术联用,在环境、食品、药品、生物材料分析方面得到广泛应用。

1. 与衍生化技术联用　将衍生化技术应用于色谱分析,能够有效改善分析物的性质,提高检测灵敏度。对于不易挥发的物质,可以通过衍生化处理,将极性分子转变成低极性的形式,提高其挥发性。衍生化主要有甲基化、乙酰化、硅烷基化等形式。对于有机酸或酚类等物质,LPME 可通过衍生的方式有效实现其萃取。为了降低衍生化试剂的用量,除传统的先衍生后萃取方式外,还可采用在 GC 进样口衍生的方式。GC 进样口温度很高,注入萃取物后,立即注入衍生化试剂,延迟 GC 进样时间,衍生化反应完全可以在进样口进行。

2. 与加压热水萃取技术联用　对于固体样品基质,比如土壤、食品、植物等,要对其进行分析,必须先将待测物从固体基质中释放出来,便于萃取。加压热水萃取方法(PHWE)是一种动态萃取方法,用来萃取热不稳定或极性物质,简单、省时且环境友好。LPME 与 PHWE 联用,可获得较为满意的富集效果,很适宜用来定性分析植物中精油、土壤或环境固体中的农药等物质。

3. 与分析仪器联用　LPME 将萃取后的溶液直接放于微量进样器或微量进样瓶中,适合与多种分析仪器联用,目前最常与气相色谱(GC)、高效液相色谱(HPLC)以及毛细管电泳(CE)联用。与 GC 联用时,可以是两相或三相模式,接受相溶液必须是可以直接进样且具有良好色谱行为的有机溶剂,该溶剂与待测物的色谱峰不能重合。与 HPLC 和 CE 联用时,由于大多数有机溶剂与 HPLC 和 CE 的流动相不能很好地兼容,因而只能用接受相是水溶液的三相模式,或者将接受相溶液中的溶剂蒸发,将萃取物溶于适当的水溶液中。另外,LPME 与高灵敏度的低温电热蒸发技术以及 ICP-AES 联用,用于微量试样的超痕量分析、形态分析。

五、影响萃取效率的因素

1. 萃取溶剂　对于 LPME 技术,萃取溶剂的选择极其重要。萃取溶剂在样品溶液中应该有较小的溶解度并且不能与水混溶,在后续仪器分析时溶剂要容易与分析物分离且不影响分析物的信号。对于 HS-LPME,萃取在样品的顶空中进行,萃取溶剂应该具有较高的沸点和较低的蒸气压,以减少萃取过程中溶剂的挥发,并且不溶于水、挥发性低以及有适当的黏度避免因扩散损失,而且对分析物要有合适的溶解度,保证分析物既能从样品溶液中被萃取,又能被接收相反萃取。而对 HF-LPME,溶剂的极性必须与中空纤维膜材料相近,以便易于充满纤维上。三相模式的 LPME 中,萃取溶剂对分析物的溶解性要适中,溶解性太低则萃取能力差,太高则分析物不易被反萃取到接受相中。

要满足这些条件,最常使用的是高纯度有机溶剂,但其选择性不高,且因萃取过程的要求,如挥发性低、溶解性小、极性适中等条件,限制了它的使用种类。为改善萃取溶剂的性质,实现其极性可调,可以用离子液体代替有机溶剂,将[CMM][PF$_6$]作为萃取溶剂应用于多环芳烃的液相微萃取。常用的萃取溶剂有1-辛醇、正己基醚、二己醚、甲苯及乙酸乙酯,也有使用混合溶剂和离子液体的报道。

离子液体具有不挥发性、适宜的黏度及与水不相混溶的性质,能够作为优秀的萃取溶剂应用于直接浸入液相微萃取和顶空液相微萃取。相比传统有机溶剂,离子液体能以大液滴状态较长时间稳定地悬挂在微量注射器针尖,使萃取过程更为充分,提高了萃取效率。通过阴阳离子的设计可调节离子液体对无机物、水、有机物及聚合物的溶解性,不仅可有效萃取待测物而且能够掩蔽多种其他物质对萃取的干扰,除了离子液体,采用复合溶剂也可改善萃取溶剂性质,通过改变各种溶剂的比例来调节萃取溶剂的极性和酸碱度,不仅可以增强对待测物的萃取选择性,而且也使萃取溶剂的可选择范围扩大。

2. pH 的选择　对两相 LPME,分配系数 K_a 的大小是决定回收率的关键因素。研究表明,两相 LPME 只适用于亲脂性高或中等的分析物($X_a > 500$),对于高度亲水的中性分析物不适用。对于酸、碱性分析物,可通过控制溶液的 pH(使分析物以非离子化状态存在)来提高分配系数。对亲水性较强的带电荷物质可利用载体转运三相模式,但这方面的报道目前还很少,有待深入研究。样品溶液、接收相的组成(尤其是 pH)和中空纤维壁孔中有机溶剂的种类决定了回收率的高低。对 K 较低的酸碱性物质,只要分析物在接收相中能发生络合或质子化反应生成新的物质,就会有较高的值,那么值也就较大(>1),从而这些物质就可在三相 LPME 中进行有效萃取。对弱碱性物质,样品溶液的 pH 应在碱性范围,而接收相的 pH 应使分析物能离子化,即应在酸性范围。而对于酸性物质则正好相反。通常溶液的 pH 要与分析物的 pH 相差 2~3 个 pH 单位。

3. 萃取时间和搅拌速率　萃取是一个平衡过程,萃取效率与时间长短有关。为获得较高的回收率,可适当延长萃取时间;但是时间不能太长,时间过长会导致有机相损失,萃取效率降低。所以要严格控制萃取时间,既保证萃取效率最大,又能得到好的实验重现性。LPME 的萃取时间一般为 30~60 分钟。此外通过快速搅拌或振动可增加扩散系数,提高萃取速度和回收率,但搅拌速度也不能太高,否则易产生气泡,促进溶剂的挥发,降低萃取效率。由于振动可影响整个溶液体系,而搅拌只影响样品溶液,所以振动的效果比搅拌更好。

4. 盐效应　盐效应是有机萃取中提高萃取率的常用方法。在样品溶液中加入特定无机盐类能导致样品的离子强度改变,会影响待测物的挥发性或改变其在各相中分配系数,从而影响待测物的萃取效率。盐效应对不同分析物萃取效率的影响各不相同,有的提高,有的无明显变化,有的甚至降低。

5. 温度的影响　温度对液-液萃取的影响是双向的。一方面,升温可提高分析物向有机相的扩散速度,缩短分析物进入有机相达到平衡的时间;另一方面,升温会降低分析物在有机相中的溶解度,导致萃取效率降低,不利于分析物的萃取,因此,选择适宜萃取温度往往是实验的关键环节。

六、LPME 的应用

液相微萃取前处理方法工作模式丰富,可根据基质和待测物的不同选择不同的萃取模式,能实现较高回收率和富集倍数,适用范围广阔。而且由于自身溶剂消耗量少,环境污染小,方便各种仪器联用,易于实现自动化等特点,目前在环境分析、药物分析、食品分析和生物分析等领域得到广泛应用。

1. 环境分析　LPME 在环境分析中的应用广泛,主要是萃取水样、土壤、空气等各种环境样品中农药、烷基酚类、多环芳烃类、苯类、杀虫剂、多氯芳烃、芳香胺、苯氧醚类除草剂和酞酸酯等污染物,以及环境中一些重金属离子及它们的有机物。

2. 药物分析　药物样品大多组成复杂,而 LPME 利用自身优势,既可以避免样品基体的干扰问题,又能达到高回收率、高分析物富集的效果。以 LPME 技术从血样、尿样、唾液、乳汁等样品中萃取出各种药物,进而通过 HPLC、CE 和 GC 等仪器分析,检出限可达 μg/L~ng/L 水平。对相同的待萃取物,可以采用两相、三相 LPME 或者载体转运 LPME,在方法的选择上具有高度灵活性。这些优点,使得 LPME 技术在药物分析中应用越来越多,更成为中药分析的一个重要方法。由于多数药物在有机相和样品溶液中的分配系数较低,所以药物分析多采用三相 LPME 萃取模式。

3. 食品分析　食品分析中的微量分析样品前处理非常重要,在众多的食品样品前处理方法中,LPME 技术可用的萃取模式丰富多样,检测样品包括酒、饮料、蔬菜等各种食品中的防腐剂、农药残留,应用范围越来越广,有很大发展空间。

4. 生物分析　生物材料分析主要包括在血液、尿液、唾液、脏器组织、头发等复杂基质中的定量检测,因此干扰物质往往较多,加大了样品前处理难度。通过尝试选用液相微萃取剂与分散剂,往往可以达到灵敏度高、富集效果好的目的。

(刘凤海)

第七节　膜萃取技术

膜萃取又称固定膜界面萃取,是基于非孔膜技术发展起来的一种样品前处理方法,它是膜技术和液 - 液萃取过程相结合的新的分离技术。与通常的液 - 液萃取过程不同,膜萃取的传质过程是在分隔料液相和溶剂相的微孔膜表面进行的。例如:由于疏水微孔膜本身的亲油性,萃取剂浸满疏水膜的微孔,渗至微孔膜的另一侧。这样,萃取剂和料液在膜表面接触发生传质。从膜萃取的传质过程可以看出,该过程不存在通常萃取过程中的液滴的分散和聚合现象。

作为一种新的分离技术,膜萃取过程有其特殊的优势,这主要表现在以下方面:①通常的萃取过程往往是一相在另一相内分散为液滴,实现分散相和连续相间的传质,尔后,分散相液滴重新聚结分相。细小液滴的形成创造了较大的传质比表面积,有利于传质的进行。但是,过细的液滴又容易造成夹带,使溶剂流失或影响分离效果。膜萃取由于没有相的分散和聚结过程,可以减少萃取剂在料液相中的夹带损失。②连续逆流萃取是一般萃取过程中常采用的流程。为了完成液 - 液直接接触中的两相逆流流动,在选择萃取剂时,除了考虑其对分离物质的溶解度和选择性外,还必须注意它的其他物性(如密度、黏度、界面张力等)。在膜萃取中,料液相和溶剂相各自在膜两侧流动,并不形成直接接触的液 - 液两相流动,料液的流动不受溶剂流动的影响。因此,在选择萃取剂时可以对其物性要求大大放宽,使一些高浓度的高效萃取剂付诸使用。③一般柱式萃取设备中,由于连续相与分散相液滴群的逆流流动,柱内轴向混合的影响是十分严重的。据报道,一些柱式设备中 60%~70% 的柱高是为了克服轴向混合影响的。同时,萃取设备的生产能力也将受到液泛总流速等条件的限制。在膜萃取过程中,两相分别在膜两侧做单相流动,使过程免受“返混”的影响和“液泛”条件的限制。④膜萃取过程可以实现同级萃取反萃过程,可以采用流动载体促进迁移等措施,以提高过程的传质效率。⑤料液相与溶剂相在膜两侧同时存在可以避免与其相似的支撑液膜操作中膜内溶剂的流失问题。

膜萃取技术的研究工作自 20 世纪 80 年代初开展以来,逐渐扩展。近年来,膜萃取技术的工艺过程研究、膜萃取器材料的浸润性及过程传质机制的研究、利用膜萃取实现同级萃取反萃的研究、流体在膜器中流型分布的研究以及膜器设计方法研究等工作都已逐步开展。

一、膜和膜分离过程的分类

1. 膜的定义与分类　膜是指能以特定形式限制和传递流体物质的分隔两相或两部分的界面,也称分离膜(图 4-7-1)。

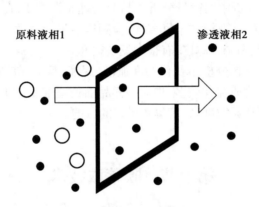

原料液相1　　渗透液相2

图 4-7-1　选择性透过膜的定义

膜的基本功能是从物质群中有选择地透过或输送特定的物质,如颗粒、分子和离子等,或者说,物质的分离是通过膜的选择性透过实现的。膜的种类和功能繁多,膜的形式可以是固态的,也可以是液态的。膜结构可以是均质的,也可以是非均质的;可以是中性的,也可以是带电的。被膜分割的流体物质可以是液态的,也可以是气态的。膜至少具有两个界面,膜通过这两个界面与被分割的两侧流体接触并进行传递。膜对流体可以是完全透过性的,也可以是半透过性的,但不能是完全不透过性的。

膜的种类和功能繁多,主要有以下几种分类方法:

(1)按材料的来源:可分为天然生物膜与人工合成膜。

(2)按膜的分离原理及适用范围分类:根据分离膜的分离原理和推动力的不同,可将其分为微孔膜、超过滤膜、反渗透膜、纳滤膜、渗析膜、电渗析膜和渗透蒸发膜等。

(3)按膜的材料分类:可分为有机膜和无机膜。

(4)按膜断面的物理形态分类:可将其分为对称膜、不对称膜、复合膜、平板膜、管式膜和中空纤维膜等。其中非对称膜还可细分为多孔膜、叠合膜等。

膜材料的选择是膜分离的关键。聚合物通常在较低温度下使用(最高不超过 200℃),而且要求待分离的原料流体不与膜发生化学反应。当在较高温度下或原料为化学活性混合物时,采用无机膜较好。无机膜优点是热、机械性能和化学稳定性较好,使用寿命长,污染少,易于清洗,孔径分布均匀等;缺点是易破碎、成型性差、造价高。目前,将无机材料和聚合物制成杂合物,该类膜具有两种膜的优点。

2. 膜分离过程的定义与分类 膜分离是借助于膜,在某种推动力的作用下,利用流体中各组分对膜的渗透速率的差别而实现组分分离的过程。

不同的膜分离过程中所用的膜具有不同的结构、材质和选择特性;被膜隔开的两相可以是气态,也可以是液态;推动力可以是压力差、浓度差、电位差或温度差,所以不同膜分离过程的分离体系和适用范围也不同。膜传递过程可以是主动传递过程,也可以是被动传递过程。主动传递过程的推动力可以是压力差、浓度差和电位差。

典型的膜分离过程有微滤(MF)、超滤(UF)、反渗透(RO)、渗透蒸发(PV)、电渗析(ED)和液膜分离(LM)等,其原理都不尽相同,下面介绍几种主要的膜分离过程(表4-7-1)。

表 4-7-1 几种主要的膜分离过程

过程	推动力	传递机制	透过组分	截留组分	膜类型
微滤(MF)	压力差 0~100kPa	颗粒大小、形状	溶液、微粒(0.02~10μm)	悬浮物(胶体、细菌)、粒径较大的微粒	多孔膜
超滤(UF)	压力差 100~1 000kPa	分子特性、形状、大小	溶剂、少量小分子溶质	大分子溶质	非对称性膜
反渗透(RO)	压力差 1 000~10 000kPa	溶剂的扩散传递	溶剂、中性小分子	悬浮物、大分子、离子	非对称性膜或复合膜
渗析(D)	浓度差	溶剂的扩散传递	小分子溶质	大分子和悬浮物	非对称性膜或离子交换膜
电渗析(ED)	电位差	电解质离子的选择性传递	电解质离子	非电解质、大分子物质	离子交换膜
气体分离(GP)	压力差 1 000~10 000kPa、浓度(分压差)	气体和蒸气的扩散渗透	易渗气体或蒸气	难渗气体或蒸气	均匀膜、复合膜、非对称性膜
渗透蒸发(PV)	分压差	选择传递(物性差异)	膜内易溶解组分或易挥发组分	不易溶解组分粒径较大、较难挥发物	均匀膜、复合膜、非对称性膜
液膜分离(LM)	化学反应和扩散传递	促进传递和溶解扩散传递	杂质(电解质离子)	溶剂、非电解质离子	液膜

膜分离过程的特点如下:①膜分离过程一般不发生相变,与有相变的平衡分离方法相比能耗低;②膜分离过程一般在常温或温度不太高的条件下进行,适用于热敏性物质的处理;③膜分离过程不仅可以除去病毒、细菌等微粒,还可以除去溶液中的大分子和无机盐,并且可以分离共沸物或沸点相近的组分;④由于以压力差或电位差为推动力,因此装置简单、操作方便、维护费用低。由于膜分离具有上述特点,因而是现代分离技术中一种效率较高的分

离手段。

近 20 年来,膜分离技术已经在各个领域得到很大发展,在生物、食品、医药、化工、水处理过程中备受欢迎。

3. 对膜的基本要求　首先要求膜具有良好的选择透过性,通常用膜的截留率、透过通量和截留分子量等参数表示。

(1)截留率 R 其定义为:

$$R = \frac{c_1 - c_2}{c_1} \times 100\% \tag{4-7-1}$$

式中,c_1、c_2 分别表示料液主体和透过液中被分离物质的浓度。

(2)透过速率(渗透通量):指单位时间、单位膜面积透过的物质量,常用单位为 $kmol/(m^2 \cdot s)$ 或 $m^3/(m^2 \cdot s)$。

(3)截留物分子量:当分离溶液中的大分子物质时,截留物的分子量在一定程度上反映膜孔的大小。但通常多孔膜的孔径大小不一,被截留物的分子量将分布在某一定范围。一般取截留率为 90% 的物质的分子量为膜的截留物分子量。

截留率大、截留分子量小的膜其透过通量也比较低。因此在选择膜时需在两者之间加以权衡。

此外,还要求分离用膜有足够的机械强度和化学稳定性。

4. 膜分离设备　将膜以某种形式组装在一个基本单元设备内,这种器件称为膜分离器,又被称为膜组件。膜材料种类很多,但膜分离设备仅有几种。膜分离设备根据膜组件的形式不同可分为板框式、螺旋卷式、圆管式、中空纤维式、毛细管式和槽式。下面对上述六种膜组件作简要介绍。

(1)板框式:板框式膜组件是膜分离史上最早问世的一种膜组件形式,其外观很像普通的板框式压滤机。图 4-7-2 所示为板框式膜组件构造示意图,图 4-7-3 为紧螺栓式板框式反渗透膜组件。多孔支撑板的两侧表面有孔隙,其内腔有供透过液流通的通道,撑板的表面和膜经黏结密封构成板膜。

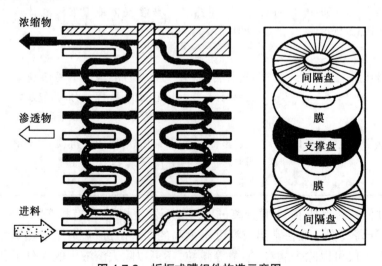

图 4-7-2　板框式膜组件构造示意图

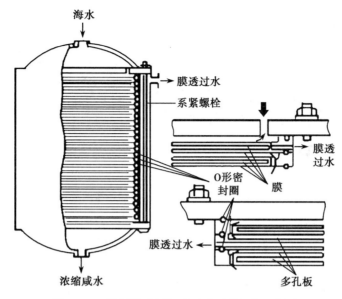

图 4-7-3　紧螺栓式板框式反渗透膜组件示意图

（2）螺旋卷式：螺旋卷式（简称卷式）膜组件在结构上与螺旋板式换热器类似，如图 4-7-4 和图 4-7-5 所示。在两片膜中夹入一层多孔支撑材料，将两片膜的三个边密封而黏结成膜袋，另一个开放的边沿与一根多孔的透过液收集管连接。在膜袋外部的原料液侧再垫一层网眼型间隔材料（隔网），形成一个膜卷，再装进圆柱形压力容器内，构成一个螺旋卷式膜组件。使用时，原料液沿着与中心管平行的方向在隔网中流动，与膜接触，透过膜的透过液则沿着螺旋方向在膜袋内的多孔支撑体中流动，最后汇集到中心管中而被导出，浓缩液由压力容器的另一端引出。

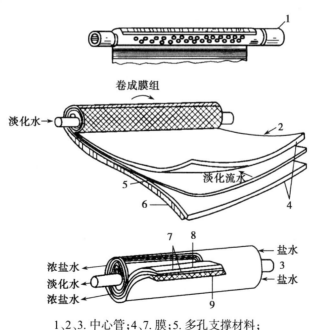

1、2、3. 中心管；4、7. 膜；5. 多孔支撑材料；

6. 进料液隔网；8. 多孔支撑层；9. 隔网。

图 4-7-4　螺旋卷式反渗透膜组件示意图

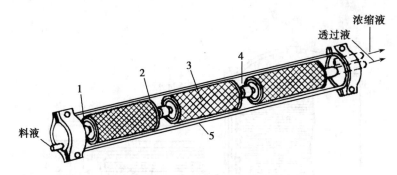

1. 端盖;2. 密封圈;3. 卷式膜组件;4. 连接器;5. 耐压容器。

图 4-7-5　螺旋卷式反渗透器示意图

螺旋卷式膜组件的优点是结构紧凑、单位体积内的有效膜面积大,透液量大,设备费用低。缺点是易堵塞,不易清洗,换膜困难,膜组件的制作工艺和技术复杂,不宜在高压下操作。

(3)圆管式:圆管式膜组件的结构类似管壳式换热器,如图 4-7-6 所示。其结构主要是把膜和多孔支撑体均制成管状,使两者装在一起,管状膜可以在管内侧,也可在管外侧。再将一定数量的这种膜管以一定方式联成一体而组成。

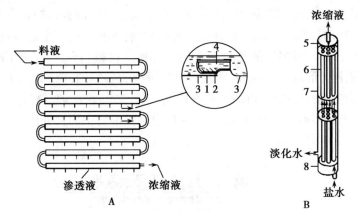

1. 孔外衬管;2. 膜管;3. 渗透液;4. 料液;5. 耐压端套;
6. 玻璃钢管;7. 淡化水收集外壳;8. 耐压端套。

图 4-7-6　圆管式膜组件示意图
A. 内压单管式;B. 内压管束式。

圆管式膜组件的优点是原料液流动状态好,流速易控制;膜容易清洗和更换;能够处理含有易悬浮物的、黏度高的,或者能够析出固体等易堵塞液体通道的料液。缺点是设备投资和操作费用高,单位体积的过滤面积较小。

(4)中空纤维式:中空纤维式膜组件的结构类似管壳式换热器,如图 4-7-7 所示。中空纤维膜组件的组装是把大量(有时是几十万或更多)的中空纤维膜装入圆筒耐压容器内。通常将纤维束的一端封住,另一端固定在用环氧树脂浇铸成的管板上。使用时,加压的原料由膜件的一端进入壳侧,在向另一端流动的同时,渗透组分经纤维管壁进入管内通道,经管板放出,截留物在容器的另一端排掉。

中空纤维式膜组件的优点是设备单位体积内的膜面积大,不需要支撑材料,寿命可长达5 年,设备投资低。缺点是膜组件的制作技术复杂,管板制造也较困难,易堵塞,不易清洗。

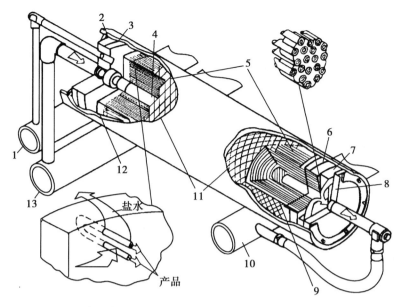

1. 盐水收集管;2、6. O 形圈;3. 盖板(料液端);4. 进料管;
5. 中空纤维;7. 多孔支撑板;8. 盖板(产品端);9. 环氧树脂管板;
10. 产品收集器;11. 网筛;12. 环氧树脂封关;13. 料液总管。

图 4-7-7 中空纤维式反渗透膜组件示意图

（5）毛细管式:毛细管式膜组件由许多直径为 0.5~1.5mm 的毛细管组成,其结构如图 4-7-8 所示,料液从每根毛细管的中心通过,透过液从毛细管壁渗出,毛细管由纺丝法制得,无支撑。

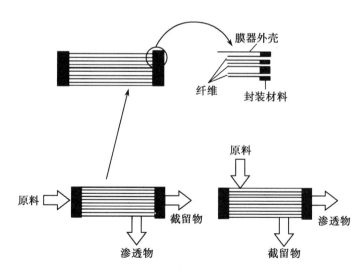

图 4-7-8 毛细管式膜组件示意图

（6）槽式:这是一种新发展的反渗透组件,如图 4-7-9 所示,由聚丙烯或其他塑料挤压而成的槽条,直径为 3mm 左右,上有 3~4 个槽沟,槽条表面织编上涤纶长丝或其他材料,再涂刮上铸膜液,形成膜层,并将槽条一端密封,然后将几十根至几百根槽条组装成一束装入耐压管中,形成一个槽条式反渗透单元。

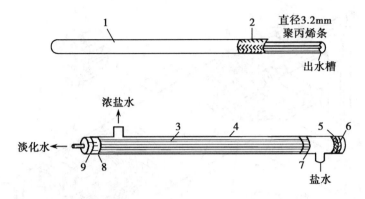

1. 膜；2. 涤纶纺织层；3. 槽条膜；4. 耐压管；5、8. 橡胶密封；6. 端板；7. 套封；9. 多孔支撑板。

图 4-7-9　槽式膜组件示意图

二、样品处理中的膜分离过程

1. 样品中的膜分离过程　膜分离过程以对组分具有选择性透过功能的膜为分离介质，通过在膜两侧施加（或存在）一种或多种推动力，使原料中的膜组分选择性地优先透过膜，从而达到混合物分离，并实现产物的提取、浓缩、纯化等目的的一种新型分离过程。膜分离过程的推动力为压力差（也称跨膜压差）、浓度差、电位差和温度差等。混合物通过膜后被分离成一个截留物（浓缩物）和一个透过物，通常混合物、截留物及透过物为液体或气体。如微滤（MF）、超滤（UF）与反渗透（RO）都是以压力差为推动力的膜分离过程。下面介绍几种主要的膜分离过程及其传递机制。

（1）微滤：微滤是以静压差为推动力，利用筛网状过滤介质膜的"筛分"作用进行分离的膜过程。实施微滤的膜称为微孔滤膜，微孔滤膜是由孔径范围为 0.1~10μm 的特种纤维素或高分子聚合物及无机材料构成。其膜的性能由膜厚、过滤速度、孔隙率、孔径及分布等参数决定。其孔径形态可分为通孔型、网络型和非对称型三种，见图 4-7-10。

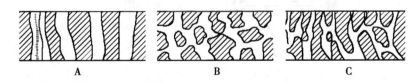

图 4-7-10　几种有代表性的膜断面结构

A. 通孔型；B. 网络型；C. 非对称型。

微孔滤膜具有比较整齐、均匀的多孔结构，在静压差的作用下，小于膜孔的粒子通过滤膜，比膜孔大的粒子则被阻挡在滤膜面上，使大小不同的组分得以分离，其作用相当于"过滤"。其截留机制分为机械截留、物理作用或吸附截留、架桥截留和网络型膜的网络内部截留，见图 4-7-11。

（2）超滤：超滤是以压差为推动力、用固体多孔膜截留混合物中的微粒和大分子溶质而使溶剂透过膜孔的分离操作。超滤技术的核心部件是超滤膜，分离截留的原理为筛分，小于孔径的微粒随溶剂一起透过膜上的微孔，而大于孔径的微粒则被截留。膜上微孔的尺寸和形状决定膜的分离效率。超滤膜均为不对称膜，形式有平板式、卷式、管式和中空纤维状等。

图 4-7-11　微滤截留机制示意图

A.在膜表面的截留;B.在膜内部的网络内部截留。

(3)渗透和反渗透:只允许溶剂透过而不允许溶质透过的膜,称之为半透膜。如果用一张只能透过水而不能透过溶质的半透膜将两种不同浓度的水溶液隔开,水会自然地透过半透膜从低浓度水溶液向高浓度水溶液一侧迁移,这一现象称渗透,如图 4-7-12A 所示,这一过程的推动力是低浓度溶液中水的化学位与高浓度溶液中水的化学位之差,表现为水的渗透压。随着水的渗透,高浓度水溶液一侧的液面升高,压力增大,当液面升高至 H 时,渗透达到平衡,两侧的压力差就称为渗透压,如图 4-7-12B 所示。渗透过程达到平衡后,水不再有渗透,渗透通量为零。如果在高浓度水溶液一侧加压,使高浓度水溶液侧与低浓度水溶液侧的压差大于渗透压,则高浓度水溶液中的水将通过半透膜流向低浓度水溶液侧,这称为反渗透,如图 4-7-12C 所示。

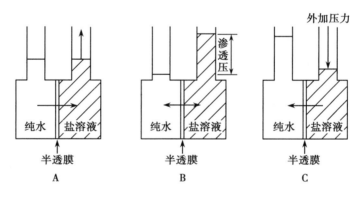

图 4-7-12　渗透与反渗透原理示意图

A.渗透;B.平衡;C.反渗透。

图 4-7-13 给出了反渗透、微滤和超滤等膜分离法与物质大小之间的关系。可以看出,RO 法适用于 1nm 之内小分子的浓缩;UF 法适用于分离或浓缩直径 1~100nm 的生物大分子(蛋白质、病毒等);MF 法适用于细胞、细菌和微粒子的分离,目标物质的大小范围为 0.01~10μm。

(4)渗透蒸发:渗透蒸发是指液体混合物在膜两侧组分的蒸气分压差的推动力下,透过膜并部分蒸发,从而达到分离目的的一种膜分离方法,其原理如图 4-7-14 所示。由高分子膜将装置分为两个室,上侧为存放待分离混合物的液相室,下侧是与真空系统相连或用惰性气体吹扫的气相室。混合物通过高分子膜的选择渗透,其中某一组分渗透到膜的另一侧。由于在气相室中该组分的蒸气分压小于其饱和蒸气压,因而在膜表面汽化。蒸气随后进入冷凝系统,通过液氮将蒸气冷凝下来即得渗透产物。

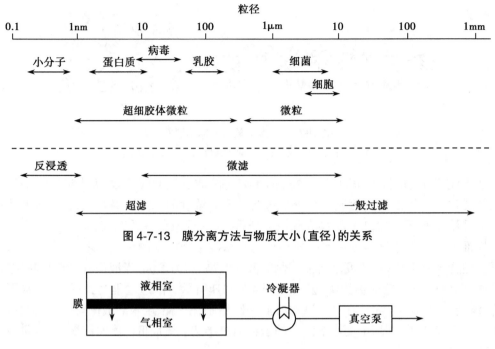

图 4-7-13　膜分离方法与物质大小(直径)的关系

图 4-7-14　渗透蒸发分离示意图(真空汽化)

渗透蒸发可用于传统分离手段较难处理的恒沸物及近沸点物系的分离。具有一次分离度高、操作简单、无污染、低能耗等特点。目前渗透蒸发膜分离技术已在无水乙醇的生产中实现了工业化。与传统的恒沸精馏制备无水乙醇相比,可大大降低运行费用,且不受气液平衡的限制。

(5)透析:借助膜的扩散使各种溶质得以分离的膜过程称为透析(或渗析),它是一种最原始的膜过程,1861 年由 T.Graham 为分离胶体与低分子溶质所采用。最早用于透析的膜主要是羊皮纸、玻璃纸及火棉胶膜等。

透析过程的简单原理如图 4-7-15 所示,即中间以膜(虚线)相隔,A 侧通原液,B 侧通溶剂。如此,溶质由 A 侧根据扩散原理移动,而溶剂(水)由 B 侧根据渗透原理进行移动,一般低分子比高分子扩散得快。

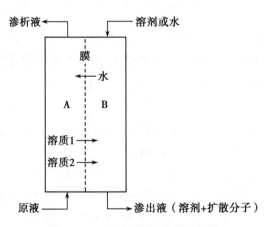

图 4-7-15　透析分离原理示意图

透析的目的就是借助这种扩散速度差,使 A 侧两组分以上的溶质得以分离。不过这里所说的不是溶剂和溶质的分离(浓缩),而是溶质之间的分离,浓度差(化学位)是这种分离过程的唯一推动力。

这里用的透析膜也是半透膜的一种,它是根据溶质分子的大小和化学性质的不同而具有不同透过速度的选择性透过膜,通常用于分离水溶液中的溶质。

透析膜的主要应用目标是模拟人体肾脏进行血液的透析分离。膜的截留机制是由于水的膨润作用使寄留于构成膜的高分子链间的水分子以各种状态(化合水、游离水等)存在,因而具有(孔眼)的功能。根据这种孔眼的大小,透析膜将按溶质分子的大小显示出分级筛分的多孔膜特征。

从宏观角度来看,透析膜的表征一般包括透过性(溶质透过性和透水性)、机械强度、生物适应性、溶出物的有无及灭菌的难易等。

目前,各种透析膜组件和人工肾等都已商品化,国内外市场上均有出售。

(6)电渗析:电渗析的核心是离子交换膜,在电场中交替装配的阴离子和阳离子交换膜(简称阴膜、阳膜),形成一个个隔室,在直流电场的作用下,以电位差为推动力,利用离子交换膜的选择透过性,把电解质从溶液中分离出来,实现溶液的淡化、浓缩及钝化等。如图 4-7-16 所示,4 片离子选择性膜按阴阳膜交替排列,它们是一种膜状的离子交换树脂,用高分子化合物为基膜,在其分子链上接引一些可电离的活性基团。按膜中所含活性基团的种类可分为阳离子交换膜、阴离子交换膜和特殊离子交换膜三大类。

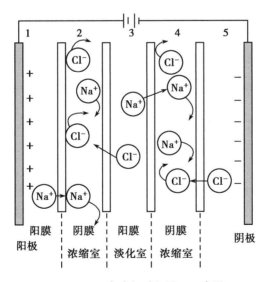

图 4-7-16　电渗析过程原理示意图

自电渗析技术问世后,被广泛应用于苦咸水淡化、饮用水及工业用水制备、氯碱工业等领域中。全氟磺酸膜以化学稳定性著称,是目前为止唯一能同时耐 40%NaOH 和 100℃温度的离子交换膜,因而被广泛应用作食盐电解制备氯碱的电解池隔膜。

(7)液膜分离技术:液膜是一层很薄的液体膜。它能把两个互溶的,但组成不同的溶液隔开,并通过这层液膜的选择性渗透作用实现物质的分离。根据形成液膜的材料不同,液膜可以是水性的,也可是溶剂型的。从形状来分类,可将液膜分为支撑型液膜和球形液膜两类。支撑型液膜见图 4-7-17,把微孔聚合物膜浸在有机溶剂中,有机溶剂即充满膜中的微孔而形成液膜。此类液膜目前主要用于物质的萃取。当支撑型液膜作为萃取剂将料液和反萃液分隔开时，被萃组分即从膜的料液侧传递到反萃液侧，然后被反萃液萃取，从而完成物质的分离。

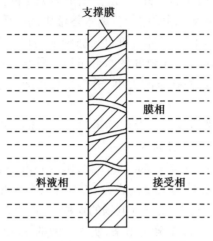

图 4-7-17　支撑型液膜示意图

液膜的特点是传质推动力大，速率高，且试剂消耗量少，这对于传统萃取工艺中试剂昂贵或处理能力大的场合具有重要的经济意义。另外，液膜的选择性好，往往只能对某种类型的离子或分子的分离具有选择性，分离效果显著。目前存在的最大缺点是强度低，破损率高，难以稳定操作。

(8)气体分离膜：膜法气体分离的基本原理是根据混合气体中各组分在压力的推动下透过膜的过程速率不同，从而达到分离目的。气体分离膜有两种类型：非多孔均质膜和多孔膜。

2. 膜分离的应用

(1)在水处理中的应用：膜分离技术在水处理方面的应用极为广泛，也是技术比较成熟的应用领域之一，包括净水、海水、污水等处理。

1)海水淡化：海水淡化是比较成熟的技术，应用也比较普遍，现就其流程作简要说明。膜分离用于海水脱盐技术中，反渗透法占有一定的优势。为了使膜的使用寿命增加，在进行反渗透处理之前，对海水要进行预处理。其工艺分为如下几个主要环节：先将海水引入集水井，经双料滤池过滤除去悬浮物及大颗粒杂质，送入中间贮水池，调节酸度、加入药剂再经芯式过滤器过滤后，进行多级反渗透膜分离，二级以上的浓缩水作为原料水回用，最后一级分离单元的淡水再加入石灰乳和氯气进一步处理，澄清后即为淡化海水。

2)咸水淡化：咸水淡化典型工艺也是利用反渗透的比较多。工艺流程为：咸水自贮水池经双料滤池过滤，加入次氯酸钠消毒，为延缓结晶速率加入六偏磷酸钠，经管状滤芯精密滤器过滤后，进入不锈钢贮罐，经反渗透、高压滤器和精密滤器过滤后，即可进入清水箱贮存备用。经反渗透处理后，二级以上处理所得的各级浓缩水可作为原料水继续使用。

3)锅炉水脱盐：锅炉水含盐量大时，会形成水垢，炉体和管道腐蚀，蒸汽品质下降。

以地下水为原料的水处理工艺为：经水泵将地下水泵入双料滤池过滤，通过安装滤器，由高压泵送入反渗透装置，再经阳离子交换柱软化，活性炭吸附，再经阴离子交换树脂柱处理。

4)高纯水制备:电子工业产品在加工过程中,需用水清洗腐蚀性药品处理过的表面,对于大规模集成电路的加工而言,由于表面积太小,以致水中微量的污染物也能使硅片表面附着大量的杂质,使电路钝化,因此,对水的质量要求很高。

高纯水的典型生产工艺为:自来水经双料滤床过滤后,经电渗析、反渗透、混合离子交换柱床处理后便可以得到合格的超纯水。

(2)在食品工业中的应用:膜分离技术在食品行业主要用于原料和产物的脱水。膜分离脱水具有能耗低、保留原有营养成分、简化工艺流程和操作步骤等特点。

1)在乳品工业中的应用:在奶粉制造过程中,需将原料奶中的水分降低到所需的浓度后,才能喷雾干燥。如果采用超滤膜分离然后再蒸发脱水的工艺代替传统的蒸发工艺进行脱水处理,可降低大量的能耗。

2)在酒类生产中的应用:膜分离用于酒类生产的主要目的是除去混浊漂浮物(酒花树脂、丹宁、蛋白质等);除去或减少产生混浊的物质;除去酵母、乳酸菌等微生物;改善香味和提高透明度。

3)在果汁加工方面的应用:膜分离在果汁加工中主要用于浓缩、澄清和除菌。应用于苹果汁、橘子汁、葡萄汁、佛手汁和柠檬汁的生产中。这种浓缩技术可以使维生素C、氨基酸及香气成分的损失比真空蒸馏浓缩要少得多,在食用中加入适量的水,可近于鲜榨汁口味和营养成分。分离所用膜材料多为醋酸纤维素膜或中空纤维膜。

(3)在医药和医疗行业中的应用:采用膜分离技术可以除去水中的悬浮物、盐类、微生物和热源等物质,也可以利用膜的选择性透过的特性,将制剂或体液中的某些物质除去,或将某些营养物输送至体液中。因此,膜分离技术广泛用于医药和医疗行业。

1)医药制剂中热源的去除:热源又称内毒素,产生于革兰氏阴性细菌的细胞外壁,也就是细菌尸体的碎片。它是一种脂多糖物质。其分子量从几千到几万不等,根据产生它的细菌种类而定。在水溶液中,其分子量可为几十万到几百万不等。微量热源混入药剂注入人体血液后,导致严重发热,甚至引起死亡,因此,制剂和医用水中必须将热源物质去掉。

目前,热源去除常采用蒸馏、吸附和超滤三种方式。正如前述,超滤作为膜分离技术之一,在热源处理中,也具备膜分离的优点。

2)药物制备:在药物制备过程中,对热敏性及化学活性的组分,可以选择对应性能的膜对产品进行选择性分离,除掉原料及副产物,达到产物分离的目的。这在化学药物和中药制剂方面有广泛应用。

3)血液透析:当人肾脏出现问题后,人体血液中的有害物质难以正常排泄,电解质和其他有益物质难以吸收补充,血液成分比例失调,使病人患尿毒症,严重时会危及生命。血液透析主要解决排泄血液中有害物质并补充有益电解质等问题。

4)医药的缓释与控释:传统给药方式是间歇给药,即按照一定剂量,一次经口或注射,药物迅速溶解进入肌体,可能导致血液中药物浓度高于或低于有效浓度范围,前者可能产生毒副作用,后者起不到治疗作用。而控释或缓释给药避免了药物浓度的脉冲式变化,药效明显高于传统的给药方式。尤其对于靶向给药而言,不但延长药效时间,对其他正常的器官伤害更小。

(4)在分析化学中的应用:膜分离不但应用于工业生产和医药卫生行业,在分析化学的样品前处理和在线联用中,也有一定的应用。膜分离在分析中的应用主要是膜分离与色谱、质谱等联用。膜在挥发性有机物的分离和在 GC 和 MS 分析样品制备中的应用研究较多,发展速度也比较快。至今,应用膜分离技术或者膜与其他分离技术的联用已经成功地完成了许多种类样品的分离和浓缩,包括各种气体和蒸汽样品、多水和液体样品、某些固体样品等。

膜分离技术不但可以进行挥发性物质的分离和浓缩,而且可以进行半挥发性的或者不挥发性物质的分离和浓缩。目前,市场上已经有膜分离技术的产品,诸如,固相微萃取、膜直接引进装置、膜萃取 - 微捕集串联装置、膜 - 质谱联用仪器等。由于膜分离技术具有装置结构简单、操作程序方便、无须有机溶剂处理、可与各种分析仪器直接连接,易于实现自动化操作和在线、在场操作等特点,因此膜分离技术的应用涉及分析领域中几乎所有的方面,并且取得了令人满意的结果。诸如,环境保护监测、生物分析、材料性能测定、工业卫生调查和评价、食品品质分析、医疗诊断、化妆品和香料组成分析、商品质量检验等行业。

当然,膜分离技术与其他的分离技术一样,存在着某些不足,诸如,膜的强度和使用寿命比较弱,易于受到沾污而影响分离效率。尽管如此,膜分离技术与现代分析仪器的结合仍然可以完成大量的分析测试工作,成为当代最具竞争力的 GC 或 MS 分析样品制备方法和技术之一。

在分析化学领域中,膜主要被用来进行各种样品的预处理,即将被测组分分离出来或将干扰组分分离除去,同时,对微量组分进行富集浓缩。与传统样品处理技术相比,采用膜分离或膜与其他分离技术联用的方法处理样品,膜分离技术具有样品和溶剂用量少、操作简便、费用低廉、运行可靠、可在线联用等许多优点。由此,可以比较出膜处理方法及其技术的优势。

三、支持液体膜萃取

支持液体膜(supported liquid membrane,SLM)萃取,最初是一种用于工业生产和废水处理的技术。瑞典的 Audunsson 最早将 SLM 用于分析化学样品的分离富集。他首先将 SLM 用于胺类物质的富集,并对其基本原理及各种影响因素进行了讨论。SLM 选择性高、获得的萃取物中干扰物质少(萃取后样品不需净化)、操作简单并且可获得高的富集倍数。另外,它可以方便地与分析仪器联用,实现自动化。目前,该方法已广泛应用于萃取环境样品中的农药、氨基酸、一些金属离子以及生物样品中的药物等。

1. 支持液体膜萃取的原理　SLM 为三相系统,即在两水相之间夹一有机相,有机相固着于多孔的憎水性膜上。SLM 技术可以看作是萃取和反萃取两过程的结合。在进行 SLM 萃取前,首先要将聚四氟乙烯(PTFE)膜浸泡在水溶性低的有机溶剂中(约 15 分钟),萃取时两水相分别从膜两侧的萃取槽通过(一般同向),这样就形成了水相 - 有机相 - 水相三相系统。图 4-7-18 为以萃取碱性化合物(胺)为例的 SLM 萃取原理示意图。

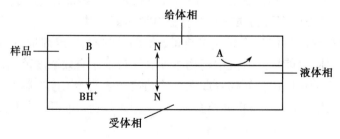

B. 碱性物质;N. 中性物质;A. 碱性物质。

图 4-7-18　支持液体膜萃取原理

首先,加入碱调节样品溶液的 pH 使胺不能电离,即以中性分子的形式存在。样品(称为"给体")由泵引入萃取系统,经过支持膜时未电离的胺分子(B)首先被萃取进入附着在PTFE 膜微孔中的有机相中,膜另一侧的"受体(acceptor)"中充满酸性缓冲溶液(静止),进入液膜的胺中性分子在膜与受体界面上发生电离,随后扩散进入受体溶液,电离后的萃取物不能再重新进入给体即样品溶液中。整个萃取过程的驱动力来自离子态及非离子态的分析物在水相/有机相中分配系数之间的差异,结果相当于胺分子从样品中转移到了受体溶液中。在受体中,几乎所有分析物都是以离子的形式存在,因此自由胺的浓度梯度(传质速率)不会受到受体中胺总浓度的影响,当连续不断的样品流入给体槽时就可获得高达几百或几千倍的富集倍数。

很明显,在萃取过程中酸性化合物(HA)在碱性给体中会发生电离,因此会完全被膜排斥在外(只有中性分子才可以通过有机液膜),不能进入受体,这同样适用于始终带有电荷的化合物。中性分子(N)也能够被萃取,但最终在膜的两侧达到平衡,因此不能够在受体中富集。大分子物质如蛋白质也会在给体中发生电离,不能进入另一相,而且由于未电离大分子在膜中的低扩散系数,故其萃取效率很低。

总之,在上述条件下,SLM 萃取系统对于小分子碱性化合物具有很高的选择性。通过改变受体、有机液膜的种类以及其他条件,即可对其他类型的物质进行萃取。对于酸性物质,可以在与图 4-7-18 相反的 pH 条件下,用与萃取胺相同的方法进行萃取。另外,在受体中加入离子对试剂或螯合试剂,SLM 系统可以用来萃取始终带有电荷的化合物以及金属离子等。

2. 支持液体膜萃取装置 目前,应用较多的 SLM 萃取装置主要有萃取体积较小的直线型,体积较大的螺旋线型以及微量的中空纤维膜型萃取装置(图 4-7-19)。

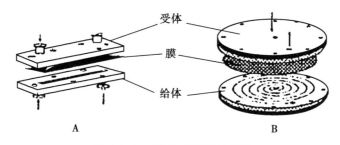

受体

膜

给体

A   B

图 4-7-19 膜分离装置示意图
A. 直线型;B. 螺旋线型。

直线型 SLM 萃取装置和螺旋线型装置均是将一憎水性微孔膜夹在两片惰性材料(如聚四氟乙烯)之间,与膜接触部分刻有沟槽,分别称之为给体槽和受体槽。两槽在固定时能够相互吻合,萃取即在两槽之间进行。微孔膜通常为 PTFE 膜,为增加机械强度,常在其反面增加一层支撑物(如聚乙烯),有机溶剂渗入 PTFE 膜的微孔中形成液膜。由于聚四氟乙烯块机械强度低,容易变形,因此在每个聚四氟乙烯块两侧分别用铝合金块支撑,装置通常由 6~10 个螺栓(不锈钢)固定。在每一个聚四氟乙烯块上沟槽的两端起始位置有小孔可以连接流路系统中的管路,用于将给体及受体溶液引出。目前应用的萃取槽体积在10~1 000μl。

3. 支持液体膜的影响因素 SLM 萃取可以看成物质被萃取进入有机相,又被反萃取进入第二个水相两个过程的结合。这两个萃取过程是同时发生的,通常这种方式比两个步骤在萃取槽中相继发生有效得多。分析物从给体进入受体过程中的传质与膜两侧的浓度差 Δc 成正比,Δc 可以用式(4-7-2)表示:

$$\Delta c = \alpha_D c_D - \alpha_A c_A \tag{4-7-2}$$

式中,c_D、c_A 分别为分析物在给体和受体中的浓度;α_D、α_A 分别为可以被萃取的分析物(即中性分子)在两相中所占的分数。

通常在萃取条件下,认为 $\alpha_D \approx 1$,而 α_A 很小。这样受体中被萃取物的浓度 c_A 从开始时的 0 逐渐增大,最后要高于 c_D。根据式(4-7-2),当 Δc 接近于 0 时,可以得到最大的富集倍数,用式(4-7-3)表示:

$$E_{e(max)} = (c_A / c_D)_{max} = \alpha_D / \alpha_A \tag{4-7-3}$$

式(4-7-3)并没有涉及传统液-液萃取中提到的萃取效率,在 SLM 萃取中,萃取效率通常表示为:

$$E = n_A / n_i \tag{4-7-4}$$

式中,n_i 和 n_A 分别表示在萃取时间内进入萃取系统和被富集进入受体溶液中的分析物的物质的量。

富集倍数(或效率)受很多因素的影响。Audunsson 除对 SLM 萃取原理进行了初步探讨外,还以萃取胺为例,对影响萃取的各个参数如受体及给体溶液的组成、溶液酸度、用作液膜的有机溶剂种类、液膜支持体种类、两相流速等进行了优化。通过对 5 种液膜支持体的考察,发现当膜的孔径大于 3.0μm 时,膜两侧的溶液会发生渗漏,而选用孔径为 0.2μm 的 Fluoropore FGLP 膜时富集效果最好,并且支撑体材料(如聚乙烯)对传质速率的影响可以忽略。但是,使用无聚合物支撑的膜时,样品的传质速率要小得多,原因可能是萃取时由于膜两侧的压力差而使膜不平。当液膜支持体较薄时,可以提高分析物在透过膜时的传质速率,但此时渗入支持体微孔中的有机溶剂量较少,液膜的稳定性降低。

用作液膜的有机溶剂是影响萃取效率和富集倍数的主要因素,有机溶剂应具有非极性、低挥发性、低黏度的特点,否则,容易造成液膜的挥发和流失,从而降低液膜稳定性。对异辛烷、十六烷、正十一烷、正十醇四种有机溶剂进行选择,由于正十一烷挥发性低于异辛烷且黏度要低于十六烷和正十醇,因此正十一烷作为有机液膜比较合适。该液膜可以连续使用至少 6 周而保持稳定性不变。目前正十一烷、二正己基醚和三正辛基磷酸酯是应用比较多的有机液膜。

给体及受体的种类及酸度是影响富集效率及倍数的重要因素。式(4-7-2)是假设分析物进入受体后立即发生离解,这样在受体溶液流动和静止两种情况下的萃取效率是相等的。但是实际上,对于受体静止的情况,效率只能达到 90% 以上。通过对传质动力学的研究认为,对于碱性分析物的萃取,受体的最佳 pH 要低于分析物的 pK_a 值 3.3 个单位,而样品溶液的 pH 则通常要高于分析物的 pK_a 值 3.3 个单位,对于酸性化合物萃取两相的酸度条件与之相反。在达到上述酸度条件时,受体的 pH(或缓冲容量)不会影响传质速率或萃取效率,文中只对标准溶液进行了萃取。但是对于实际样品,尤其是环境样品,由于基体比较复杂,样品中的其他组分经过一段时间(尤其是长时间)的富集后,受体的 pH 常会发生改变,从而影响萃取效率。

样品流速也是影响萃取效率的重要因素。研究表明:对于固定长和宽的萃取槽,萃取效率随样品体积流速的增大而逐渐降低,而富集倍数则随之增大。理论上当样品流速接近于零时,萃取效率接近于100%,因此最有效的萃取可在低的给体流速下获得。但是在实际的分析工作中,在给定萃取时间内更倾向于获得较大的富集倍数而不是得到较高的富集效率。而且,受体流速的选择常会受到样品体积的制约,当样品体积很小时(尤其是生物样品),常采用低流速,相反,对大体积的样品如环境样品则经常采用高流速。

给体溶液的离子强度对SLM萃取也有一定的影响。与传统的液-液萃取一致,向给体中加入适量盐(通常是NaCl)可以增大其离子强度,提高分析物在有机相中的分配系数,从而提高富集倍数(甚至最大富集倍数)和富集效率。加入盐还可以防止系统中乳状液的形成,而SLM萃取系统中形成乳状液是引起液膜不稳定的主要因素。此外,有些物质的萃取受温度的影响也比较显著。

四、连续流动液膜萃取

SLM萃取作为一种样品前处理技术已在环境及生物样品中的有机以及无机污染物、药物等的富集中得到了广泛的应用。但是,SLM仅能使用十分有限的几种有机溶剂作为液膜且存在液膜被穿透的危险。用作液膜的有机溶剂必须具备不溶于水、难挥发、黏度小等条件,比较常用的有机溶剂为正十一烷、二正己基醚和三正辛基磷酸酯。使用这些溶剂分离富集极性化合物时,因其溶解度较小,萃取速率往往很低。当使用弱极性溶剂如二正己基醚时,液膜寿命仅数小时。连续流动液膜萃取(CFLME)技术很好地克服了SLM的弱点。

1. 连续流动液膜萃取的基本原理　连续流动液膜萃取(CFLME)是建立在连续流动液-液萃取(CFLLE)和SLM萃取基础上的一种新的液膜萃取模式,即在SLM萃取前进行连续流动液-液萃取步骤,用作液膜的有机溶剂通过微量泵输入。

图4-7-20是连续流动液膜萃取流路示意图。

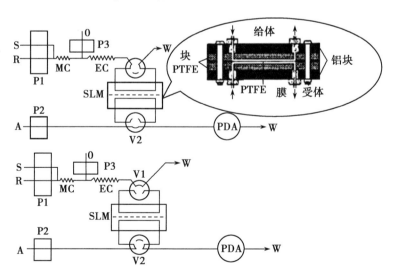

S. 样品;R. 试剂;O. 有机溶剂;A. 受体;W. 废液;P1、P2. 蠕动泵;
P3. 柱塞泵;MC. 混合圈;EC. 萃取盘管;V1、V2. 六通阀;
SLM. 支持液体膜萃取装置;PDA. 二极管阵列检测器。

图 4-7-20　连续流动液膜萃取流路示意图

由恒流泵(如蠕动泵,P1)输送的样品与试剂首先在混合圈(MC)反应生成中性化合物,然后与由微量柱塞泵(P3)输送的有机溶剂混合。它们在聚四氟乙烯萃取盘管(EC)中自动萃取,目标物被萃取入有机相中。混合液流经聚四氟乙烯沟槽与聚四氟乙烯膜组成的样品流通道时,有机相因其疏水性自动附着并流经聚四氟乙烯膜。此时待萃取物即透过聚四氟乙烯膜面被反萃取进入由聚四氟乙烯膜和聚四氟乙烯沟槽组成的吸收液通道内,吸收液由恒流泵(如蠕动泵,P2)输送。目标分析物在吸收液内被转换为离子型化合物,阻止其返回有机液膜内。通过六通阀 V1 和 V2 的切换,保持吸收液静止而使样品液流动,即可达到萃取富集的目的。然后,将富集了目标分析物的吸收液取出进行定量分析。若与色谱或光谱等检测仪器在线联用时,则可通过六通阀切换,由载液将富集了目标分析物的吸收液直接输入检测仪器分离测定。

CFLME 可看作 CFLLE 和 SLM 的有机结合,它综合了 CFLLE 和 SLM 的优点,克服了二者的缺点。与 SLM 相比,CFLME 主要有以下优点:①由于有机溶剂在系统中连续流动,液膜连续更新、长期稳定,理论上讲,只要与水不互溶的有机溶剂都可使用,从而大大拓宽了有机溶剂的选择使用范围,也扩展了流动式支持液体膜萃取技术的应用范围,而现有流动式支持液体膜萃取技术只能使用非极性、难挥发的有机溶剂;②由于可使用极性、挥发性有机溶剂,从而可大大提高极性化合物的萃取效率,即单位时间内的富集倍数;③由于设计了一个聚四氟乙烯萃取盘管(EC),可使大部分目标物预先萃取到有机相中,提高了萃取富集效率。

2. 连续流动液膜萃取的影响因素　影响 CFLLE 的一些因素,如萃取盘管的内径和长度、样品流速、试剂及有机溶剂的流速等,对连续流动液 - 液萃取有重要的影响。实验结果表明,当 SLM 沟槽长度较短时,萃取效率随萃取盘管的长度的增加而增加直到恒定。随着有机溶剂流速的增加,富集倍数逐渐降低,当流速达到 0.20ml/min 时,其富集效率仅为 0.05ml/min 时的一半。样品流速的影响与 SLM 相同,即样品流速的增大,可提高单位时间里的富集倍数,但考虑到系统的稳定性,样品流速不宜太大,以 2.0~3.0ml/min 为宜。显然,当样品量有限时,应该使用较小的样品流速以获得尽可能大的富集效率。

(1) 液膜支持体材料的选择:对 5 种微孔膜(相关参数见表 4-7-2)进行的比较结果(表 4-7-3)表明:以孔径最小而孔率最大的 Fluoropore FGLP 膜作支持体时各物质的富集倍数最高。尼龙膜对 5 种物质均不起富集作用,原因有可能是尼龙膜的亲水性要比聚四氟乙烯膜强,有机相不能进入其微孔中;也有可能是尼龙膜接触到二氯甲烷时部分溶解,导致膜微孔被堵塞,从而起不到富集作用。另外,还发现使用 Fluoropore FGLP 膜作为支持体时,当聚四氟乙烯的一面朝着给体时的萃取效率是其朝着受体时的 1.3 倍。

表 4-7-2　液膜支持体相关参数

膜类型	材料	支撑材料	膜厚度 /μm	平均孔径 /μm	孔率
Fluoropore FGLP	聚四氟乙烯	聚乙烯	60	0.2	0.70
BSF-Ⅱ-030	聚四氟乙烯	—	60	0.3	0.57
BSF-Ⅱ-050	聚四氟乙烯	—	80	0.5	0.60
BSF-Ⅱ-100	聚四氟乙烯	—	80	1.0	0.65
Nylon	尼龙			0.45	

表 4-7-3　液膜支持体对富集倍数的影响

膜类型	富集倍数				
	MSM	BSM	TBM	SMM	EMS
Fluoropore FGLP	93	88	126	35	275
BSF-II-030	48	8.0	13	2.6	8.3
BSF-II-050	20	4.7	5.8	16	75
BSF-II-100	20	4.7	8.0	18	83
Nylon	0	0	0	0	0

注:富集时间为 20 分钟。MSM. 甲磺隆;BSM. 苄嘧磺隆;TBM. 麦磺隆;SMM. 嘧磺隆;EMS. 胺苯磺隆。

(2)液膜种类的选择:CFLME 系统中,几乎所有可用于液 - 液萃取的有机溶剂都可以用作液膜。由于磺酰脲类除草剂为极性化合物,根据相似相溶原则,采用极性大的有机溶剂有利于提高富集速率。对二氯甲烷、氯仿、四氯化碳、二甲苯、正己醇、正辛醇六种极性溶剂的比较表明,二氯甲烷作为液膜时 5 种磺酰脲类除草剂(MSM、BSM、TBM、SMM、EMS)的富集倍数最大(表 4-7-4)。

表 4-7-4　用作液膜的有机溶剂的影响

有机溶剂	富集倍数				
	MSM	BSM	TBM	SMM	EMS
二氯甲烷	196	72	50	77	450
氯仿	121	16	11	41	241
四氯化碳	20	59	25	20	83
二甲苯	43	41	10	26	83
正己醇	15	28	15	15	50
正辛醇	15	14	7.6	5.1	17

注:富集时间为 20 分钟。MSM. 甲磺隆;BSM. 苄嘧磺隆;TBM. 麦磺隆;SMM. 嘧磺隆;EMS. 胺苯磺隆。

进行 SLM 时,必须根据被富集物的性质,选择合适的给体和受体的 pH,方能达到分离富集的目的。以磺酰脲类除草剂及双酚 A 等弱酸性物质为例,需要对样品进行酸化使其转化为中性分子,才能通过有机液膜进入受体中,而受体应选择碱性缓冲溶液使其转化为离子以免返回给体,从而达到分离富集的目的。值得注意的是,作为受体的缓冲溶液的缓冲容量必须足够大。否则,当进行长时间的富集时,受体的 pH 有可能发生变化从而影响萃取效率。图 4-7-21 显示了 10μg/L MSM 和 50μg/L BPA 的富集效率随时间的变化关系。在相同的给体和受体条件下,MSM 的富集倍数随时间变化而呈线性关系,而 BPA 的富集倍数则随时间的增加而缓慢增大,最后保持不变。这是因为 $pK_{aBPA}=9.5 > pK_{aMSM}=3.3$,BPA 的富集需要保持较高的受体 pH,而受体的缓冲容量较低时,其 pH 随萃取时间的延长而降低,导致 BPA 富集不完全。进一步的研究表明,当以 1mol/L NaOH 为受体时,BPA 的富集时间与富集倍数关系曲线在 3 小时内为直线。图 4-7-21 表明,当富集时间为 120 分钟时,MSM 的富集倍数可以超过 1 000 倍。

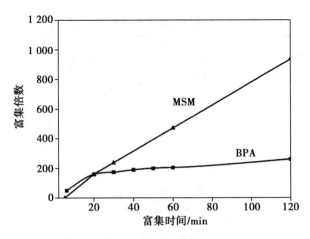

图 4-7-21　富集时间对富集倍数的影响

MSM 浓度:10μg/L;流速:2.0ml/min;0.5mol/L H$_2$SO$_4$:0.4ml/min;50μg/L BPA;

CH$_2$Cl$_2$:0.05ml/min;缓冲溶液:0.1mol/L Na$_2$HPO$_4$-NaOH(pH=12.0);

流速:0.8ml/min。MSM. 甲磺隆;BPA. 双酚 A。

（3）盐效应:向样品溶液中加入适量盐通常能够提高萃取效率。研究表明,当 SLM 萃取槽较短(5cm)时,NaCl 的加入有利于双酚 A 萃取效率的提高,但对磺酰脲类除草剂无显著影响。因此实验中采用 15% 的 NaCl 浓度。当 SLM 萃取槽增加到 160cm 时,NaCl 的加入对双酚 A 及磺酰脲类除草剂的萃取效率均无显著影响。

五、微孔膜液 - 液萃取

对憎水性强的化合物,如有机氯农药(OCPs)、多氯联苯(PCEs)和多环芳烃(PAHs)等,可用微孔膜液 - 液萃取(MMLLE)富集。

1. 微孔膜液 - 液萃取的基本原理　微孔膜液 - 液萃取(MMLLE)的原理与传统的液 - 液萃取相同,只不过整个过程在流动系统中进行,因此容易实现自动化及与分析仪器联用,而且仅使用极少量(微升级)的有机溶剂。MMLLE 装置与图 4-7-19 所示的 SLM 萃取装置相同,但其受体为有机溶剂。萃取富集时,样品和有机溶剂分别置于给体和受体槽中,有机溶剂渗入憎水性膜的微孔中与待富集物接触,从而将目标化合物富集于有机溶剂中。理论上,亲水性的微孔膜也应该有利于水相进入膜的微孔中从而被有机溶剂萃取。但是,目前还没有尝试用于分析目的。

2. 影响微孔膜液 - 液萃取的因素　微孔膜液 - 液萃取的影响因素与连续渗析的影响因素相似,包括微孔膜的材质、厚度、孔径和孔率,受体(有机溶剂)的性质和流速,给体的 pH 和流速等。一般而言,应该尽可能选择使用溶质在其中分配系数大的有机溶剂,且选择合适的 pH 使待分析物转化为可萃取形式,当样品量足够时应该选用尽可能大的流速,以获得大的萃取效率。

3. 联用和自动化　在微孔膜液 - 液萃取中,由于分析物最终被萃取进入有机相,特别适合与气相色谱(GC)或与正相液相色潜(NP-HPLC)联用。当进行在线联用操作时,可以用类似图 4-7-5 所示系统进行。如果分配系数比较大,保持有机溶剂液静止,将分析物萃取进入体积较小的有机溶剂中仍可获得高的富集倍数。还可以低流速连续地将萃取后的分析物转入预柱,使分析物保持较高的透过膜的速率,提高富集效率。

（丁　萍）

第八节　微波辅助萃取技术

样品前处理是理化检验过程的重要环节之一,在卫生检验与检疫领域占有非常重要的地位。它起着消除干扰物质、浓缩待测组分和提高方法灵敏度等作用。传统的样品前处理方法包括液 - 液萃取法、索氏萃取法、蒸馏法、色谱法、沉淀法、离心法和过滤法等。这些方法通常存在有机溶剂使用量大、操作步骤繁琐和所需时间长等缺点。

微波辅助萃取是近年来发展较快的绿色样品前处理技术之一。与微波消解技术不同,微波辅助萃取不会将样品分解,而是利用微波能同时加热样品及萃取溶剂,将样品中的有机物、有机金属化合物等有机待测组分以其原有的形态从样品基体中分离出来的一种新型前处理技术。

微波是频率 300MHz~300GHz 范围的电磁波,其对应的波长为 1~1 000mm。因此相对于长波、中波与短波而言,微波的波长要"微小"得多。早在其应用初期,人们就发现了微波具有热效应。直到 20 世纪 70 年代,微波加热技术和微波炉的应用才有了较大的发展,并且关于其原理的研究也逐渐增多。1986 年,匈牙利学者 Ganzler 等首次提出微波辅助萃取技术,并将其用于土壤、种子和食品中有机物的萃取分离。自此,该技术以其高效节能、加热均匀、提取效率高和绿色环保等优点,被越来越广泛地应用于环境、食品和生物等样品前处理中。

一、微波辅助萃取的机制

微波辅助萃取(microwave assisted extraction,MAE),是微波技术与萃取技术相结合的产物,它是利用微波能辅助来强化溶剂萃取,从而实现高效萃取的一种新型的萃取方法。通常将样品和适量的溶剂加入萃取容器中,并置于微波场,由于样品中不同组分对微波吸收能力的差异使得某些组分可被选择性地加热,并进入到介电常数相对较小、微波吸收能力相对较差的萃取溶剂中,从而达到与样品基体分离的目的。

微波加热是利用微波场中介质的偶极子转向极化与界面极化的时间与微波频率吻合的特点,促使介质转动能级跃迁,热运动加剧,从而将电能转化成为热能。微波透入样品,与样品中的极性分子互相作用,使其极性取向随着外界电磁场的改变而发生改变,导致分子间产生急剧的摩擦和碰撞,样品内各部分因此在同一瞬间获得热能而温度升高,扩散过程加剧而引起细胞破裂,因此溶剂更易于穿透细胞壁。

由于微波属于非电离辐射能,因此其能量较低而不足以破坏化学键,但其可以通过引起分子转动或离子移动,而产生热能。目前认为微波辅助萃取的机制可分为以下三个方面:①作为高频电磁波,微波可以穿透萃取介质到达样品内部的维管束层和细胞系统。细胞在吸收微波能之后,其内部的温度会急剧升高,从而导致细胞内部的压力过高,超出了细胞壁膨胀所能承受的压力,使得细胞发生破裂,因此溶剂易于穿透细胞壁。②微波能够使极性分子在微波场中瞬间产生极化,并以 2.45 亿次 /s 的速度进行极性变换的往复运动,进而会产生分子键的振动、撕裂以及粒子间的相互碰撞和摩擦,因此使分子本身在瞬间获得大量的热能,从而摆脱周围环境的束缚。③待测组分的分子在微波产生的电磁场作用下,可更快速地从固体样品内部向样品 - 溶剂的固液界面扩散。溶剂在微波场的作用下,转变为一种高能量、不稳定的激发态,可以汽化来加强萃取组分的驱动力,或将自身多余的能量传递给其他物质分子,使其热运动加速、活性组分的分子扩散时间缩短,从而提高了萃取速率。

二、微波辅助萃取实验技术

因为微波辅助萃取的本质是利用微波能对介质加热提高萃取效率,而微波可以通过不同的方式辅助萃取过程,由此也产生了多种不同的微波辅助萃取装置。用于微波辅助萃取的最初装置是家用的普通微波炉或经过改装的家用微波炉,但该类装置通常只能进行微波功率及萃取时间的控制,而无法实现萃取温度控制。另外,每次处理的样品数量很少,所以无法满足分析实验的需求。而近年来微波辅助萃取装置发展非常迅速,在仪器参数(如温度、压力)控制的精度和安全设计方面都得到了大幅地提升,现在已经有多个品牌和种类的商品化的专门微波辅助萃取装置。

目前理化分析实验室常用的微波辅助萃取装置主要由磁控管、波导管、微波炉腔和萃取容器等四个部分组成。其中,磁控管用于产生微波,是整个微波辅助萃取装置的关键元件。各种微波辅助萃取装置所采用的微波的工作频率均为 2 450MHz,根据微波作用于萃取体系(样品)的方式可将 MAE 分为发散式微波辅助萃取装置和聚焦式微波辅助萃取装置。波导管作为微波的传输通道,由磁控管产生的微波可通过波导管传输至微波炉腔。而微波炉腔是微波传播终点的加热器,微波进入炉腔后在金属壁之间发生多次反射,从而实现对萃取体系均匀加热的目的。MAE 萃取容器通常采用聚四氟乙烯材料,因为这种材料允许微波能自由通过、可耐受高温和高压、不与溶剂相互反应,且无吸附记忆效应。根据萃取容器的类型,又可将微波辅助萃取装置分为密闭式微波辅助萃取装置和开罐式微波辅助萃取装置两大类。除此之外,为了使样品受热均匀,一般还需要可转动的样品负载转盘;有些微波辅助仪还有波形搅拌器。另外,密闭式微波辅助萃取装置还需配有控制时间和压力的部件,有的也可配有控制温度及挥发性溶剂监测部件。

常规的微波辅助萃取方法是将待处理的样品和适量的溶剂加入萃取容器中,混合后将其密闭,而后置于微波系统中进行加热萃取。根据萃取目标组分的性质,设置合适的萃取压力或温度及时间。萃取完成后,待萃取容器冷却,将样品过滤,滤液用于直接检测或进一步处理后进行检测。通常情况下,样品与萃取溶剂的体积之和不能超过萃取容器总体积的1/3。在线微波辅助萃取法则采用长约 20m、内径为 1mm 的聚四氟乙烯管作为萃取容器,将样品与萃取溶剂预先混合,利用流动注射泵将样品输送至微波加热装置的萃取管中,样品在流动中被加热萃取,而后进入色谱柱富集目标组分,用洗脱液洗脱后,带至检测器检测。

(一)密闭式微波辅助萃取装置

密闭式微波辅助萃取装置(closed microwave assisted extraction system,CMAE)一般由磁控管、微波炉腔、控制压力和温度的装置以及其他电子器件组成。CMAE 的装置如图 4-8-1所示,在工作频率 2 450MHz,磁控管产生的微波作用于炉腔,使置于炉腔中的样品萃取容器均匀受热。根据炉腔容纳的萃取容器数量,可将其分为多模腔体式微波辅助萃取装置和单模微波辅助萃取装置。此外,微波炉腔还配有温度和压力自动调节装置,从而实现温度 - 压力的可控萃取。密闭式微波辅助萃取具有以下优点:①萃取效率高。密闭式环境加热使得萃取容器的压力增加、溶剂的沸点也相应升高,因此萃取可在比溶剂沸点高得多的条件下进行,从而更有利于待测组分从样品基体中快速地分离出来。②一次可同时制备多个样品(最多可达 48 个),且萃取条件易于控制。③萃取容器密闭,挥发性组分不易损失。④可减少因敞口而引入的污染。但其也存在一些缺点:①为避免挥发性组分的损失,在打开萃取容器前,需要先进行冷却;②萃取的样品量较少(通常少于 2g);③反复高温、加压影响萃取容器的使用寿命,且有爆炸危险。另外,因对萃取容器要求更高,所以其可选的材料受限。

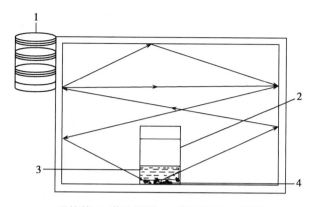

1. 磁控管;2. 萃取容器;3. 萃取溶剂;4. 样品。

图 4-8-1 密闭式微波辅助萃取装置

(二)开罐式微波辅助萃取装置

开罐式微波辅助萃取装置(open microwave assisted extraction system,OMAE)与密闭式微波辅助萃取装置类似,只是通过波导管将微波聚焦在萃取体系,因此又称为聚焦式微波辅助萃取(focused microwave-assisted extraction,FMAE)装置(图 4-8-2)。该装置的萃取容器和大气相通,也就是在大气压下以恒定的压力进行萃取,因此只能进行温度控制,而无法控制压力。开罐式微波辅助萃取装置与密闭式微波辅助萃取装置相比,具有如下的优点:① OMAE 于常压(大气压)下操作,尤其在使用有机溶剂时,其操作相对更安全;② OMAE 不经受高压,因此萃取容器的使用寿命延长,并且可选用的材料多,如硼化玻璃、石英玻璃、PTFE 等;③ OMAE 采用波导管聚焦方式,可以提高微波能的利用效率,从而节省能源;④允许处理的样品量更大(可达 10g)。其缺点是:挥发性组分容易损失;开罐萃取,容易产生污染;一次只能萃取一个样品;样品处理所需时间较长。理化分析实验室(尤其国内的研究学者)常用的开放体系的 MAE 装置,通常将改造后的家用普通微波炉与索氏萃取装置进行整合使用,虽然其价格相对便宜,但应注意微波的泄漏问题。

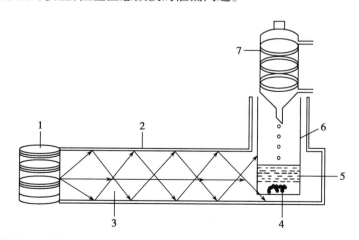

1. 磁控管;2. 波导管;3. 聚焦微波;4. 样品;5. 萃取溶剂;6. 萃取容器;7. 冷凝系统。

图 4-8-2 开罐式微波辅助萃取装置

(三) 微波辅助萃取新技术

在密闭式微波辅助萃取和开罐式微波辅助萃取的基础上,近年来又出现了很多新发展的微波辅助萃取方法,包括真空微波辅助萃取(VMAE)、无溶剂微波辅助萃取(SFME)、动态微波辅助萃取(DMAE)、微波辅助水蒸气蒸馏萃取(MASDE)、微波辅助微团萃取(MAME)等,极大地拓展了微波辅助萃取的应用范围,且大多已经向自动化方向发展。

1. 真空微波辅助萃取　尽管 MAE 法具有溶剂用量少、高效快速、选择性高等优点,但因微波快速加热会导致瞬间产生高温,这可能会使得某些热敏性或易氧化的待测组分在萃取过程中氧化或降解,从而影响萃取效率。而低温技术或真空技术的使用可有效降低样品前处理过程中此类化合物的损失,提高萃取效率。一方面,在真空条件下萃取溶剂的沸点会降低,从而减少热敏性待测组分的降解;另一方面,无氧或低氧的条件也能避免易氧化待测组分的氧化分解。而在低温的条件下,体系的活化能通常会降低,从而导致分子的运动减慢,所以通过传统的加热方式来提供能量的萃取方法经过低温处理之后不可避免地会影响萃取速度。与传统的加热方式不同,微波加热是通过作用于介质的离子和偶极子分子来强化溶剂萃取效率。所以在低温的条件下,溶剂吸收微波能后仍然具有较好的作用效果,从而实现样品中热敏性待测组分的快速、高效萃取。

目前常见的真空微波辅助萃取装置有两种:一种是在萃取之前,先用真空泵把萃取容器内部抽成真空,然后将其放在微波炉腔中,设置好条件后进行微波辅助萃取;另一种则是在整个萃取过程中萃取系统(包括样品和溶剂)始终处于一定的真空环境中。由于在真空中萃取溶剂的沸点远远低于常压条件下的沸点,所以萃取过程可在较低的温度条件下进行,这样便可避免由于高温而引起待测组分降解。另外,由于萃取容器内大部分的空气已被抽出,低氧甚至无氧条件可防止目标化合物被氧化和降解,并有利于提高萃取效率。与溶剂回流法及传统 MAE 法相比,VMAE 法更加高效省时,且适用于热敏性及易氧化组分的萃取。

2. 无溶剂微波辅助萃取　根据微波辅助萃取过程中是否使用有机溶剂可将其分为两大类:溶剂微波辅助萃取与无溶剂微波辅助萃取。理化分析实验室中通常采用的是溶剂微波辅助萃取,其操作过程为先将固体样品捣碎混匀,加入适量的有机溶剂,而后将装有溶剂和样品的萃取容器置于微波炉中进行加热萃取,待萃取结束后,待测液还需过柱进一步分离净化,以减少其他组分的干扰;如此得到的萃取液才能进行后续检测。

与溶剂微波辅助萃取不同,无溶剂微波辅助萃取是将干蒸馏与微波加热相结合的一种新型微波辅助萃取技术,其加热过程中无须加入任何有机溶剂。SFME 的原理主要利用样品本身所含的水分(若样品不含水分,则需先将其用水润湿)吸收微波辐射能。在微波的作用下,样品内部的温度将急剧上升,同时其内部的压力也迅速增加从而使样品细胞破裂,样品中的挥发性组分随水蒸气一起挥出,经冷凝装置冷凝后,收集挥发性待测组分用于后续检测。无溶剂微波辅助萃取具有简便、快速、高效等优点。由于 SFME 在萃取过程中无须加入任何有机溶剂,因此可避免其对待测组分的干扰,同时在萃取液中也不会产生溶剂残留,从而可简化操作、提高分析的准确性。另外,微波高效加热可使萃取时间大大缩短;同时,样品基质中不加入任何有机溶剂,也可在很大程度上减少挥发性待测组分发生化学变化的可能。SFME 具有耗时短、萃取过程简便、环境友好无污染等优点。但 SFME 也存在一些缺点,因其主要采用离线方式收集,所以在冷凝及挥发性和半挥发性组分收集的过程中会出现一定的损失,尤其对低沸点待测组分损失更为严重。目前,SFME 主要应用于香料和芳香植物中挥发油的萃取,而在痕量农药残留分析中的应用很少。

3. 动态微波辅助萃取　动态微波辅助萃取装置可让溶剂不断进入萃取容器,目标组分通过高效液相色谱仪或液相色谱 - 质谱联用仪进行实时检测。DMAE 具有节省萃取溶剂用量和时间、回收率和精密度高等优点,将其与其他样品前处理技术和检测技术在线联用,可实现萃取、净化、浓缩和检测一体化,因而可在更大程度上解决更多的实际问题,其应用前景更加广阔。另外,动态微波辅助萃取与索氏萃取法相比,能够在更短的时间内获得与后者相当的回收率。

(四)微波辅助萃取技术与其他方法的联用

由于微波产生的条件简单,因此微波辅助萃取技术非常容易与其他技术联用。微波辅助萃取可与色谱、光谱等检测技术联用,从而缩短分析时间;还可与固相萃取、固相微萃取、液相微萃取、流动注射等其他样品前处理技术联用,从而解决了部分样品需要进一步处理的问题,同时也可提高方法的灵敏度和精密度。

相较于国外,国内在商品化微波辅助萃取仪方面起步较晚,但近年来仪器研制水平大幅提高,并取得了显著进展,不仅在仪器参数(如压力、温度等)控制精度和安全设计上能够满足分析实验的要求,而且与国外同类型仪器相比具有明显的价格优势。

三、微波辅助萃取的影响因素

由于 MAE 是微波场与化学介质之间的一个十分复杂的过程,因此影响其萃取效率的因素较多。本书仅对微波辅助萃取过程中的主要影响因素进行介绍,为微波辅助萃取影响因素的控制以及条件优化和设计提供指导。影响萃取效率的因素主要有萃取溶剂的性质与体积、萃取温度、萃取时间、微波辐射条件等。在实际工作中,应综合考虑这些因素对萃取效率的影响,选择优化的萃取条件,才能达到最佳萃取效果。

1. 萃取溶剂的选择　由于不同物质的介电常数不同,其对微波的吸收能力也存在差异。研究表明,在微波辅助萃取中,当使用的萃取溶剂的电导率和介电常数较大时,MAE 的萃取效率将会明显提高。在进行萃取溶剂选择时,可主要从以下几个方面考虑:

(1)萃取溶剂极性:溶剂的极性对 MAE 的萃取效率影响非常大,对于固体或半固体样品,通常选择极性有机溶剂,如甲醇、丙酮、乙酸、二氯甲烷、苯、甲苯等。主要由于极性溶剂可更好地吸收微波能,提高溶剂的活性,使溶剂与样品之间能更有效地相互作用,所以有利于从样品中有机组分的萃取。而非极性溶剂不能吸收微波能,因此非极性溶剂不能单独作为萃取剂,必须在其中添加一定比例的极性溶剂,以增加萃取体系的介电常数。所选用的萃取体系可以是一元体系,也可以是两种及以上溶剂混合的多元体系。在实际工作中,常用正己烷 - 丙酮(1∶1,V/V)作为萃取溶剂。正己烷不溶于水,且介电常数小,因此对微波吸收能力弱。但正己烷对与其性质相似的非极性或弱极性化合物的溶解能力强。而丙酮易溶于水,对极性化合物的溶解能力强,因此溶剂可浸入样品内部,从而有利于萃取。另外,丙酮的介电常数中等,对微波有一定的吸收能力。因此该体系在微波辅助萃取中很常用。

(2)萃取溶剂的溶解能力和选择性:选用的萃取溶剂应对目标组分有较强的溶解能力

和选择性,这样既可以确保目标组分能高效地从基体中萃取出来,又能减少对后续测定的干扰。

此外,还应考虑萃取溶剂的沸点、样品基体的性质、样品量与溶剂体积的比例等因素对萃取效率的影响。

2. 微波输出功率　在微波辅助萃取中,通常采用的微波输出功率为 500~1 000W。采用较低功率或中等强度的微波作用较长时间,其萃取效果通常比采用高强度微波作用较短时间的萃取效果好。因为微波输出功率过大,可能会导致萃取容器温度和压力过高,从而使待测组分分解或损失。

3. 萃取温度、压力和时间的选择　微波辅助萃取通常在密闭容器中进行,随着萃取容器的压力增加,溶剂的沸点也相应升高,从而有利于目标组分从样品基体中快速分离,却又不会导致其分解。但选用的萃取温度不应高于萃取溶剂的沸点,以保证萃取容器中的溶剂以液体形式存在。最佳萃取温度与样品基体、目标组分的性质有关,应通过实验优化得到。

MAE 萃取时间与样品量、所用溶剂的体积及微波输出功率有关。对不同的物质,最佳萃取时间不同,通常采用的萃取时间为 10~20 分钟。与其他萃取技术相似,萃取回收率随着萃取时间的延长而增加。萃取时间需要通过实验优化,因为萃取时间过长可能不仅不会明显提高萃取回收率,反而由于目标组分降解导致萃取回收率降低。对密闭微波辅助萃取,萃取时间包括样品冷却时间,因在密闭体系操作,在打开萃取容器前需将样品降至常压(或室温),以减少挥发性组分损失,同时也可避免发生危险。

4. 溶液酸度的选择　溶液酸度对微波辅助萃取有一定的影响。不同的样品需采用不同的酸碱度,萃取所需的最佳 pH 应通过实验确定。

5. 样品基体的影响　样品基体对 MAE 萃取也有一定的影响。其原因可能是样品中某些物质对微波吸收较强,或有些物质在微波加热过程中会发生化学反应。

另外,样品含水量也会影响萃取效率。由于水分能有效吸收微波能,从而会产生温度差,因此样品的含水量对 MAE 萃取回收率有较大影响。对不含水分的样品,则需要采用再湿法,使其含有适量的水分。

6. 样品量的影响　微波萃取中使用的样品量一般为 0.10~20g,根据样品性质、获得的难易度以及萃取罐的容积而定。

7. 其他因素　目标组分的稳定性也是重要因素之一,在采用的萃取条件下,目标组分应不发生降解。另外,样品颗粒大小也会影响萃取,颗粒均匀且粒径较小的样品萃取效率更高。

四、微波辅助萃取技术的应用

商品化微波辅助萃取仪的出现及迅速发展为 MAE 技术的拓展应用提供了有利条件。目前微波辅助萃取技术已广泛应用于环境、食品及生物样品等领域中有机组分萃取。分析对象包括除草剂、杀虫剂、添加剂、多环芳烃、多氯联苯、二噁英、酚类、有机金属化合物,以及中药中生物碱、萜类、芪类、酸类、苷类、黄酮、多糖等。

(一) 微波辅助萃取技术在环境样品中的应用

MAE 在环境分析中的应用很多,尤其在固体样品前处理中,主要用于从土壤、水和沉积物中萃取有机农药、多环芳烃(PAHs)、多氯联苯、杀虫剂、除草剂及持久性有机污染物(POP)等。

M.C.Bruzzoniti 等采用低压微波辅助萃取 - 气相色谱 - 电子捕获检测器（GC-ECD）测定了土壤样品中的多氯联苯，方法回收率为 79%~84%，2 种商品化多氯联苯（PCB）混合物（Aroclor 1260 和 Aroclor 1242）的检出限分别为 0.056mg/kg ± 0.001mg/kg、0.290mg/kg ± 0.006mg/kg。

（二）微波辅助萃取技术在食品样品中的应用

近年来，MAE 作为一种省时、省力的样品前处理手段，在食品分析中的应用也日益增加。目前已广泛应用于蔬菜、谷物、肉类等多种食品样品中除草剂、杀菌剂、有机氯杀虫剂等污染物的检测。另外，MAE 对食品中一些天然产物的萃取也非常有效。Edwar Fuentes 等采用微波辅助萃取 - 固相萃取从橄榄油中萃取包括乐果、二嗪农、安定磷、对硫磷、马拉硫磷、倍硫磷、毒死蜱、杀扑磷和甲基谷硫磷在内的 9 种有机磷农药。采用乙腈 - 二氯甲烷（90：10，V/V）作为萃取溶剂，250W 预热 2 分钟、700W 萃取 8 分钟；而后采用 ENVI-Carb 固相萃取柱净化、二氯甲烷洗脱。处理好的样液用气相色谱 - 火焰光度检测器（GC-FPD）和气相色谱串联质谱（GC-MS/MS）检测。在优化的条件下，橄榄油中待测有机磷农药的回收率≥73%（除倍硫磷和毒死蜱在浓度高于 0.06μg/g，二嗪农浓度大于 0.03ug/g 时偏低），RSD≤11%，定量限为 0.007~0.020μg/g。

Lea Pallaroni 等采用 MAE 结合 LC-APCI-MS 对小麦和玉米种的玉米赤霉烯酮进行萃取和含量测定。该方法将甲醇 - 乙腈（1：1，V/V）作为萃取溶剂在 80℃萃取 5 分钟后直接进样，不仅减少分析物的损失，且节约时间简化操作步骤。400ng/g 水平的平均加标回收率为：小麦 92.3%、玉米 96.7%。B.Serrano 等采用 MAE 法、匀质萃取法以及超声萃取法三种萃取方法结合 LC-MS/MS 对通心粉中的恩镰孢菌素、白僵菌素以及层出镰刀菌素进行萃取测定，并对上述三种萃取方法的萃取效率进行了比较。在优化的萃取条件下，MAE 法对恩镰孢菌素 A（ENA）、恩镰孢菌素 A1（ENA1）、恩镰孢菌素 B（ENB）、恩镰孢菌素 B1（ENB1）、白僵菌素（BEA）以及层出镰刀菌素的加标回收率分别为 82.8%、75.9%、82.4%、77.0%、69.4% 以及 42.0%。

（三）微波辅助萃取技术在生物样品中的应用

MAE 也已用于生物样品中多种药物萃取，如头发中的可卡因、血清中三环类抗抑郁药物、血中甲基苯丙胺和尿中苯丙胺类毒品等。

五、微波辅助萃取技术的特点

1. 微波辅助萃取的特点　在国内外研究者的努力下，MAE 技术发展非常迅速，目前已成为样品前处理技术研究的热点之一。MAE 技术具有以下四个特点：

①加热均匀：传统的热萃取通常采用热传导、热辐射等方式加热，其热能由容器壁的外侧传导至溶液内部需要一定的时间，因此升温较慢，溶剂存在温度梯度。而 MAE 透入物料内部的微波能被其吸收后，转换成热能对整个物料加热，不存在温度梯度，因此微波加热具有均匀性的特点。

②高效快速：样品和溶剂中的偶极分子在微波辐射作用下，产生偶极涡流、离子传导和高频摩擦，短时间内可迅速产生大量热能；偶极分子旋转可导致弱氢键断裂和离子迁移，从而加速溶剂分子对样品基体的渗透，使待测组分快速溶剂化，因此使萃取时间显著缩短。

③选择性：微波对于介电性质不同的物质呈现出选择性加热的特点。溶质和溶剂对微

波能的吸收程度随着其极性的增大而增加,极性越大、升温越快、萃取速度越快;因非极性溶剂不能吸收微波能,所以微波对其不能起到加热作用。使用该类萃取剂时必须要加入一定比例的极性溶剂,以达到最佳效果。

④生物效应:食品中含有的水、蛋白质、碳水化合物、脂类、维生素、矿物质等大多是极性的分子,因此在微波辐射的作用下能够产生强烈的极性振荡,导致细胞分子间氢键松弛、细胞膜结构被电击穿而破坏,从而加速溶剂分子对样品基体的渗透和待测组分的溶剂化过程。

2. MAE 与其他技术的比较　尽管目前用于样品萃取的技术很多,但其目标均是为了从样品基体中快速、高效地分离出待测组分。但由于样品基体、目标组分的性质差异,不同的萃取方法又各有其优缺点,因此在选择萃取技术的时候应充分考虑分析的目的、操作繁简、处理周期及分析费用等因素。

由于微波辅助萃取是近年发展起来的新型萃取技术,因此常将其与索氏萃取、超声辅助萃取等技术进行比较。索氏萃取是一种非常经典的萃取方法,其优点是萃取效率高,但操作较为繁琐、费时较长、试剂用量大。微波辅助萃取相较于索氏萃取最突出的优点是快速、溶剂用量少、可同时处理多个样品、操作容易、设备简单。超声辅助萃取法(ultrasound-assisted extraction,UAE)所需的时间较短,一般 15~30 分钟,但试剂用量也相对较大。

其他方法,如超临界流体萃取(supercritical fluid extraction,SFE)和加速溶剂萃取(accelerated solvent extraction,ASE)等,均为近年来发展的萃取技术。ASE 是 20 世纪末发展起来的一种新型样品分离技术,主要适用于固态和半固态样品中有机待测成分的萃取,如熟食、奶制品及果蔬中多种农药残留的测定。相较于传统的萃取方法,ASE 有机溶剂用量少,溶剂选择范围广;其缺点是萃取装置价格昂贵,对含水量较高的蔬菜、水果等样品处理较为繁琐。超临界流体萃取是 20 世纪 80 年代发展起来的一种被誉为无污染的绿色萃取技术。SFE 法采用超临界流体(多用 CO_2)代替溶剂作为萃取剂,从液态或固态样品中萃取出待测组分,因此具有节省试剂、环境友好、高效、产物易分离等优点。但其对溶剂要求严格,受相似相溶原理限制,难以萃取极性较强的待测物;为实现超临界条件,所需装置复杂,设备一次性投资大,且运行成本高。而 MAE 能够克服上述方法的缺点,具有萃取效率高、设备简单、节省时间和试剂、适用范围广、绿色环保等优点。这几种萃取技术的特性比较见表 4-8-1。

表 4-8-1　不同萃取方法比较

鉴别点	索氏萃取	超声辅助萃取	加速溶剂萃取	超临界流体萃取	微波辅助萃取
时间 /min	24~48	30~60	14	30~60	4~20
预分离	无须过滤	过滤及浓缩	无须过滤	无须过滤	进一步净化
溶剂用量	多	多	多	少	少
费用	低	低	高	高	高
操作	繁琐	大	低	低	低
污染可能性	大	大	小	小	小

另外,微波辅助萃取与微波消解不同,微波消解是将试样中的有机成分分解破坏,而微波辅助萃取则是将试样中的有机待测组分以原有形态从基体成分中分离出来。

尽管微波辅助萃取快速、高效、污染少的优势已成为不争的事实,但其同样也存在一些局限。①需使用极性溶剂:由于微波对极性分子作用较强,而对非极性溶剂则作用较弱,所以使用非极性溶剂时仅能产生较弱的热效应,还需加入极性辅助溶剂,采用两种或两种以上的混合溶剂进行萃取。②萃取后所得的样液要经过过滤,这使得 MAE 不易与气相色谱、高效液相色谱等大型仪器联用而实现自动化。③密封加压消解不够安全,有可能因反应过于剧烈而引起爆炸。目前对 MAE 选择性的研究也不够深入,且该方面多集中于理论研究,尚未将其与实际工作紧密结合。因此,如何在实际工作中真正实现微波的选择性萃取、尽可能排除干扰物质的影响,以得到纯度和质量均较高的待测物,仍是微波辅助萃取研究的难点和热点问题之一。

(李永新)

第九节　超临界流体萃取技术

超临界流体萃取(supercritical fluid extraction,SFE)是用超临界流体作为萃取溶剂的一种新型而有效的萃取技术,其原理与传统的液 - 液萃取或液 - 固萃取相似,是根据物质在两相中的分配情况不同将被测组分与共存组分分离的。

超临界流体萃取技术是近年来发展快速,应用广泛的一种样品前处理技术,是卫生检验样品前处理方法中一种非常实用和有效的方法。具有以下优点:①萃取效率高,超临界流体具有较低的黏度和较高的扩散系数,比液体溶剂更容易溶解样品。②选择性好,可通过改变温度和压力改变超临界流体的溶解能力,从而实现对不同组分的萃取。③被测物回收方便,许多超临界流体在室温下是气态,恢复室温便可除去溶剂,同时可避免热不稳定物质的分解或较高温度蒸发所引起的被测组分的损失。④经济、绿色、安全,某些超临界流体便宜、惰性、无毒,可以在萃取后于室温下挥发,不至于造成污染。⑤可与其他分析方法在线联用,实现自动化。

但超临界流体萃取技术目前的技术理论还不成熟,尤其是还没有公认的萃取过程的热力学模型,且萃取过程在高压下进行,对设备和整个系统的耐压性要求较高。

超临界流体萃取应用于分离萃取可追溯到 1879 年,J B Hannay 等发现用超临界乙醇可溶解金属卤化物,且其溶解能力随压力升高而增强。1962 年,超临界二氯二氟甲烷成功萃取出血液中的铁卟啉。1966 年,开始用超临界二氧化碳和超临界正戊烷萃取多环芳烃、染料和环氧树脂等。1978 年超临界流体萃取技术被应用于萃取聚合物中的各类添加剂,使其应用范围进一步扩大。20 世纪 80 年代,超临界流体的溶解能力和高扩散性能逐步得到认可,应用于萃取过程。超临界流体作为"绿色化学"提倡的清洁溶剂,正逐步取代一些高毒、高污染的有机溶剂。近 20 多年来,超临界流体萃取技术在食品、医药、环境等领域都得到了广泛应用。

一、超临界流体萃取原理

(一)超临界流体

随着温度和压力的变化,任何一种物质都存在三种相态,即气相、液相和固相,物质的三相之间是可以相互转化的。在特定的温度和压力条件下,物质的气、液、固三相可达到平衡,这个三相共存的特定状态点称为三相点。而仅气、液两相达到平衡状态的点则称为临界点。临界点的温度和压力称为临界温度和临界压力,临界温度通常高于物质的沸点和三相点。

由于不同的化学物质性质不同,其临界温度和临界压力就不同。改变物质的温度和压力,使之超过其临界温度和临界压力,即到达超临界状态,便能获得超临界流体。因此,超临界流体(supercritical fluid,SF)是只能存在于超临界状态下,介于气态和液态之间的一种既非气态又非液态的特殊流体。

图 4-9-1 是超临界流体的相平衡示意图。T_c 和 P_c 分别代表临界温度和临界压力。图中阴影区所处状态的温度和压力均高于临界温度和临界压力。与物质的气、液、固三态不同,这种高于临界温度和临界压力且接近临界点的状态称为超临界状态。物质处于超临界状态时,气、液两相性质非常相近,物质既非气态也非液态,始终保持流体状态,既具有良好的流动性,又具有超低的流动阻力和极强的渗透性,因此将处于超临界状态的物质称为超临界流体。

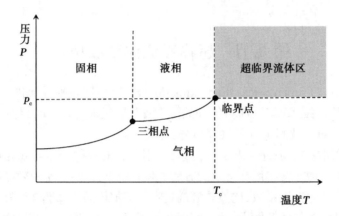

图 4-9-1　超临界流体的相平衡示意图

（二）超临界流体的特性

在超临界状态下,物质的密度、黏度、扩散系数等物理性质发生很大的变化,其性质介于气体和液体之间。

超临界流体的密度与液体接近,用作溶剂时分子间作用力要比气体强,并与多数液体溶剂一样,很容易溶解其他物质;超临界流体的黏度与气体接近,扩散系数比液体大将近 100 倍,传质速率快,这也有利于物质在超临界流体中的溶解;超临界流体的表面张力小,容易进入样品基体内,并能保持较快的流速,使萃取过程快速、高效;在超过物质的临界点且接近临界点,温度和压力的微小变化,可引起超临界流体密度的较大变化,因此,可通过调节温度和压力,改变超临界流体的密度,从而调整超临界流体对组分的溶解能力,实现高效分离;两种以上的超临界流体,只要温度和压力超过各自临界点,均可以混溶,从而形成单一相的混合物。

气体、液体和超临界流体的物理性质见表 4-9-1。

表 4-9-1　气体、液体和超临界流体的物理性质

物理性质	气体	液体	超临界流体
密度 /（g/cm³）	$(0.6 \sim 2.0) \times 10^{-3}$	$0.8 \sim 1.0$	$0.2 \sim 0.9$
黏度 /（cm²/s）	$(0.5 \sim 3.5) \times 10^{-4}$	$(0.3 \sim 2.4) \times 10^{-2}$	$(2.0 \sim 9.9) \times 10^{-4}$
扩散系数	$0.01 \sim 1.0$	$(0.5 \sim 2.0) \times 10^{-5}$	$(0.5 \sim 3.3) \times 10^{-4}$

（三）超临界流体萃取原理

超临界流体萃取是通过改变超临界流体的温度和压力实现对被测组分的萃取的,然后借助减压或升温使超临界流体变成气体而脱除,从而达到分离和提纯的目的。因此,超临界流体萃取过程包括萃取过程和分离过程。

1. 萃取过程　超临界流体的密度一般能在一定范围内随温度和压力的改变而变化,其对溶质的溶解能力随密度增大而成比例地增加,因此通过调节合适的温度和压力来调节超临界流体的溶解性能,使样品中的不同组分按其在超临界流体中溶解度大小的顺序先后被萃取。

2. 分离过程　组分被萃取后,改变超临界流体的压力或温度,使超临界流体变成气体脱除,析出溶质或被测组分。如果多种组分被萃取,可采取逐级降压,以使各组分逐步析出。

因此,超临界流体萃取过程是将萃取和分离两个不同的过程连成一体,这是超临界流体萃取分离的基本原理。

超临界流体萃取过程中,并非所有的物质都可以被萃取。萃取效率取决于超临界流体的溶剂性能和溶质的特性所决定的相溶性。在进行超临界流体萃取时,既要考虑溶质在超临界流体萃取中的溶解度,又要考虑溶质的脱附能力及速度。

（四）常用超临界流体萃取剂

一般情况下,大多数物质都有其临界点,但真正可用作超临界流体萃取剂的物质是有限的。因为有些物质的临界压力或临界温度很高,有些在临界状态具有极强的氧化性或很不稳定,有些则因在超临界状态下容易发生爆炸,从而限制了它们的应用。例如:水在超临界状态下,氧化性极强,对设备的要求非常高;乙烯的临界温度和临界压力适宜,但在高压下易爆聚。

目前应用最多的超临界流体萃取剂是二氧化碳,二氧化碳的临界温度为 31.06℃,临界压力为 7.39MPa,可在接近室温下完成萃取,尤其适合于热敏性和化学不稳定物质的萃取。同时它还具有无毒、无色、无味、无污染、化学惰性、不燃烧、便宜易得等优点。

常用超临界流体物质的临界性质见表 4-9-2。

表 4-9-2　常用超临界流体物质的临界性质

物质	沸点 /℃	临界点数据		
		临界温度 T_c/℃	临界压力 P_c/MPa	临界密度 ρ/(g·cm^{-3})
二氧化碳	−78.5	31.06	7.39	0.448
水	100	374.2	22.00	0.344
氨	−33.4	132.3	11.28	0.24
甲烷	−164.0	−83.0	4.6	0.16
乙烷	−88.0	32.4	4.89	0.203
丙烷	−44.5	97	4.26	0.220
n- 丁烷	−0.5	152.0	3.80	0.228

续表

物质	沸点 /℃	临界点数据		
		临界温度 T_c/℃	临界压力 P_c/MPa	临界密度 ρ_c/(g·cm^{-3})
n- 戊烷	36.5	196.6	3.37	0.232
n- 己烷	69.0	234.2	2.97	0.234
2,3- 二甲基丁烷	58.0	226.0	3.14	0.241
乙烯	−103.7	9.5	5.07	0.20
丙烯	−47.7	92	4.67	0.23
二氯二氟甲烷	−29.8	111.7	3.99	0.558
二氯氟甲烷	8.9	178.5	5.17	0.552
三氯氟甲烷	23.7	196.6	4.22	0.554
一氯三氟甲烷	−81.4	28.8	3.95	0.58
1,2- 二氯四氟乙烷	3.5	146.1	3.60	0.582
甲醇	64.7	240.5	7.99	0.272
乙醇	78.2	243.4	6.38	0.276
异丙醇	82.5	235.3	4.76	0.27
一氧化二氮	−89.0	36.5	7.23	0.457
甲乙醚	7.6	164.7	4.40	0.272
乙醚	34.6	193.6	3.68	0.267
苯	80.1	288.9	4.89	0.302
甲苯	110.6	318	4.11	0.29

二、超临界流体萃取的流程和仪器的主要部件

（一）超临界流体萃取的基本流程

超临界流体萃取大致可分为三步：待萃取组分从样品基体中脱离，溶解于超临界流体中；待萃取组分通过超临界流体的流动被送入收集装置；通过降压或者升温，除去超临界流体萃取剂，收集纯萃取组分。

超临界流体萃取系统主要包括流体流路系统、萃取系统、控制系统和收集系统。以超临界二氧化碳流体萃取为例，其基本流程如图 4-9-2 所示。

高纯二氧化碳气体从高压钢瓶流出，经高压泵压缩成二氧化碳液体后进入炉箱，经加热变成超临界流体后进入萃取池，样品中的待萃取组分通过超临界流体的流动和渗透，逐步从样品基体中脱离并溶解于超临界流体中，进行扩散分配。然后，含已萃取组分的超临界流体

经阻尼器减压(或加热器升温),超临界二氧化碳流体变为气体脱除,析出被测组分。释放出来的二氧化碳经冷凝器冷凝后还可再导入高压泵循环利用或直接自然挥发。当超临界二氧化碳流体与萃取组分的极性差异较大,而不能有效对样品进行萃取时,可用另一个泵加入改性剂以增强超临界二氧化碳流体的极性,提高对极性组分的萃取效率。

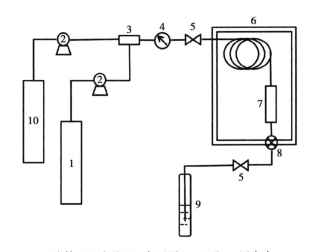

1. 液体 CO_2 钢瓶;2. 高压泵;3. 三通;4. 压力表;

5. 开关阀;6. 炉箱;7. 萃取池;8. 阻尼器;9. 收集器;10. 改性剂瓶。

图 4-9-2 常规超临界二氧化碳流体萃取流程示意图

(二)超临界流体萃取仪器的基本部件

1. 流体流路系统 一般由萃取剂源、高压泵、三通、开关阀和阻尼器等装置组成,其中高压泵是核心部件。

(1)萃取剂源:萃取剂源主要由超临界流体物质钢瓶和改性剂瓶构成,其作用是提供流量恒定的干净超临界流体物质和改性剂。

(2)高压泵:常用高压柱塞泵,其作用对超临界流体物质(包括改性剂)加压并将其传送至萃取池。

(3)三通:其作用是将超临界流体物质和改性剂混合均匀。

(4)开关阀:其作用是控制进入萃取池和进入收集器的流体压力。

(5)阻尼器:又称限流器,其作用是限制或调节流出萃取池的超临界流体的流量和压力。商品化仪器中采用的阻尼器有两类:①毛细管阻尼器可用不锈钢和弹性石英材料制成,毛细管柱内径一般为 15~30μm,长度一般为 10~50cm,长度和内径可根据实验确定。毛细管在使用前要进行失活处理,出口一端拉制变细或呈卷曲状,以保持超临界流体的密度和对待萃取组分的溶解度恒定。②高压针阀阻尼器的特点是流量可以调节,但价格较贵,且不能像毛细管那样经常更换,因此容易出现交叉感染的情况。

2. 萃取系统 包括萃取池和炉箱

(1)萃取池:萃取池是超临界流体萃取的主要场所。目前采用的萃取池种类繁多,形状各异,主要类型有液相色谱柱和专用萃取池。

在许多超临界流体萃取中,可以直接采用不锈钢液相色谱柱作为萃取池,其长度和内径比由实验决定。还可使用专用萃取池,一般的萃取池容积介于 0.1~10ml,直径不大于3cm,连接处和池体材料都应为化学惰性,耐高温高压。液体样品通常从萃取池底部引入,出口在萃取池上方,呈逆流形式,这样可使超临界流体和样品充分接触,以提高萃取效率。

(2)炉箱:用于加热超临界流体物质和保温。

3. 收集系统　收集系统主要是收集器,又称采集器或吸收池,其作用是收集萃取的目标组分,一般容器也可以用作收集器。

4. 控制系统　主要是计算机工作站,其作用是调节和控制恒温或程序升温、恒压或程序升压、恒密或程序升密。

三、超临界流体萃取的操作模式

超临界流体萃取的操作模式一般按萃取模式和分离模式不同进行分类。

(一) 萃取模式

根据萃取模式的不同,可分为静态萃取、动态萃取和循环萃取三种模式。

1. 静态萃取模式　静态萃取模式又称闭合模式,将待萃取样品浸泡在超临界流体内,经过一定时间后,再把含有被萃取组分的超临界流体送至收集器。

静态萃取模式适用于萃取在超临界流体中溶解度较小或与样品基体作用较强的组分,也适用于基体较为致密,超临界流体不易渗透的试样中组分的萃取。尤其是需要添加改性剂或配合剂时,能显著提高萃取效率。该法萃取较为彻底,操作简单,节省溶剂,重现性较好,应用较多;但萃取速度慢,且易对超临界流体萃取系统产生污染。

2. 动态萃取模式　动态萃取模式也称开口模式,流路是单向的,超临界流体一次性连续流经装有样品的萃取池,组分被萃取后直接流入收集系统。

动态萃取模式适用于萃取在超临界流体中溶解度较大且与样品基体作用较弱的组分。该法萃取效率高,不易产生交叉污染,但超临界流体用量较大,操作复杂。

3. 循环萃取模式　循环萃取模式是静态和动态萃取模式的结合,如图4-9-3所示。将超临界流体萃取剂先充满装有样品的萃取池,然后用循环泵使萃取管内的流体反复、多次通过管内萃取样品,最后流入收集器。

循环萃取模式适用于静态法和动态法不易萃取的试样。速度较快且萃取量较大,但也容易产生污染,同时对泵的要求较高。

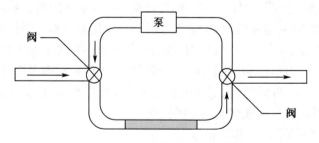

图 4-9-3　循环萃取模式示意图

(二) 分离模式

根据分离模式的不同,可分为变压分离、变温分离和吸附分离三种模式。

1. 变压分离模式　变压分离模式(等温法)是在等温条件下,已萃取组分的超临界流体经膨胀阀流入收集器,由于压力降低,组分在超临界流体中的溶解度减小而析出,并从收集器下部流出。降压后的超临界流体变为气体,经压缩机或高压泵加压后返回萃取池循环使用,如图4-9-4所示。该法操作简便,应用较为广泛,但耗能较高。

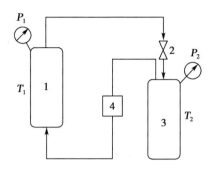

1. 萃取池;2. 膨胀阀;3. 收集器;4. 压缩机。

图4-9-4 变压分离模式图

$T_1=T_2, P_1>P_2$。

2. 变温分离模式 变温分离模式(等压法)是在等压条件下,已萃取组分的超临界流体经加热器流入收集器,由于温度升高,超临界流体的密度减小,导致组分在超临界流体中的溶解度减小而析出,并从收集器下方流出,升温后的超临界流体经循环泵和冷却器返回萃取池。如果组分在超临界流体中的溶解度随温度的升高而增大的话,则要通过降低温度才能将萃取剂与已萃取组分分离(图4-9-5)。该法整个过程压力不变,压缩功耗少,但需要加热蒸汽和冷却水。

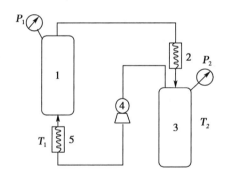

1. 萃取池;2. 加热器;3. 分离器;4. 循环泵;5. 冷却器。

图4-9-5 变温分离模式图

$T_1<T_2, P_1=P_2$。

3. 吸附分离模式 吸附分离模式是在等温等压条件下,收集器内放置选择性吸附已萃取组分的吸附剂,组分被吸附,萃取剂则经循环泵返回萃取池循环使用,如图4-9-6所示。该法的选择性吸附剂可定期再生。

以上前两种模式主要用于需要精制萃取组分的情况,第三种模式则常用于除去萃取产物中的杂质或有害成分,留在萃取池中的组分为提纯产品。为了改善分离效果,三种分离模式可根据实际情况进行组合。

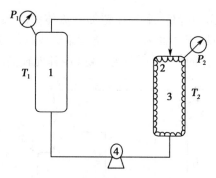

1. 萃取池；2. 吸附剂；3. 收集器；4. 循环泵。

图 4-9-6　吸附分离模式图

$T_1=T_2, P_1=P_2$。

四、超临界流体萃取效果的影响因素

超临界流体萃取效果受到萃取剂种类、压力、温度、萃取剂流量、萃取时间、萃取池形状尺寸、样品量及样品颗粒粒径和样品基体等多种因素的影响。

（一）萃取剂的种类

决定超临界流体萃取效果的关键是萃取剂的选择。萃取剂的选择要遵循一定的原则：化学性质稳定，对设备腐蚀小，不与待萃取组分发生反应；临界温度适宜，应接近常温或操作温度，不宜太高或太低；操作温度应低于被萃取组分的分解变质温度；临界压力低，以节省动力损耗；对被萃取组分的选择性高，以便得到纯产品；纯度高，溶解性能好，以减少溶剂循环用量；货源充足，价格便宜，若用于食品和医药领域，还应考虑选择无毒的气体。

其中影响萃取效率的主要因素为萃取剂对待萃取组分的溶解能力。这就要按照待萃取组分的性质选择萃取剂。通常情况下，根据"相似相溶"原则，即极性的萃取剂对极性的组分萃取效果好，非极性萃取剂对非极性或弱极性的组分萃取效果好。萃取剂可分为非极性和极性两类。

1. 非极性萃取剂　非极性萃取剂适合用于非极性组分的萃取，如超临界二氧化碳流体非常适合用于脂类物质的萃取。非极性萃取剂主要有二氧化碳、氮气、氩气和氙气等。

2. 极性萃取剂　极性萃取剂适合用于极性组分的萃取。极性萃取剂主要有一氧化二氮、水、丙烷和一氯二氟甲烷等。一氧化二氮分子中存在永久偶极，是一种常用的中等极性萃取剂，其临界温度、临界压力和溶剂性能都与二氧化碳相近，对于极性物质的萃取效果优于二氧化碳，但它是一种易燃易爆的有毒气体，安全性成为限制其使用的一个重要因素。水在其超临界状态下对极性有机物也有较好的溶解性能，通过调整温度和压力，可以在很大的范围内调整流体的极性，所以对很多有机物都有很好的萃取效果，但超临界状态下的水具有很强的腐蚀性，多在处理有毒污染物时使用。一氯二氟甲烷也是一种强极性萃取剂，在相同压力下，其回收率高于二氧化碳和一氧化二氮，但腐蚀性强，临界参数也较高。

由于极性萃取剂的使用受到各种因素的限制，常用非极性萃取剂如超临界二氧化碳流体，要改善其对极性组分的萃取效果，可以选择以下两种途径。①改变萃取剂的极性，向萃取剂中加入适当的改性剂。一般是在超临界二氧化碳流体中加入少量的极性有机溶剂，可以提高流体的极性，从而增加极性物质在非极性的超临界二氧化碳流体中的溶解度。此外，改性剂还可削弱或破坏待萃取组分与基体之间的相互作用，特别是基体效应很强的情况下，可以直接向萃取池中添加改性剂来改善萃取效果。当然,改性剂必须对待萃取组分有良好的溶解能力且不与其发生化学反应。常见的有机改性剂有乙醇、甲醇、正丙醇、四氢呋喃、氯仿和二硫化碳等。②改变待萃取组分的极性,即通过化学衍生或形成离子对等形式使待萃取组分转化为易被萃取剂萃取的极性形式。

(二)萃取压力

超临界流体的密度变化直接影响萃取效果,压力是影响流体密度的重要参数,压力的变化能显著改变超临界流体对组分的溶解能力。根据压力的变化,可将超临界流体萃取分为三种。①高压区的全萃取:高压时,超临界流体的溶解能力强,可最大限度地溶解样品中的各种组分;②低压临界区的萃取:低压时,超临界流体的溶解能力较弱,仅能萃取易溶解的组分,或除去有害成分;③中压区的选择:萃取在高低压之间,可根据待萃取组分的性质,选择适宜的压力进行有效萃取。当压力增加到一定程度后,组分的溶解度增加缓慢,这是由于高压下超临界流体的密度随压力变化变缓所致。

(三)萃取温度

温度对萃取效果的影响较为复杂。一方面,在一定压力下升高温度,萃取剂的分子间距增大,分子间作用力减小,密度降低,溶解能力相应下降。另一方面,在一定压力下升高温度,被萃取组分的挥发性增强,分子的热运动加快,分子间缔合的机会增加,溶解能力增大。因此,温度对超临界流体萃取效果的影响应综合考虑两个因素。在临界温度以上的低温区,超临界流体密度随温度的升高而增大起主导作用,萃取剂的溶解能力降低,萃取效率低;在高温区,温度升高导致待萃取组分蒸气压增大起主导作用,故使萃取效率向增大的方向转化。因此,在实际生产中,超临界二氧化碳流体萃取的温度控制为大于临界温度,但不宜太高,一般为31.5~85℃是最佳操作温度。

(四)萃取剂流量和萃取时间

萃取剂流量和萃取时间也是影响超临界流体萃取效果的重要因素。

萃取剂流量一定的情况下,萃取时间越长,萃取效率越高。因此,可适当延长萃取时间以提高样品回收率,但过长则会增加不必要的劳动强度和运行成本。

萃取时间一定的情况下,流量越大,萃取剂对样品的萃取次数越多,萃取效率越高,但同时流体中组分的含量降低,当流量增加超过一定限度时,流体中的组分含量急剧下降。在萃取剂总量一定的情况下,流量越大,单位时间内通过样品的流体就越多,流体与样品接触的总时间就短,萃取效率低。要提高萃取效率,就需要消耗更多的超临界流体,增加了成本。同时,在超临界流体萃取的收集过程中,流体进入收集器中会由超临界流体态变成气态,其体积大概膨胀500倍,从而引起已萃取组分的挥发损失,因此超临界流体的流量过大还会造成组分的回收率低。一般来说,超临界流体的流量适宜控制在1~4ml/min,但对于易挥发组分,超临界流体的流量应该控制在1ml/min以下。

另外,萃取速率还随时间的变化而变化,在萃取刚开始时,由于超临界流体和待萃取组分未达到良好的接触,萃取速率较低;随着时间的延长,传质达到良好的状态,萃取速率增大;直至达到峰值后,由于样品中待萃取组分含量的减少,传质动力降低,而使萃取速率降低。

因此,萃取剂流量和萃取时间之间依赖性较强,必须选择合适的操作参数。

(五)萃取池的几何形状和尺寸

萃取池的几何形状和尺寸合理与否直接关系到萃取死体积的大小,从而影响萃取效率。

死体积指萃取池中不被样品占据的空隙体积。死体积越小,超临界流体利用率越高,萃取效率就越高。较长的池体以诱导效应为主,有利于减小死体积,但萃取剂与待萃取组分渗透作用弱;当长度直径比减小时,渗透机制占主导地位,不利于减小死体积。因而需要根据实验确定萃取池的几何形状和尺寸。

(六) 样品量和样品颗粒粒径

增加样品量可提高待萃取组分的萃取灵敏度,但由于大量样品基体的引入使萃取组分的纯度降低,增加了后处理和净化的难度。因此,虽然进行超临界流体萃取的样品量可以是1mg~100g,但在满足分析要求的条件下,应尽可能地减少样品量。

样品颗粒粒径也是影响萃取效果的一个因素。一般情况下,粒径越小,扩散时间越短,有利于超临界流体向样品内部迁移,增加了传质效果;但样品粉碎过细又会增加表面流动阻力,反而不利于萃取。对于多孔的疏松样品,粒径对萃取效率影响较小。

(七) 样品基体

待萃取组分在样品中主要通过化学或物理的吸附作用与无机或大分子物质的活性部位结合,形成一种复合物。吸附作用的大小与待萃取组分的种类以及样品基体的成分密切相关,只要能有效地破坏这种吸附作用,就可提高萃取效率。如样品中有机质和黏土矿物质与待萃取组分的相互作用对萃取效率有比较大的影响。

样品中的水也是影响超临界流体萃取效果的一个不可忽视的因素。其对萃取的影响既有有利的一面,也有不利的一面。当含水量较低时,水分子主要以非连续的单分子层形式存在,不会影响萃取效果;而样品中含水量较高时,水主要以单分子水膜形式在亲水性大分子界面形成连续系统,从而增加了超临界流体流动的阻力,水就会阻塞阻尼器,而影响萃取效果;当水分继续增加时,多余的水分子主要以游离态存在,对萃取效果影响程度增加不明显。可见,破坏传质界面的连续水膜,使待萃取组分与萃取剂之间进行有效的接触,形成连续的主体传质体系就可减小水分的影响。

因此,在萃取前,必须设法减少样品中水分的含量,最常用的方法就是对样品进行干燥。样品的干燥主要有三种方式:升温干燥、冷冻干燥和干燥剂干燥。三种干燥方式各有优缺点:升温干燥会导致样品中一些挥发性组分的损失;高温下,一些组分还可能发生降解,同样造成待萃取组分的流失。冷冻干燥也会使挥发性的组分因挥发而流失。加入干燥剂虽然是一种比较好的干燥方式,但湿样品与干燥剂混合作用可能产生一定的热量,从而导致一些挥发性和半挥发性组分的损失,同时干燥剂对某些组分的选择性保留也有可能造成误差。

现在虽仍不能完全解释水在超临界流体萃取中的作用机制,但实验结果显示少量水分的存在对萃取是有利的。

超临界流体萃取中,为除去样品中的大量水分而常用的干燥剂主要有:玻璃珠、羧甲基纤维素、黄原胶、果阿胶、聚丙烯酰胺、分子筛、铝粉、硅胶、硅酸镁载体、无水碳酸钠、无水硫酸钠、一水合硫酸钠、碳酸钙、氧化钙、氯化钙、硫酸铜、碳酸钾和三氧化二硼等。

五、超临界流体萃取的实验技术

(一) 超临界流体萃取的收集技术

超临界流体萃取的收集技术有两种,即在线收集和离线收集。在线收集就是直接将收集过程与其他分析技术联用。在线收集可以减少挥发性组分的损失,从而提高萃取效率。

离线收集则是通过一定的溶剂、吸附剂或适当的方法收集组分。

1. 溶剂捕集法 这种收集方法中,分析物质大体经历三个阶段:流出阻尼器;在气、液相界面溶解;向收集溶剂转移并稳定保留在收集溶剂中。溶剂收集的操作技术又可分为三种:将阻尼器直接插入溶剂中降压收集、阻尼器与溶剂之间加玻璃迁移管收集和低温收集。常用前两种方法,第一种方法对挥发性组分有更好的收集效率,第二种方法因依赖于组分在气、液两相中溶解度的差异进行,因此常常还需要一个固相捕集器。一般情况下,第一种方法较第二种方法的收集效率要高一些。

影响溶剂捕集法收集效率的主要因素有:收集溶剂的种类、收集溶剂的高度、收集溶剂的温度和阻尼器的温度等。收集溶剂强度是影响收集效率的一个重要因素,其溶解性参数与待萃取组分的溶解性参数匹配得越好,越有利于收集。增加收集管中溶剂的高度,已萃取组分与收集溶剂的作用时间就越长,从而提高了收集效率。虽然适当提高收集溶剂温度,可以增加组分在收集溶剂中的溶解度。但是温度升高组分的蒸气压增加,对挥发性组分的收集是不利的。所以对挥发性组分来说,可采用低温收集,减少其挥发性损失。阻尼器的温度过高或过低,将导致组分流失或阻尼器堵塞,为了控制阻尼器的温度,需要增加加热或冷却装置。

常用的收集溶剂有甲醇、丙酮、环己烷、正己烷、甲苯和二氯甲烷等。溶剂捕集法技术简单,因此应用广泛。

2. 吸附捕集法 吸附捕集法是将超临界流体中的已萃取组分降压转化为气体,再通过固体吸附剂吸附,从而达到收集的目的。

影响吸附捕集法收集效率的因素主要有:吸附剂的性质、捕集温度和改性剂等。吸附剂的选择适当,不仅可以提高收集效率,还可以节省劳力和运行费用。选择吸附剂不仅要考虑高捕集效率,也要考虑组分是否易于选择性洗脱。一般来说,降低捕集温度可以提高挥发性组分的捕集效率,但是温度的降低也是有限度的。一方面,大多数样品都含有少量的水分,水在 0℃ 以下易结冰而导致堵塞;另一方面,在低温下,有机改性剂也会与组分一起被保留于吸附剂中。实际操作中,可先在低温下捕集易挥发组分,然后提高温度捕集难挥发组分。加入少量改性剂也可以提高捕集效果,如加入甲醇改性剂可提高多氯联苯同系物的捕集效率。

常用的吸附剂有硅酸、Tenax、ODS、XAD、C_{18}、硅胶和硅酸镁载体等。吸附捕集法虽然目前用得较少,但有很好的应用前景。

3. 固体表面冷冻捕集法 固体表面冷冻捕集法是利用超临界流体膨胀汽化的冷却效应,或者直接使用制冷剂冷冻收集器皿的固体表面,利用低温固体表面冷聚焦捕集已萃取组分,然后再用有机溶剂淋洗脱附。玻璃管、不锈钢珠等都可以用作收集的固体表面。

(二)超临界流体萃取的仪器和装置改进

超临界流体萃取商品化仪器主要是作为一种萃取工艺被广泛应用在工业上,而分析型超临界流体萃取的商品化仪器并不多。

超临界流体萃取仪器主要有两种:双样品仓萃取器和全自动萃取仪。双样品仓萃取器有两个萃取池,采用密封设计。全自动萃取仪适用于日处理样品量较大的情况,该系统有萃取池和收集瓶各 24 个,可以进行自动连续萃取;在两次萃取间,超临界二氧化碳或含有改性剂的超临界二氧化碳还可对系统进行洗涤,避免交叉污染。

其流路设计一般为：超临界二氧化碳流体从萃取管上部进入，在一定温度和压力下萃取样品，然后与萃取出的组分一并从下部出口流出，进入阻尼器。为减小在萃取过程中超临界二氧化碳流体对萃取管的单向压力，与其等压的另一部分超临界二氧化碳流体从支路以相反方向流入萃取管与萃取仓间隙，从而平衡了管内外压力，这样就可保证萃取管中的超临界二氧化碳流体在萃取温度和压力下不发生泄漏。

同时配备了三种泵：260D 型柱塞泵、100DX 型柱塞泵和 HPLC 往复式连续泵，以更好地适应不同的实验需求。三种泵能提供不同的萃取压力和使超临界流体具有不同的流速，从而对超临界流体萃取的效率产生影响。

虽然分析型的超临界流体萃取仪器还不尽成熟，但分析工作者们对超临界流体萃取装置进行了很多的改进。这些改进使得超临界流体萃取的样品制备量大大提高，也更有利于超临界流体萃取与其他分析仪器的联用。

在使用超临界二氧化碳流体对极性组分进行萃取时，通常需要添加改性剂。以前改性剂和超临界二氧化碳流体是使用预混装置混合后再由同一个泵送入萃取池。随着超临界二氧化碳流体的消耗，流体组成会发生改变，从而使得萃取效率下降。现在一般采用另一个高压泵独立添加改性剂，同时在二氧化碳中加入一些惰性气体（如氦气）以防止气泡的出现，可使超临界流体的流速恒定，萃取效率稳定。

超临界流体是用高压泵驱动的，正如高效液相色谱仪一样，泵的性能好坏直接决定了超临界流体流量的稳定性和精密性，这是萃取效果能否保证的重要因素。目前的超临界流体萃取可采用多泵系统，可以更为精确地控制流量，提高了超临界流体萃取的精密度。

萃取池的改进主要是从增大池体积、改进池体的取向、减少萃取池的死体积等方面进行的。萃取池的池体积直接决定了萃取量的大小。早期的超临界流体萃取池体积一般介于 0.1~10ml 之间，为了适应大萃取量的需求，目前有最大容量为 140ml 的萃取池，可承载 10~500g 的样品。增大萃取池体积的同时，若池型和池取向设计不当，会使得大萃取池的死体积相应地增加。要减少死体积，可以降低超临界流体的流速，并采用自下而上的池体取向（即超临界流体的流动方向）。

阻尼器由早期的熔融石英管或不锈钢毛细管发展成为可以进行人工或者自动调节的阻尼器。阻尼器的发展为超临界流体萃取与其他分析仪器的联用提供了精确的接口装置，使联用成为可能。

收集装置的改进主要是针对易挥发组分。带有已萃取组分的超临界流体流出萃取池后，因为升温或降压，体积膨胀而挥发，会将易挥发的组分带走，可以采用低温冷冻的收集装置解决这一问题。

（三）超临界流体萃取与其他分析技术的联用

超临界流体在升温或降压的情况下很容易被除去，因此很容易实现超临界流体萃取与色谱或光谱仪的联用。已有的联用技术有超临界流体萃取 - 气相色谱（SFE-GC）、超临界流体萃取 - 高效液相色谱（SFE-HPLC）、超临界流体萃取 - 质谱（SFE-MS）、超临界流体萃取 - 超临界色谱（SFE-SFC）、超临界流体萃取 - 傅里叶变换红外光谱（SFE-FIR）、超临界流体萃取 - 磁共振波谱（SFE-NMR）等。

超临界流体萃取与其他分析仪器的联用一般有直接联用和程序控制联用两种形式。直接联用是让萃取组分从超临界流体萃取系统通过连接管和连接阀门直接流入色谱或者光谱系统中进行分析。程序控制联用是通过计算机程序控制将超临界流体萃取系统收集器中的萃取组分导入色谱或光谱系统中,然后进行分析。无论哪种方式的联用,关键在于设计合理的接口。如超临界流体萃取的收集过程中,超临界流体挥发膨胀,直接流入检测器对检测器的耐压程度是个考验,再加上超临界流体的量很大,直接流入检测器会引起峰展宽,因此必须设计能够除去超临界流体的接口。

目前,超临界流体萃取与气相色谱仪联用分析技术较为成熟。SFE-GC 是最早实现的超临界流体萃取联用,可以有效地防止挥发性萃取组分的损失,提高分析的灵敏度。

六、超临界流体萃取的应用

由于超临界流体萃取的速度快、选择性好、室温下无毒或低毒且易于消除、易于实现与其他分析方法联用等经典萃取技术无法比拟的特点,在近 20 年来被广泛地应用在食品分析、生物样品分析、医药分析和环境样品分析等领域。超临界流体萃取对于复杂体系,组分易变样品的萃取具有特殊的优势,是主要针对固体样品的萃取方式,被萃取的物质主要有农药、多氯联苯类、多环芳烃类、烃类、酚类等非极性到中等极性的有机物。

(一)在食品分析中的应用

超临界二氧化碳萃取在食品分析中的应用最为成熟。

咖啡中咖啡因的萃取是超临界二氧化碳萃取最为成功的例子之一。以前咖啡豆中咖啡因的萃取,一般用水蒸气蒸馏法和二氯甲烷萃取法。水蒸气蒸馏法会造成芳香成分的破坏和损失,溶剂萃取法又存在溶剂残留问题。用超临界二氧化碳萃取咖啡因,选择性高,又具有溶解度大、无毒、不燃、廉价易得等优点。但干燥的咖啡豆中的咖啡因不溶于超临界二氧化碳流体,咖啡豆必须是湿润的。其原因是少量的水起改性剂的作用:一方面是咖啡豆中咖啡因和绿原酸相结合,水可以破坏这种化学结构,使咖啡因游离出来,溶于超临界二氧化碳;另一方面适量的水增加了超临界二氧化碳的溶解能力。

超临界流体萃取还可用于精油的萃取。精油多是易受热变质或挥发的物质,超临界流体萃取操作温度较低,因此比水蒸气蒸馏和有机溶剂萃取更具优势。精油在超临界二氧化碳中的溶解度较大,与液态二氧化碳也完全相溶,一般不需要加改性剂,还能与气相色谱联用。

由于脂肪酶可以直接加入萃取池中与样品进行甲基化反应,所以超临界流体萃取 - 气相色谱联用可以测定样品中脂肪酸甲酯的含量,进而确定脂肪酸的含量。

从植物中萃取维生素的传统方法是溶剂萃取,但该方法毒性较大。用超临界流体可进行维生素 A、E 和类胡萝卜素的萃取分析,安全无毒。

(二)在生物样品分析中的应用

生物样品的前处理是众多样品前处理中最繁琐的,因为生物样品的基体复杂,待测物含量往往很低,这对前处理方法和分析方法的选择性和灵敏度都提出了很高的要求。传统的前处理方法应用于生物样品的前处理会导致有效组分的损失,且无法消除基体对待测组分分析的干扰。而超临界流体萃取的萃取剂为较易挥发的超临界流体,萃取产物与萃取剂易分离,萃取产物较为干净,因此,在生物样品的分析中显示出独特的优势。

以甲醇为改性剂,通过超临界流体萃取可以从吸毒者的体液、头发等生物样品中萃取可卡因等药物,再结合气相色谱 - 质谱等检测手段进行分析。该法可灵敏检测 72 小时前的吸毒记录,从而避免因可卡因的代谢排泄而造成的漏检。

采用超临界流体萃取技术还可从生物样品中萃取出多氯联苯和多环芳烃等环境污染物，有助于环境污染状况的评估研究。用超临界流体技术还可从血浆中萃取出药物成分，作为治疗药物监测和药代动力学研究的依据。通过超临界流体 - 气相色谱 - 质谱联用技术，测定人发表面的有机成分进行身份识别，还可与线粒体 DNA 序列识别技术联用，为法医鉴定提供依据。

（三）在医药分析中的应用

超临界流体萃取可用于中草药有效成分的萃取和热敏性生物制品药物的精制。可防止中药有效成分的逸散和氧化，无有机溶剂残留，可获得高质量的萃取物并提高药用资源的利用率，大大简化了萃取分离步骤，能萃取分离到一些传统溶剂法得不到的成分，节约了大量的有机溶剂。

红豆杉中的紫杉醇具有抗癌作用。萃取分离红豆杉中紫杉烷类成分，用传统的植物化学分离法得到单体纯品难度大，操作步骤繁琐，样品经多次浸提浓缩后，还需用有机溶剂多次萃取，再进行多次柱色谱，此过程要用到多种有毒的有机溶剂。而采用超临界二氧化碳萃取技术进行红豆杉化学成分的萃取分析，所得的粗浸膏杂质少，较易分离得到单体。

螺旋藻含有丰富的蛋白质和多种生物活性成分，采用传统的有机溶剂会污染产品，且分离工艺复杂。超临界二氧化碳萃取技术可将螺旋藻中所含的生物活性和热不稳定性物质萃取出来并保持其天然特性。

丹参酮是从唇形科植物丹参中萃取的总酮类及其他成分的总称，是制备各种丹参制剂如复方丹参片、丹参酮磺酸钠注射液和丹参酮胶囊的主要原料成分。传统的萃取方法主要是乙醇热回流萃取，由于萃取能力差和长时间加热萃取或浓缩，有效成分损失严重，而采用超临界流体萃取技术回收率高，周期短。

青蒿素是来自菊科植物黄花蒿的一种半萜内酯类成分，是我国唯一得到国际承认的抗疟新药。传统的汽油萃取法存在回收率低、成本高、易燃易爆等危险。采用超临界二氧化碳萃取产品回收率高、生产周期短、成本低，可节省大量的有机溶剂汽油，避免易燃易爆等危险，减少了三废污染，大大简化了萃取步骤。

（四）在环境样品分析中的应用

在环境样品的分析中，超临界流体萃取能满足样品复杂性和稳定性的要求，适合痕量萃取，能实现在线联用，因此备受环境分析工作者的关注和青睐。目前，超临界流体萃取技术在环境分析中已被应用于气体、水样、沉积物、土壤、飘尘和海水等样品分析中，分析对象包括多氯联苯类、多氯代二苯并二噁英、多氯代二苯并呋喃、多环芳烃、酚类和农药残留等各类污染物。

如超临界流体萃取工业区土壤中多氯联苯物质，与索氏萃取法相比，在精度和准确度上没有显著差异，但若要达到相同萃取效果，超临界流体萃取使用的有机溶剂量更少，需要的萃取时间更短。超临界流体对土壤样品中多环芳烃的萃取回收率可达到 90% 以上。

（梁青青）

第十节　加速溶剂萃取和亚临界水萃取

随着人们环保意识的提高和国家可持续发展战略的推出，研究、开发、使用新的萃取技术是未来的发展趋势。近年来，各种新的样品处理技术，尤其是使用对环境生态无害的溶剂进行萃取的技术得到了迅速发展，如加速溶剂萃取（accelerated solvent extraction，ASE）和亚临界水萃取（subcritical water extraction，SWE）等。这些技术不仅缩短了操作时间，提高了萃取效率,而且有机溶剂的使用量也在不断减少。目前,这些技术已在环境、食品、医药和天然产物等样品的预处理中得到了广泛的应用。

一、加速溶剂萃取

加速溶剂萃取(ASE)又称高压溶剂萃取(high-pressure solvent extraction,HPSE)、加压液相萃取(pressurized liquid extraction,PLE)或加压流体萃取(pressurized fluid extraction,PFE),是通过提高温度和压力来提高萃取效率和萃取速度的一种萃取方法。它与超临界流体最大的不同是使用有机溶剂代替二氧化碳超临界流体,在高温(50~200℃)、高压(10.3~20.6MPa)条件下加速萃取固体或半固体样品。温度和压力的升高,增加了样品溶解度和扩散速率,提高了萃取效率。该方法于 20 世纪末由 Richter 提出,虽然起步较晚,但具有有机溶剂用量少,萃取速度快、样品回收率高、萃取自动化等优点,已被美国环保局推荐为标准方法,目前,已广泛应用于环境、药物、食品和聚合物等工业的各个领域。

1. 加速溶剂萃取的工作原理　关于 ASE 原理的研究较多,简单说,萃取效率与萃取的温度、压力以及与样品基体的性质、待分析物在基体中的位置等因素有关。溶质在基体中的位置大致有五种情况:①吸附于基体表面;②溶解于溶剂孔或吸附于其表面;③吸附于基体微孔表面;④化学键合于基体;⑤溶解于液相溶剂中(图 4-10-1)。

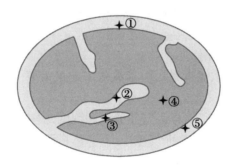

图 4-10-1　溶质在样品基体中位置的示意图

因为基体与溶剂之间的相互作用很难克服,ASE 是一个受速率控制的过程,这些基体包括天然沉积物、土壤和污泥等,而对于植物材料,这种受速率控制的现象更为普遍。将溶质从样品基体中萃取出来可通过以下五步来完成:①溶剂扩散进入基体;②从基体中解析溶质(包括破坏它们之间的化学键);③溶解溶质进入萃取溶剂;④将溶质扩散出基体;⑤将溶质从静态溶剂层扩散至溶剂本体,具体过程如图 4-10-2 所示。

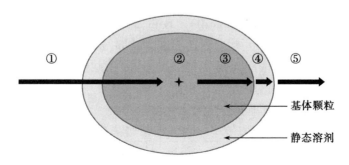

图 4-10-2　ASE 萃取过程示意图

首先,溶剂要完全浸湿样品基体,必须打破基体与溶质之间的化学键,将溶质溶解,然后才能扩散至溶剂液相。溶质的扩散过程与很多因素有关,如分子扩散速率、旋涡运动、基体不规则表面的阻碍,甚至基体内部的化学反应等。样品的基体性质不同也会影响萃取的过程,例如:聚合物颗粒易于在其周围形成稳定的静态溶剂层,待分析的溶质必须穿过静态液层才可浸入萃取溶剂本体;沉淀物则含有大量的水,包括游离的水和键合到颗粒上的水,这其中存在着各种平衡,也会对溶质的扩散产生影响。

J.Hildebrand 曾研究了溶剂挥发性与分子间作用力、范德华力、分子内氢键之间的相关性,并在此基础上提出了溶剂的溶解理论。他在其模型中提出:溶剂要溶解基体中的溶质必须要克服溶剂间的分子作用力。J.Hildebrand 提出溶度参数 δ 可由以下公式表示:

$$\delta = \sqrt{c} = \sqrt{\frac{\Delta H - RT}{V}} \tag{4-10-1}$$

δ:溶剂的溶度参数;c:内聚能密度[J/(mol·L)];ΔH:溶剂汽化焓(J/mol);R:气体常数[J/(K·mol)];T:绝对温度(K);V:待分析物的摩尔体积(L)。

Hansen 对 J.Hildebrand 的工作进一步地研究后提出:整体内聚能主要来自三个方面,即:δ_h(氢键的贡献),δ_d(弥散系数的贡献)和 δ_p(极性的贡献),公式可表示为:

$$\delta_t^2 = \delta_h^2 + \delta_d^2 + \delta_p^2 \tag{4-10-2}$$

式中 δ_t 为总溶度参数。参照 J.Hildebrand 和 Hansen 的理论,有利于选择合适的溶剂,提高萃取效率。

2. 加速溶剂萃取的影响因素

(1)萃取温度的影响:萃取温度是影响萃取效率的最重要的因素,其原因主要有以下几个方面:

①升高温度有利于提高溶剂对样品基体的浸润程度,提高萃取效率。众所周知,温度升高时溶剂的物理性质会发生改变,黏滞度减小。例如:在温度从 25℃升高至 200℃时丙醇的黏滞度降低了 9 倍。另外,低温低压下,样品基体中的水会将溶剂排斥在"水封微孔"之外,而在温度升高时,在有机溶剂中的溶解度增加,提高了微孔的利用性。

②升高温度有利于增加溶质的扩散系数,提高萃取效率。温度升高可以降低溶剂的表面张力,破坏待萃取溶质与样品基体之间的作用力(范德华力、氢键、偶极引力等)。在大多数情况下,温度从 25℃增加至 150℃,溶质的扩散系数增加 2~10 倍。

③升高温度可改变溶剂的极性,提高萃取选择性。在分析应用时,萃取效率不仅与萃取溶剂中待分析物质的浓度有关,与基体中能溶解出溶质的质量比率也有关系。因大部分目标分子的浓度很低,所以萃取溶剂的选择性要好,对待分析物的溶解能力要优于其他共存物质的溶解能力。升高温度会改变溶剂的极性,这点对于水来说尤为适用。因为随着温度的增加,水分子之间的氢键越来越少,相互作用力随之减弱,水的介电常数也会降低。例如:水的介电常数(ε)在不同温度时依次为 $\varepsilon=78$(25℃),$\varepsilon=56$(100℃),$\varepsilon=36$(200℃),$\varepsilon=8$(400℃),以至于可以和其他非极性溶剂的介电常数相比。因此,水是一种非常有用的溶剂,在某些情况下可以通过改变温度,来萃取不同极性的化合物。

④温度过高也可能会降低萃取效率。因为在某些情况下,温度的升高有可能会引起待分析物的分解,或者使得非目标物溶解进入溶剂,对后续测定产生干扰。因此,对于 ASE,温度是必须优化的一个条件。

(2)萃取压力的影响:萃取压力对 ASE 萃取效率影响较小。

升高压力的主要原因是:①让溶剂在温度高于其沸点时,仍能保持在液态,从而使用更高的温度进行萃取。例如:n- 己烷在常温常压下沸点为 68.7℃,而在 2MPa 的压力下,其在 209℃时仍能保持在液态。②升高压力有助于溶剂接触到基体微孔中的溶质。在常压下,在样品基体的小洞中,常常会有气泡存在,使得溶剂无法接触到溶质。而在高压下,气泡会被压缩,甚至会溶解到溶剂中,这样高压就可以将溶剂推送到样品基体的孔洞中,不受阻碍地与溶质接触,把常压下困于孔洞中的溶质萃取出来。③升高压力还有利于溶剂在短时间内充满萃取池,尤其是对于小颗粒的样品基体。④但另一方面,压力的升高会引起样品活性表面积减小,从而降低一些样品的萃取效率。总的来说,升高压力对大部分的萃取过程影响不大。

(3)萃取溶剂的选择:ASE 系统中可用的溶剂很多,只要在一定温度下,自然温度不在 40~200℃范围内的均可使用(二硫化碳、乙醚、1,4- 二氧己环除外)。选择萃取溶剂时考虑的因素有酸碱性、毒性、极性和对样品基体的渗透能力等。①因强酸、强碱性溶剂有腐蚀性,尤其在高温、高压下会损害流路系统,故应避免使用。当溶剂的 pH 对萃取效率起决定作用时,也可以使用弱酸或弱碱做萃取溶剂。②当萃取天然产物、药物和食品时,应选择无毒的溶剂。③要遵循"相似相溶"原理,即极性分子组成的溶质易溶于极性分子组成的溶剂;非极性分子组成的溶质易溶于非极性分子组成的溶剂。水可通过改变温度来萃取不同极性或非极性的化合物,或单独使用,或混合使用。水还可以和一些有机溶剂以一定比例混合来满足不同极性化合物的萃取要求。④胶束介质或离子流体在一定条件下可以用来提高溶剂的渗透效率。例如:用离子流体萃取蜜饯中的有机酸;用曲通 X-100 萃取中药植物中的人参皂苷。结果表明,胶束介质 ASE 方法比水萃取的效率更高,效果与单独用甲醇萃取类似。因此,表面活性剂可取代毒性溶剂(如甲醇)来萃取天然产物。

(4)萃取时间的影响:ASE 的萃取时间明显少于索氏萃取、超声萃取、超临界流体萃取,接近于微波萃取。例如:从污染的土壤中萃取多环芳烃,索氏萃取需要 24 小时,超临界流体萃取需要 35 分钟,微波萃取需要 20 分钟,而 ASE 则需要 10 分钟。对于 ASE 来说,在方法完善的过程中,如果溶剂或溶剂组成确定,那萃取时间和萃取温度是需要优化的最重要的两个参数。根据仪器性能,一般需要预热 5~10 分钟,萃取时间在 10~15 分钟之内。然而,如果采用动态萃取,则不需要加热萃取池,而是溶剂预热后直接泵入萃取池,现已有半动态萃取的商品化仪器。

(5)其他因素的影响:基体粒径大小对萃取效率影响较大,因 ASE 的萃取效率与溶质扩散速率有关,所以降低基质的粒径可显著提高其萃取效率。但粒径大小并不是优化条件时经常考虑的因素,通常情况下,所研究粒径在 0.4mm 以下。

ASE 萃取选择性的改善可通过选择溶剂性质、溶剂组成、萃取温度来调节。为了避免萃取较多共存物,应选择适当的溶剂,在恰当的温度下进行萃取以使得欲萃取的目标物有最大的萃取效率。

3. 加速溶剂萃取的仪器系统 ASE 的仪器可分为两种类型:①静态 ASE 是指萃取溶剂和样品比例一定,在一定的压力和温度下在萃取池内进行萃取,萃取完成时,打开控制阀,让溶液流入收集瓶中进行收集,一批样品处理完毕后更换溶剂进行下一批次样品的处理。静态萃取时间越长,萃取效率越高。增加静态萃取循环次数可提高萃取效率。②动态 ASE:新鲜溶剂经预加热后,在达到萃取的温度和压力的条件下,萃取液连续流过含有样品的萃取池,以保持萃取液的新鲜。此方法的优势是避免了高浓度待萃取物因在溶剂中饱和而降低了萃取效率;缺点是对于低浓度的待萃取物连续流过的溶剂会对溶质造成稀释。目前,还没有完全自动化的动态加速溶剂萃取仪,因此,本节主要介绍静态 ASE。

静态 ASE 系统比较简单,主要由六部分组成(图 4-10-3):

(1)溶剂瓶:不同仪器可配置不同数量的溶剂瓶,一般为 1~4 个。可根据待萃取物的性质,选择一种萃取剂进行萃取,或者选择不同的萃取剂按一定比例混合后进行萃取,也可选用不同极性的萃取剂进行选择性萃取。

(2)高压泵:当萃取温度在常压沸点之上时,为了保证在萃取过程中溶剂保持液态,需要设置一个高压泵,其压力范围通常为 3.5~20.7MPa。在 ASE 系统中还设有压力调节器,可调节、控制加热过程中系统的压力。

(3)气路:ASE 系统中设有储存惰性气体的钢瓶,一般为氮气。氮气不但可以吹扫样品、收集萃取液,还可以吹扫管路,起到清洗的作用。

(4)加热单元:如电加热炉,可对萃取池进行加热,以获得合适的萃取温度,温度范围在25~200℃之间。

(5)萃取池:萃取池材质为不锈钢,垂直放置,液体从顶部流入,底部流出。仪器一般配置多个不同体积的萃取池,可根据需要选择合适体积的萃取池,萃取过程中,萃取池的温度和压力可控,有利于提高实验结果的重复性和精密度。

(6)收集瓶:用于收集萃取出来的溶液,瓶盖设有抗溶剂隔片,萃取过程中利用红外探头检测进入收集瓶中的液体和液面。最多可配置 24 个收集瓶,不同仪器的收集瓶体积不同,最大体积为 250ml。

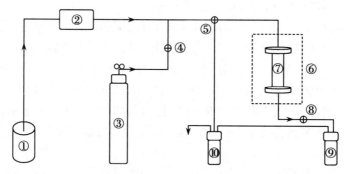

①溶剂瓶;②高压泵;③氮气瓶;④压力阀;⑤压力调节阀;
⑥加热炉;⑦萃取池;⑧静态阀;⑨收集池;⑩废液池。

图 4-10-3　加速溶剂萃取装置

静态 ASE 的操作步骤可由五步完成(图 4-10-4):

①将样品装入萃取池,为了避免萃取池存在死体积,可加入一些惰性的基体材料(如硅藻土、无水硫酸钠、玻璃纤维、高密度玻璃珠、沙子等)以保证样品与溶剂的充分接触,这样也可以减少溶剂的消耗。活性材料 Al_2O_3、二氧化硅、硅酸镁等也可用于一些特殊用途的萃取。这些材料既填充了萃取池,也不会因保留待萃取物而造成损失。另一方面,在萃取过程中还可以加入一些衍生化试剂,在高温、高压条件下,使萃取与衍生相结合,可大大提高萃取的选择性和灵敏度。

②萃取池加热、加压:萃取池中注入溶剂,盖紧盖子,对萃取池进行加热、加压。萃取池

通常竖直放置,以保证中间不会存有气泡。一旦选定了操作温度,萃取体系即在恒定压力下进行加热、平衡,通常 5 分钟的时间足以完成系统的平衡。

③静态萃取:在压力、温度达到稳态后,按预设萃取时间进行萃取。完成后,溶质从样品基体游离出来进入溶剂本体,再进行收集。

④收集萃取物:在萃取完成后立即开始萃取物的收集步骤。此时,压力阀打开,萃取溶剂流入收集池。一般来说,因为冷却萃取液对萃取回收率或准确度没有太大的改善,所以不需要对萃取液进行冷却。

⑤清洗萃取池:萃取完成后,加注新鲜溶剂,清洗残余样品,并用氮气吹扫。使用惰性气体不仅避免与待分析物发生反应,还可以通过蒸发在萃取池内无残留,不会对萃取物产生影响。实验表明冲洗溶剂体积为空萃取池的 60% 时,效果最好。

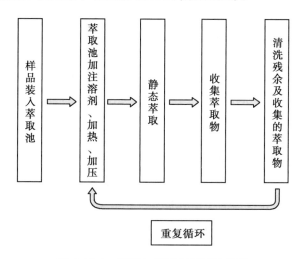

图 4-10-4　静态加速溶剂萃取流程图

4. 加速溶剂萃取过程注意事项　为了得到良好的萃取效果,需要对实验条件进行一些优化,包括分析样品的预处理和萃取条件的选择,以下为 ASE 过程中应注意的问题:

(1)分析样品的预处理:预处理是萃取方法中非常重要的一个环节。不论是索氏萃取、超临界流体萃取、ASE 和后面提到的亚临界萃取,都需要对样品进行适当的处理。一般来说,索氏萃取、超临界流体萃取所用的样品预处理方法对 ASE 和亚临界萃取都是适用的。①研磨:对样品进行研磨是为了增加样品的表面积,表面积越大,萃取速度也越大,通常萃取所用的样品粒径要在 0.4mm 以下。②分散样品细微颗粒的团聚不利于萃取,因此在萃取过程中通常会加入一些惰性的基体,如沙子、硅藻土等做分散剂。但因海沙容易堵塞系统管路,所以不推荐使用。③干燥样品中所含的水分会阻碍有机溶剂与样品基体中溶质的接触,因此要对样品进行干燥处理。一般根据样品性质选用不同的干燥剂,如硫酸钠、硅藻土或纤维素等。硫酸钠适合土壤和沉淀样品的干燥,硅藻土适合组织样品的干燥,而纤维素则适合潮湿的、质软的果蔬样品的干燥。因硫酸镁在高温下会熔化,所以不推荐使用。另外硫酸钠不能与甲醇或其他极性的溶剂使用,以免溶解在有机溶剂中堵塞出口管路。

(2)萃取条件的选择

①温度:在建立新方法时,一般以 100℃为起始温度。如果溶质的热解温度已知,则应从热解温度以下 20℃开始试验。大部分 ASE 萃取的温度范围在 75~125℃之间,环境样品

的分析(二噁英除外)一般选择 100℃ 为萃取温度。②压力:ASE 萃取过程中所用的压力应高于保持溶剂为液态所需的压力,改换溶剂时不需要重新优化压力参数,而且对待萃取物回收率的影响也较小。因此,压力的改变对萃取效果影响不大,一般在 7~14MPa 之间。③萃取循环在萃取过程中,如果使用静态循环的次数多于 1 次,可把萃取溶剂分成几等份,分次引入萃取池进行静态萃取,萃取完成的溶剂引入收集瓶。静态循环萃取对高浓度样品和难渗透的样品非常合适。ASE 也可以通过调节单个静态循环的时间来缩短总的萃取时间,例如:3 个 3 分钟的静态循环可代替一个 10 分钟的静态循环。

5. 加速溶剂萃取的应用　ASE 萃取技术起步较晚,但由于其很多突出的优点,近年来发展迅速,已广泛应用到环境、食品、药物和天然产物等各个领域。在环境领域,ASE 被广泛用来萃取土壤、污泥、沉积物、粉尘、动植物组织、蔬菜和水果等样品中的多环芳烃,多氯联苯、有机磷、有机氯、多溴联苯醚、农药、二噁英和炸药等。在食品分析中,ASE 被应用于分析食品中的农药残留、脂肪含量和重金属等。例如:ASE 可用来萃取动物源性食品中的四环素、喹诺酮、环丙沙星、阿伏霉素、皮质醇、倍他米松、地塞米松和苯并咪唑,植物源性食品中的杀虫剂、除草剂、杀菌剂、氯苯、二嗪磷、氨基甲酸酯和稻瘟灵等;在制药、天然产物和营养物质的分析中,ASE 被广泛用来萃取树木、叶子、花、果实、农产品中的蒽醌、异黄酮、花青素、马兜铃酸、生物碱、可卡因和麻黄碱等。

6. 加速溶剂萃取的发展趋势　未来 ASE 的发展大致有以下几个方面:①使用对环境更加友好的溶剂;②自动化;③小型化;④仿生化;⑤产业化。

所有这些发展都与可持续发展的推行有关。为了减少有机溶剂的生产与消耗,转为使用对环境更加无害的溶剂和仪器的小型化都是至关重要的。升高温度可以使萃取更加有效,即使是使用水、乙醇等这些对环境无害的溶剂,而不是使用传统的己烷或乙酸乙酯等。因为 ASE 将来的发展趋势是在保证萃取效率的前提下如何将其所用的溶剂转化为水、乙醇等类似的有利于环境生态的绿色溶剂。

关于仪器的小型化,有研究使用 10mm×3mm 内径的不锈钢萃取池在 200℃,15MPa 气压下萃取了土壤中的甲多环芳烃,萃取溶剂仅用了 100L 的甲苯,时间为 10 分钟,之后直接转入了气相色谱 - 质谱进行分析,将来也有可能出现更多的与其他检测系统联用的萃取仪器,实现更多样品的萃取。

为了减少废弃物的产生及 CO_2 的排放,样品的处理-分析过程的步骤应越少越好。因此,ASE 与高效液相色谱、气相色谱等的在线偶联技术是未来发展的方向。例如:Smith 用亚临界水作为唯一流动相萃取,并与色谱联用实现了在线检测。

实验室级别的仿生技术对于理解生命环境中的自然现象是非常有用的。因此,使用 ASE 技术,模拟生命中可能发生的现象也许是该技术的一个有趣的发展方向,当然这也包括使用与环境相符的溶剂,如一定 pH 或离子强度的水。

ASE 最后一个发展方向即一些简便的萃取技术可能会取代传统萃取方法而应用到植物中某些化合物的萃取中来,例如:美国环保局就用 ASE 取代了原有的索氏萃取方法,使用 1:1 的己烷和丙酮的混合物作萃取剂,在 150℃ 萃取了沉积物中的多氯联苯,这些新方法、新技术的使用在不远的将来都有可能实现。

二、亚临界水萃取

亚临界水又称为超加热水、高压热水或热液态水,是指在一定压力下,温度加热到

100℃以上临界温度 374℃以下，仍然保持在液体状态的水。亚临界水萃取（subcritical water extraction，SWE）是以亚临界水为萃取溶剂，通过改变其温度和压力，使其能在极性较宽范围内对中等极性甚至非极性的组分具有良好溶解性的绿色萃取技术。与索氏萃取、超临界流体萃取等技术相比，SWE 技术具有安全、高效、成本低廉、萃取设备简单、溶剂无污染、可连续萃取不同极性的化合物等优点。

1. 亚临界水萃取的基本原理　在常温常压下，水的介电常数为 78.85，具有很强的氢键作用力，随着温度和压力的升高，在 5MPa，200℃时，其介电常数降为 35，与常温、常压下乙腈、甲醇的介电常数接近。这是由于亚临界水物理、化学特性的改变，主要与流体微观结构的氢键、离子水合、离子缔合、簇状结构的变化有关。随着温度的升高，亚临界水的氢键被打开或减弱，从而使水的极性大大降低，由强极性变为了非极性。因此，可以通过控制亚临界水的温度和压力，改变水的表面张力和黏度，使水的极性在较大范围内变化，从而将溶质按极性由大到小的顺序萃取出来，实现从水溶性成分到脂溶性成分的连续萃取。根据萃取对象的不同，也可在亚临界水中加入改良试剂，改变萃取性能。另外，温度升高时，水的离子积常数会迅速增加，溶液中 H^+ 和 OH^- 数量增多，从而使亚临界水具有酸碱的催化功能，成为一种天然的催化溶剂。

2. 亚临界水萃取设备　目前国内的 SWE 装置一般采用自制或在加速溶剂萃取、超临界流体萃取的基础上改造而成。主要由六部分组成：高压注射泵、恒温炉、预热器、萃取池、冷却器和收集器等（图 4-10-5）。萃取剂应为去离子水，为了避免水中的氧气对萃取池的氧化或对待萃取物的影响，可通氮气除去。高压泵将脱氧的去离子水压入预热器中，用预热器将水加热至所需温度，之后被输送到萃取池。恒温炉保证萃取池在萃取过程中保持恒温，萃取完毕后，将萃取液引出至冷却器进行冷却，再用收集器进行收集。SWE 方式主要有两种：静态萃取和动态萃取。静态萃取是指亚临界水和被萃取物在一定温度和压力下，静态作用一定时间后再进行分离的萃取方式。萃取过程与 ASE 相似。动态萃取是指样品基体加入萃取池后，亚临界水用泵连续通入萃取池中，在固定的温度或连续变化的温度下进行萃取。这种方法优点是可以提高传质效率，缩短萃取时间，实现选择性的连续萃取；缺点是比静态萃取需要更多的溶剂，会使待萃取物浓度降低，造成后续分离困难。

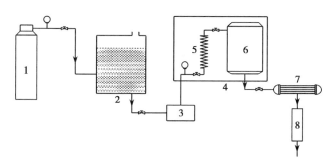

1. 氮气罐；2. 蓄水池；3. 高压注射泵；4. 恒温炉；5. 预热器；6. 萃取池；7. 冷却器；8. 收集器。

图 4-10-5　亚临界水萃取设备示意图

3. 亚临界水萃取过程中的影响因素　对于 SWE 方法来说，影响萃取效率的因素主要有温度、萃取时间、水料比、夹带剂、流速和压力等。

（1）温度：温度是影响 SWE 过程中最重要的因素。它对萃取速率、效率和选择性都有很大的影响。不同温度下,水的介电常数不同,可通过改变温度萃取出不同极性的物质。一般来说,升高温度,水的黏度降低,表面张力减小,会提高溶质的溶解速度,改善萃取效率。因此,为了尽可能多地提取待萃取物,萃取应在较高的温度下进行。但随着温度的升高,一些对温度敏感的物质有可能会发生降解和反应。综合考虑,在确定萃取温度时,应根据被萃取物的极性、热稳定性等因素来选择。

(2)萃取时间:萃取时间也是 SWE 的重要因素。由于一些成分萃取时间太长会引起降解而降低萃取效率,因此相对于其他的萃取方法,SWE 的萃取时间一般都比较短,多在 1 小时以内,而有的原料的萃取时间仅需要十几分钟。SWE 在相对很短的时间内就能比较完全的萃取出待萃取物,但萃取时间的作用不是单一的,它和温度、流速等因素协同影响萃取效率。

(3)水料比:水料比对 SWE 的影响也比较显著。随着水和原料混合比例的增大,原料和水接触面积也逐渐增大。这样,原料中待萃取物扩散到溶剂中的速度加快,萃取效率提高。而当水料比增加到一定程度,有效成分已基本溶出完全,过多的水会降低溶质的浓度,增加后续分离的难度。

(4)夹带剂:夹带剂对萃取效率的影响。SWE 一般以去离子水为萃取溶剂,但对于一些非极性或弱极性的待萃取物,可通过加入一些夹带剂(如氯化钾、乙醇、硝酸)或调节 pH 来提高待萃取物的溶解度,降低萃取温度和保护热敏溶质。

(5)流速:流速对动态 SWE 的影响。一方面,提高流速会造成高速水流直接冲击减弱包裹在物料周围的薄膜水层,增加待萃取物从样品基体中转移的速度,即传质速率。另一方面,增大流速会需要更多的去离子水,造成被萃取物稀释,同时也减少了水与物料的接触时间。综合两个方面的影响,萃取效率受流速影响不大。

(6)压力:压力对 SWE 萃取效率的影响较小。当压力从 0.1MPa 增加到 10MPa 时,水的介电常数仅增加了 0.37,因此只需在一定压力下维持水为液态即可,一般在 1MPa 至 6MPa 之间。

4. 亚临界水萃取的应用　亚临界水萃取是近年来新发展起来的一项样品前处理技术,该技术最早应用于土壤、沉积物、污泥和空气颗粒物等样品中有机污染物的萃取。相对于其他的方法,SWE 具有快速、高效、高选择性和低能耗等优点。尤其是 SWE 使用对环境无害的水取代传统的有机溶剂做萃取剂,符合"绿色化学"的要求。目前,SWE 多用于精油、天然产物中的活性成分的萃取;除此以外还有土壤中多环芳烃、多氯联苯的萃取,粮食、水果、蔬菜、肉制品中杀虫剂、有机氯农药和除草剂的萃取等各个方面。表 4-10-1 列举了 SWE 在环境、农产品萃取中的一些应用。

表 4-10-1　亚临界水萃取在环境、食品萃取中的应用实例

样品基体	待萃取物	SWE 萃取条件				检测仪器
		压力 /MPa	温度 /℃	溶剂	萃取时间 /min	
空气颗粒物	多环芳烃	5	250	H_2O	15	气质联用
土壤	多氯吡啶醇	20	250	H_2O	15	ELISA
沙子	氯甲基苯胺	5	100	H_2O	9	液相色谱 - 紫外检测
污染的土壤	氯酚	10	125	H_2O:乙腈 (94:5)	3 × 10	气质联用

样品基体	待萃取物	SWE 萃取条件				检测仪器
		压力 /MPa	温度/℃	溶剂	萃取时间 /min	
沙子	硝基甲苯	5	200	H_2O	8.3	气质联用
污染的沉积物	多氯联苯	5	250	H_2O	15	气相色谱 - 电化学检测
果蔬	有机氯	10	120	H_2O：乙酸 （9：1）	2 × 10	气质联用
果蔬	涕必灵	5	75	H_2O	20	气质联用

（牛凌梅）

第十一节　吹扫捕集技术

吹扫捕集技术是 20 世纪 70 年代中期 Bellar 和 Lichtenberg 研发的一种复杂样品的预处理方法,具有快速、准确、高灵敏度、高富集率、高精密度和不使用有机溶剂等特点,该方法对挥发性有机物的检测具有灵敏度高、检测限低、定量准确和操作简便等特点,成为当今发展迅速的一种新分离分析方法和技术,而且能够与 GC、GC-MS、GC-FTIR 和 HPLC 等分析仪器联用,实现吹扫、捕集、色谱分离全过程的自动化而不损失测试精密度和准确度,因此这种方法受到人们的普遍重视。

吹扫捕集技术对于沸点在 200 ℃ 以下疏水性的挥发性有机物(volatile organic compounds,VOCs)有较高的富集效率;而水溶性较大的 VOCs,可适当延长吹扫时间或加热样品以提高的吹扫效率。用吹扫捕集法可富集绝大多数样品中的 VOCs,提供免受复杂基体干扰的清洁样品。实际应用中,吹扫捕集技术常用于富集水、泥沙及沉积物等环境样品中的痕量 VOCs,在食品、饮料、蔬菜、药物、石油和烟草等样品的富集预处理中也展示出令人满意的应用效果。

40 多年来,吹扫捕集技术在测定环境痕量 VOCs 方面发挥了重要作用,取得了令人满意的结果。美国环保局(EPA)方法 500、600 和 800 系列中有 10 种分析方法采用吹扫捕集样品预处理技术,分析可吹脱性有机物,在各种预处理方法中居第二位,仅次于液 - 液萃取法。EPA 方法 5030C、5034A、8015、8021、8260 等详细介绍了吹扫捕集技术在环境有机污染分析中的技术标准。在我国,吹扫捕集技术也受到重视,并基于此技术针对水体、土壤和空气等样品开展了大量分析工作。但在与国外标准化方法的接轨方面,仍面临诸多制约因素,有待制定吹扫捕集器和 GC、GC-MS、GC-ICP 等仪器联用的标准方法及统一的监测分析方法。随着商业化吹扫捕集仪器的广泛使用,吹扫捕集技术在挥发性有机物分析、有机金属化合物的形态分析中起着越来越重要的作用。

吹扫捕集技术对样品的预处理无须使用有机溶剂,对环境不造成二次污染,并且具有取样量少、富集效率高、受基体干扰小及容易实现在线监测等优点。但是吹扫捕集法易形成泡沫,使仪器超载。此外伴随有水蒸气的吹出,不利于下一步的吸收,给非极性气相色谱分离柱的分离带来困难,并且水对火焰类检测器也有淬灭作用。

吹扫捕集技术亦称为动态顶空法,是顶空分析中的一种,它和静态顶空技术都属于气相萃取范畴,它们的共同特点是用氮气、氦气或其他惰性气体将被测物从样品中抽提出来。但吹扫捕集技术与静态顶空技术不同,它使气体连续通过样品,将其中的挥发组分萃取后在吸附剂或冷阱中捕集,再进行分析测定,因而是一种非平衡态的连续萃取。因此,吹扫捕集技术又称动态顶空浓缩法。其过程是用氮气、氦气或其他惰性气体以一定的流量通过液体或固体进行吹扫,吹出待分析的痕量挥发性组分后,被冷阱中的吸附剂吸附,然后加热脱附进入气相色谱系统进行分析。由于气体的吹扫,破坏了密闭容器中气、液两相的平衡,使挥发组分不断地从液相进入气相而被吹扫出来,也就是说,在液相顶部的任何组分的分压为零,从而使更多的挥发性组分逸出到气相,所以它比静态顶空法更适合测量痕量组分。表 4-11-1 列出了吹扫捕集法与静态顶空法的比较。

表 4-11-1　吹扫捕集法与静态顶空法的比较

项目	吹扫捕集法	静态顶空法	项目	吹扫捕集法	静态顶空法
高挥发性化合物	能	能	重复样品	不需要	需要
低挥发性化合物	能	不能	方法的线性范围	宽	有限
方法检测限	1μg/L	10~100μg/L	目标化合物数目	<80	40~50

　　常见挥发性及半挥发性有机物的预处理技术包括吹扫捕集法、顶空法、固相微萃取、固相萃取、超临界流体萃取、微波辅助萃取、液 - 液萃取、超声振荡、索氏萃取和凝胶渗透色谱技术。表 4-11-2 比较了常用挥发性及半挥发性有机物的预处理技术。其中液 - 液萃取、顶空法技术比较耗时,固相微萃取技术富集倍数低,很难用于痕量挥发性有机物的富集。吹扫捕集技术由于灵敏度高,得到了广泛应用。

表 4-11-2　常用挥发性及半挥发性有机物的预处理技术

项目		吹扫捕集法	顶空法	固相微萃取	固相萃取	超临界流体萃取	微波辅助萃取	液－液萃取	超声振荡	索氏萃取	凝胶渗透色谱技术
分析物	挥发性有机物	√	√	√							
	半挥发性有机物			√	√	√	√	√	√	√	√
	非挥发性有机物				√	√	√	√	√	√	√
样品基体	固体	√	√			√	√		√	√	
	准固体	√	√	√		√	√		√	√	
	液体	√	√	√	√			√			√
	气体			√							
萃取完全与否		√			√	√	√	√	√	√	√

一、吹扫捕集技术原理与实验技术

吹扫捕集法属于气相萃取范畴,通常情况下经吹扫捕集的气体均直接进入检测器进行检测。与吹扫捕集联用的仪器以气相色谱仪应用最为广泛,因此本节结合气相色谱仪介绍吹扫捕集的基本原理。

吹扫捕集 - 气相色谱法联用装置如图 4-11-1 所示。吹扫捕集过程一般分为吹扫、吸附和解吸三个步骤。基于 VOCs 在水相及其上方空间存在分配平衡,吹扫阶段用惰性气体对溶液连续鼓泡,将 VOCs 从溶液中吹扫出来;顶空气相中的有机物在惰性气体推动下进入捕集器并富集在吸附剂上,理论上要求分析物在吸附剂上的量不超过泄漏体积(break through volume,BTV);当解吸器迅速加热捕集管至预定高温时,表面吸附的有机物脱附并随载气全部反吹入色谱柱,与此同时,GC 运转起来开始进行色谱分析。吸附和脱附通过六通阀来完成,为减少吸附效应,阀体应固定在插有加热体的厚金属板上并保持温度在 200℃,用管式电炉加热吸附剂管进行加热脱附。若需要在低温下吸附时,可把吸附剂管置于冷阱中,冷柱头与六通阀连接,在吸附剂管加热脱附时,该毛细管柱放入装有液氮的杜瓦瓶中将组分集中在分析柱的柱头,对提高分析柱的分析能力很有利,解吸出的待测组分经 GC 分析柱进行测定。

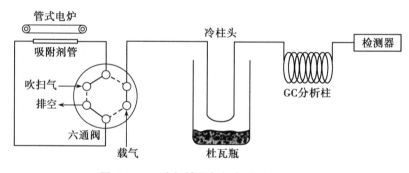

图 4-11-1 吹扫捕集气相色谱分析流程图

吹扫捕集与热解吸结合简化了样品处理过程,对 GC 而言未经稀释的热吹脱产物有利于尖锐对称色谱峰的形成,所以吹扫捕集法的灵敏度比溶剂萃取法高得多,检测限达到 1μg/kg 数量级,是一种高效的样品预处理技术。

吹扫捕集气相色谱法分析步骤大致如下:①取一定量的样品加入吹扫瓶中;②将经过硅胶、分子筛和活性炭干燥净化的吹扫气,以一定流量通入吹扫瓶,以吹脱出挥发性组分;③吹脱出的组分被保留在吸附剂或冷阱中;④打开六通阀,把吸附剂管置于气相色谱的分析流路;⑤加热吸附剂管进行脱附,挥发性组分被吹出并进入分析柱;⑥进行色谱分析。

二、吹扫效率的影响因素

吹扫效率是在吹扫捕集过程中,被分析组分能被吹出回收的百分数。影响吹扫效率的因素主要有吹扫温度、样品的溶解度、吹扫气的流速及吹扫时间、捕集效率、解吸温度及时间等。不同的化合物,其吹扫效率也稍有不同。表 4-11-3 列出一些挥发性有机物的吹扫效率。

表 4-11-3 一些挥发性有机物的吹扫效率

有机物	吹扫效率 /%	有机物	吹扫效率 /%
苯	98	对氯甲苯	90
溴苯	90	二溴氯甲烷	87
二溴甲烷	88	2- 溴 -1- 氯丙烷	92
间二氯苯	96	邻二氯苯	96
对二氯苯	94	氯仿	71
一氯甲烷	85	正丁基苯	88
二叔丁基苯	88	二氯二氟甲烷	100
四氯化碳	87	氯苯	89
一氯环己烯	96	氯乙烷	90

1. 吹扫温度　提高吹扫温度,相当于提高蒸气压,因此吹扫效率也会提高。蒸气压是吹扫时加到固体和液体上的压力,它依赖于吹扫温度和蒸气相与液相之比。在吹扫高水溶性的组分时,吹扫温度对吹扫效率影响更大。温度过高,带出的水蒸气量增加,不利于下一步的吸附,给非极性的气相色谱分离柱的分离也会带来困难,且水对火焰类检测器具有淬灭作用,所以一般选取 50℃为常用温度。对于高沸点强极性组分,可以采用更高的吹扫温度。

2. 样品的溶解度　溶解度越高的组分,其吹扫效率越低。对于高水溶性组分,只有提高吹扫温度才能提高吹扫效率。盐效应能够改变样品的溶解度,通常盐的含量可加到15%~30%,不同的盐对吹扫效率的影响也不同。

3. 吹扫气的流速及吹扫时间　吹扫气的体积等于吹扫气的流速与吹扫时间的乘积。通常用控制气体体积来选择合适的吹扫效率。气体总体积越大,吹扫效率越高。但是总体积太大,对后续的捕集效率不利,会将捕集在吸附剂或冷阱中的被分析物吹落。因此,吹扫气总体积一般控制在 400~500ml。

4. 捕集效率　吹出物在吸附剂或冷阱中被捕集,捕集效率对吹扫效率影响很大,捕集效率越高,吹扫效率越高。冷阱温度直接影响捕集效率,选择合适的捕集温度可以得到最大的捕集效率。

5. 解吸温度及时间　一个快速升温和重复性好的解吸温度是吹扫捕集气相色谱分析的关键,它影响整个分析方法的准确度和精密度。较高的解吸温度能够更好地将挥发物送入气相色谱柱,得到窄的色谱峰。因此,一般都选择较高的解吸温度,对于水中的有机物(主要是芳烃和卤化物),解吸温度通常采用 200℃。在解吸温度确定后,解吸时间越短越好,从而得到好的对称的色谱峰。

三、吹扫捕集技术的应用

(一)商业化的吹扫捕集仪器

Bellar 和 Lichtenberg 于 1974 年首次发表了有关吹扫捕集色谱法测定水中挥发性有机物的论文,自此以后吹扫捕集技术便一直受到分析化学工作者的重视。美国的 EPA601、EPA602、EPA603、EPA624、EPA501.1 与 EPA524.2 等标准方法均采用吹扫捕集技术。随着商业化吹扫捕集仪器的广泛使用,吹扫捕集法在挥发性、半挥发性有机物分析和有机金属化合物的形态分析中起到越来越重要的作用。以下简单介绍两款商业化吹扫捕集器的结构和工作原理。

吹扫捕集仪器的工作原理如图 4-11-2、图 4-11-3。图 4-11-2 所示吹扫捕集仪器工作过程可分为样品吹扫和样品解吸两个阶段。在样品吹扫阶段,将 25ml 样品(或 5ml 高浓度样品)放入吹扫瓶中,用氮气或氦气作为吹扫气以 40ml/min 的流速吹扫 11~12 分钟。在样品解吸阶段,捕集管于 180℃热解吸 4 分钟,吹扫气以 15ml/min 的流速将解吸物质吹入 GC 分离。

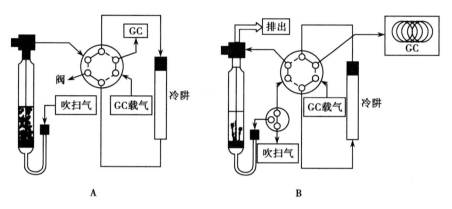

图 4-11-2　吹扫捕集仪器工作原理示意图
A. 样品吹扫;B. 样品解吸。

图 4-11-3 所示的低温吹扫捕集仪器装置由吹扫瓶、水冷凝器、热解吸管、冷阱、毛细管和进样口六部分组成。吹扫瓶用于盛放样品;水冷凝管用于冷却除去水蒸气,以防水蒸气冷凝在冷阱中堵塞管路;热解吸管保持在 250℃,使吹出样品全部汽化;冷阱通液氮控制捕集温度;毛细管放在冷阱中,用于捕集吹出的挥发物;吹扫结束后吹出物经进样口进入气相色谱毛细管中分离分析。

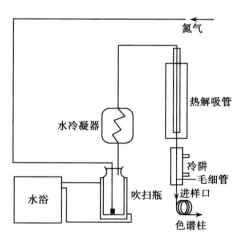

图 4-11-3　低温吹扫捕集仪器装置图

低温吹扫捕集仪器的工作原理可分为准备阶段、预冷阶段、吹扫阶段、进样阶段和反吹阶段五个部分。在准备和预冷阶段,吹扫气氮气从热解吸管和冷阱毛细管间进入。无反吹时,吹扫气分两路同时清扫管路,一路经热解吸管和水冷凝器排出,一路经冷阱毛细管进入色谱柱排出。打开液氮阀,使冷阱预冷至捕集温度。吹扫开始后,氮气作为吹扫气将挥发物从吹扫瓶中吹出,经水冷凝器冷却和解吸管汽化后,进入冷阱中的毛细管,将挥发物全部捕集在冷阱中。吹扫结束后,冷阱快速升温至200℃,挥发物按沸点顺序进入气相色谱毛细管中分离,最后用火焰光度检测器(FPD)检测。在反吹阶段,吹扫气从热解吸管和冷阱毛细管间进入,一路经热解吸管和水冷凝器,一路经冷阱毛细管进入色谱柱,直至整个分析过程结束。

(二)吹扫捕集法的应用

几乎所有水溶液及固体样品中的挥发和半挥发性有机物的分析都可应用吹扫捕集法,但由于吹扫效率波动较大、水蒸气的干扰和吸附剂效能的差异,吹扫捕集法存在回收率波动较大的缺点。为解决以上问题以及扩大吹扫捕集法的应用范围,人们从许多方面进行了探索。

1. 在环境样品分析中的应用　工业长期发展的结果,导致大量有毒化合物进入水体循环体系,成为危害人、牲畜健康的潜在威胁。因此,许多科研团队或个人利用吹扫捕集技术对地表水、地下水、饮用水、海水、天然水、废水等与生存环境息息相关的水资源进行了深入研究,并制定了标准的分析方法。

空气中VOCs因成分复杂、含量微、检测难度大而成为人们研究的热点。有研究者使用自制的吹扫捕集装置,用Tenax GC采样管在常温下富集大气中的有机污染物,热解吸进样,GC-MS联用分析了大气中的40种VOCs,主要为苯系物和挥发性卤代烃。利用冷阱捕集技术可测定空气中磷化氢的含量,所采用的装置如图4-11-4所示。空气样品首先经氢氧化钠处理除去硫化氢和二氧化碳后,进入冷阱1捕集,其捕集温度为 -130~-100℃,此时甲烷和空气未被捕集而被排出。切换六通阀加热冷阱1,被捕集分析物进入冷阱2捕集,捕集温度为 -196℃,分析物经热解吸后,用气相色谱/氮磷检测器检测。

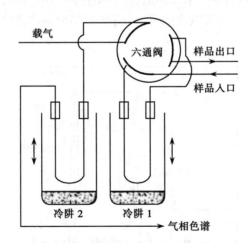

图 4-11-4　冷阱捕集测定磷化氢装置示意图

图4-11-5展示了一种同时测定空气中挥发性有机金属化合物和准金属化合物的多元素形态分析方法,空气样品首先经过一个过滤器除去悬浮物颗粒,然后经过一个 -20℃的水冷阱除去水蒸气后,将分析物在 -175℃低温富集在一小段的玻璃棉填充柱上,再利用低温气相色谱与电感耦合等离子发射光谱联用检测。载气中的氧化剂可以降低样品中挥发性含碳的金属形态干扰,同时用氙作为内标连续检测分析过程中等离子体的稳定性。

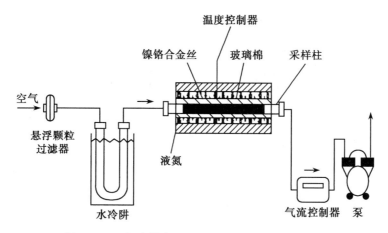

图 4-11-5　挥发性有机金属和准金属化合物采集器

除水体和空气污染引人注目外,土壤污染也成为人们关注的焦点。近年来出现了很多利用吹扫捕集法研究土壤污染物的报道,关于土壤的研究集中在一般土壤样品、污染型土壤、垃圾和底泥等几种类型,主要研究土壤本身所含污染物及其挥发出来的气体。

2. 在食品分析中的应用　吹扫捕集法常被用来研究奶品中的芳香化合物,如奶酪、人乳汁;也用于分析植物制品,曾报道的有原生态橄榄油、石榴汁、草莓、法国菜豆、谷类和槟榔等,还可用于分析肉类。另外,盛装食品的器皿如咖啡杯中的挥发性或半挥发性污染物,也可利用吹扫捕集法进行采样分析。

3. 在生物样品分析中的应用　研究者还开发了一种测定人体血液中 32 种 ng/L 级挥发性化合物的方法,并利用吹扫捕集 - 气相色谱 / 火焰离子化检测器测定尿液和血液中的苯乙烯,尿液检出限为 0.4μg/L,血液检出限为 0.6μg/L。利用吹扫捕集与色谱联用还可以测定尿样和生物组织中的甲基汞及无机汞,该方法灵敏度高,分析时间短,尿样的检出限低。

四、其他捕集技术

(一)静态顶空

静态顶空(static headspace,SH)属于顶空分析中的一种,是一种简便的样品预处理方法,主要用于液体、固体或气体(吸附于固体材料上)中挥发性有机物的测定。如图 4-11-6 所示,该方法是将待测样品置入一密闭的容器中,通过加热升温使挥发性组分从样品基体中挥发出来,在气液(或气固)两相中达到平衡,直接抽取顶部气体进行色谱分析或色谱 - 质谱分析,从而检验样品中挥发性组分的组成和含量。

它的原理如下:当样品的蒸气压相当低时,色谱峰面积(A_i)与挥发性组分(i)的蒸气压(P_i)成正比,即 $A_i = C_i P_i$,式中 C_i 为与物质种类和检测器有关的特定常数。当样品中浓度很小时可视为理想溶液,服从拉乌尔定律 $P = P_{i0} X_i$,式中 P_{i0} 为 i 的纯组分的蒸气压;X_i 为 i 组分的摩尔分数。服从拉乌尔定律的混合体系,其峰面积与浓度呈线性关系。但在高浓度区分压与浓度不呈线性关系,甚至无关。所以,分析高浓度样品时应充分稀释,使它接近理想的混合体系。顶空进样技术可以分析复杂基质样品,免除冗长繁琐的样品预处理过程,避免有机溶剂、复杂基质对分析造成的干扰,减少对色谱柱和进样口的污染。对于易挥发或易分解和无法直接进样分析的液体或固体样品更具有优势。顶空分析应用非常广泛,是挥发性有机物分析的主要技术手段,该方法已广泛应用于食品、环境和环境地质调查等领域。但该技术采用平衡时分取部分样品进样,其方法相对性较大,不适合高浓度和超痕量水平样品分析。

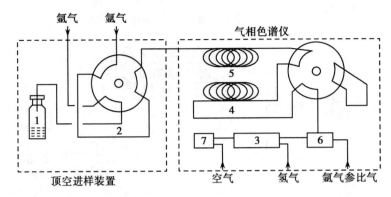

1. 样品瓶;2. 样品定量管;3. 镍催化管;4. 5A 分子筛柱;5. Carboxen 柱;
6. TCD(热导检测器);7. FID(氢火焰离子化检测器)。

图 4-11-6　顶空 - 气相色谱装置示意图

(二)动态针捕集

近年来,随着测试技术的快速发展和不断完善,又出现了一种新型的 VOCs 分析测定手段——动态针捕集装置(needle trap device,NTD)。最初的 NTD 系统是采用填充有石英玻璃纤维的动态捕集针装置,用于捕集空气中的颗粒物和气溶胶。动态针捕集阱装置结构如图 4-11-7 所示,针尖内填充有吸附剂,如聚二甲基硅氧烷(PDMS)、二乙烯基苯(DVB)和 Carboxen 吸附剂颗粒依次层叠,厚度为 1cm。在吸附剂前后端填充有石英玻璃纤维,这种结构使针尖端被吸附剂富集的分析物不易流失。使用动态针捕集技术时,空气样品被呼吸泵抽进针尖内,气态 VOCs 与气溶胶颗粒被针内的吸附剂吸附或阻挡,完全捕集在针尖内,然后将此动态针插进 GC-MS 进样口热解析,获得气态 VOCs 与气溶胶颗粒吸附的 VOCs 色谱峰,定量定性得到 VOCs 浓度。

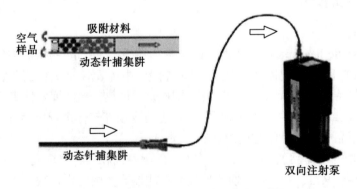

图 4-11-7　动态针捕集阱装置结构示意图

一般认为气溶胶颗粒粒径如果小于动态针内吸附剂间缝隙,就可能逃离针捕集。实际情况则恰恰相反,吸附剂颗粒层层叠加,形成了一个类似于多层的过滤网。气溶胶颗粒经过针管时,经历了扩散,重力惯性碰撞,中途拦截等多个机制,经过理论计算,即使对粒径是几个纳米的颗粒,动态针的捕集效率也能达到 90% 以上。因此动态针的萃取原理是完全萃取,定量依据为:$c_0=n/V$,式中,c_0 是空气样品中待测化合物浓度,n 是色谱峰鉴定出的化合物量,

V 是经过 NTD 的空气样品体积。NTD 作为一种方便快捷的采样方法,可以测量样品的种类是非常多的,包括从水样到空气颗粒样品,都可以采用这种方法捕集。

(孙　静)

第十二节　衍生化技术

衍生化技术就是通过化学反应将样品中难于分析检测的目标化合物定量地转化成另一易于分析检测的化合物,通过后者的分析检测可以对目标化合物进行定性和/或定量分析。该技术在色谱分析中得到广泛应用。按衍生化反应发生在色谱分离之前还是之后进行,可将衍生化分为柱前衍生化和柱后衍生化。柱后衍生化主要是为了提高检测的灵敏度(降低检出限),如离子色谱仪中的抑制器。柱前衍生化属于样品前处理范畴,本节主要介绍柱前衍生化。

一、衍生化的目的与条件

1. 衍生化的目的　柱前衍生化就是在色谱分离之前将样品与一定的化学试剂发生化学反应:①将一些不适合某种色谱技术分析的化合物转化成可以用该种色谱技术分析的衍生物。如某些高沸点、不汽化或热不稳定的化合物不能用气相色谱分析,通过衍生化转化成可以汽化的或热稳定的衍生物,然后再用气相色谱分析。②对于很多化合物没有紫外吸收或紫外吸收很弱,可以通过衍生化反应将这些化合物的分子结构中引入一个有强紫外吸收的基团,提高这些化合物可以提高液相色谱检测的灵敏度。又如气相色谱的电子捕获检测器(ECD)对含卤素的化合物有很高的灵敏度。③改变化合物的色谱性能,改善分离度。如一些异构体在色谱上很难分离,通过衍生化反应,使两个异构体生成的衍生物色谱性能产生较大差异而得到分离。对一些难分离的物质,也可以选用某些衍生化试剂,只使其中一个发生衍生化反应转化成衍生物,两者可得到分离。

不同模式的衍生化的目的有不同的侧重,气相色谱中柱前衍生化主要是改善目标化合物的挥发性;而液相色谱和薄层色谱中柱前衍生化的主要目的是改善检测能力。所以不同模式的衍生化方法和所用的衍生化试剂也略有不同。另外,利用衍生化反应可以帮助鉴定化合物的结构,这在使用色谱 - 质谱、色谱 - 红外光谱和色谱 - 磁共振波谱联用方法确定化合物结构时作用更加明显。

2. 衍生化的条件　色谱中衍生化使用的衍生化反应应满足以下几个条件:
(1)反应能迅速、定量地进行,反应重复性好,反应条件不苛刻,容易操作。
(2)反应的选择性高,最好只与目标化合物反应,即反应要有专一性。
(3)衍生化反应产物只有一种,反应的副产物和过量的衍生化试剂应不干扰目标化合物的分离与检测。
(4)衍生化试剂应方便易得,通用性好。
总之,衍生化方法可以扩大色谱分析的应用范围,使色谱分析的结果能更令人满意,所以衍生化是色谱样品处理的一个重要方法。

二、气相色谱中常用的衍生化法

衍生化法是指某种化合物分子中的原子或官能团,直接或间接地被其他原子或官能团置换,而成为新化合物的方法。所得到的新化合物称为衍生物。用于置换母体化合物中的原子或官能团的物质称为衍生化试剂。气相色谱分析衍生化法往往泛指欲测试样在适当条件下与所选用的试剂作用,使其转化成为满足色谱分析要求的既定物质的处理方法。衍生化法种类繁多,用于气相色谱试样处理的衍生化法主要有:硅烷化法、酯化法、酰化法、卤化法、醚化法、环化法以及无机物衍生法等。

(一)硅烷化法

在气相色谱分析欲测试样的衍生化处理方法中,硅烷化法是用得最为广泛和最为成功的方法之一。它是利用质子性化合物(如醇、酚、酸、胺和硫醇等)与硅烷化试剂反应,形成挥发性的硅烷衍生物。

1. 反应方程式 含羟基、羧基、巯基和胺基等官能团的化合物,与适宜的硅烷化试剂反应所得到的衍生物,一般比其母体化合物具有较大的挥发性和较好的热稳定性(加热至300℃不分解)。该衍生化反应可用如下方程式来表示:

$$R_3Si\text{-}X + H\text{-}R' \longrightarrow R_3Si\text{-}R' + HX$$

在上述反应中各种官能团对硅烷化反应显示出不同的活性,其活性顺序大体可排列为:醇类>酚类>羧酸类>胺类>酰胺类。反应活性还受空间位阻的影响,其中醇的反应活性为伯醇>仲醇>叔醇;胺的反应活性为伯胺>仲胺。

2. 反应时间 硅烷化反应速度一般都比较快,往往在数分钟内即可完成,但是有些化合物则需较长的反应时间,如甾族化合物有时需长达数小时。

硅烷化反应所需的时间与试样、溶剂、硅烷化试剂种类和用量以及温度等反应条件有关。一般通过测定衍生产物组成、含量的变化情况,以判断衍生化反应是否完毕,即每隔一定的时间,取样进行色谱分析,如果数次分析结果表明衍生产物组成、含量不再变化,则可确定出适宜的硅烷化反应时间。

3. 硅烷化试剂 硅烷化试剂种类颇多,常用的硅烷化试剂及其应用的试样对象如表 4-12-1。

表 4-12-1 常用硅烷化试剂

序号	试剂名称、简称及结构式	使用说明
1	六甲基二硅氨烷 简称:HMDS $(CH_3)_2SiNHSi(CH_3)_3$	HMDS 和 TMCS 为经典的硅烷化试剂,可单独使用,也可混合使用。常用于羟基化合物衍生处理。配用吡啶、二甲基甲酰胺或二甲基甲砜等溶剂
2	三甲基氯硅烷 简称:TMCS $(CH_3)_3SiCl$	
3	二甲基硅烷 简称:DMS $(CH_3)_2SiH_2$	DMSI 和 DMCS 为多用途硅烷化试剂,常用于羟基化合物衍生处理。配用溶剂有吡啶等
4	二甲基氯硅烷 简称:DMCS $H(CH_3)_2SiCl$	

序号	试剂名称、简称及结构式	使用说明
5	四甲基二硅胺烷 简称：TMDS H(CH₃)₂SiNHSi(CH₃)₂	TMDS 和 CMTMDS 为常用的硅烷化试剂，多用于羟基化合物衍生处理。配用溶剂：吡啶、二甲基甲酰胺等
6	1,3-双(氯甲基)-1,1,3,3-四甲基二硅胺烷， 简称：CMTMDS (CH₂Cl)(CH₃)₂SiNHSi(CH₃)₂(CH₂Cl)	
7	N,O—双(三甲硅烷)乙酰胺 简称：BSA (CH₃)₃SiOCNSi(CH₃)₃CH₃	BSA 和 BSTFA 适用于羟基化合物、氨基酸、有机酸、烯醇、酰胺等化合物衍生化处理
8	N,O-双(三甲硅烷)三氟乙酰胺 简称：BSTFA (CH₃)₃SiOCNSi(CH₃)₃ CF₃	
9	N-(三甲基硅烷)乙酰胺 简称：TMSA CH₃CONHSi(CH₃)₃	TMSA 和 MSTA 可用于多种化合物的衍生化处理，但最适用于碳水化合物中羟基的衍生化处理
10	N-甲基-N-三甲基硅烷乙酰胺 简称：MSTA CH₃CONCH₃Si(CH₃)₃	
11	N-甲基-N-(三甲基硅烷)三氟乙酰胺 简称：MSTFA CF₃CONCH₃Si(CH₃)₃	MSAF 和 TMSIM，用于甾族和多羟基化合物的衍生化处理，后者还可在含水介质中进行
12	N-甲基-N-(三甲基硅烷)咪唑 简称：TMSIM 或 TSIM CF₃CONCH₃Si(CH₃)₃	
13	N-(三甲基硅烷)二甲胺 简称：TMSDMA (CH₃)2SiN(CH₃)₂	TMSDMA 和 MTSDEA 常用于胺类和氨基酸类的衍生化处理
14	N-(三甲基硅烷)二乙胺 简称：TMSDEA (CH₃)₂SiN(C₂H₃)₂	

续表

序号	试剂名称、简称及结构式	使用说明
15	氯甲基二甲基硅烷 简称：CMDMS $(CH_3Cl)(CH_3)_2SiH$	CMDMS 和 CMDMCS 常用于多羟基化合物的衍生化处理。所得衍生物适于电子捕获检测器检测
16	氯甲基二甲基氯硅烷 简称：CMDMCS $(CH_3Cl)(CH_3)_2SiCl$	

4. 溶剂选择　从硅烷化衍生化反应方程式中看出，硅烷化试剂主要是与欲测试样官能团中的活性氢原子作用。因此，一般不能选用含活性氢原子的物质作为该衍生化反应的溶剂。如水、醇类等，也避免选用烯酮类作溶剂。硅烷化衍生化反应选用溶剂主要包括吡啶、二甲基甲酰胺、二甲基亚砜、四氢呋喃、醚类、烷烃等非极性溶剂。

5. 注意事项　由于水分子中含有活性氢原子，而硅烷化试剂往往很容易与其作用，因此硅烷化衍生化反应通常必须在无水体系中进行。除了应保持试样、溶剂、硅烷化试剂、衍生物以及所用器皿的干燥之外，还应注意进样器和色谱仪系统的干燥，否则将造成明显的干扰。但是，某些硅烷化反应却允许水分存在。例如：采用 N-(三甲基硅烷)咪唑作衍生化试剂时，能与含水 50% 以上的糖液进行三甲基硅烷化反应。

（二）酯化法

酯化法主要用于含羧基的化合物试样的衍生处理。在色谱试样衍生法中，所得到的衍生物一般为甲酯、乙酯、丙酯或丁酯，其中最常见的为甲酯化衍生物。适于制备色谱试样酯化衍生物的常用试剂见表 4-12-2。

酯化法的种类颇多，常用于色谱试样衍生处理的大致可归纳为如下几种方法：醇酸酯化法、重氮烷烃法、卤化硼催化法、裂解法以及其他酯化法。

1. 醇酸酯化法　羧酸与醇（或酚）反应生成酯和水，是典型的酯化反应，称为 Fischer 酯化法。此反应为可逆反应：

$$RCOOH+R'OH \rightleftharpoons RCOOR'+H_2O$$

表 4-12-2　常用的酯化衍生试剂

序号	试剂	使用说明
1	硫酸 - 甲醇	短链的一元酸酯化，可能有磺化、碳化、聚合或异构现象
2	盐酸 - 甲醇	一元酸酯化，操作麻烦
3	乙酰氯 - 甲醇	一元酸酯化
4	对甲苯磺酸 - 醇类（C_1~C_4）	相对分子质量较大的羧酸酯化
5	三氟乙酸酐 - 醇类（C_1~C_4）	尤适用于空间位阻大的羧酸酯化
6	N,N'- 二环己基碳化二亚胺醇类（常用 C_1~C_4）	有机酸酯化
7	四氯铝醚络合物 - 醇类（C_1~C_4）	尤适于低温酯化

续表

序号	试剂	使用说明
8	阳离子交换树脂 - 醇类（$C_1 \sim C_4$）	可循环使用,但酯化率低
9	重氮烷烃（常用 $C_1 \sim C_4$）- 无水介质（常用乙醚等）	一元、二元酸酯化,酯化氯较高
10	三氟化硼 - 甲醇	一元、二元酸酯化,可能发生降解作用
11	三氟化硼 - 正丙（或丁）醇	较适用于小于 C_{10} 的一元、二元脂肪酸以及氨基酸的酯化
12	三氯化硼 - 甲醇	较适用于类脂酸和脂肪酸的酯化
13	三氯化硼 -2- 氯乙醇	短链脂肪酸酯化,衍生物适用于 ECD 检测
14	氢氧化四甲铵 - 甲醇	羧酸、类脂物、醇酸树脂等的酯化
15	(间三氟甲基苯基) 氢氧化铵 - 甲醇	脂肪酸酯化
16	N,N'- 二甲基甲酰胺二烷基缩醛	脂肪酸、氨基酸酯化、羟基胺基、羰基、活性次甲基等的衍生化
17	N,N'- 碳酰二咪唑 - 醇类（$C_1 \sim C_4$）	有机酸酯化
18	二甲基亚砜 -2,2- 二甲氧基丙烷	脂肪酸酯化
19	氢化钠 -2- 溴丙烷	羧基酯化,胺基、巯基、羟基衍生化

在室温条件下,醇酸直接酯化的反应速度极慢。例如:1mol 乙酸与 1mol 乙醇的酯化,需经 15 年之久才能达到平衡,而且只能产生 2/3mol 的酯。

如果有适量的催化剂存在,那么可使醇与酸的酯化反应速度大大加快。一般使用强酸型催化剂,以降低酯化反应的活化能,从而达到加快反应速度之目的。

常用的强酸型酯化催化剂有:浓硫酸、干燥氯化氢、对甲苯磺酸、三氟乙酸酐、二环己碳化二亚胺、四氯铝醚络合物、磺酸型强酸性阳离子交换树脂等。

(1)硫酸 - 甲醇法

$$RCOOH + CH_3OH \xrightarrow[\Delta]{\text{浓 } H_2SO_4} RCOOCH_3 + H_2O$$

此法一般适于短链羧酸的酯化,在 100℃ 以下的酯化反应均可用硫酸作催化剂,用酸量为羧酸量的 1/3~1/5。对于碳链较长相对分子质量较大羧酸和醇反应,因需较高的反应温度,故不宜以硫酸作催化剂。此外,硫酸具有廉价易得、吸水性好和催化作用强等优点。但因其具有很强的氧化性,可能导致磺化、碳化、聚合、异构化等副反应。

(2)盐酸 - 甲醇法

$$RCOOH + CH_3OH \xrightarrow{\text{干燥 } HCl} RCOOCH_3 + H_2O$$

此法适于某些以浓硫酸为催化剂时容易发生脱水等副反应的含羧基化合物的酯化,也可用于氨基酸的酯化。酯化操作时,可把干燥的 HCl 通入酸与醇的混合液中直至饱和,也可通入醇中直至饱和后再加酸进行酯化反应。

HCl 作为催化剂,具有无氧化性、易挥发、易从产物中除去等优点。但腐蚀性较大,操作较为复杂。现已采用乙酰氯 - 甲醇法代替盐酸 - 甲醇法,不但操作简便,而且定量也较可靠。

(3)对甲苯磺酸法:此法系以对甲苯磺酸(催化剂)先与醇形成磺酸酯,然后再与羧酸试样进行酯化反应。其衍生化反应方程式如下：

$$H_3C\text{—}\langle\bigcirc\rangle\text{—}SO_3H + R'OH \xrightarrow{\text{脱水}} H_3C\text{—}\langle\bigcirc\rangle\text{—}SO_2OR'$$

$$H_3C\text{—}\langle\bigcirc\rangle\text{—}SO_2OR' + RCOOH \xrightarrow{\text{脱对甲苯磺酸}} RCOOR'$$

此法适用于反应温度较高和浓硫酸不宜使用的某些酯化反应。

对甲苯磺酸催化剂的酯化法，兼有硫酸法和盐酸法所具有的优点。但此催化剂价格比硫酸和盐酸昂贵。

（4）三氟乙酸酐法

$$RCOOH + R'OH \xrightarrow{(CF_3CO)_2O} RCOOR' + H_2O$$

此法特别适于空间位阻较大的羧酸与醇（或酚）的酯化，例如：1，3，5-三甲基苯甲酸与1，3，5-三甲基苯酚的酯化反应，可采用三氟乙酸酐为催化剂。

2. 重氮烷烃法　重氮烷烃法是一种快速简便、转化率高的羧酸酯化法。它既适用于一元酸，也适用于二元羧酸。

$$RCOOH + CH_2N_2 \longrightarrow RCOOCH_3 + N_2\uparrow$$

此方法简便有效，反应速率快，转化率高，很少有副反应，不引入杂质，但反应要在非水介质中进行。重氮烷烃法中，最常用的衍生化试剂为重氮甲烷。它是一种较理想的酯化衍生化试剂，可与多种羧酸作用，得到接近理论产率的甲酯。酯化反应容易进行，而且几乎无副反应。但重氮甲烷不稳定，有爆炸性，有毒（致癌），制备和使用时要特别小心。常温下酚羟基可与重氮甲烷缓慢反应，但在0℃以下时可避免酚羟基反应。

重氮烷烃试剂中，除了重氮甲烷外，还有其他衍生化试剂：重氮乙烷、重氮丙烷、重氮丁烷和重氮甲苯等。这些重氮烷烃比重氮甲烷要稳定些，其爆炸的可能性也要小些。

重氮甲烷是一种很理想的甲基化试剂，除了适于作羧酸的衍生化试剂外，还可作含有胺基、羟基、活泼氢等的化合物的衍生化试剂。

$$\begin{array}{ccc}
RCOOH & & RCOOCH_3 \\
RNH_2 & & RNHCH_3 \\
 & CH_8Na & \\
ROH & & ROCH_3 \\
HCl & & CH_3Cl
\end{array}$$

3. 卤化硼催化法　以三卤化硼为催化剂，醇为衍生化试剂的酯化法，广泛用于脂肪酸和氨基酸试样的衍生物制备。

$$RCOOH + R'OH \xrightarrow{BXn} RCOOR' + H_2O$$

式中 R′ 常为 $C_1\sim C_4$，X 常为氟或氯，n 常为 3。

（1）三氟化硼-甲醇法：在卤化硼为催化剂的酯化法中，最常用的卤化硼催化剂为三氟化硼，试样与甲醇的酯化反应一般在数分钟内即可完成。但此反应中可能有降解作用发生。

（2）三氟化硼-正丙（或丁）醇法：该法较适于 $C_1\sim C_{10}$ 的一元和二元脂肪酸的酯化衍生物制备，也可用于制备氨基酸的衍生物。

（3）三氯化硼 - 甲醇法：该法以三氯化硼为催化剂，与以三氟化硼为催化剂的方法相比，其主要优点在于可减少或避免脂肪酸的降解作用。常用于植物油脂和细菌类脂物的酯化衍生物制备。

（4）三氯化硼 -2- 氯乙醇法：该法较适于短链脂肪酸的酯化衍生物制备。由于所得衍生物为含卤酯，因此，可用电子捕获检测器进行检测，能对试样获得较低的检测限。

4. 裂解法 此法系将试样与衍生化试剂作用所得到的中间产物进行裂解，得到相应的试样酯化衍生物。在色谱试样的酯化衍生物的制备方法中，较为成功的裂解法有以下两种：

（1）氢氧化四甲铵法：含羧基的化合物试样，与氢氧化四甲铵 - 甲醇溶液反应，生成四甲铵羧酸盐。然后，于360~400℃的温度条件下，使其裂解成相应的酯化物。其衍生化反应方程式如下：

$$RCOOH + (CH_3)_4NOH \longrightarrow RCOON(CH_3)_4 + H_2O$$

$$RCOON(CH_3)_4 \xrightarrow{360~400℃} RCOOCH_3 + (CH_3)_3N$$

①四甲铵羧酸盐的制备：在装有机酸试样的容器内，加入适量甲醇溶解，加数滴酚酞指示剂，然后滴加氢氧化四甲铵 - 甲醇溶液至酚酞指示剂显终点，即得四甲铵羧酸盐衍生物。

②裂解成酯：将容器置于360~400℃的温度条件下加热，数秒钟内即可使其中的四甲铵羧酸盐裂解成相应的酯化物。在气相色谱分析中，四甲铵羧酸盐的裂解作用，也可在色谱仪的汽化室中完成。此法较为简便，适于常规气相色谱分析。

（2）氢氧化（间三氟甲基苯基）三甲铵法：该法以氢氧化（间三氟甲基苯基）三甲铵 - 甲醇溶液为衍生化试剂，与脂肪酸试样作用，得到（间三氟甲基苯基）三甲铵酸盐。然后，再于240℃加热10秒左右，即可将（间三氟甲基苯基）三甲铵酸盐裂解成相应的脂肪酸甲酯和（间三氟甲基苯基）二甲基胺。

5. 其他酯化法 为了提高方法的灵敏度和选择性，有时需要制备甲酯以外的酯，这些酯化方法有的类似于甲酯化反应，如以重氮乙烷、重氮丙烷、重氮甲苯代替重氮甲烷，可制得相应的酯。而且这些试剂稳定性好、爆炸性小。用 BF_3 的丙醇、丁醇或戊醇溶液与有机酸反应，也可制备相应的丙酯、丁酯或戊酯。

（三）酰化法

酰化法主要用于胺基的酰化衍生物制备，但也广泛用于含羟基、巯基等化合物的衍生处理。在色谱试样所进行的酰化反应中，通常是酰化试剂分子的酰基（RCO-）取代了欲测试样分子中的活泼氢原子，从而得到比原试样分子的极性低、而挥发性大的适于色谱分析的衍生物。

能进行酰化衍生化反应的主要基团类型有：

适于制备色谱试样酰化衍生物的常用衍生化试剂列于表 4-12-3。

表 4-12-3　常用酰化试剂

序号	衍生化试剂	使用说明
1	羧酸(常用冰醋酸、苯甲酸)	适用于强碱性—NH_2 酰化
2	羧酸酯(常用乙酸甲酯、乙酸乙酯)	适用于空间位阻小的—NH_3 酰化
3	羧酸锂	适用于 SO_3 和 DMF 存在条件下,使—NH_2 酰化
4	酸酐(常用乙酸酐、苯甲酸酐)	适用于—NH_2、—OH、—SH 酰化
5	酰卤(常用乙酰氯、苯甲酰氯)	适用于—NH_2 酰化、ECD 检测、反应体系中宜加入适量碱
6	卤代酸酐(常用 TFAA、TCAA、PFP、HFFB)	尤适于胺、酚类酰化和用 ECD 检测
7	卤代酰基咪唑:常用 N-(三氟乙酰基)咪唑等	适用于—NH_2 和—NH 酰化,双官能团酰化,ECD 检测
8	卤代烷基酰胺:常用 N 甲基双(三氟乙酰基)	适用于—NH_2、—OH、—SH、—$COOH$ 酰化,双官能团酰化,ECD 检测
9	乙烯酮	适用于活泼氧化物酰化
10	烷代乙酸	适用于胺类酰化
11	$NaOAc\text{-}SO_2Cl_2$	适用于胺类酰化

1. 羧酸法　羧酸法包括以羧酸和羧酸酯为衍生剂的酰化方法,此两类试剂是酰化能力较弱的酰化试剂,通常只能用于碱性较强的胺类试样的酰化衍生处理。

(1)羧酸为酰化剂:羧酸对胺类的酰化反应为可逆反应,反应分为成盐和生成酰胺两个阶段。其反应方程式如下:

$$RNH_2 + R'COOH \underset{水解}{\overset{成盐}{\rightleftharpoons}} RNH_2 \cdot R'COOH$$

$$RNH_2 \cdot R'COOH \underset{水解}{\overset{脱水}{\rightleftharpoons}} RNH'COR + H_2O$$

作为酰化法用的常见羧酸有冰醋酸、苯甲酸。为了加快反应速度和能获得较好的酰化转化率,可采取如下去水措施:①使用无水羧酸,例如乙酰化时采用冰醋酸。②将反应化合物加热至沸腾,使反应中所生成的水分能及时去除,以促使反应向形成酰胺方向进行。③加入苯或甲苯等溶剂,经共沸蒸馏以除去水分。

(2)羧酸酯为酰化剂:羧酸酯酰化剂包括羧酸酯及其取代物等两大类。以羧酸酯为酰化剂的酰化法,较适于空间位阻小的氨基化合物的衍生处理。

最为常用的羧酸酯酰化剂有:乙酸甲酯和乙酸乙酯,其酰化衍生化反应方程式如下:

$$RNH_2 + CH_3COOCH_3 \longrightarrow RNHCOCH_3 + CH_3OH$$

羧酸酯取代物主要有氯乙酸酯、二氯乙酸酯、氰乙酸酯等,也可用作胺类的酰化试剂,其酰化衍生化反应方程式可表示如下：

$$RNH_2 + CHCl_2COOCH_3 \longrightarrow RNHCOCHCl_2 + CH_3OH$$

（3）羧酸锂为酰化试剂：在有三氧化硫（SO_3）和二甲基甲酰胺（DMF）存在时，在很缓和的条件下，羧酸锂即能对胺类进行酰化反应，得到酰胺衍生物。其化学反应方程式如下：

$$R'COOLi + SO_3DMF \longrightarrow R'COOSO_2OLi$$

$$R_2NH + R'COOSO_2OLi \longrightarrow R'CONR_2$$

2. 酸酐法　酸酐的酰化能力要优于羧酸，因而酰化反应条件比羧酸法温和。而且反应中不生成水，故可以不添加脱水剂。因此，酸酐法是酰化法中应用最广的一种方法，对于较难酰化的胺类尤为适用。

（1）反应方程式：酸酐法常用乙酸酐和苯甲酸酐为酰化试剂。酸酐法适用于含胺基、羟基和巯基等多种化合物的衍生化处理。其酰化衍生化反应方程式如下：

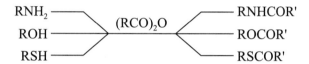

（2）酰化反应控制：①以乙酸酐为酰化试剂时，如果反应缓慢，则可加入适量的吡啶、氢化吡啶、二甲苯胺、乙酸钠或 NaOAC 等碱性物质，也可加入浓 H_2SO_4、$SnCl_2$、$ZnCl_2$、$KHSO_4$、P_2O_5 等以促进反应。如果反应过于激烈，则可加入适量的乙醚、苯、甲苯等溶剂稀释。②以苯甲酸酐为酰化试剂时，如果反应缓慢，则可适当加热，或者在有苯甲酸钠、浓硫酸等存在的条件下加热。如果反应过于激烈，可加入适量的乙醚、苯和甲苯等溶剂稀释之。

（3）注意事项

1）水分酸酐为衍生化试剂的酰化反应虽不生成水，但反应仍需在干燥的系统中进行，以防止生成物发生水解作用。

2）反应介质酰化反应常选在干燥吡啶、四氢呋喃或其他碱性介质中进行，可获得较高的转化率。

3）碳水化合物酰化：碳水化合物酰化反应，既可采用乙酸酐 - 吡啶为酰化试剂，也可选用乙酰酐 - 乙醇钠为酰化试剂。

4）葡萄糖甙酸酰化：葡萄糖甙酸的酰化，宜选用乙酸酐 - 甲磺酸为酰化试剂。

5）添加少量强酸被酰化的氨基、胺基，如果其周围有较大的基团存在时，则可加入少量强酸，以促进反应进行。

6）反应生成物处理酰化衍生化反应毕后，一般将生成物置于 60℃左右的温度下加热30~60 分钟，以便除去过量的溶剂和其他易挥发性的副产组分。然后，可取样进行色谱分析。

3. 卤代酰基法　卤代酰基类试剂系强力酰化剂，以卤代酰基为衍生化试剂的酰化法，具有反应速度快、定量较准等特点。它适于含胺基、羟基或巯基等多种化合物的衍生处理，有些还适于含双官能团试样的衍生化反应。此外，由于酰化试剂含卤素，使得试样酰化衍生物也含有卤素，因此，可采用电子捕获检测器进行检测，获得更低数量级的检测限。

该法常用的酰化剂包括酰卤、卤代酸酐、卤代酰基咪唑、卤代烷基酰胺等四大类。

（1）酰卤法：以酰卤为酰化剂的酰化反应，通常可在室温条件下进行。此法适用于胺类化合物的酰化衍生物制备，其衍生化反应方程式如下：

$$RNH_2 + R'COX \longrightarrow RNHCOR' + HX$$

式中 R 和 R' 均可为烷基或芳基，X 常为卤原子。常用的酰卤类酰化剂为乙酰氯和苯甲酰氯。

由于上述反应中副产卤化氢，它能与胺作用生成铵盐，因此，常于反应体系中加入适量的碱以中和卤化氢，以便提高试样的酰化转化率。

常用的碱有氢氧化钠、碳酸钠、吡啶等。吡啶既具有碱性，可用于中和卤化氢，又具有很强的溶解能力，可作反应介质使用。

（2）卤代酸酐法：常用的卤代酸酐类酰化剂有三氟乙酸酐（简称 TFAA）、三氯乙酸酐（简称 TCAA）、五氟丙酸酐（简称 PFP）、七氟丁酸酐（简称 HFB）等。此类酰化剂的衍生对象基本上与酸酐类酰化剂相同。

（3）卤代酰基咪唑法：N- 酰基咪唑及其卤代物是一类性能优良的酰化衍生化试剂，在酰化反应中所生成的副产物为惰性的咪唑，这为衍生化操作提供很大方便。此法已广泛用于羟基和胺基的酰化衍生物制备。

常用的卤代酰基咪唑有：N-（三氟乙酰基）咪唑和 N-（七氟丁酰基）咪唑。它们的结构式分别为：

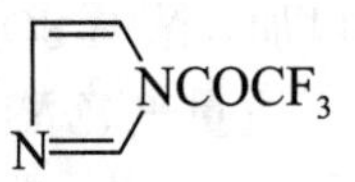

N-（三氟乙酰基）咪唑 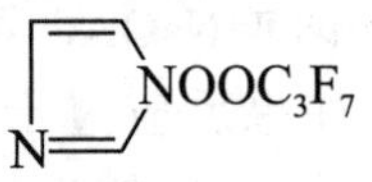　　　　N-（七氟丁酰基）咪唑

（4）卤代烷基酰胺法：最常用的卤代烷基酰胺酰化剂是 N- 甲基双（三氟乙酰胺），简称 BMTFA，结构式为：

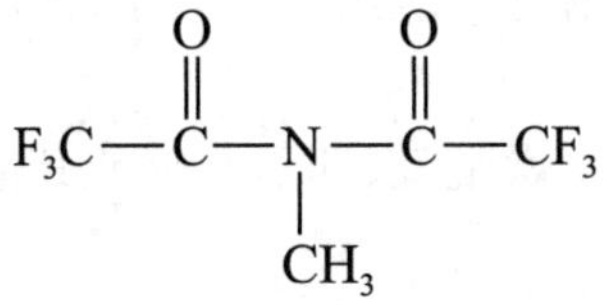

该试剂是多功能的衍生化试剂，在非酸性条件下能迅速地进行酰化反应，而且酰化转化率很高。

N- 甲基双（三氟乙酰胺）可用于胺基、羟基、巯基和羧基等多种官能团的酰化衍生化处理，其反应方程式如下：

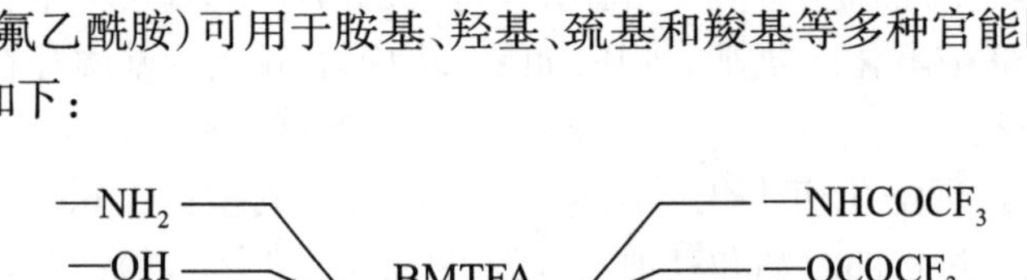

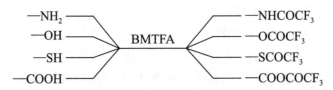

此类酰化剂具有很强的反应活性，故很适于制备空间位阻基团以及其他难于酰化的试样（如酰胺类）的酰化衍生物。

4. 乙烯酮法 乙烯酮是一种无色气体,沸点为 -56℃,是一种活泼的化合物。它能与多种含"活泼氢"的化合物发生作用,如水、羧酸、氨、卤化氢、醇等。这些化合物与乙烯酮反应时,其中的活泼氢被乙酰基取代,因此,乙烯酮是一种很理想的乙酰化试剂。

(1)酰化反应方程式:乙烯酮与含活泼氢化合物(AH 表示)的酰化反应方程式可表示如下:

$$AH + H_2C\!=\!C\!=\!O \longrightarrow CH_3COA$$

此酰化反应速度快,酰化转化率高,而且无副产物生成,所得衍生物比较纯。

(2)注意事项:①乙烯酮为有毒物质,应注意安全;②乙烯酮在室温下为气体,可将其通入试样溶液中鼓泡进行酰化反应;③乙烯酮与氨作用生成酰胺,而与伯胺或仲胺作用生成 N- 取代乙酰胺;④乙烯酮具有选择性酰化的能力。当化合物中有—NH$_2$与其他官能团(—OH 或—COOH)共存时,乙烯酮能选择性地与—NH$_2$进行酰化衍生化反应,而其他官能团不受影响。

5. 其他酰化法 除了可用前述数种酰化法对色谱试样进行酰化衍生处理之外,还有其他酰化法。

(1)硫代乙酸酰化法:此法是以 CH$_3$COSH 为酰化试剂,适于胺类试样的酰化衍生物制备。

$$RNH_2 + CH_3COSH \longrightarrow RNHCOCH_3 + H_2S\uparrow$$

此衍生化反应速度快,副产物 H$_2$S 可以逸出,故转化率和衍生物纯度均较高。

(2)NaOAc·SO$_2$Cl$_2$ 酰代法:此法是以 NaOAc 与 SO$_2$Cl$_2$ 作用,得到乙酰氯和乙酐再以此作酰化剂使胺类试样进行酰化衍生化反应。

$$-NH_2 \xrightarrow[SO_2Cl_2]{3NaOAc} -NHAc$$

(四)卤化法

有机物中引入卤素的衍生方法称为卤化法。欲测的样品经卤化衍生后,成为适于电子捕获检测器检测的物质(又称 ECD 标记物质),对该物质的检测限可达到更低的数量级。因此,卤化法对微量分析尤为有效。此外,有很多种类的欲测样品经卤化衍生处理后,也可改善其挥发性和稳定性,使之成为适于色谱分析的物质。

1. 卤素衍生法 卤素衍生法是指卤素直接作为衍生化试剂,对欲测的样品进行的衍生处理方法。该法主要有加成衍生法和取代衍生法两大类。

卤素包括氟、氯、溴、碘等。因氟的反应活性极强,使得衍生化反应过程往往难以控制;而碘的反应活性过弱致使衍生化反应速度一般都很缓慢,故此两者在衍生化反应中使用不多。而氯和溴具有较适宜的反应性能,因此,在卤素衍生法中,此两者为最常用的衍生化试剂。常用卤化试剂见表4-12-4。

(1)加成衍生法:此法主要用于含不饱和键(烯键、炔键)化合物的衍生处理。其反应方程式如下:

$$RCH\!=\!CH_2 \xrightarrow{Cl_2} RCHClCH_2Cl$$

$$HC\!\equiv\!CH \xrightarrow{Br_2}{CHCl_3} BrHC\!=\!CHBr \xrightarrow{Br_2}{CHCl_3} CHBrCHBr$$

表 4-12-4　常用卤化试剂

序号	衍生化试剂	使用说明
1	Cl_2 或 Br_2	烯烃、炔烃的加成，烷烃、芳烃的取代
2	HCl 或 HBr	不饱和烃、环氧化物的加成，与羟基发生置换反应
3	NBS	烯丙位氢原子的取代
4	Rydon 试剂	羟基被卤素置换
5	$SOCl_2$	羟基被卤素置换
6	α- 溴代五氟甲苯	与羟基化合物衍生成醚
7	二氯化三氯甲胩	适用于醛类卤化
8	SF_4	适用于羟基、羰基、羧基的氟化

　　一般脂环烃、芳烃、具有隔离或共轭双键的化合物都很容易与氯气发生加成反应。纯粹的芳烃可被氯完全饱和，共轭双键首先进行 1,4- 位加成，继而进行 2,3- 位加成。此外，在光激发或引发剂的作用，氯还能与烯键发生游离基型的加成反应，此反应通常于气相或极性溶剂中进行。

　　溴与不饱和键的加成反应，通常在三氯甲烷、二硫化碳，冰醋酸等有机溶剂中进行。溴与共轭二烯烃的加成反应可于室温下进行，几乎按定量转化。

　　溴与共轭二烯烃的加成产物在较低温度下以 1,2- 位加成产物为主，在较高温度下则以 1,4- 位加成产物为主。

　　(2)取代衍生法：在适当条件下，氯和溴能对有机物中的某些氢原子发生取代作用。其主要取代反应类型如下：

　　1)烷烃氢原子的激发卤代：

$$CH_4 + Cl_2 \xrightarrow[380\sim400℃]{hv} CH_3Cl + CH_2Cl_2 + CHCl_3 + CCl_4$$

（1:10容积）　　　　　（48%）　（35%）　（14%）　（3%）

　　2)烯烃 α- 烷基中氢原子的高温卤代：

$$H_2C = \overset{\displaystyle |}{\underset{\displaystyle H}{C}} - CH_3 \xrightarrow{\underset{500}{Cl_2}} H_2C = \overset{\displaystyle |}{\underset{\displaystyle H}{C}} - CH_2Cl$$

　　3)芳核氢原子的催化卤代：

$$\text{苯} \xrightarrow[Fe]{Cl_2} \text{氯苯} + \text{对二氯苯}$$

　　4)芳核侧键氢原子的激发卤代：

$$\text{甲苯} \xrightarrow[\Delta, hv]{Cl_2} \text{苄基氯}(CH_2Cl) + (CHCl_2)$$

5）羰基化合物 α- 位氢原子卤代：

$$O_2N—\langle\hspace{-0.3em}\bigcirc\hspace{-0.3em}\rangle—COCH_3 \xrightarrow[\text{乙酸}30\sim50℃]{Br_2} O_2N—\langle\hspace{-0.3em}\bigcirc\hspace{-0.3em}\rangle—COCH_2Br$$

6）羧酸中 α- 位氢原子的激发卤代：

$$CH_3COOH \xrightarrow[hv]{Cl_2,P} ClCH_2COOH$$

氯气取代反应,需要注意以下事项：

1）在烷烃氯代反应中,被氯取代的氢原子所在碳的顺序为:伯＜仲＜叔;在较高温度下,其取代反应速度相近,在高温或反应时间延长的情况下,则热分解加剧,其顺序为伯＞仲＞叔。

2）氯与烯烃作用时,可发生取代反应,也可发生加成反应。其中含叔碳原子的烯烃容易进行取代反应,适当提高温度对取代反应有利。

3）芳烃的氯代反应通常在三氯甲烷、乙酸等溶剂中进行,常用的催化剂为铁、三氯化铁、三氯化铝等。

4）氯与羰基(或硝基)α- 位氢原子发生的取代反应,通常在三氯甲烷、冰醋酸、二甲基甲酰胺、水等介质中进行,并加入适量的 $CaCO_3$ 或 NaOH 以中和反应所生成的氯化氢。

2. 卤化氢法　卤化氢法是指以卤化氢作衍生化试剂,对欲测的色谱试样进行的衍生处理方法。此法常用的衍生化试剂为氯化氢和溴化氢,所进行的衍生化反应主要是:与不饱和键发生加成反应,与羟基发生置换反应。

（1）加成衍生法:卤化氢与不饱和物或环氧化物一般按下列化学反应方程式发生加成反应：

$$RHC=CH_2 \xrightarrow{HX} RCHXCH_3$$

$$HRC\overset{\displaystyle}{\underset{O}{\diagdown\diagup}}CHR' \xrightarrow{HX} RCHOHCHXR'$$

式中 X 常为氯或溴。

在有过氧化物存在的条件下,溴化氢与不对称烯烃的加成反应按游离基机制进行,致使加成反应取向逆转,而氯化氢则不发生此现象。

（2）置换衍生法:氯化氢或溴化氢中的卤素能与试样中的羟基发生置换反应,得到含卤衍生物。

$$ROH \xrightarrow[ZnCl_2]{HX} RX + H_2O$$

置换衍生化反应时应注意:①置换反应中,HBr 比 HCl 的反应速度要快;②卤化氢能与醇、羧酸等的羟基发生置换反应。

3. NBS 法　N- 溴代 - 丁二酰胺,简称 NBS。以 NBS 为衍生化试剂,对欲测的色谱试样进行的衍生处理方法称为 NBS 法。

NBS 系选择性很强的卤化衍生试剂,它主要用作烯丙位氢原子的溴代试剂。

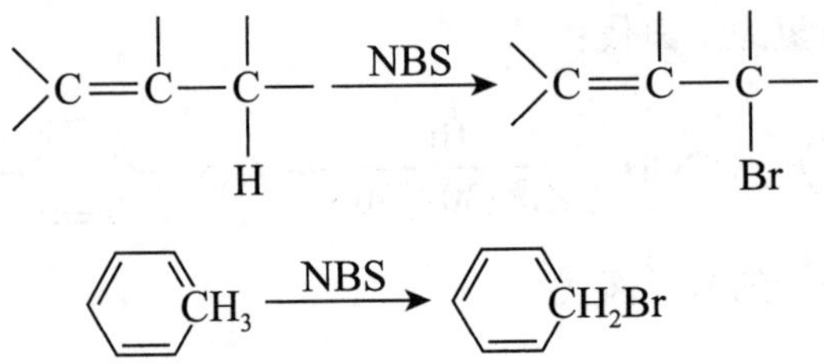

NBS 法衍生化反应应注意:

1)NBS 进行溴代反应时,通常以四氯化碳等有机溶剂作介质。

2)与烯丙位相连的亚甲基上的氢原子比甲基上的氢原子更容易发生溴代作用,与叔碳相连的氢原子相对反应性不明显。

3)NBS 的用量将影响为溴所取代的氢原子数。如甲基芳烃化合物中甲基上的氢原子被溴所取代的个数,可通过 NBS 的用量加以控制。

4)在酸催化的条件下,NBS 能与烯键发生加成作用,生成 α- 溴代醇。此反应中不会产生溴离子。故无二溴化副产物生成。

5)如果对双键位于链端或者是隔离双键的链二烯进行烯丙位溴代反应时,可能发生重排作用,而导致不饱和溴化物的生成。

4. 其他卤化法

(1) Rydon 法:此法是以 Rydon 试剂为卤化剂,对欲测试样进行卤化衍生的方法。该法具有反应条件温和,转化效率高等优点。

Rydon 试剂:此类试剂为有机磷卤化物,是一种新型的卤化剂。常用的 Rydon 试剂有:三苯及磷二氯化物(Ph_3PCl_2)、三苯基磷 - 四氯化碳络合物(Ph_3PCCl_3Cl)、二苯基磷三氯化物(Ph_2PCl_3)、亚磷酸三苯酯卤代烷〔$(PhO)_2PRX$〕、亚磷酸三苯酯卤化物〔$(PhO)_3PX_2$〕。

此法主要用于含羟基化合物的卤代衍生处理,举例反应方程式如下:

$$(CH_3)_3CCH_2OH \xrightarrow[DMF]{Ph_3PCl_2} (CH_3)_3CCH_2Cl$$

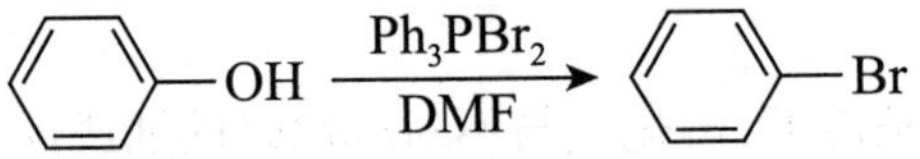

此外,三苯基膦二卤化物还能使环式 β- 二酮转化为 β- 卤代 -α,β- 不饱和酮。

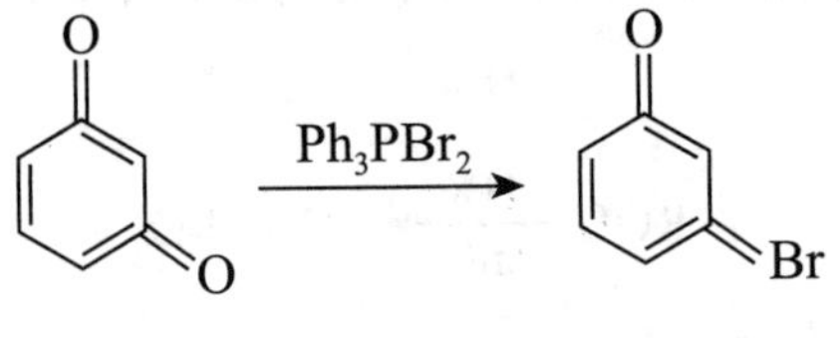

(2)氯化亚硫酰法:氯化亚硫酰($SOCl_2$)主要用于醇、羧酸及磺酸试样中的羟基的置换,得到含氯的衍生物。其反应方程式可表示如下:

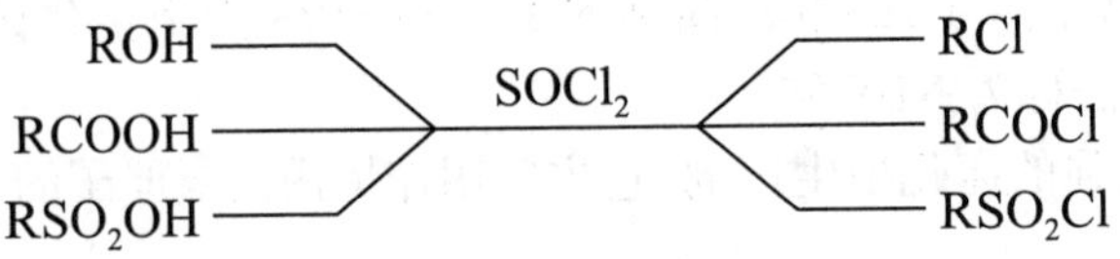

此法中生成的副产物为二氧化硫和氯化氢等两种气体物质,而无液体或固体副产物,故该法所获得的衍生产物具有较高的纯度。

(3)二氯化三氯甲肟法:该法适于醛类的卤化物制备。在三氯化铁为催化剂的条件下,以二氯化三氯甲肟为卤化剂,能使醛转变成相应的卤化物。其反应方程式如下:

$$RCHO+NCl_3C = CCl_2 \xrightarrow[120℃]{FeCl_3} RCHCl_2+ClCONCCl$$

(4)SF₄法:四氟化硫(SF₄)系多功能的氟化衍生化试剂,它能使羧基、羰基、羟基等发生氟化作用。其反应方程式可表示如下:

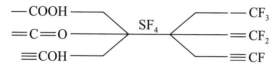

(五)有机物其他衍生法

除了前述的硅烷化衍生法、酯化衍生法、酰化衍生法和卤化衍生法之外,在色谱有机试样的处理过程中还应用了许多其他种类的衍生法,所得到的较常见的衍生物有成醚衍生物、肟(或腙)的衍生物、环化衍生物等。

1. 成醚衍生物 色谱试样的成醚衍生法是指含羟基化合物,在适当条件下与醚化试剂作用,使其衍生成醚的方法。常见的醚化试剂见表 4-12-5。

醚化衍生法主要用于相对分子质量较大的多羟基化合物或含羟基的多官能团化合物的衍生物制备,如碳水化合物、甾族化合物等。

表 4-12-5 常用的醚化衍生化试剂

序号	衍生化试剂	使用说明
1	TMS	使醇成为硅醚
2	CH_2N_2	使醇成为醚
3	CH_3I	在 Ag_2O 存在下使醇成醚
4	α-溴代五氟甲苯	K_2CO_3 催化,使醇成醚
5	1-氟-2,4二硝基苯	甲醇钠-甲醇存在下,使醇成醚

(1)TMS 法:在 TMS 法中,含羟基化合物试样与硅烷化试剂作用,按下述方程式反应使试样转化成硅醚衍生物。

$$ROH+TMS \longrightarrow R—O—Si(CH_3)_3$$

常用的 TMS 试剂在硅烷化法中已作过介绍,故此不介绍。

(2)重氮甲烷法:此法以重氮甲烷为衍生化试剂,与含羟基的化合物按下述化学反应方程式作用,得到醚化衍生物。

$$Ar—OH+CH_2N_2 \longrightarrow ArOCH_3$$

(3)卤代烷烃法:在氧化银存在的条件下,含羟基化合物在二甲基甲酰胺溶液中与卤代烷烃作用,按下述化学反应方程式使其转化成醚。

$$R{-}OH+R'X \xrightarrow{\text{Ag}_2\text{O}} R{-}O{-}R'$$

常用的卤代烷烃为碘化甲烷。碘代甲烷可使羟基化合物成为相应的醚,其衍生化反应方程式如下:

$$2ROH+2CH_3I+Ag_2O \longrightarrow 2ROCH_2+2AgI+H_2O$$

成醚衍生化反应应注意:

1)为了使甾族化合物衍生成醚,上述反应宜在含乙醇钾-特丁醇的乙醚溶液中进行,其转化率为78%~90%。

2)苯酚成醚的衍生过程:苯酚首先与氢氧化钠作用,变成酚钠后再与碘代乙烷反应,得到苯乙醚。

(4)α-溴代五氟甲苯法:此法是以α-溴代五氟甲苯法为衍生化试剂,在适当条件下,使含羟基化合物转化成相应的含卤的醚。其反应方程式如下:

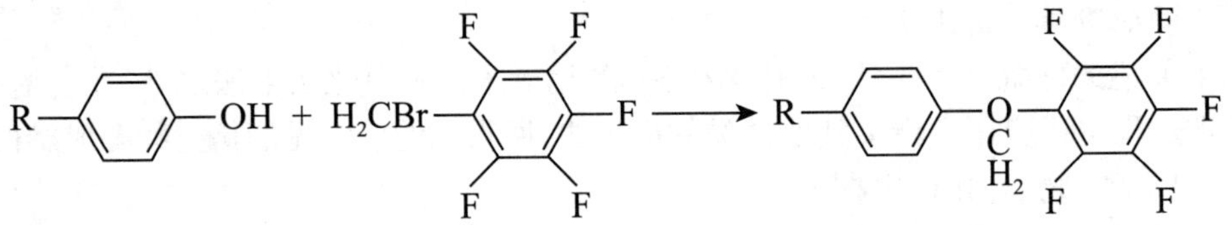

α-溴代五氟甲苯法衍生化反应应注意:

1)试样以20倍量的丙酮溶解,以碳酸钾为催化剂,在加热条件下,羟基化合物与α-溴代五氟甲苯反应成醚的转化率可达84%~100%。

2)用四烷基胺作平衡离子,用次甲基氯化物作溶剂,此反应最好15~25分钟的时间内完成。

(5)氟代硝基苯法:此法是以1-氟-2,4-二硝基苯为醚化衍生化试剂,在甲醇钠存在的条件下,使羟基化合物衍生成醚。

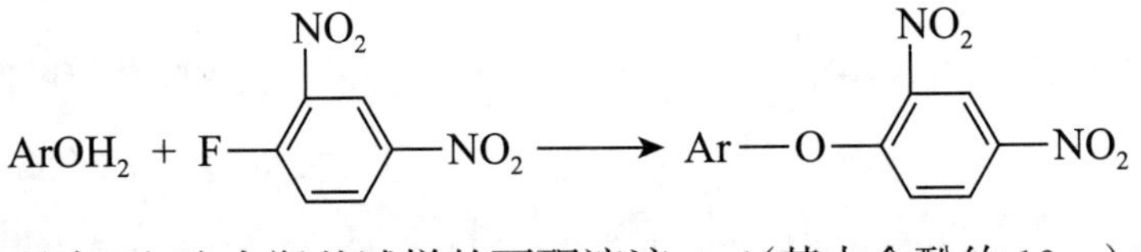

衍生操作方法如下:取含羟基试样的丙酮溶液4ml(其中含酚约10μg)、0.1ml饱和甲醇钠-甲醇溶液和1-氟-2.4二硝基苯的丙酮溶液(1%,ω/V)1ml,置于10ml的烧瓶中,加热回流30分钟。然后将反应产物加到25ml氢氧化钠溶液中(2.5%,ω/V),用相同体积的水稀释,以25ml氯仿萃取。所得的氯仿层用无水硫酸钠干燥,然后小心蒸发去除氯仿,残留物用丙酮溶解,摇匀后即可取样进行色谱分析。

2. 肟(或腙)的衍生物　含羰基的相对分子质量低的试样一般可直接进行色谱分析。然而,有很多含羰基的化合物因极性强造成峰形对称性差,或者因挥发性和稳定性差而不能满足气相色谱分析要求,相对分子质量大的羰基化合物尤其如此,如糖类和甾族化合物。此类羰基化合物试样,可选用肟(或腙)作衍生化试剂,使其成为适于色谱分析的衍生物。

(1)肟的衍生物:肟与羰基化合物的衍生化反应方程式如下:

$$R—O—NH_2 + O{=}C{\Big\langle}{{R_1}\atop{R_2}} \longrightarrow RON{=}C{\Big\langle}{{R_1}\atop{R_2}} + H_2O$$

带有羟基、甲氧基或苄氧基胺的羰基化合物的上述反应,常常在吡啶溶液中进行。反应完毕后,经加热或通入氮气带走溶剂吡啶,所得到的产物用乙酰乙酯溶解,摇匀后即可取样进行色谱分析。

肟的衍生化反应应注意:

1)反应温度:如果在室温下进行上述反应,则需 20 小时左右才能完成。如果加热至 60~100℃,则仅需 15 分钟即可完成。

2)肟的选择:在衍生化反应中常选用丁基肟、戊基肟或苯基肟,而肟分子式中的 R 为 H 者很少被采用,因为醛肟在色谱仪进样部位高温下不稳定,被分解成相应的腈。

甾族和糖类等试样,采用肟的衍生物要优于酰化衍生物。盐酸化的邻五氟苄基羟胺已成功用于保护酮或甾族化合物,并可用电子捕获检测器进行测定,大大地提高其检测灵敏度。

(2)腙的衍生物:以腙类作衍生化试剂,也适于含羰基化合物(包括甲醛)试样的衍生物制备。其衍生化反应方程式如下:

$$R'{}\atop{R}{\Big\rangle}N—NH_2 + O{=}C{\Big\langle}{{R_1}\atop{R_2}} \longrightarrow {R'\atop R}{\Big\rangle}N—N{=}C{\Big\langle}{{R_1}\atop{R_2}}$$

上述缩合反应于室温条件下数小时即可完成。然后用稳定性好的有机溶剂即可把缩合物萃取出来。

3. 环化衍生物　此法是指含两个或两个以上官能团的有机物试样与适宜的衍生化试剂作用,得到环状衍生物的处理方法。常用的环化试剂见表 4-12-6。

表 4-12-6　常用环化试剂

序号	衍生化试剂	使用说明
1	二羟基硼烷	适用于顺式二醇、酮胺、羟基酸
2	二甲基二氯硅烷(或二甲基双乙酸基硅烷)	适用于二羟基化合物
3	邻二苯胺	适用于双羰基和 α- 羰基化合物
4	尿素	适用于丙二醛类型的二醛
5	三氟乙酸酐(或卤代酮或异氰酸酯)	适用于含羰基和 α- 氨基化合物

(1)含硼环化衍生物:此法是以含硼有机物与含 1,2- 或 1,3- 位的顺式二醇基的化合物作用,得到含硼环化衍生物,其化学反应方程式如下:

$$\matrix{—C—OH\cr |\cr —C—OH} + {HO\atop HO}{\Big\rangle}B—R \longrightarrow {\matrix{—C—O\cr |\cr —C—O}}{\Big\rangle}B—R + H_2O$$

式中 R 可为甲基、丁基或其他烷基。上述反应可在乙酸乙酯、吡啶或其他溶剂中定量进行,反应时间仅需 15 分钟左右。

注意事项:此法除了适用于顺式二羟基醇外,还适用于酮胺和羟基酸等有机物。

(2)含硅环化合物:此法是以二甲基二氯硅烷为衍生化试剂,与二羟基化合物作用,得到含硅环化衍生物。其化学反应方程式如下:

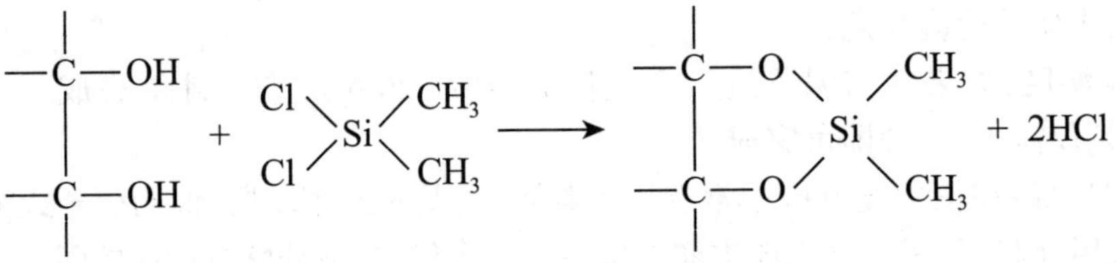

上述反应的溶剂可为吡啶、三乙胺等,衍生化试剂可为二甲基双乙酸基硅烷。

(3)含氮杂环衍生物

1)二胺为衍生化试剂

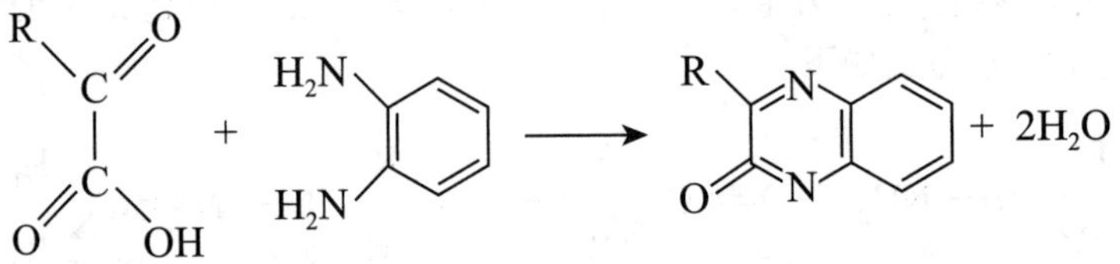

此法适用于双碳基和 α- 位置的羰基化合物的衍生处理,与稳定的二胺缩合反应所得到的杂环衍生物大部分不适于直接进行气相色谱分析。因此,需再进行硅烷化处理。如果所用的二胺苯环上的氢为卤素所取代,那么所得到的杂环衍生物经硅烷化处理后则适于电子捕获检测器检测。

2)尿素为衍生化试剂

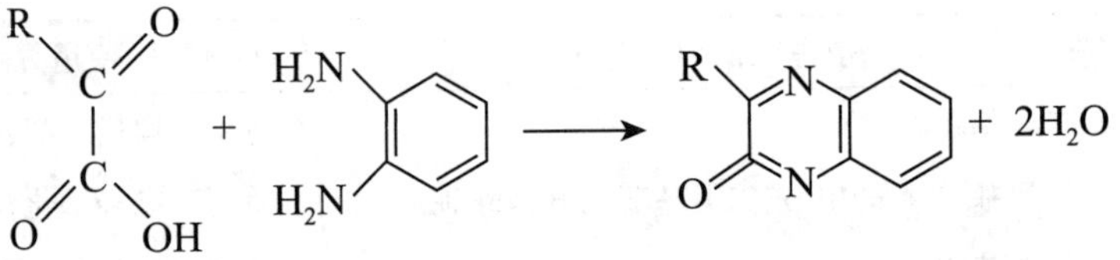

此法用于丙二醛类型的二醛化合物的衍生处理,与尿素缩合所得到的衍生物为 2- 羟基间二甲苯。此环化衍生物虽然具有足够的化学稳定性,但挥发性过低,因此,需再行硅烷化处理后才适于气相色谱分析。

3)其他环化衍生物:含羰基和 α- 氨基的化合物试样,可采用三氟乙酸酐、卤代酮、异硫氰酸酯等作衍生化试剂,得到环化衍生物。若采用异硫氰酸酯为衍生化试剂时,所得到的衍生物挥发性过低,故在气相色潜分析之前需经硅烷化处理。

(六) 无机物衍生法

无机物衍生法的种类繁多,本部分主要介绍如何使水、无机气体、无机酸、金属元素等无机物转化为适于气相色谱分析并具有足够检测灵敏度的化合物的有关方法。

1. 水分衍生法 水是地球上最丰富的化合物之一,又是一种强极性物质。在所有气体、液体和固体物质中,几乎都有水分存在。因此,水分测定工作在分析化学中占有重要的位置。

常量水分测定已经有比较成熟的方法,痕量水分测定(含量小于千分之一者)虽已做过大量研究工作,建立了多种分析方法,但仍有待发展和完善。

1935 年所建立的半微量水分测定法,即卡尔 - 费歇尔法(Karl Fischer method),至今仍然是分析痕量水分的有效方法。然而,此法也有其不足之处,如与碘起反应的试样则不能用此法测定。此外,分析气体和固体试样时,需先行预浓缩或萃取后才能测定,比较费时。而且其检测限一般仅为 1~5ppm。

气相色谱是测定痕量水分的一种有效的方法。它具有灵敏、快速、简便、准确等特点。气相色潜测定痕量水分的方法,可概括为两种基本方法:直接法和间接法。

直接法通常是把欲测试样先行预浓缩后再作色谱分析,采用热导检测器检测。间接法又称转化法,此法一般是将水分转化成弱极性(或非极性)和适于氢焰或其他检测器检测的物质以后,再进行色谱分析。这样,既可减少色谱峰拖尾现象,改善色谱峰形和分离情况,又能提高检测灵敏度。因此,转化法是痕量水分分析中最为重要的方法之一。痕量水分分析的常用衍生化试剂列于表 4-12-7。

表 4-12-7　水分衍生化试剂

序号	衍生化试剂	生成物
1	CaC_2	C_2H_2
2	烷基锌	CH_4
3	格氏试剂 RMgX	CH_4
4	CaH_2	H_2
5	$LiAlH_4$	H_2
6	SiH_4	H_2
7	乙酸高铅	羧酸
8	酰卤	羧酸
9	烯酮	羧酸
10	DMP	醇、酮
11	DMFDMA	醇、酰胺

(1)碳化钙法:此法是以碳化钙为衍生化试剂。在适宜条件下,碳化钙与水反应,得到适合氢焰检测器检测的乙炔。反应方程式为:

$$2H_2O+CaC_2 \longrightarrow Ca(OH)_2+C_2H_2\uparrow$$

在痕量水测定中,希望水与碳化钙之间的反应按上述方程式进行,然而,如果条件控制不当,则可能发生复杂的反应。如当水与碳化钙反应中出现局部过热时,则引起乙烯的分解或聚合作用;其他组分存在时将引起副反应等。因此,应注意精心操作。

(2)甲烷法:该法是以适宜的试剂(如烷基锌、格氏试剂等)与水作用得到甲烷,通过测定甲烷的量进而计算出水分含量的方法。

1)烷基锌法:二烷基锌与水作用,按下面化学反应方程式生成甲烷。

$$2H_2O+Zn(CH_3)_2 \longrightarrow Zn(OH)_2+2CH_4\uparrow$$

2)格氏试剂法：格氏试剂能与酸、醇、氨多种化合物作用,也能与水反应,得到甲烷。

$$H_2O+CH_3MgX \longrightarrow MgXOH+CH_4\uparrow$$

式中 X 为卤素。

(3)氢气法：此类方法是选用氢化钙、氢化铝锂或硅烷等试剂与水作用,得到气态氢。然后用热导或其他类型检测器检测,根据所测得氢气的量进而计算出试样中的水分含量。

1)氢化钙法

$$CaH_2+2H_2O \longrightarrow Ca(OH)_2+2H_2\uparrow$$

在含水量相同时,此法所释放的气体量为碳化钙法的 2 倍,此外,可能出现的副反应比碳化钙法也少一些。用标有氚的氢化钙进行上述转化反应时,所得到的气体产物可用放射性检测器进行检测,其检测限可达 $10^{-7}\%$。

2)氢化铝锂法

$$LiAlH_4+4H_2O \longrightarrow LiOH+Al(OH)_3+4H_2\uparrow$$

前述的碳化钙法和上述氢化钙法大都应用于气体试样的痕量水分分析,而氢化铝锂法却可在液相中进行均相反应,故也适于液体试样中的痕量水分分析。此法适于用直接分析法有困难的一些高沸点烃类和醚类等试样中的痕量水分分析。此外,含活泼氢的化合物均能与氢化铝锂反应生成氢气,故此法也可用于活泼氢(如羟基)的测定。

3)硅烷法：硅烷为硅氢化合物。如：SiH_4 称甲硅烷,Si_2H_6 称乙硅烷。此类试剂具有很强的化学活性,在空气中能自燃。

硅烷很容易与水发生作用,其化学反应方程式如下：

$$SiH_4+2H_2O \longrightarrow SiO_2+4H_2\uparrow$$

(4)羧酸法：用适宜的衍生化试剂(乙酸高铅、酰卤或烯酮等),把水转化成羧酸,然后按酯化法把羧酸衍生成酯以后,即可进行色谱分析。下面介绍几种把水转化成羧酸的方法。

1)乙酸高铅法：此法以乙酸高铅为衍生化试剂,按下面化学反应方程式与水作用,使之生成乙酸。

$$Pb(CH_3COO)_4+2H_2O \longrightarrow PbO_2+4CH_3COOH$$

2)酰卤法：以酰卤为衍生化试剂,按下面化学反应方程式与水作用,得到羧酸。

$$R-\overset{\overset{\displaystyle O}{\|}}{C}-X + H_2O \longrightarrow R-\overset{\displaystyle O}{\underset{\displaystyle OH}{C}} + HX$$

3)烯酮法：烯酮是一种极活泼的化合物,能与多种含活泼氢的化合物发生反应。它也能与水发生反应,使之转化成羧酸。

$$H_2C=C=O + H_2O \longrightarrow CH_3C\overset{\displaystyle OH}{\underset{\displaystyle O}{}}$$

(5)DMP 法：2,2-二甲氧基丙烷,简称 DMP,在甲磺酸为催化剂的条件下,它能与水反应生成丙酮和甲醇。

$$H_2O+CH_3C(OCH_3)_2CH_3 \xrightarrow{\text{甲磺酸}} CH_3COCH_3+2CH_3OH$$

（6）DMFDMA 法：N,N- 二甲基甲酰胺二烷基缩醛,简称 DMFDMA,其中的烷基可以为甲基、乙基、丙基或正丁基。此试剂为多功能的衍生化试剂,它广泛用于羟基、胺(氨)基、羧基、羰基和活泼次甲基等有机物的衍生处理。该试剂也适于把水转化成有机物的衍生制备。其反应方程式如下：

$$H_2O + \underset{\underset{OR}{|}}{\overset{\overset{OR}{|}}{HC}}-N(CH_3)_2 \longrightarrow H_3C-\underset{\underset{CH_3}{|}}{N}-\overset{\overset{O}{||}}{C}-H + 2ROH$$

2. 无机气体衍生法　长期以来,人们希望能有一种相当灵敏的检测方法测定无机气体物质,如一氧化碳、二氧化碳、氢气、氧气、氯、溴、氯化氢和氨等。这些物质若直接进行色谱分析,用热导检测器进行检测,一般的检测限只有 5~10ppm。

为了能获得较高的灵敏度,现已建立了多种方法,把这些无机气体转化成有机物或有机卤化物,使之适于用氢焰或电子捕获检测器进行测定。因此,其检测限最低可达到 ppb 级或更低些。适用于无机气体的常用衍生化试剂见表 4-12-8。

表 4-12-8　无机气体的常用衍生化试剂

序号	衍生化试剂	生成物
1	H_2（Ni 催化）	CO 和 CO_2 转化为 CH_4
2	CO 或 CO_2（Ni 催化）	H_2 转化为 CH_4
3	烷基硼铵盐	H_2 转化为苯
4	格氏试剂	O_2 转化为醇
5	铂活性炭 H_2（Ni 催化）	二次转化使 O_2 成 CH_4
6	烯或炔	加成作用使卤素成卤化物
7	烷、烯、芳烃	取代作用使卤素成卤化物
8	重氮甲烷	使 HX 成卤化物
9	不饱和烃或环氧化物	使 HX 成卤化物
10	烯酮	使 NH_3 成酰胺
11	RCOOH（催化）	使 NH_3 成腈
12	RCN	使 NH_3 成腈

（1）CO 和 CO_2：在镍催化剂存在和适当的温度条件下,一氧化碳和二氧化碳通过加氢反应,转化成甲烷。其化学反应方程式如下：

$$CO+3H_2 \xrightarrow[\text{Ni}]{250℃} CH_4+H_2O$$

$$CO+4H_2 \xrightarrow[\text{Ni}]{300℃} CH_4+2H_2O$$

（2）氢气

1）甲烷法：按上述一氧化碳和二氧化碳转化为甲烷的方法，将氢转化为甲烷。

2）烷基硼铵盐法：该法以烷基硼的铵盐与氢反应，制得适于氢焰检测器检测的苯后，再进行色谱分析，根据所测得的苯量进而计算出原试样中氢的含量。其化学反应方程式如下：

$$(C_2H_3)_3N \cdot B(C_2H_5)_3 + 3H_2 \longrightarrow 2(C_2H_3)_3N \cdot BH_3 + C_2H_6$$

（3）氧气

1）格氏试剂法：该法以格氏试剂（即烷基卤化镁）与氧反应，制得适于氢焰检测器检测的醇后，再进行色谱分析，根据所测得的醇量进而计算出原试样中氧的含量。其化学反应方程式如下：

$$RMgX + O_2 \longrightarrow ROMgX \longrightarrow ROH$$

2）甲烷法：氧通过二次转化也能变成适于氢焰检测器检测的甲烷。第一步是在900℃条件下，以铂活性炭为催化剂使其转化成一氧化碳，第二步按前述方法将一氧化碳转化成甲烷。

（4）卤素

1）加成法：选用烯烃或炔烃与卤素作用，使之变成适于氢焰或电子捕获检测器检测的含卤有机物。

2）取代法：根据卤素能与烷烃发生卤代反应、与烯烃 α-烷基中的氢原子发生高温卤代反应，与芳核或芳侧链卤代反应，与羰基化合物或羧酸中的 α-H 发生卤代反应等性质，进行卤素的有机化转换，以得到适于氢焰或电子捕获检测器检测的含卤有机物。

3）碘的衍生处理：在亚硝酸钠存在的条件下，于硫酸介质中无机碘与丁酮-2反应，所得的碘丁酮可用于气相色谱电子捕获检测器检测。该法适于痕量碘分析。

（5）气态卤化氢

1）重氮甲烷法：重氮甲烷是一种理想的甲基化试剂，它除了能与含羧基、胺（氮）基、羟基等的多种有机物进行甲基化反应外，也能与卤化氢反应，得到适于氢焰或电子捕获检测器检测的含卤有机物。其化学反应方程式如下：

$$HX + CH_2N_2 \longrightarrow CH_3X$$

2）加成法：卤化氢能与不饱和烃和环氧化物进行加成反应，得到含卤有机物，此法在前面已经介绍，在此不再复述。

（6）氨气

1）烯酮法：该法是以乙烯酮为衍生化试剂，与氨反应生成乙酰胺，其化学反应方程式如下：

$$CH_2 = C = O + NH_3 \longrightarrow CH_3CONH_2$$

2）羧酸法：该法是以羧酸为衍生化试剂，在高温催化条件下与氨反应生成腈。

$$RCOOH + NH_3 \underset{500℃}{\overset{催化剂}{\rightleftharpoons}} RCN + 2H_2O$$

3）脒化法：该法是以腈为衍生化试剂，在高温催化条件下与氨反应生成脒。化学反应方程式如下：

$$RCN + NH_2 \xrightarrow{NaNH_2} R - \underset{\underset{NH_2}{|}}{C} = NH$$

3. 无机酸衍生法　无机酸通常无法直接进行气相色谱分析，然而，通过硅酯化法处理后,即可将其转化成适于色谱分析的试样。该法首先将无机酸转换成铵盐,再与高活性的硅酯化试剂反应,得到相应的挥发性硅酯衍生物,即能进行色谱分析。

在本节(酯化法)中,介绍过硅酯法适用于羧基、羟基等多种有机物的衍生处理方法。在无机物的色谱分析中,硅酯化法常用于硫酸、磷酸、亚磷酸、碳酸、硼酸、砷酸和钒酸等多种无机酸的衍生处理。

以硫酸为例,将其转化成硫酸铵以后,与双(三甲基硅烷)三氟乙酸胺的衍生化反应方程式如下:

$$(NH_4)_2SO_4 + (CH_3)_3SiOC(CF_3)NSi(CH_3)_3 \longrightarrow [(CH_3)_3Si]_2SO_4$$

4. 金属元素衍生法　采用气相色谱分析金属元素时,通常需先将金属元素转化成具有足够挥发性和稳定性的有机衍生物。一般选用含卤的有机试剂,经络合作用或其他化学反应,制得适于电子捕获检测器或微波发射检测器检测的衍生物。因此该法适于痕量金属元素分析。

例如:分析铁离子时,可将其水溶液的 pH 调至 5,加入六氟间戊二酮的己烷溶液与其作用,激烈振荡,作用完毕后弃去水相,浓缩后即可取样进行色谱分析。其反应方程式如下:

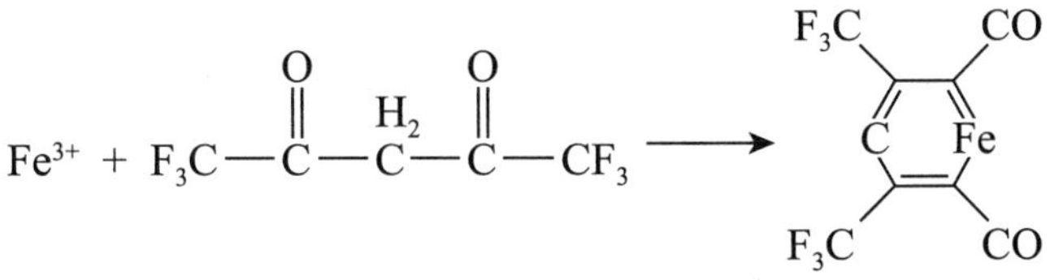

三、液相色谱中常用的衍生化方法

(一)紫外衍生化反应

液相色谱使用最多的是紫外检测器,为了使一些没有紫外吸收或紫外吸收很弱的化合物能被紫外检测器检测,往往通过衍生化反应在这些化合物的分子中引入有强紫外吸收的基团(表 4-12-9),这些衍生物可被紫外检测器检测。

表 4-12-9　常用紫外衍生基团

基团名称	结构式	最大吸收波长(λ_{max})/nm	摩尔吸收系数(ε)$_{254nm}$
2,4-二硝基苯	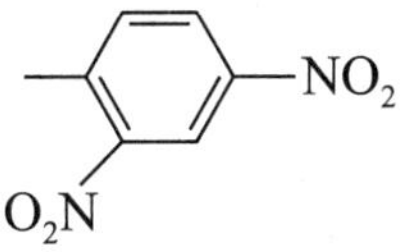	—	$>10^4$
苯甲基	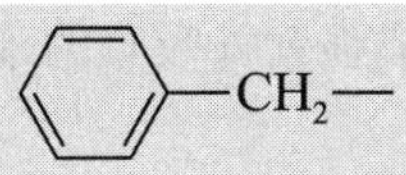	254	200
对硝基苯甲基	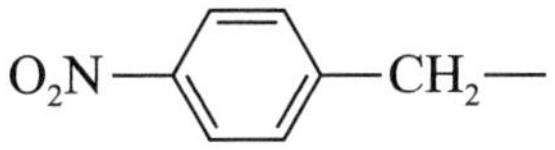	265	6 200
3,5-二硝基苯甲基	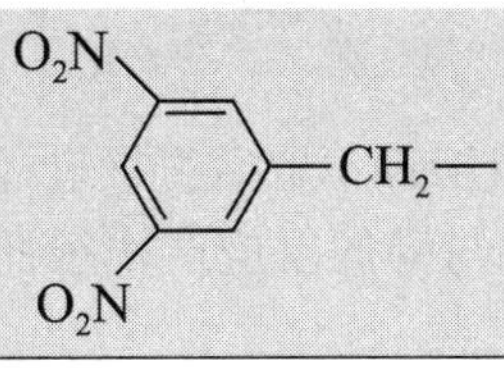	—	$>10^4$

续表

基团名称	结构式	最大吸收波长(λ_{max})/nm	摩尔吸收系数(ε)$_{254nm}$
苯甲酸酯	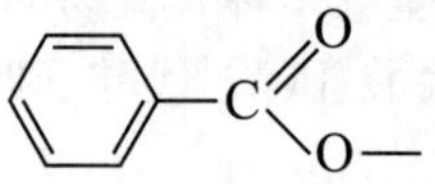	230	<1 000
对甲苯酰	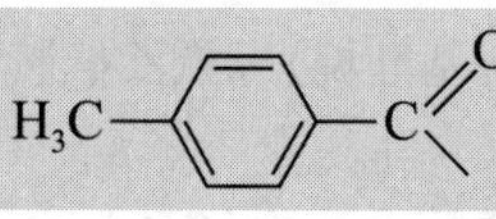	236	5 400
对氯苯甲酸酯	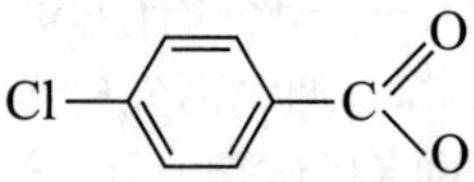	236	6 300
对硝基苯甲酸酯	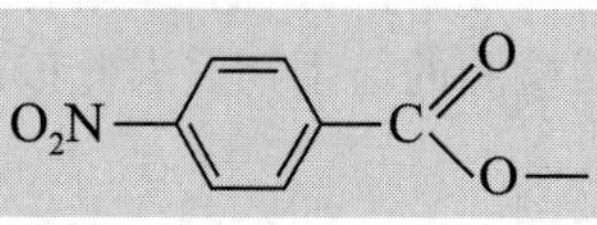	254	>10^4
对甲氧基苯甲酸酯	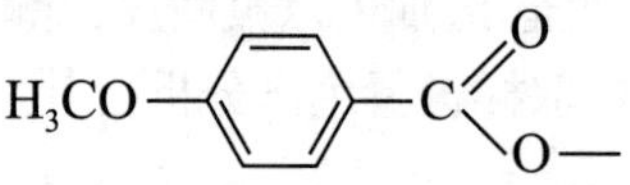	262	16 000
苯甲酰甲基	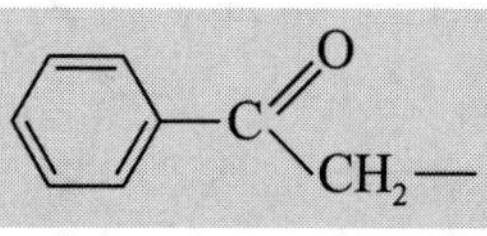	250	约 10^4
对溴苯甲酰甲基	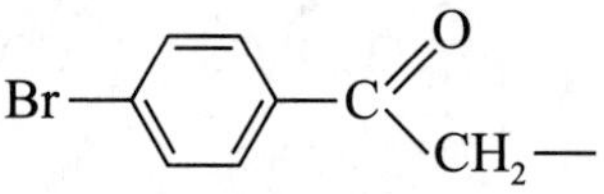	260	18 000
α-萘甲酰甲基	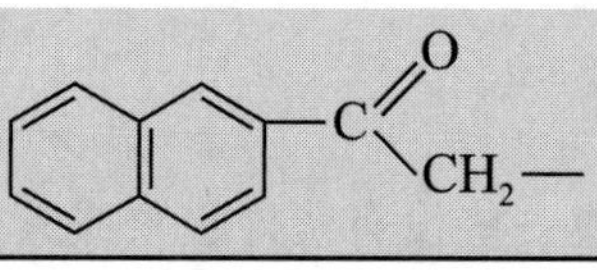	248	12 000

　　大多数紫外衍生化反应来自经典的光度分析和有机定量分析,新的衍生化反应和衍生化试剂是随液相色谱发展而发展的,这些反应的原理都来自有机合成,所以就要求操作者对有机合成有所了解。但是,由于柱前衍生化是为色谱分析准备样品,处理样品的量(mg 级)和所用的反应器皿(小型和微型)又不同于常量的有机合成,而是类似于近年来发展的微量有机合成。紫外衍生化反应要选择反应产率高、重复性好的反应。过量试剂和试剂中的杂质如果干扰下一步的色谱分离和检测,则在色谱进样前要进行纯化分离。还要注意反应介质对紫外吸收的影响。下面分别介绍一些常用的紫外衍生化反应。

　　1. 苯甲酰化反应　苯甲酰氯及其衍生物,对硝基苯甲酰氯、3,5-二硝基苯甲酰氯和对甲氧基苯甲酰氯,都可以同胺、醇和酚类化合物反应,生成强紫外吸收的苯甲酸酯类衍生物,反应如下:

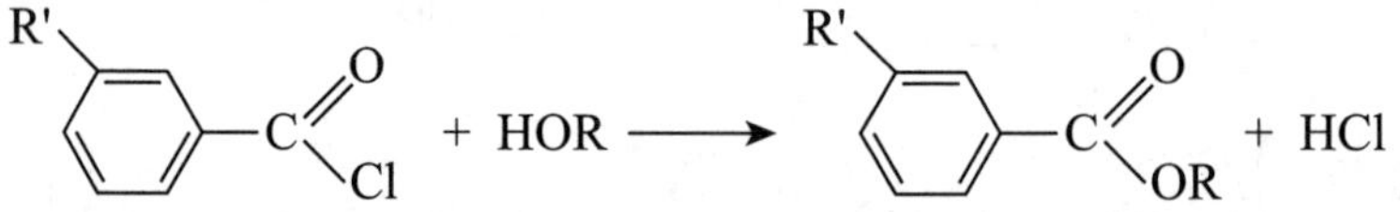

　　过量试剂可以通过水解除去,反应产物可用有机溶剂萃取后直接进样。

　　2. 2,4-二硝基氟代苯(DNFB)的反应　DNFB 与醇的反应产率很低,但可与大多数伯

胺、仲胺和氨基酸反应,生成强紫外吸收的苯胺类衍生物,反应如下:

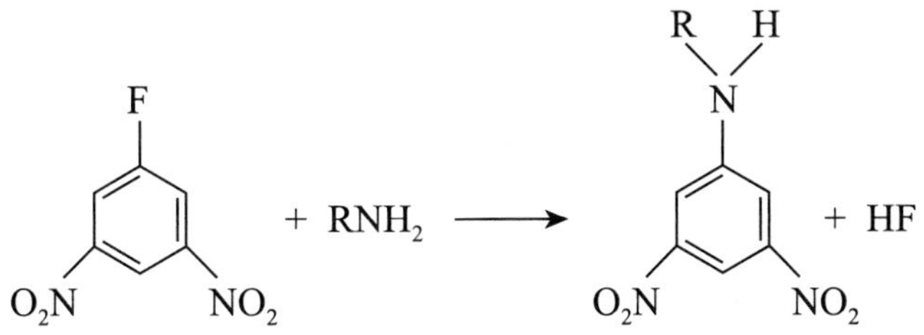

3. 苯基异硫氰酸酯(PITC)的反应 PITC 可与氨基酸反应,生成苯基己内酰硫脲衍生物 -PTH 氨基酸,反应如下:

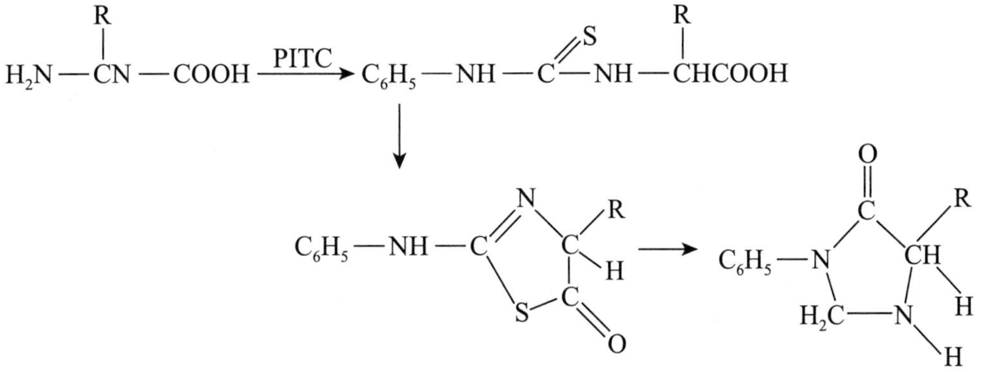

苯基异氰酸酯与醇类反应生成苯基甲酸酯,反应如下:

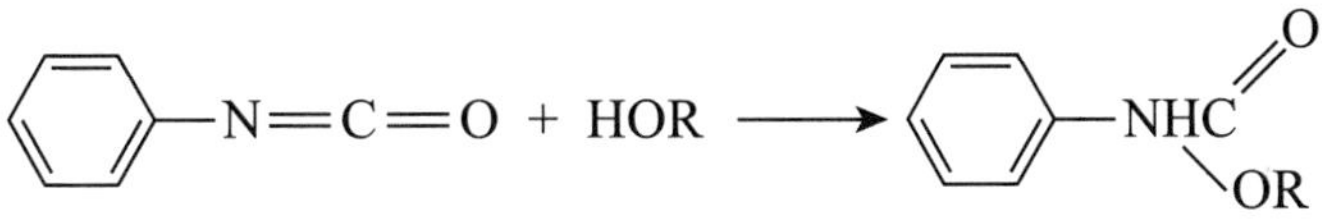

4. 苯基磺酰氯的反应 苯基磺酰氯可与伯胺和仲胺反应,反应如下:

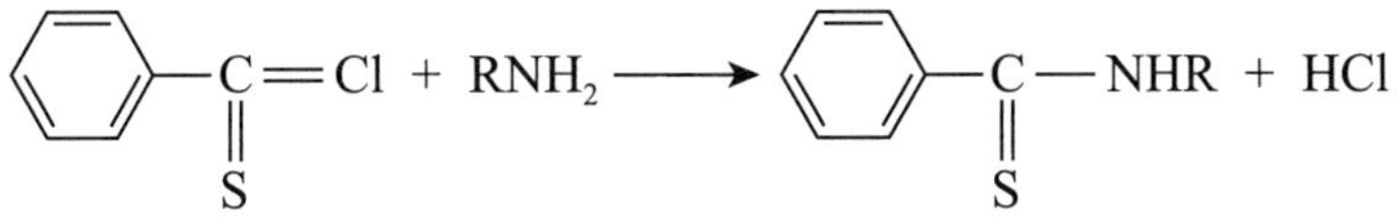

甲苯磺酰氯可与氨基化合物反应,不仅能提高它们的检测灵敏度,还可改变 HPLC 的分离度。

5. 有机酸的酯化反应 有机酸很容易与酰溴基反应生成酯。常用的酰溴基试剂有苯甲酰溴、萘甲酰溴、甲氧基苯甲酰溴、对溴基苯甲酰溴和对硝基苯甲酰溴等。如:

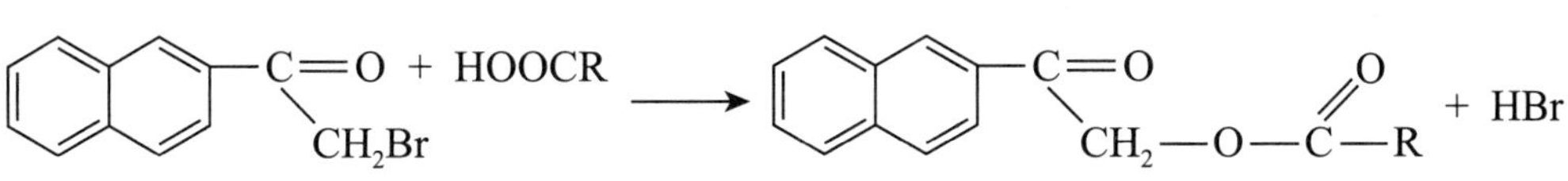

有机酸酯化反应应在极性溶剂(如乙腈、丙酮或四氢呋喃)中进行,有时需加催化剂,如冠醚加钾离子、三乙胺或 N- 二异丙基胺等。

6. 羰基化合物的反应 醛类和酮类中的羰基可与 2,4- 二硝基苯肼(DNPA)反应,生成苯腙衍生物,反应在弱酸性条件下进行:

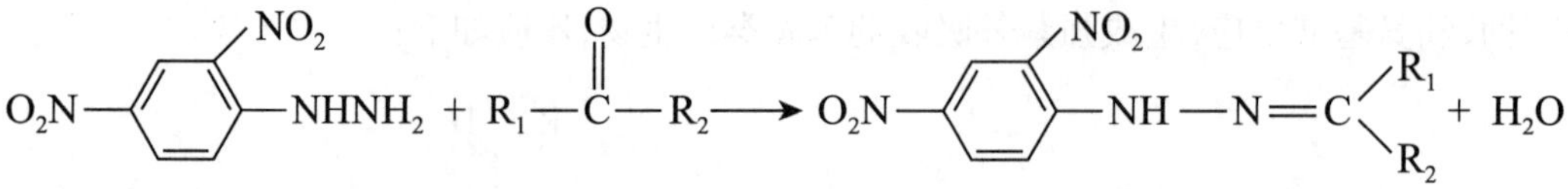

羰基化合物还可以与对硝基苄基羟胺（PNBA）反应，生成有强紫外吸收的肟，反应需碱催化：

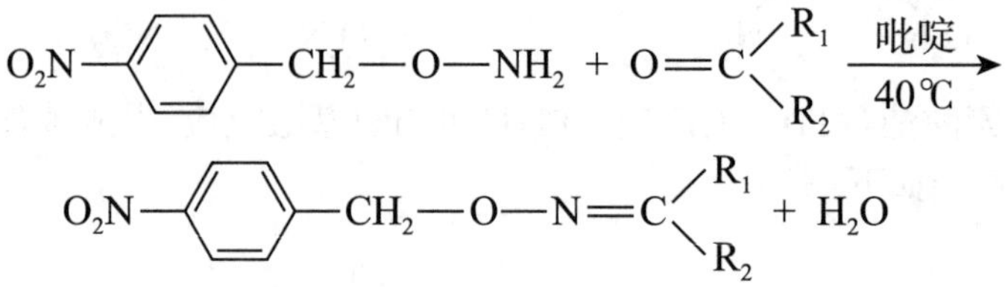

（二）荧光衍生化反应

液相色谱中荧光检测器的灵敏度要比紫外检测器高出几个数量级，但是液相色谱能分离的对象多数没有荧光，主要依靠荧光衍生化试剂通过衍生化反应在目标化合物上接上能产生荧光的生色基团，达到荧光检测的目的。常用的荧光衍生化试剂及其应用范围列于表 4-12-10。

表 4-12-10　常用的荧光衍生化试剂及其应用范围

化学名称	简称	结构式	应用范围
1-二甲氨基萘-5-磺酰氯	丹磺酰氯（DNS-Cl）	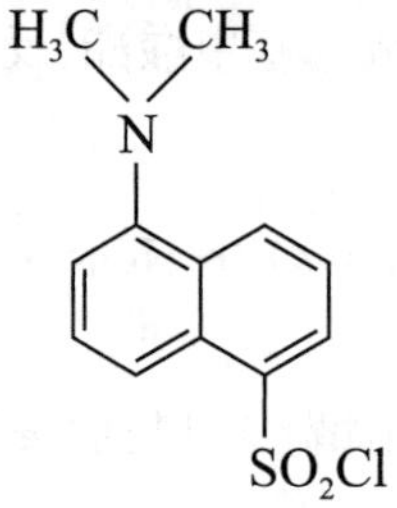	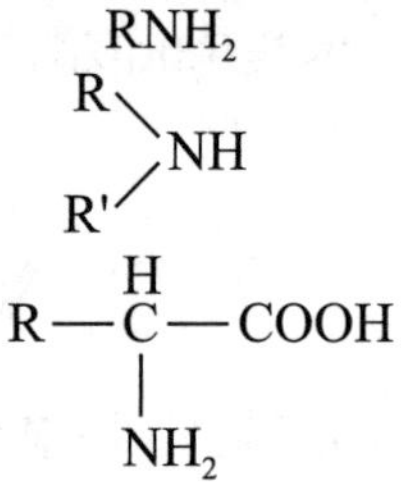
1-二甲氨基萘-5-磺酰肼	丹磺酰肼（DNS-hydrazine）	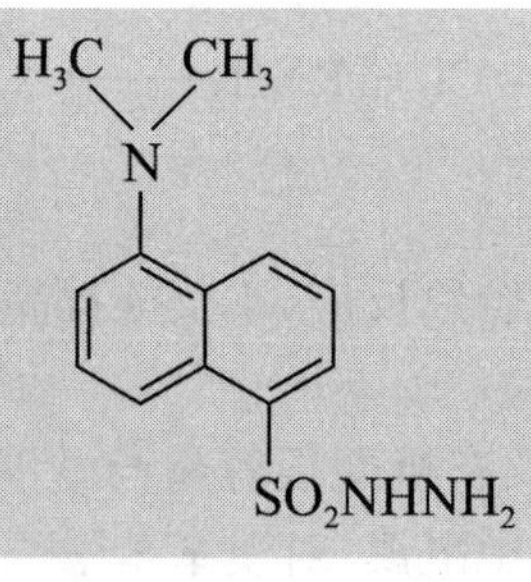	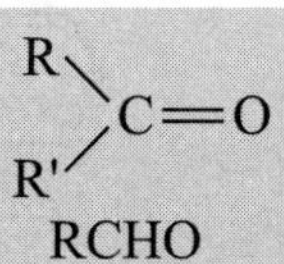
4-苯基螺［呋喃-2(3H)-1-酞酰］-3,3'-二酮	荧光胺（fluram）	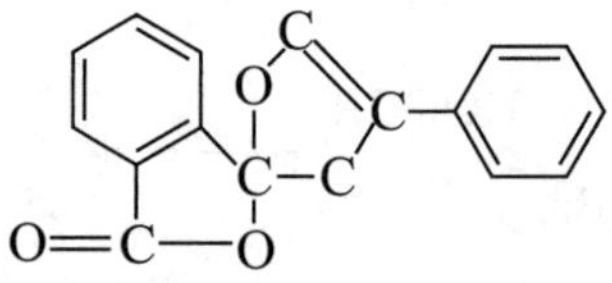	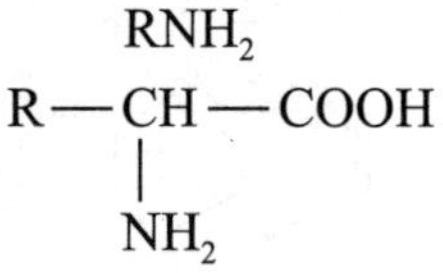
邻苯二甲醛	OPA	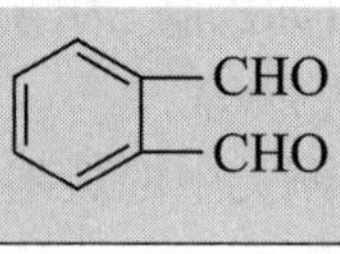	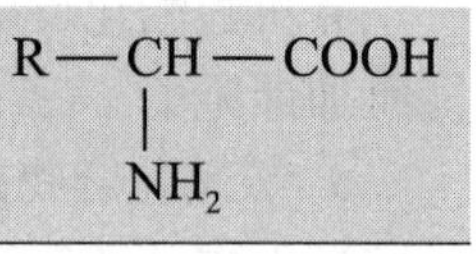

续表

化学名称	简称	结构式	应用范围
4-溴甲基-7-甲氧基香豆素	Br-Mmc	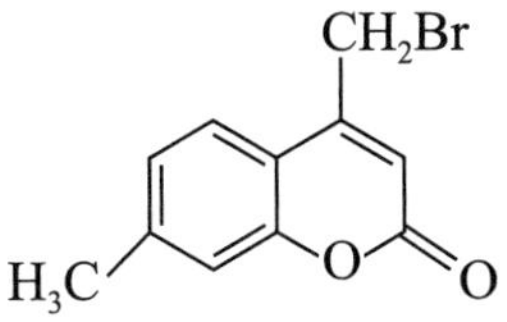	RCOOH
9-蒽基重氮甲烷	ADAM	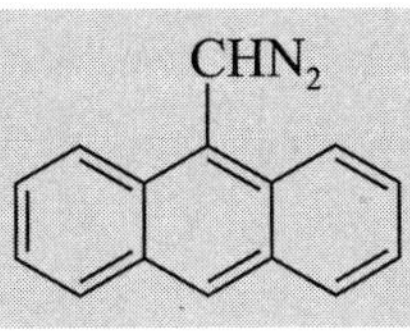	RCOOH
荧光素异硫氰酸酯	FITC		RNH_2 $R-CH-COOH$ $\quad\ \ |$ $\quad\ NH_2$
N-[p-(苯-1,3-氧氮杂茂)-苯]马来酰亚胺	BIPM	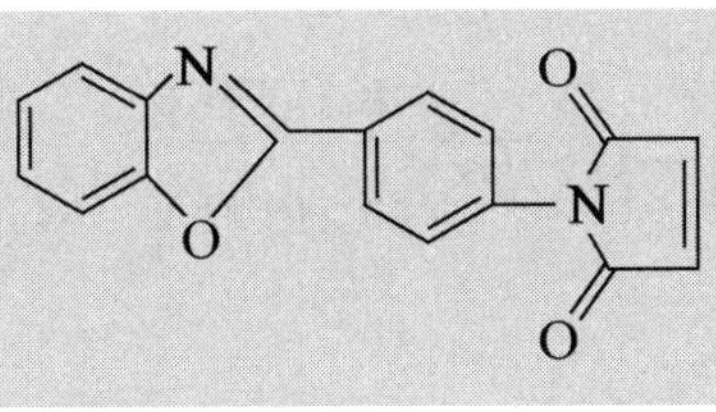	RSH
4-氯对硝基苯-氧二氮杂茂	NBD-Cl	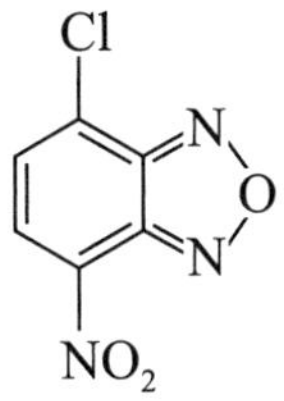	RNH_2 R $\quad\backslash$ $\quad\ NH$ R'

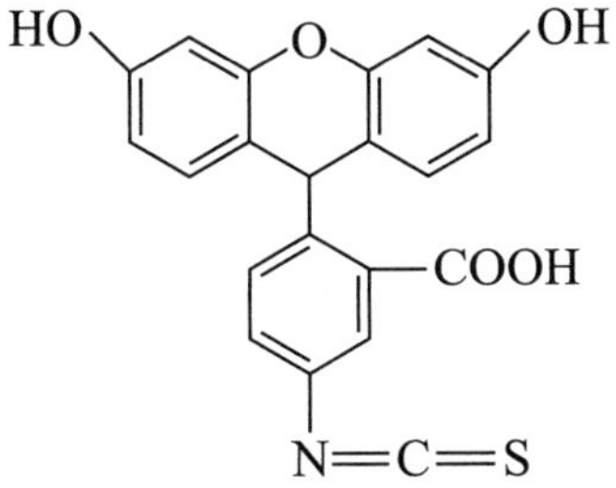

上述衍生物的荧光激发波长范围为 350~370nm,发射波长范围为 490~540nm,均取决于目标化合物和测量时使用的溶剂。由于荧光衍生物的激发波长和发射波长与荧光衍生化试剂的不同,即使有过量的试剂或有反应副产物存在,也不会干扰荧光衍生物的检测,因此荧光衍生化反应不需要纯化衍生物,可以直接进样。

(三)电化学衍生化反应

液相色谱中的电化学检测器灵敏度高、选择性强,为临床、生化、食品等样品的分析提供了新的途径。但由于电化学检测器只能检测具有电化学活性的化合物,如果目标化合物没有电化学活性就不能被检测。此时只能与电化学衍生化试剂反应,生成具有电化学活性的衍生物。由于硝基具有电化学活性,一系列带有硝基的衍生化试剂与羟基、氨基、羧基和羰基化合物反应,可生成电化学活性的衍生物。表 4-12-11 列出了一些带硝基的电化学衍生化试剂。

表 4-12-11　带硝基的电化学衍生化试剂

试剂结构式	简称	可反应的化合物
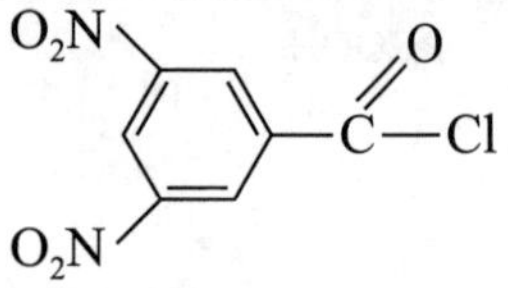	DNBC	ROH, $\begin{matrix} R \\ R' \end{matrix}NH$
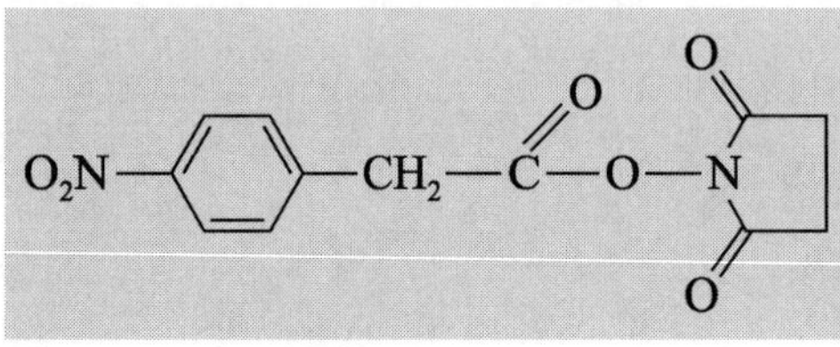	SNPA	$\begin{matrix} R \\ R' \end{matrix}NH$
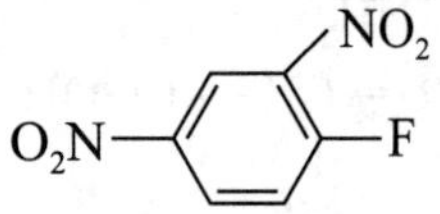	DNFB	$R-\overset{NH_2}{\underset{}{CH}}-COOH$, $\begin{matrix} R \\ R' \end{matrix}NH$
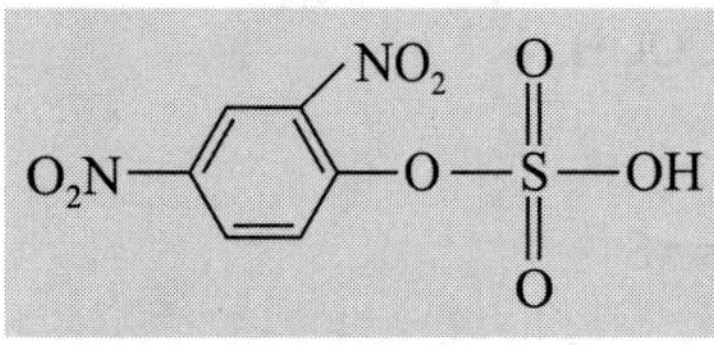	DNBS	$R-\overset{NH_2}{\underset{}{CH}}-COOH$, $\begin{matrix} R \\ R' \end{matrix}NH$
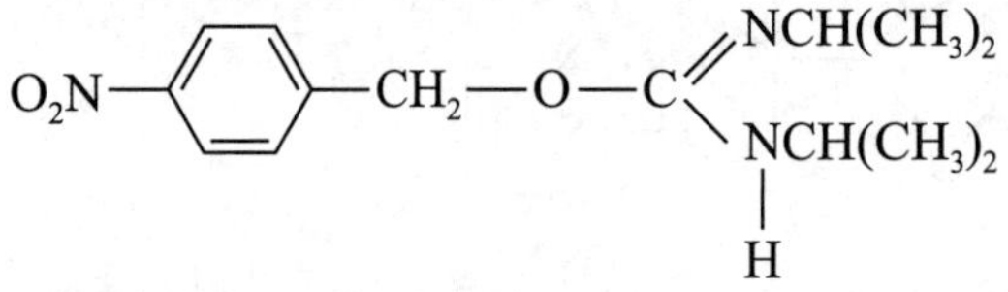	PNBDI	$RCOOH$
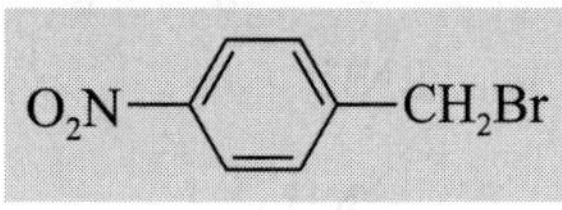	PNBB	$RCOOH$
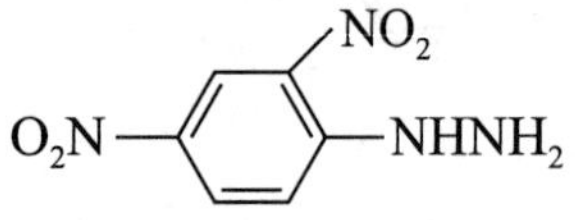	DNPH	$R-\overset{O}{\overset{\|}{C}}-R'$, $RCHO$

四、固相化学衍生化法

前面所述的衍生化反应都是液-液反应的方式,操作起来比较繁琐、费时,而且有些衍生化反应需要一些进行微量有机合成的小型装置。同时,由于反应后过量的衍生化试剂存在,对下一步的色谱分析形成干扰,有时还需要进行进一步的分离。这些都增加了色谱分析的成本和时间。为了改进衍生化方法,使之使用更加方便、快捷,研究者以硅胶或高分子小球为基体,在其表面结合一种反应剂,填装在短管内,当样品液通过反应管时就可以发生各种化学反应,包括还原、氧化、基团转移和催化等。下面分别介绍几种固相反应剂。

1. 还原型固相反应剂

$$\text{Ⓟ}-N^+(CH_3)_3Cl^- + NaBH_4 \longrightarrow \text{Ⓟ}-N^+(CH_3)_3BH_4^- + NaCl$$

2. 氧化型固相反应剂

$$\text{Ⓟ}-N^+(CH_3)_3Cl^- + KMnO_4 \longrightarrow \text{Ⓟ}-N^+(CH_3)_3MnO_4^- + KCl$$

3. 基团转移型固相反应剂

$$Ⓟ＜_{a \sim A}^{a \sim A} + B \longrightarrow Ⓟ＜_{a}^{a \sim A} + A—B$$

4. 固相催化剂

$$Ⓟ—A + 底物 \longrightarrow Ⓟ—A + 产物$$

式中：Ⓟ—为高分子微球或硅球。

这类固相化学衍生化反应可以避免液相衍生化反应给色谱分析带来的不足，可以将衍生化小柱直接与色谱仪器的进样器连接，经过小柱的样品可直接进入色谱仪器进行分析。这实际上是将固相有机合成反应移植到色谱分析中来。

另一类固相化学衍生化试剂是固定化酶反应器。酶是一种具有特殊三度空间构象的蛋白质，能够催化某一底物进行特异性化学反应，生成特定的反应产物。酶的催化反应具有高度的专一性，酶试剂通常在反应中是不消失的。酶的固定化使得一次性应用的酶试剂变为可重复使用。酶的固定化可分为化学和物理两种方法，化学法是指在酶和载体之间生成共价键，并保留其生物活性，而物理法仅是吸附在固体表面。对载体的要求是对酶应有较高的亲和力和较大的容量，且容易再生。一般大孔径、大表面积的载体容量大，而容量越大，固定化酶的活性越高，寿命越长。硅球、玻璃微球、氧化铝、聚丙烯酰胺、葡聚糖凝胶、琼脂糖凝胶和纤维素等都可以作为载体。酶一旦被固定，其稳定性增加。利用酶反应的专一性完成的衍生化反应，可以改变底物的化学特性，提高色谱分析的灵敏度和选择性。

五、衍生化技术的应用

柱前衍生化技术的应用大大拓展了各种模式色谱的应用，使得一些本来不能用该模式色谱分析的样品可以用该模式色谱进行分析了。下面用两个实例说明衍生化技术在色谱分析中的应用。

1. 用气相色谱 - 质谱联用仪分析有机羧酸类化合物　有机羧酸类化合物一般不易用气相色谱直接分析，其原因：一是有机羧酸类化合物（特别是高级脂肪酸）不易汽化；二是直接用气相色谱分析有机羧酸类化合物时，常由于它们的强酸性和极性而引起它们在色谱柱上的强吸附，并造成拖尾而无法分析。为此用气相色谱分析有机羧酸类化合物时，一般都采用硅烷化衍生化法，常用的衍生剂为 N- 甲基 -N-（三甲基硅基）三氟乙酰胺。

用 DB-5 色谱柱，对血清小分子有机酸进行了分析。取 100μl 血清于 1.5ml 管中，加 10μl D4- 琥珀酸（100μg/ml）作为内标，加 300μl 冷丙酮，涡旋 30 秒，于 –20℃放置 2 小时。14 000r/min，4℃，离心 15 分钟，取上清液，氮气吹干。加 30μl 甲氧胺盐酸盐吡啶溶液（30mg/ml），涡旋 1.5 分钟，37℃，摇动孵育 1.5 小时。加 45μl N- 甲基 -N-（三甲基硅基）三氟乙酰胺（用乙腈 2：1 进行稀释），涡旋 1 分钟，避光，50℃，先摇动 10 分钟，再孵育 70 分钟。取 1μl 进行气相色谱分析。

气相色谱条件如下：

色谱柱：DB-5。

载气：氮气，1ml/min。

程序升温:70℃→220℃(3℃/min)。

进样口温度:250℃。

离子阱质谱条件如下:

离子源:230℃。

传输线温度:250℃。

扫描方式:全扫描。

分析结果如图 4-12-1 所示。

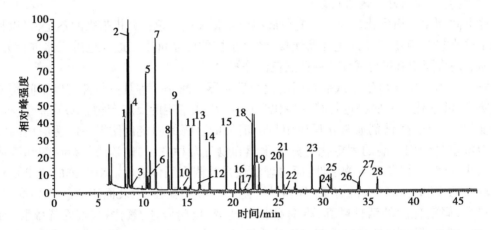

1. 丙酮酸;2. 乳酸;3. 己酸;4. 羟基乙酸;5.2- 羟丁酸;6. 草酸;7.3- 羟基丁酸;8. 丙二酸;9.2- 羟基 - 异己酸;
10. 辛酸;11. 乙基丙二酸;12. 琥珀酸 -2,2,3,3-d4(内标);13. 琥珀酸;14. 延胡索酸;15. 戊二酸;16. 癸酸;
17. 草酰乙酸;18. 苹果酸;19. 焦谷氨酸;20. 酮戊二酸;21. 庚二酸;22. 磷烯醇丙酮酸单钾盐;23. 十八烷二酸;
24. 乳清酸;25. 乌头酸;26. 柠檬酸;27. 异柠檬酸;28. 癸二酸。

图 4-12-1 28 种有机酸的气相色谱图

2. 用高效液相色谱法分析氨基酸 氨基酸是蛋白质的基础。常见的氨基酸约 20 余种,要想分离分析这些氨基酸,最好的方法是高效液相色谱法(HPLC);但常用的 HPLC 检测器是紫外或荧光检测器,而氨基酸的紫外吸收在 210nm 以下,不容易检测,氨基酸也容易产生荧光。因此,用 HPLC 分析氨基酸必须将氨基酸进行衍生化处理。

分析氨基酸的衍生化试剂很多。荧光衍生化试剂如邻苯二甲醛(OPA)、丹磺酰氯(Danzyl-Cl)、4- 二甲氨基偶氮苯 -4' - 磺酰氯、氯甲酸芴甲酯(FMOC-Cl)、4- 氟对硝基苯 - 氧二氮杂茂(NBD-F);紫外衍生剂如 2,4- 二硝基氟苯(DNFB)、异硫氰苯酯(PITC)等。

Furst 等利用 PITC 作为衍生剂,用 HPLC 分析了 22 种氨基酸。HPLC 条件如下:

色谱柱:Spherisorb ODSⅡ,125mm×4.6mm,3μm。

保护柱:10mm×4.0mm。

流动相:A,12.5mmol/L 磷酸钠缓冲液(pH6.8)。

B,60% 乙腈 -12.5mmol/L 磷酸钠缓冲液(pH6.8)。

流速:1.2ml/min。

柱温:37℃。

检测器:UV,354nm。

分析结果如图 4-12-2 所示。

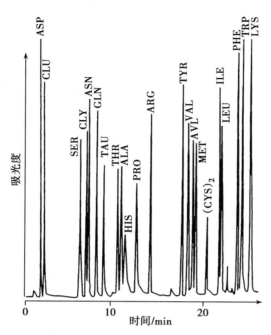

ASP. 天冬氨酸；GLU. 谷氨酸；SER. 丝氨酸；GLY. 甘氨酸；ASN. 天冬酰胺；GLN. 谷氨酰胺；TAU. 牛磺酸；THR. 苏氨酸；ALA. 丙氨酸；HIS. 组氨酸；PRO. 脯氨酸；ARG. 精氨酸；TYR. 酪氨酸；VAL. 缬氨酸；MET. 甲硫氨酸；ILE. 异亮氨酸；LEU. 亮氨酸；(CYS)₂. 胱氨酸；PHE. 苯丙氨酸；TRP. 色氨酸；LYS. 赖氨酸；ORN. 鸟氨酸。

图 4-12-2 氨基酸标准品色谱图

（刘丽燕）

第五章　卫生微生物检验总则

在微生物检验中,正确地采集、运送、处理、保存和处置样品是获得准确检验结果的关键。在采集样品的过程中还应注意生物安全防护,特别是采集有害病原污染的样品时,正确地进行采样防护对保障采样人员的健康,以及避免样品受到外界环境的污染都至关重要。样品采集、运送、处理和保存是否恰当直接关系到检验工作的成功与否;错误的检测结果将给疾病防控、临床治疗带来误导。因此,科学合理地采集、运送、处理、保存和处置样品非常关键。

第一节　采样的一般原则

疾病预防控制及卫生监测等工作常涉及各类微生物检测指标,根据检测目的需要采集各类样品,如环境标本、临床标本、产品标本和动物来源标本等。由于各类微生物特性的差异及样品中预期的微生物污染量的不同,标本的性质不尽相同,有些标本的传染性小,如各类产品标本;有些标本传染性强,可能携带大量的病原微生物,如传染性疾病暴发流行期间的病人临床标本,导致各类标本的采集方案和处理方式也不尽相同。但在采集标本时,仍然有一些通用的一般原则可循,本节就将介绍这些通用的一般原则。

一、代表性和针对性

1. 在采集卫生监测类样品时应该遵循代表性的原则。代表性是指样品的观测结果与取样对象或取样总体的实际情况的符合程度。为了使采集的样品更能反映总体的实际情况,常常会用到随机抽样法和多点取样法。随机抽样法就是调查对象总体中每个部分都有同等被抽中的可能,是一种完全依照机会均等的原则进行的抽样方法,是一种"等概率"抽样法。随机抽样有四种基本形式,即简单随机抽样、等距抽样、类型抽样和整群抽样。比如在对食品进行抽样时,对于即食类预包装食品,随机抽取相同批次的最小零售原包装;对于非即食类预包装食品,原独立包装≤1 000g 的固态食品或≤1 000ml 的液态食品,取相同批次的最小零售原包装;>1 000ml 的液态食品,应在采样前摇动或用无菌玻棒搅拌液体,使其液质均匀后分别从相同批次的 n 个容器中采集≥5 倍检验单位的量的样品放入同一个无菌采样容器内作为一件食品样品;>1 000g 的固态食品,应用无菌采样器皿从同一包装的几个不同部位分别采取适量的样品,放入同一个无菌采样容器内作为一件食品样品。

液体样品较容易获得有代表性的样品,可在采样前通过搅拌或颠倒容器使其完全混匀后再采样,在检测之前还应注意在彻底混匀后再接种至后续的培养基。固体样品抽样需注意多点抽样,对于肉类、鱼类等食品还要注意既需要在表皮抽样,又要在食品内部深层抽样,奶粉等粉末状样品抽样时,可在容器内上、中、下不同部位抽样。化妆品、消毒产品、卫生用品等卫生监督类样品采集的代表性原则可参照食品类样品的采集。

2. 在采集传染病监测及应急检测类样品时应该遵循针对性采样的原则。此类样品不要求代表性，而强调针对性，尽可能采集病原微生物含量最多的部位。这既能节省人力物力，也能充分保证尽快得到检测结果。如在做流行性感冒（简称"流感"）监测时，首先根据流感病毒的最常见寄居部位针对性地取病人上呼吸道鼻咽液，其次为气管和支气管分泌物及尸检组织。在采集霍乱样品时，根据霍乱弧菌的病原学特征和病人病情针对性地采集病人粪便、呕吐物、尸体肠内容物、粪便污染的衣物及相关被病原菌污染的物体表面、水体、食品、水生动物、苍蝇等。在食物中毒事件样品采集中，根据卫生学调查、流行病学调查和病人临床症状，针对性地采集相应的临床标本及可能的被病原污染的食品、食材、食物加工器皿、食品加工人员样品，可能的情况下最好能追溯到食品原材料及原材料生产地或原材料仓库。

二、及时性

用于细菌分离培养的样品应尽可能在病情急性期和使用抗生素前采集。若已使用抗生素，则需加入相应药物拮抗剂。用于抗体检测的血清标本应在急性期和恢复期采集双份血清。不同疾病的采样时间以及同一疾病在不同时间采集的样品种类不尽相同，需根据所检测的目标微生物确定，如伤寒病人在患病第一周采集血液培养，在第二周采集粪便或尿液培养，在病情全程均可作骨髓培养。用于病毒分离和病毒抗原检测的标本，应在发病初期和急性期采样，病毒分离样品最好在发病 1~2 日采样，疾病后期由于机体产生免疫力，开始清除病毒，使病毒数量减少或消失就会降低检出率。标本采集完成后应该及时送达检测实验室，一般应于 4 小时内检测，如路途时间较长或放置时间过久，会影响培养阳性率，使检测结果出现假阴性。

三、无菌采样

微生物检验样品采集过程中，工作人员应牢记无菌操作原则，即不能将外在的微生物引入样品中，否则会导致检验结果与实际微生物污染情况不符合，或者干扰待测目标微生物的检出。要求采样工具和装盛样品的器皿必须无菌，如采集血液所使用的注射器及试管要保持清洁、干燥、无菌，血液采集前要使用酒精棉球对采血部位表面皮肤进行消毒；采集食品样品时所用的工具如镊子、剪刀、勺子等也须事先做无菌处理；在采样过程中注意无菌操作，当采集 2 个以上样品时应采取必要措施防止交叉污染，严格避免由于采样操作对样品造成的新污染。

四、避免样品中微生物含量下降

在采样过程中除要防止外来污染使样品中微生物含量增加外，也要避免不当的采样操作造成样品中微生物含量下降，从而降低检出率，导致假阴性结果。因此，采样工具和容器不能有抑菌物质或消毒剂污染，对样品中可能含有的消毒、抑菌或防腐成分应去除。比如采集可能含有含氯消毒剂的水样时，采样瓶中需加入 0.1mg 硫代硫酸钠 /125ml 水样以中和余氯；在处理含有防腐剂的化妆品时，增菌液中需加入卵磷脂和吐温 -80 以中和化妆品中的防腐剂。

五、足量

样品采集应该足量，根据检测方法和相关国标、技术规范的要求采集足量的样品。在特殊情况下,样品数量太少时,也要根据方法检测限推算至少需要的样品采集量。最好采集的样品数量还足以保证日后查验所需。

六、做好采样记录

在样品采集过程中,要做好相应记录工作。需要填写采样单,采样单要格式化、细致化,采样单要几乎囊括所需要填写的一切内容,如样品编号、所采样品名称、采集地点、相关联系人、所采集样品的数量、相关临床症状等,如果是环境样品应注明采样的环境信息、采样地点信息、气候条件信息等,并在标本管(袋、瓶)上标记好相应的样品编号,样品编号要保证唯一性。

七、现场采样的质量控制

为了保证检测结果的准确性,应充分考虑现场采样的质量控制措施,防止样品在采集过程中受到污染或发生变化。例如在《生活饮用水检验标准方法》中要求采集现场空白水样,即在采样现场以纯水做样品,与样品在相同条件下装瓶、保存、运输,直至送交实验室完成分析,通过将现场空白样品与实验室内空白测定结果相对照,来评估采样过程中操作步骤和环境条件对样品质量影响的大小。另外还可以采集现场平行双样和现场质控样。

八、做好安全防护

详见本章第五节。

九、注意样品的特殊性

不同的样品有不同的特殊性,在采样过程中应加以注意,如采集用于检测核酸的样品时,因棉拭子和木质拭子棒类材料中含有核酸抑制剂,所以在采集这类样品时就不能使用这类材料,而应使用灭菌人造纤维拭子和塑料棒。微生物检验所涉及的样品种类繁多,有环境样品、临床样品、产品样品、动物及媒介昆虫样品等,实验室和采样人员要加强沟通,不同实验室的检验程序、检测项目和检测方法都不尽相同,对样品种类及采集、运送要求也不完全一致,专业实验室人员有必要提醒采样人员注意某次采样的特殊性,最好派出专业人员在现场进行采样指导。

第二节　样品运送原则

样品采集完成后需要及时送达实验室,及时、安全地运送到实验室是获得正确检测结果的保证。样品运输过程也是一个需要严格控制的过程。

一、基本要求

在微生物检验样品运送过程中,应严防剧烈振动和日光直射,运送全程都应处于完全密闭状态,以防止样品蒸发、气体交换和异物污染,同时也保护工作人员和环境安全。若实验室距离较远或距检测时间较长,建议样品采集后做适当预处理再运送,如含有霍乱弧菌的粪便标本,可将其放入碱性蛋白胨水中室温运输。对运送标本的相关规定,目前有一系列的管理条例,如《病原微生物实验室生物安全管理条例》《可感染人类的高致病性病原微生物菌(毒)种或样本运输管理规定》等,送样人员须了解和查阅相关要求,按要求运输样品。

二、做好样品标识

样品要有唯一性标识,在疾病暴发调查中,每个病人应使用唯一的统一编号,并能与个案调查的信息符合。在采样过程中就应及时对样品做好准确的标记。样品包装上的编号要与采样单上的编号一致。样品标识应明显、信息齐全,并附采样单。样品上的标记应牢固并具防水性,确保字迹不会被擦掉或脱色,样品标签不会在运输过程中脱落,所有盛样容器都必须有和样品一致的标记,在标签上应记明样品的种类、包装日期、运输日期、产品标志与号码,以及样品顺序和其他需要说明的情况,在标签上预留接收样品的实验室记录接收时间、接收者姓名等信息的空位,待实验室人员接收样品时填写。如样品标识不清、信息不全,检验室人员有权向送样者索取或拒绝接收样品。当样品需要托运或由非专职抽样人员运送时,必须封识样品容器。

三、选取合适的样品装盛容器

根据检测目的不同、样品数量多少和样品性质不同选取合适的装盛样品的容器。在材质上可使用玻璃或者塑料材质,在容器的样式上,袋式容器、瓶式容器、试管式容器皆可,但需注意防漏、防止运输过程中发生破碎,通过适当包装确保即使容器发生破碎,采集的样品也不会漏到外面。做到一个样品一个容器。容器最主要的性能之一是要防漏,最好使用符合国家规定的耐用塑料制品材料制作,能承受运送过程中可能发生的温度和压力变化。对微生物检验来说,所有直接跟样品接触的容器都应事先做严格消毒处理。

四、按要求进行包装

装盛样品的容器需要进行包装后才能运输,对样品的包装需符合一定的规范。所采样品在包装的过程中,首先要贴上标签,标明是何种样品;尽可能做到容器完好,既不会打碎,也不会有样品遗漏在容器内;包装以后即使在运输过程中发生容器破碎,采集的样品也不至于漏出。对微生物菌(毒)种,按《病原微生物实验室生物安全管理条例》等规范要求,根据微生物不同的生物安全级别进行包装。采用 A 类或 B 类三层包装系统,总体要求是防水、防泄漏、防破损、耐高(低)温、耐压。第一层(主容器)用于容纳微生物,要求要防水、防泄漏、密闭性能良好,外面包裹足够多的吸水材料,以便在发生泄漏事故时能够快速吸收所含的微生物,A 类包装主容器单包装最大运输量是液体 50ml、固体 50g,B 类包装主容器单包装最大运输量是液体 1L、固体 4kg。第二层(次级容器)要求要坚固,A 类包装要求要达到防水、防穿刺、防泄漏,B 类包装要求要达到防水、防破损,用于保护第一层包装,该层容器可以是铁罐、塑料罐、塑料袋、聚苯乙烯泡沫等。该层可以容纳数个装有微生物的第一层容器,二者之间要填充足够的吸水材料,如纤维填料、棉花、纸巾或商业化的吸水包裹等。第三层包装是外包装,该层用于保护内包装,可以是硬纸板箱、木箱、坚固的塑料箱等,A 类包装要求该层最小边长≥10cm,B 类包装要求该层至少有一个表面≥10cm^2;在外部应有标记和描述承运者、护送者、接受者和微生物的标签。根据菌(毒)种种类及需要,为降低包装内的温度,在二、三层之间放置干冰或湿冰。

五、运输温度和时间

微生物检验样品在运输过程中要保持一定的温度(低温或保温),根据不同目标微生物的生物学特性选择合适的运输温度。从时间上来说,时间越短、越快到达实验室进行检测越好;从温度上来说,一般在运输过程中温度越低,在同样时间内到达实验室的样品质量越好,但这也不是完全绝对的。病毒的抵抗力通常较弱,在室温中容易灭活,因此用于病毒分离培养的标本要及时送达实验室处理和接种。病毒在4℃环境下可冷藏数小时尚能保持较好的活性,如需保存较长时间则置于−70℃,在病毒冻存液中需加入甘油或二甲基亚砜等保护剂,防止反复冻融使病毒灭活。因此在病毒类样品运送过程中应做好低温保护措施,可在包装盒内放冰袋或冰排,运输时间较久的需要放入干冰。例如在检测诺如病毒的粪便标本运输时需要冷藏或冷冻,应保证冻存标本在运输过程中没有发生融化,送达实验室时,包装盒内还有未完全融化的冰。流感病毒检测临床样品在2~8℃下48小时内送至实验室,不能在48小时内送至实验室的,应置于−70℃或以下保存。对于细菌类样品的运输大多数也需要冷藏状态下运输,但有些细菌,如脑膜炎奈瑟菌因含有自溶酶,该菌离体和在低温下易死亡,故在流行性脑脊髓炎流行期间采集的病人脑脊液、血液或皮肤出血斑内容物或带菌者的鼻咽拭子标本,应立即在35~37℃保温送检。粪便标本因含有杂菌较多,常加入甘油缓冲盐水保存液,但甘油缓冲盐水不能用于弯曲菌和弧菌。含有霍乱弧菌的粪便标本和物体表面擦拭棉拭样品置于碱性蛋白胨水中在常温下运送到实验室。用于细菌、病毒或寄生虫分离的血液样品需低温保存运输,但不能冷冻,检测立克次体类微生物的全血样品要求干冰保存冷冻运送。检测核酸的样品运送要求低温快速。从样品采集到检测的间隔时间要尽可能短,并尽可能将样品处于冷藏状态,如要保存较长时间再做检测就需要将样品冷冻以防核酸降解。以卫生监测为目的的各类样品,如抽检的食品样品的运输也最好在冷藏或接近样品原有保存条件下运送,以防止样品的微生物指标发生变化。样品运输过程中为维持4~8℃条件需要填充多个冰袋,这样可维持冷藏2~3日;为保证−20℃条件,需要装入足量干冰,但需确保干冰气化产生的二氧化碳压力不至于过大而发生爆炸,这样可以维持样品冷冻2~3日;为保证−70℃条件,可采用液氮来运送。总之,要根据样品的类型、待测微生物的特性及需要的运输时间综合考虑设定一个最佳的运输温度。

六、样品运送的生物安全防护

详见本章第五节。

七、样品的接收

送检的样品送到实验室后,由专人检查验收并填写收样记录,包括收样日期、送检实验室名称等,同时仔细核对送检样品编号是否与送检单相同,检查标本容器有无破损、标本有无渗漏、容器盖是否盖好、样品性状有无改变等,如有疑问应尽快与采样和送样人员沟通,如标本破损严重,检验人员有权拒收标本或要求重新采样。

第三节　样品保存原则

当实验室在接收到样品后,应当尽快进行检验。对于那些无法立即进行检验的样品就需要选择适宜的保存方法,来维持样品的稳定性;另外,有些微生物分离阳性的样品按规定还需要在一定条件下保存一段时间,以备今后的复核。故检验工作者需了解一定的样品保存原则。

一、一般要求

样品保存的一般要求是要保证样品能够维持采集时的状态,为此需要注意防止蒸发、防止变性和样品腐败,样品应盛装在带外螺旋盖的密封容器中置冰箱内储存。需要保存的样品应标识好,确保样品的名称、种类以及批号等都符合要求。保存样品时,必须确保其密封性,坚决不允许加入任何物质。对储存的样品应严格管理,做好样品进出和储存的记录。对高致病性病原微生物菌(毒)种和样品应当设专库或者专柜保管,并制定严格的安全保管制度,建立档案由专人负责。样品存放场所应保持清洁,摆放整齐有序,环境条件(如温度、湿度等)适宜样品的储存。

二、样品保存的温度要求

样品到达实验室后应尽快检验,如不能立即检验,可在适当温度下放置一定的时间。针对容易腐烂的样品,应使用冰箱将其保存在 $0\sim4℃$ 的状态。如容易腐烂的非冷冻食品样品通常在 $0\sim4℃$ 的环境下保存,尽快接受检查。保存的时间越长,嗜冷细菌的增长就越多,而嗜温细菌则变得越少。冷冻食品在送入实验室之后同样使用冰柜保持其冷冻的状态,在封闭的状态下放入 $-18℃$ 的冰柜中保存,在检查之前进行溶解,防止食品变质。干制食品使用塑料袋等材料密封,隔绝空气于室温环境下保存,避免受潮或者水分散失。其他食品或其他不易腐败的产品样品使用轻质的塑料袋等密封,在阴凉、干燥处室温保存,必要的情况下使用冷藏设备。用于分离病毒的临床样品在检验前一般应放在低温冷藏冷冻保存,在 $4℃$ 冰箱可暂存 12 小时,之后标本应放置在 $-20℃$ 下冷冻保存,如需更长时间保存的标本应储存在 $-70℃$ 冰箱,并避免反复冻融。检测抗原或抗体的血清样品在 $4℃$ 条件下可保存约 1 周,最长 10 日,超过 1 周必须在 $-20℃$ 条件下冷冻,注意避免不必要的反复冻融。

三、样品的留验保存

按照相关技术规范的规定决定是否对检验后的样品进行留验保存。如《食品安全国家标准　食品微生物学检验　总则》中规定在出具检验报告后,剩余样品和同批产品不进行微生物项目的复检,在报告出具后可以妥善处理样品。而在流感监测工作中则要求分离流感病毒阳性的临床样品应有一定的留验期,于 $-70℃$ 冰箱保存 6 个月以备复核用。

四、样品保存过程中的生物安全要求

详见本章第五节。

第四节　样品处置原则

微生物样品检验完毕后需要采取正确的方法处置样品,对样品的处置等同于实验室废弃物的处理,最关键的就是做好无害化处理,不污染环境,不引起生物危害。对有潜在化学性危害的样品的处置参照化学废弃物安全处理原则进行;对感染性样品的处置参照感染性废弃物安全处理原则进行。在实验完成以后,或者样品留验期结束后,应及时将样品在实验室进行生物灭活处理后才能排放。遵循的原则为将样品废弃物的危险减至最低,将其对环境的有害作用减至最小,使用被承认的技术和方法处理和处置危险废弃物,排放符合国家或地方规定和标准的要求。有关样品处置的生物安全要求详见本章第五节。

第五节　生物安全要求

生物安全(biosafety)是指对由动物、植物或微生物等生物给人类健康和自然环境可能造成不安全的防范,包括对由现代生物技术的开发和应用可能产生的负面影响所采取的有效预防和控制措施。实验室生物安全是指避免危险生物因子造成实验室人员暴露、向实验室外扩散并导致危害的综合措施,包括物理防护、标准化操作规程和规范法实验室管理。在微生物检验样品的采集、运输、保存到处理、处置全过程中都要特别注意生物安全,采取必要的防范措施保证操作人员本身、实验室其他人员、实验室外其他人员和环境的安全。全过程操作应符合相关法律、法规、标准、规范等文件的要求。

一、文件依据

目前国内外与之相关的法律法规等文件有《中华人民共和国传染病防治法》、《突发公共卫生事件应急条例》、《病原微生物实验室生物安全管理条例》、国家标准《实验室　生物安全通用要求》(GB 19489—2008)、国家卫生行业标准《微生物和生物医学实验室生物安全通用准则》(WS 233—2002)、《人间传染的病原微生物名录》、《可感染人类的高致病性病原微生物菌(毒)种或样本运输管理规定》、WHO《实验室生物安全手册》、美国《微生物和生物医学实验室生物安全手册》等。

《中华人民共和国传染病防治法》把我国流行的传染病分为甲、乙、丙三类,对传染病预防、疫情报告、通报和公布、疫情控制、医疗救治、监督管理、保障措施和法律责任等做了详细规定,并规定了病原微生物菌(毒)种的管理要求,对传染病菌种、毒种和传染病检测样品的采集、保藏、携带、运输和使用实行分类管理,建立健全严格的管理制度。《病原微生物实验室生物安全管理条例》是国务院在 2004 年 11 月 12 日颁布并实施的,该条例第六章对病原微生物样本的采集、运输、包装、保藏等管理作了明确规定。《实验室　生物安全通用要求》也有对感染性样本的标志和运输、废弃物处理等相关规定的内容。《人间传染的病原微生物名录》收录了 380 种可在人间传染的病原微生物,从分类学、危害程度、实验室生物安全级别、运输包装等方面作了指导性要求。《可感染人类的高致病性病原微生物菌(毒)种或样本运输管理规定》由卫生部于 2005 年 12 月 28 日发布,2006 年 2 月 1 日起执行。该规定对《人间传染的病原微生物名录》中列出的危害等级为第一类和第二类的病原微生物菌(毒)种或样本,以及危害等级为第三类,但运输包装分类为 A 类的病原微生物菌(毒)种或样本和疑似高致病性病原微生物菌(毒)种或样本的运输管理工作做了规定。

二、样品采集过程的生物安全要求

病原微生物样品在采集时应当具备下列条件:配有与采集病原微生物样品的生物安全级别要求相匹配的生物安全防护设备;相关工作人员掌握相关生物安全专业知识和操作技能;具有有效防止病原微生物扩散和感染的措施;具有保证微生物样品质量的技术方法和手段。在采集高致病性病原微生物样品过程中应当防止病原微生物扩散和感染,并对样品来源、采集过程和方法等做详细记录。

采样人员应按照国家相关规定做好防护措施,包括预先接种疫苗等,在采样时应做好个人防护,穿工作服、戴口罩、手套和帽子。接触不同病人时不能重复使用手套以免交叉感染;在使用或处理注射器、手术刀和其他锋利器械时,避免划破手套;采集高致病性病原微生物样品时应穿戴防护服,根据所估计的疫情级别选择不同的防护服。采集临床血液样品抽取静脉血时,使用一次性的真空采血管使血液直接采集到带塞的运输管和/或培养管中,用完后自动废弃针头。

三、样品运输过程的生物安全要求

(一) 运输管理要求

运输高致病性病原微生物菌(毒)种或者样品应当经省级以上人民政府卫生主管部门或者兽医主管部门批准。在省、自治区、直辖市行政区域内运输的,由省、自治区、直辖市人民政府卫生主管部门或者兽医主管部门批准。需要跨省、自治区、直辖市运输或者运往国外的,由出发地的省、自治区、直辖市人民政府卫生主管部门或者兽医主管部门初审,分别报国务院卫生主管部门或者兽医主管部门批准。

出入境检验检疫机构在检验检疫过程中需要运输病原微生物样品的,由国务院出入境检验检疫部门批准,并同时向国务院卫生主管部门或者兽医主管部门通报。

通过民用航空运输高致病性病原微生物菌(毒)种或者样品的,除应符合包装标准和获得国务院卫生主管部门或兽医主管部门通报批准外,还应经国务院民用航空主管部门批准。

运输高致病性病原微生物菌(毒)种或样品,应当有专人护送,护送人员不得少于 2 人。申请单位应当对护送人员进行相关的生物安全知识培训,并在护送过程中采取相应的防护措施。有关单位或个人不得通过公共电(汽车)或城市铁路运输高致病性病原微生物菌(毒)种或样品。

(二) 运输包装要求

《病原微生物实验室生物安全管理条例》根据病原微生物的传染性、感染后对个体或者群体的危害程度,将病原微生物分为四类:第一类病原微生物,是指能够引起人类或者动物非常严重疾病的微生物,以及我国尚未发现或者已经宣布消灭的微生物;第二类病原微生物,是指能够引起人类或者动物严重疾病,比较容易直接或者间接在人与人、动物与人、动物与动物间传播的微生物;第三类病原微生物,是指能够引起人类或者动物疾病,但一般情况下对人、动物或者环境不构成严重危害,传播风险有限,实验室感染后很少引起严重疾病,并且具备有效治疗和预防措施的微生物;第四类病原微生物,是指在通常情况下不会引起人类或者动物疾病的微生物。对第一类、第二类病原微生物统称为高致病性病原微生物。

根据国际民用航空组织的《危险物品安全航空运输技术细则》,将感染性物质分为 A 类和 B 类。A 类是指以某种形式运输的感染性物质,在发生暴露时,可造成人或动物的永久性残废、生命威胁或致命性疾病,不符合 A 类标准的感染性物质归入 B 类,A 类和 B 类分别对应不同的包装要求。对高致病性病原微生物以及危害等级为第三类但运输包装分类要求为 A 类的病原微生物应采用 A 类运输包装,其他的病原微生物采用 B 类运输包装。A 类、B 类运输包装的要求和区别见本章第二节。同时,高致病性病原微生物菌(毒)种包装材料上应当印有国务院卫生主管部门规定的生物危险标识、警告用语和提示用语。

(三) 样品包装的开启

病原微生物样品包装开启必须在相应的生物安全水平实验室进行。开启样品包装的时候应穿上防护服、戴上手套等,先仔细检查外观,观察有无渗漏、破损等异常现象,如无异常则将外包装除去,仔细观察第二层包装,观察有无渗漏、破损等异常现象,如无异常则打开第二层包装;检查第一层包装,观察有无渗漏、破损等异常现象,如无异常则打开第一层包装,取出样品。如外包装和第二层包装同时有渗漏、破损等异常情况,并且安瓿等微生物容器已经破损,要立刻通知有关部门和菌(毒)种发放单位,对包装、运输工具等微生物污染物进行消毒。如外包装有渗漏等异常情况,但安瓿等微生物容器无破损,或安瓿等微生物容器已破损,但外包装无破损、渗漏情况,则无须追溯破损地点,可按照生物安全操作原则,对微生物污染物进行消毒。

当发生感染性或潜在感染性物质溢出时,应采取以下清理措施:①戴手套,穿防护服,必要时对脸和眼进行防护。②用布或纸巾覆盖并吸收溢出物。③向纸巾上加入适当的消毒剂,并立即覆盖周围区域。④使用消毒剂从溢出区域的外围开始向中心进行处理。⑤消毒剂作用适当时间后,将所处理物质清理掉。注意如有玻璃等锐器,需要用簸箕或硬的厚纸板来拾取,并置于防穿刺的容器中待处理。⑥对溢出区域再次清洁并消毒,必要时重复 2~5 步。⑦将污染材料置于防漏、防穿刺的废弃物处理容器中。⑧消毒完成后,通知主管部门溢出物的清除工作已完成。

(四)运输意外报告

高致病性病原微生物菌(毒)种或者样品在运输、储存中被盗、被抢、丢失、泄漏的,承运单位、护送人、保藏机构应当采取必要的控制措施,并在 2 小时内分别向承运单位的主管部门、护送人所在单位和保藏机构的主管部门报告,同时向所在地的县级人民政府卫生主管部门或者兽医主管部门报告,发生被盗、被抢、丢失的,还应当向公安机关报告;接到报告的卫生主管部门或者兽医主管部门应当在 2 小时内向本级人民政府报告,并同时向上级人民政府卫生主管部门或者兽医主管部门和国务院卫生主管部门或者兽医主管部门报告。

县级人民政府应当在接到报告后 2 小时内向设区的市级人民政府或者上一级人民政府报告;设区的市级人民政府应当在接到报告后 2 小时内向省、自治区、直辖市人民政府报告。省、自治区、直辖市人民政府应当在接到报告后 1 小时内,向国务院卫生主管部门或者兽医主管部门报告。

任何单位和个人发现高致病性病原微生物菌(毒)种或者样品的容器或者包装材料,应当及时向附近的卫生主管部门或者兽医主管部门报告;接到报告的卫生主管部门或者兽医主管部门应当及时组织调查核实,并依法采取必要的控制措施。

四、样品处理和保存过程的生物安全要求

(一)生物安全实验室的相关要求

1. 生物安全实验室的分级　微生物样品的处理需要在生物安全实验室中操作。根据对所操作生物因子采取的防护措施,将实验室生物安全防护水平(biosafety level,BSL)分为一级、二级、三级和四级,以 BSL-1、BSL-2、BSL-3、BSL-4 表示,动物生物安全实验室以 ABSL-1、ABSL-2、ABSL-3、ABSL-4 表示相应生物安全防护级别(表 5-5-1)。第四类病原微生物在生物安全防护水平为一级的实验室内操作,第三类病原病原物在生物安全防护水平为二级的实验室内操作,依次类推,第二类病原微生物和第一类病原微生物在生物安全防护水平分别

为三级和四级的实验室内操作。

表 5-5-1　生物安全实验室的分级

分级	生物危害程度	操作对象
一级	低个体危害,低群体危害	对人体、动植物或环境危害较低,不具有对健康成人、动植物致病的致病因子
二级	中等个体危害,有限群体危害	对人体、动植物或环境具有中等危害或具有潜在危险的致病因子,对健康成人、动物和环境不会造成严重危害。有有效的预防和治疗措施
三级	高个体危害,低群体危害	对人体、动植物或环境具有高度危害性,通过直接接触或气溶胶使人传染上严重的甚至是致命疾病,或对动植物和环境具有高度危害的致病因子。通常有预防和治疗措施
四级	高个体危害,高群体危害	对人体、动植物或环境具有高度危害性,通过气溶胶途径传播或传播途径不明,或未知的、高度危险的致病因子。没有预防和治疗措施

2. 安全设备和个人防护装备　病原微生物生物安全实验室具有相应的生物安全设备,包括生物安全柜、高压蒸汽灭菌器、洗眼器及紧急喷淋装置等。此外,还应配备个人防护设备,包括眼、头面部、呼吸道、手部、躯体、足部、听力的防护设备。

(1)眼的防护设备有安全眼镜、护目镜、洗眼器和应急喷淋装置。在操作易发生由物理、化学和生物因素引起的潜在眼损伤的样品时,应佩戴眼防护设备。护目镜侧面带有护罩,可将整个眼部与外界隔离,除保护眼部外,还能保护部分前额和眼侧面,可以防止溅出物和气溶胶从眼周围进入眼部。

(2)口罩、防护面罩和防护帽是常用的头面部防护装备。生物安全专用防护口罩可防止有生物危害的喷溅物和气溶胶通过消化道、呼吸道引起感染。BSL-1、BSL-2 级实验室中可使用一般的医用口罩,BSL-3 级及以上实验室需使用生物安全专用防护口罩。在生物安全实验室中进行实验操作的工作人员必须佩戴无纺布制成的防护帽,帽子掩盖全部头发,在进行容易产生高危害气溶胶的操作时,必须佩戴防护面罩,以保护操作者避免受到血液、体液、分泌物、排泄物或其他感染性物质喷溅而污染面部、眼、鼻和口。在进行可能喷溅或产生气溶胶的危险样品实验时,要佩戴安全眼镜和口罩,同时佩戴防护面罩,防护面罩使用后必须经过消毒后才能带出实验室。

(3)呼吸防护装备有个人呼吸器和正压面罩。个人呼吸器由面罩和供气装置两部分组成,用于防止有危害的溅出物和气溶胶进入呼吸道。个人呼吸器有净化(过滤)式和供气(隔离)式两类,可根据需要选用。在清理逸出的感染性物质和气溶胶操作时需使用正压面罩,又称为头盔正压式呼吸系统,全封闭的头罩时佩戴者的呼吸器官和眼、面部完全与外界隔绝,仅呼吸呼吸器本身携带的气源。

(4)手部防护装备主要为手套。在接触可通过皮肤黏膜引起感染的样品如病人的血液、体液、分泌物、渗出液标本时,或者处理酸碱化学药品,操作冷冻、高热的物品时,必须使用合适的手套。在生物安全操作时,一般选用乳胶手套或聚氧乙烯手套。在 BSL-2 和 BSL-3 实验室中要一直戴手套,禁止用戴手套的手触摸鼻子、面部,触摸其他个人防护装备和物体表面,如手套撕破应立即脱去,在换新手套前应清洗手部。

(5)躯体防护装备为防护服,包括围裙、实验服、隔离衣、连体衣和正压防护服。根据样品的危害程度选择相应的防护服。清洁与污染的防护服分开放置,如防护服已被危险材料污染应立即更换,离开实验室时必须脱去防护服。在 BSL-1 级实验室进行常规操作时穿戴实验服;在 BSL-2 和 BSL-3 级实验室以及在 BSL-1 级实验室接触血液或其他潜在感染性材料时应穿戴隔离衣;在 BSL-4 级实验室操作时应穿戴正压防护服。正压防护服能阻断工作人员暴露于高危险的气溶胶、喷溅物以及意外接触等。在脱去正压防护服时,首先解开颈和腰部的系带,从颈和肩部开始脱下,将外面的污染面卷向里面,折叠或卷成包裹状,放入消毒箱内处理。在实验室内如需要使用大量腐蚀性液体或需要对血液或培养液等物质的溅出提供进一步防护时,还需要在实验室或隔离衣外面穿上塑料或橡胶制成的围裙。

足部防护装置指鞋套、靴套等。在 BSL-2 级实验室中需穿上鞋套,在 BSL-3 级以上实验室要穿专用鞋。足部防护装置也不能带出实验室。

(二)感染性样品的处理和保存

感染性样品在实验室内的传递应当使用标本转运盒等二级容器,并将其固定在架子上使标本容器直立。二级容器可以是金属或塑料制品,密封口最好有一个垫圈,能耐高压灭菌或耐受化学消毒剂,便于定期清洗和消毒。

打开感染性样品时应预先了解标本对身体健康可能的危害,应在生物安全柜中打开标本,并准备好消毒剂。处理标本时所用的器具需严格灭菌;如需使用注射器,需注意避免发生针刺事故;开启装有感染性物质的安瓿时应非常小心;操作血液和体液样品时应注意避免溢洒和喷溅,应戴手套、眼睛和黏膜保护装置以及佩戴防水的围裙;分离血浆或血清,或进行液体样品的分装应用吸管吸取,禁止直接倾倒,吸管使用后浸入合适的消毒液处理;组织样品应用甲醛固定,避免冷冻切片,如需进行冷冻切片,则应罩住冷冻机,操作人员戴头盔和面罩。

标本在实验室内的储存应置于低温冰箱,实行三层包装,在装样品的容器外还应有两层保护,避免容器不慎冻裂时不至于马上溢出泄漏。储存高致病性病原微生物样品的冰箱应实行双人双锁制管理,并配备好完整的取用记录表。

从标本中分离的有保藏价值的菌(毒)种应送交指定的保藏机构保管。病原微生物菌(毒)种和样品集中储存的任务由国务院卫生主管部门或者兽医主管部门指定的菌(毒)种保藏中心或者专业实验室承担。保藏机构应当制定严格的安全保管制度,做好病原微生物菌(毒)种和样品进出和储存的记录,建立菌种档案专人负责。对高致病性菌(毒)种设立专柜储存。保藏机构收到实验室递交的病原微生物菌(毒)种和样品应当予以登记并开具接收证明,不得收取任何费用。

(三)生物安全事故处理

生物安全实验室应预先制定应急措施,包括生物性、化学性、物理性、放射性等紧急情况和火灾、水灾等意外紧急情况。应急措施应至少包括负责人、组织、应急通信、报告内容、个体防护和应对程序、应急设备、撤离计划和路线、污染源隔离和消毒灭菌、人员的隔离和救治、现场隔离和控制、风险沟通等内容。一旦发生生物安全事故应及时报告。实验室制定报告实验室事件、伤害、事故、职业相关疾病以及潜在危险的政策和程序,并符合国家和地方对事故报告的规定和要求。

五、样品处置过程的生物安全要求

（一）基本原则

完成实验后，所有感染性材料必须在实验室内清除污染、高压灭菌或焚烧。在丢弃前，需采取规定程序对这些物品进行有效的污染清除或消毒，如果不能消毒或清除污染，应该以规定的方式包裹，并放在规定的位置等待就地焚烧或者运送到其他有资质有焚烧设施的地方进行处理。丢弃已清除污染的物品时，注意避免对直接参与丢弃的人员、设施外可能接触的人员或环境造成任何潜在的生物学或其他方面的危害。

（二）相关要求

有感染性的样品处置按照感染性废弃物的要求处理。感染性废弃物是指能传播感染性疾病的废弃物，含有足够致病能力的病原体，病原体有进入体内的入口，人对该病原体易感。实验室应制定感染性废弃物处理的制度，包括废弃物隔离、包装、转运、保存和处置的有关程序，指定专人负责，设定专门的地点暂存废弃物。

在处理感染性废弃物时必须穿戴防护服和手套，对有多种成分混合的医学废料，应按危害等级较高者处理，处理含有锐利物品的感染性废料时应穿戴防刺破手套。锐利物包括针、刀和任何可以穿破聚乙烯包装袋的物品，锐利物应置于有生物危害标志的防泄漏、防刺破的锐器盒中。对感染性废弃物应分类丢入垃圾袋，使用红色或橘黄色聚乙烯或聚丙烯包装袋，并有相应标记，收集有液体的感染性废弃物的包装袋应确保无泄漏。所有收集感染性废弃物的容器都应有"生物危害"标志，或使用"红色"容器。

感染性废物的存放地应有"生物危险"标志和进入管理限制，且应位于产生废弃物的实验室附近。存放时要保证包装内容物不暴露于空气和受潮，保存温度及时间应使保存物无腐败发生，必要时可低温保存。应确保内容物不会成为鼠类或其他生物的食物来源，存放地点不向公众开放。

（三）消毒灭菌方法

对感染性样品的处理，灭菌和焚烧是最常用的处置方法，其目的是去除污染，使病原体数量减少到致病水平以下。实验室常用的消毒灭菌方法有：

1. 压力蒸汽灭菌　在103.4kPa蒸汽压条件下，温度可达121.3℃，维持15~20分钟可有效杀灭微生物。如果是产芽孢的微生物应采用灭菌后适宜温度下再培养几小时，再灭菌一次，以杀死刚刚萌发的芽孢。为保证消毒灭菌效果，至少每月应使用一次生物指示剂监测处理效果。对高压灭菌器的选择根据生物安全实验室级别选择具有双扉、脉动真空、立式、过滤蒸汽、冷凝水再次灭菌等功能的灭菌器。

2. 干热灭菌　是指高温干热空气灭菌的方法。该法适用于耐高温的玻璃和金属制品以及不允许湿热气体穿透的油脂（如油性软膏、注射用油等）和耐高温的粉末化学药品的灭菌，不适合橡胶、塑料及大部分药品的灭菌。在干热状态下，由于热穿透力较差，微生物的耐热性较强，必须长时间受高温的作用才能达到灭菌的目的。因此，干热空气灭菌法采用的温度一般比湿热灭菌法高。为了保证灭菌效果，一般规定：135~140℃灭菌3~5小时，160~170℃灭菌2~4小时，180~200℃灭菌0.5~1小时。

3. 气体灭菌　使用化学蒸汽如环氧乙烷也可达到灭菌效果，但费用较高。常用于不能采用压力蒸汽消毒的器械或物品。

4. 化学消毒剂消毒　常用的化学消毒剂有次氯酸钠、戊二醛、二氯异氰尿酸钠、氯胺、二氧化氯、甲醛、酚类化合物、季铵盐类化合物、醇类消毒剂、碘、过氧化氢和过氧乙酸等。消毒剂按照其作用的水平可分为灭菌剂、高效消毒剂、中效消毒剂和低效消毒剂,使用时应根据目标微生物的抵抗力选择不同消毒水平的消毒剂,应注意合理的使用浓度和作用时间,既保证能充分灭活微生物又不至于用量过度以免对环境造成可能的化学残留危害。

5. 焚烧　焚烧也是一种可用的处置方式,如带有血凝块的废弃标本在加盖后放入适当的防漏容器中焚烧处理。焚烧可使生物活性灭活90%以上,可用于所有感染性废物,但实验室要焚烧处理废物需有焚烧设施,且焚烧后产生的大量气体对空气的污染指标应符合有关规定。

(四) 废弃物的排放

对废弃物做消毒灭菌处理后可在指定的地点填埋;对液体的废弃物,得到有关部门许可后,少量的血液或体液废弃物处理后可注入卫生间下水道,同时放水冲洗。倾倒感染性废弃物的下水道跟洗手用的下水道应分开,微生物培养基不得倒入卫生间下水道。

（汪　川）

第六章　卫生微生物检验样品的采集与处理

人类居住的环境中，微生物无处不在。要了解人类的生活环境、食用的食物、使用的化妆品、药品中的微生物对人类的健康有什么影响，需要采集相应的样品进行检验和研究。环境中微生物的分布受环境条件影响；食品、药品等产品中的微生物可能来源于生产流通的各个环节，其中微生物的消长取决于产品的成分和保存条件。要想通过样品检验作出对环境、产品的正确评价，除了需要灵敏准确的检验方法之外，还必须保证所采集样品的代表性。完善的采样计划、科学的样品采集方法是保障样品代表性的前提条件，所以卫生微生物学检验采样人员需要了解影响微生物分布的因素，掌握针对性样品采集的知识与技能。

第一节　卫生监测样品的采集与处理

大多数微生物是人体和环境中的正常成员，它们对生态稳定发挥重要的意义；但有一些有害微生物污染饮水、食品、药品、化妆品等，在人们食用、使用这类产品时接触并感染人体，导致疾病发生甚至传播流行。为更好地控制有害微生物感染，预防疾病发生，各级政府需要对本地区生产销售的食品、化妆品等与人体健康密切相关的产品开展卫生学监督与监测，及时发现、消除这些卫生安全隐患，切实保障人民健康。

卫生监督监测的主要策略是通过采集各种各类代表性的产品（也包括环境样品），并对这些采集的样品进行检验分析，了解各种病原微生物的分布情况，进一步分析这些病原微生物的危害风险，为政府的卫生政策提供决策依据。

一、食品样品

食品卫生监督管理是保障食品安全的一项重要手段，能帮助食品安全管理部门了解食品的卫生质量，也能帮助查明食品生产经营各环节中存在的卫生问题。食品卫生监督管理须通过采样检验才能得出科学的评价结论。样品是获得检验数据的基础，如果采样不科学合理，无论采用如何高特异性高灵敏度的检验方法，所获得的检验结果也不能反映样品总体的实际情况。因此正确的采样方案和合理的样品处理程序是食品检验整体方案中非常重要的环节。

（一）采样准备

（1）采样器材：食品种类多，各种食品包装方式也各有不同，所以食品卫生监督所需要使用的采样工具也多种多样，既包括一般的常用工具，也有一些特殊工具。总体而言，所有采样工具在采样前均应洁净、干燥；微生物检验样品所用的采样工具，尤其是用于直接接触食品的采样工具、盛装容器等,还应预先经高压蒸汽或其他合适的灭菌方法处理达到灭菌要求,并在采样前保持无菌。

食品样品采集的常用工具有钳子、螺丝刀、小刀、剪子、罐头及瓶盖开启器、镊子等用于样品采集的工具,也包括钢笔、记号笔、标签纸、胶布,以及采样单(或记录本)等用于记录和标记的工具。根据食品样品的包装、性质等不同,有些食品还需要采用一些专用工具才能完成采样,这些专用工具包括长柄勺、玻璃或金属管采样器、金属探管、双层套管采样器、采样铲、长柄匙或半圆形金属管、电钻(或手摇钻)及钻头、小斧、凿子等。

对食品生产加工环节的车间桌面台面、加工工具表面、生产人员手采样做微生物检验时,需要使用无菌采样拭子(或采样棒)、规格板、试管、酒精灯、无菌剪刀等。

采样容器:盛装样品的容器应密闭,内壁光滑,清洁干燥,不应含有待检测物质及干扰物质,对于微生物检验样品的盛装容器,不应含有杀菌或抑菌物质。

采样试剂:在对食品生产加工中车间桌面台面、加工工具表面、包装材料表面和生产加工人员手等进行采样时,需准备相应的采样液(大多用生理盐水,如果已知标本中含有消毒剂等抗抑菌物质时,采样液应含对应的中和剂)。对生产加工车间空气采样时,需要准备相应的培养基平板或采样液。对生产用水采样时,为消除自来水中余氯的作用,需要准备中和剂(硫代硫酸钠),通常根据所需采集的水样体积,按照每125ml水样中加0.1mg硫代硫酸钠的比例预先置于采样瓶中。

目前已经有一些商品化的采样器材可供选择,比如自封式无菌采样袋、无菌采样拭子、表面涂抹采样管等。商品化的采样器材大多经过电离辐射灭菌处理,具有使用方便的优点。

(2)采样器材的灭菌处理:金属或玻璃材质的采样工具,如采样瓶、采样勺等,应单个用牛皮纸包好(或用布袋装好),采用高压蒸汽灭菌处理。盛装样品的容器,应注意密闭、干燥。采样用棉拭子、规格板、滤纸等,也可采用高压蒸汽灭菌处理,注意灭菌后烘干。生理盐水或其他采样液可高压蒸汽灭菌后分装至采样用容器中。镊子、剪子、小刀等用具,可在使用时采用酒精灯火焰灼烧灭菌,冷却后使用。经消毒灭菌的器材应妥善保管,防止在保存运输过程中的污染。

(二)样品采集、运输与保存

1. 采样依据和法律法规　《食品安全法》《食品检验工作规范》《食品安全国家标准　食品微生物学检验　总则》《食品安全抽检实施细则》(2017年版)《食品生产加工环节风险监测管理办法》。

2. 采样方法

(1)基本原则:微生物检验样品的采集,应特别注意避免外界微生物的污染,采样时尽量采集有完整包装的样品,若包装过大不便采集时,可对样品包装进行消毒处理后,以无菌操作手段取包装内样品,置于经灭菌处理的采样容器中送检。采样过程应避免对样品中可能存在的微生物的影响,避免在采样过程中杀灭或减少微生物,所以采样器材还应避免含有抗菌杀菌物质。

(2)包装食品样品采集:对于较小包装食品(独立包装≤1 000g的固态食品或≤1 000ml的液态食品),采样时根据设定的采样方案,从货架、销售库房或生产库房随机抽取所需数量的同一生产批次样品包装即可。对大包装样品的采样,采样前,操作人员先用75%酒精棉球进行手消毒,再用酒精棉球将采样容器开口处周围擦拭消毒,然后将容器盖打开。然后根据预定的采样方案,从包装的不同部位采集样品。

大包装的液体、半液体食品采样:这类食品包装多采用铁桶或塑料桶,容器不透明,很不容易看清楚容器内物质的实际情况,采样前,应先将容器盖打开,用采样管直通容器底部,将液体吸出放于透明的玻璃容器内作现场感官检查。先检查液体是否均一,有无杂质和异味,将检查情况记录。然后将这些液体充分搅拌均匀,用长柄勺或采样管采样,装入样品容器内混合。

大包装的颗粒或粉末状固体食品采样:如大批量的粮食、油料、白砂糖等食品,当期包装体积较大时,应将其分为上、中、下三层,从各层分别用金属探子或金属探管采样。一般粉末状食品用金属探管(为防止采样时受到污染,或要采样各平面代表样品的粉末状食品,可用双层套管采样器采样);颗粒性食品用锥形金属探子采样;特大颗粒的袋装食品如蚕豆、花生果、薯片等,要将口袋缝线拆开,用采样铲采样。每层采样数量一致,要从不同方位,选取等量的袋数,每袋插入次数一致。感官性状相同的混合成一份样品,感官性状不同的要分别盛装。当各层所采样品混合后,如数量较多,应充分混合均匀后,用四分法分取平均样品,直至获得所需样品重量为止。

(3)散装食品样品采集:用无菌采样工具从 n 个不同部位现场采集样品,放入 n 个无菌采样容器内作为 n 件食品样品。每件样品的采样量应满足微生物指标检验单位的要求。采集样品时,应视样品性状不同而采取不同的方法。液体、半液体食品,每一池或一缸采一份样品,将样品搅拌均匀后再进行采样。对于较大的池或缸或难以搅拌均匀时,可按池或缸的高度等距离分为上、中、下三层,在每层的四角和中间位置各取同样量的样品混合后,再取检验所需样品。对流动的液体食品采样时,可在不同的时间点分别采集相同体积的样品,混合后再采集得到检验所需的样品。采集散装固体食品时,对数量大的散装食品如粮食和油料,可按堆形和面积大小采用分区设点或按粮堆高度,采用分层采样。分区设点,每区面积不超过 $50m^2$,各设中心、四角共五个点;区数在两个以上的两区界线上的两个点为共有点,如图 6-1-1。例如,两个区设 8 个点,三个区设 11 个点,由此类推粮堆边缘的点设在距边缘 50cm 处。采样定点好后,先上后下用金属探管逐层采样,各点采样数量一致。从各点或各层中采出的样品要做感官检查。感官性状基本一致,可以混合成一个样品。若感官性状显然不同,则不要混合,应分别盛装。混合后样品量较大时,应在混匀后随机采取需要量的样品。

房间面积小于50m²

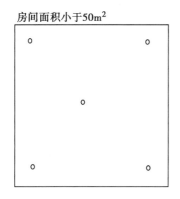

房间面积50~100m²

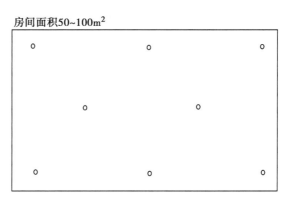

图 6-1-1　散装固体食品采样分区设点示意图

(4)其他食品样品采集

肉类:在同质的一批肉中,可以从四角或中间设采样点,每点从上、中、下三层均匀采取可食部分的若干小块,混合为一样品。如品质不同可将肉品分类后再分别取样。

鱼类:经感官检查质量相同的鱼堆在四角和中间分别采样,尽量从上、中、下三层各抽取有代表性的鱼样。个别大鱼类和海兽,只能割取其局部作为样品。一般鱼类,都采集完整的个体,大鱼(0.5kg 左右)三条作为一份样品,小鱼(虾)可取混合样品,每份 0.5kg。

冰蛋(冰全蛋、巴氏消毒冰全蛋、冰蛋黄、冰蛋白):根据生产批号,分别用已经灭菌的钻头取样,按无菌操作手续进行,取样量不少于 0.5kg。置灭菌的玻璃瓶中送检,在采样至送检过程均应置冷藏箱中。

烧烤熟肉:大块熟肉采样,可在肉块四周外表均匀选择几个点,用经灭菌处理的采样面积为 5cm^2 的金属制规格板,压在所选点的位置上,再用生理盐水湿润的灭菌棉球拭子,在孔板范围内揩抹 10 次,然后移往另一点作同样揩抹;每个规格板只压一个点,每只棉拭揩抹两个点。一般大块熟肉共揩抹 50cm^2(即 10 个规格板板孔,5 支棉拭)。5 支棉拭作为一个样品,用灭菌剪刀将棉拭头部分剪入装有 50ml 灭菌生理盐水的三角瓶或大试管中送检,剪棉拭时,注意避免剪到采样人员手所接触的部位。

烧烤鹅(鸭):一只为一份样品,以胸、腹、背、头、肛门部位为采样部位,用灭菌的采样面积为 5cm^2 的金属制规格板和生理盐水湿润的灭菌棉拭子,在胸腹部左右各揩抹 10cm^2,在背部左右各揩抹 10cm^2,在头部和肛门部各揩抹 5cm^2,共揩抹 50cm^2,操作规程与大块肉相同。

冰棍、冰淇淋等:按无菌操作采样,按生产班次或批号采取,有包装纸的用灭菌镊子除去包装纸,手拿木棒,用灭菌剪刀将木棒剪断,冰棍放入灭菌广口采样瓶内。小包装的冰淇淋应先将包装盒盖打开,用灭菌小匙将包装内冰淇淋装入灭菌广口瓶内,每 3 包为一份样品。无包装或大包装冰淇淋,用灭菌小匙在冷藏箱内取样,取样量 250g 以上,装入灭菌广口瓶内。

(5)食品生产环节样品采集

车间用水:自来水样从车间各水龙头上采取冷却水(具体方法可参见生活饮用水样品采集),汤料等从车间容器不同部位用无菌采样管抽取,所采集的样品置于无菌采用容器中保存送检。

车间台面、生产用具:用 5cm^2 无菌采样板及 5 支无菌棉签擦拭 25cm^2 面积。若所采表面干燥,则用无菌稀释液润湿棉签后擦拭;若表面有水,则用干棉签擦拭,擦拭后立即用无菌剪刀将棉签头剪入盛样容器。

车间空气采样:在车间的四角和中部分别设置 1 个采样点,采用平板沉降方式采样,将 5 个直径 90mm 的普通营养琼脂平板分别置于各采样点,放置高度 1~1.5m,打开平皿盖,静置 5 分钟后然后盖上平皿,送检。

食品生产加工人员手的卫生监测样品:被采人员双手互搓后,五指并拢,手心向上,采样人员用无菌采样液润湿的棉拭擦拭被采人员双手指曲面,从指根到指端往返涂擦 2 次,同时转动棉拭子,从一只手的左手拇指,依次擦示指、中指到小指,再由右手的小指依次到拇指(每只手采样面积约 30cm^2),完后用无菌剪刀将棉拭头部剪入装有 10ml 采样液的试管,做好标记,送检。

3. 采样记录与样品 标记对于销售的食品商品,采样前应当了解被采食品的原料来源、加工方法、运输保藏条件、销售中各环节的卫生状况,核查商标、生产厂商,以及相关证件,如送货单、质量检验证书、兽医卫生检疫证书等。做好现场采样记录,记录内容包括:①被采样单位名称、采样地点及采样日期;②样品名称、商标、产地、批号或编号、生产日期、包装类型及规格;③被采样的产品数量;④感官所见(有包装的有无破损、变形、受污染;无包装的食品外观、有无发霉、变质、生虫、污染等);⑤采样目的;⑥采样方式;⑦采样现场环境条件(包括温度、湿度及一般卫生状况);⑧采样人以及被采样单位负责人签名。

4. 样品的运送与保存样品　采集与保存应注意保持其原有状态,采集时样品应尽量从原包装中采集,不要从已启开的包装内采样。从散装或大包装内采集的样品如是干燥的,一定要保存在干燥清洁的容器内,并加盖封(可用石蜡),避免与有异味的样品一起保存。对于易变质的样品,应该冷藏保存运送,注意防止样品在检验前发生变质。

用于微生物检验的样品,要在采样后 4 小时内送检验室。在气温较高的季节采样送检时,样品可保存在具有冷藏作用的采样箱,箱中放冰袋等保持低温,但应注意避免冰块融化的水对样品造成污染。实验室接收样品后应尽快检验,暂不能立即检验的要放在 2~8℃冰箱内保存。

(三)样品处理

样品处理指对样品的缩分、粉碎、混匀的过程,其目的是从所采集样品中制备得到用于检验的检样,要求检样能代表所采集样品的真实污染情况。在同一件食品样品中的不同部位,微生物污染的程度可能相差很大,所以用于微生物检验的食品样品在检验前需要进行均质化,保证检验样品与所采集样品的微生物污染情况相同,检验结果才具有意义。

不同类型的食品样品,其样品处理方法不同。对于液体、浆体或悬浮液体等样品类型,将样品充分混匀即可,可采取振摇、搅拌等方法。对于不相溶的液体(如油与水的混合物),应先分离得到不同的相,再分别混匀取样。固体样的处理包括切细、粉碎、捣碎、研磨等,罐头类食品样品则需去核、去骨、去调味品,再捣碎、拌匀。所采集样品经过处理后,根据检验项目所需,取出规定量的样品用于检验。冰淇淋、冰棍等冷冻饮品饮料食品,置 45℃水浴融化(不得超过 30 分钟)。

食品生产环节监测样品的处理也根据样品类型不同而异。用平板沉降法采集的空气样品,直接进行培养检验,无须处理。水样直接混匀即可。用棉拭采集的物表、生产人员手等样品,应充分振摇使棉拭上的微生物进入采样液中再取样检验。

(四)注意事项

1. 防止样品污染　微生物检验用的样品采集应特别注意防止污染。采样时,应尽量采集有完整包装的样品。采样工具和容器应预先包装好并经过灭菌处理,在采样时方可打开灭菌采样工具和容器的包装。采样时最好两人操作,一人负责取样,另一人协助打开采样瓶、包装和封口。

2. 注意样品的代表　性尽量按照随机化原则进行采样,大包装的要从各部分采取有代表性样品。当接到举报或针对特殊目的进行监测时,可以有针对性地采集相应的样品。

3. 注意样品信息记录与标记　样品采集后及时、详细记录采样信息。在送实验室检验时,将采样信息与样品一道转交给检验机构。

(王国庆)

二、水样品

在卫生监督检验工作中涉及的水样品主要包括生活饮用水、包装饮用水和饮用天然矿泉水。2022年我国新修订发布《生活饮用水卫生标准》(GB 5749—2022),新标准基于我国水环境和饮用水污染物风险评估、净水处理工艺等方面,以及大量文献及监测数据进行修订。结合生活饮用水标准检验方法,微生物指标主要有细菌总数、总大肠菌群、大肠埃希菌、贾第鞭毛虫和隐孢子虫。细菌总数检测方法为平板计数法,总大肠菌群和大肠埃希菌检测方法有多管发酵法、滤膜法和酶底物法。2014年修订发布的《食品安全国家标准　包装饮用水》(GB 19298—2014),微生物指标有大肠菌群和铜绿假单胞菌,大肠菌群检测方法为多管发酵法,铜绿假单胞菌检测方法为滤膜法。2022年新修订发布的《食品安全国家标准　饮用天然饮用矿泉水检验方法》(GB 8538—2022),微生物指标有大肠菌群、铜绿假单胞菌、产气荚膜梭菌和粪链球菌,大肠菌群检测方法有多管发酵法和滤膜法,其余微生物指标检测方法为膜过滤法。水样品采集需要根据检测项目而开展。

(一)采样准备

水样品采集需根据采集样品的性质提前做好准备,如果需要采集一定深度的水,需要准备直立式采水器,表层水可准备水桶,还需准备无菌玻璃瓶、硫代硫酸钠、记号笔和采样记录。

(二)样品采集

1. 水源水的采集　水源水指集中式供水水源地的原水。水源水采样点通常应选择汲水处。水源水采集根据汲水处的位置主要需要采集表层水、一定深度的水泉水和井水。

(1)表层水:在河流、湖泊可以直接汲水的场合,可用适当的容器如水桶采样。从桥上等地方采样时,可将系着绳子的桶或带有坠子的采样瓶投入水中汲水。注意不能混入漂浮于水面上的物质。

(2)一定深度的水:在湖泊、水库等地采集具有一定深度的水时,可用直立式采水器。这类装置在下沉过程中水从采样器中流过。当达到预定深度时容器能自动闭合而汲取水样。在河水流动缓慢的情况下,使用上述方法时最好在采样器下系上适宜质量的坠子,当水深流急时要系上相应质量的铅鱼,并配备绞车。

(3)泉水和井水:对于自喷的泉水可在涌口处直接采样。采集不自喷泉水时,应将停滞在抽水管中的水汲出,新水更替后再进行采样。从井水采集水样,应在充分抽汲后进行,以保证水样的代表性。

2. 出厂水的采集　出厂水是指集中式供水单位水处理工艺过程完成的水。出厂水的采样点应设在出厂进入输送管道之前处。

3. 末梢水的采集　末梢水是指出厂水经输水管网输送至终端(用户水龙头)处的水。采样前应对水龙头进行消毒。应注意采样时间。夜间可能析出可沉渍于管道的附着物,取样时应打开龙头放水数分钟,排出沉积物。

4. 二次供水的采集　二次供水是指集中式供水在入户之前经再度储存、加压和消毒或深度处理,通过管道或容器输送给用户的供水方式。二次供水的采集应包括水箱(或蓄水池)进水、出水以及末梢水。

5. 分散式供水的采集　分散式供水是指用户直接从水源取水,未经任何设施或仅有简易设施的供水方式。分散式供水的采集应根据实际使用情况确定。

6. 预包装水　按照产品标准采集相应数量的包装水产品。

采样后应认真填写采样记录和标签,并将采样标签粘贴在采样容器上,注明水样编号、采样者、日期、时间及地点等相关信息。在采样时还应记录所有野外调查及采样情况,包括采样目的、采样地点、样品种类、编号、数量、样品保存方法及采样时的气候条件等。

(三)样品运输保存

样品采集后应尽快运送至实验室进行检测,冷藏保存,4小时内开展检测。在水样的运输和实验室管理过程中应保证其性质稳定、完整、不受沾污、损坏和丢失。

(四)样品处理

所有采集水样送达实验室后,立即核对信息,检查样品完整性。开展实验室检测,根据检测项目和样品污染程度,估计微生物浓度,并进行10倍递增稀释。

(五)注意事项

采集的样品应在灭菌玻璃瓶内加入硫代硫酸钠(每125ml水样加入0.1mg硫代硫酸钠)以中和余氯。

同一水源、同一时间采集几类检测指标的水样时,应先采集供微生物学检测的水样。采样时应直接采集,不得用水样刷洗已灭菌的采样瓶,并避免手指和其他物品对瓶口的沾污。

(杨小蓉)

三、化妆品样品

化妆品是指以涂擦、喷洒或其他类似方法,散布于人体表面(皮肤、毛发、指甲、口唇等)、牙齿和口腔黏膜,以清洁、保护、美化、修饰以及保持其处于良好状态为目的的产品。当化妆品原辅料、生产工具及包装材料被微生物污染后,微生物可能出现在最终的化妆品产品中,这种污染来源称之为一次污染;消费者在保存、使用化妆品的过程中,也可能导致微生物污染化妆品,这种污染被称为二次污染。

微生物污染化妆品后,一方面可能导致化妆品变质,另一方面,由于化妆品直接使用于人体,其中的病原微生物可能导致人体感染。为切实保护人类健康,保障化妆品卫生安全质量,需要对市场上生产销售的化妆品进行监测检验。由于化妆品微生物的二次污染来源及程度与生产、销售环境无关,而是与消费者个人使用习惯有极大关系,不属于产品监督管理的范畴;目前,各国家或地区仅对具有完好包装的最终产品进行监督管理。为充分了解化妆品的污染情况,切实保障化妆品卫生安全质量,生产单位(以及卫生管理部门)也应对化妆品原辅料、生产环节的环境及工具等进行监测。

(一)采样准备

大多数化妆品为包装产品,采样前常规准备采样记录等文书,盛装容器等即可。若需进行化妆品生产环节采样或流通环节的环境监测采样,则根据需要准备相应的采样器材、试剂等。

(二)样品采集、运输与保存

1. 采样依据　化妆品采样依据《化妆品监督抽检工作规范》《化妆品安全技术规范》2015年版。

2. 采样方案制定　政府部门主导的化妆品监督抽检工作,由市场监督管理部门根据化妆品监督抽检工作需要,制定年度或专项监督抽检计划和方案并组织实施。化妆品监督抽检方案应当包括抽检目的、依据、品种、数量、抽样点分布及确定原则、抽样单位及抽样人员资格、抽样方法、检验项目、检验方法、判定依据、承担检验的单位、抽样检验时限、结果报送等内容。这类监督抽检通常以问题为导向,重点关注对重点场所、重点品种的抽检;其检验项目也根据化妆品的生产工艺和成分,主要针对性选择涉及人身健康安全以及容易出现问题的指标;抽样点的设置会涵盖该行政区域内不同区域、不同类型的生产经营单位,突出重点并具有一定的代表性。

科研或其他目的的监测检验,其采样方案由项目承担机构负责制定。根据监测的目的,采样方案也涉及抽检目的、依据、样品种类、数量、抽样点分布、具体抽样方法等。

3. 采样人员要求　政府监督抽样检验的样品采集可以由市场监督管理部门自行完成,也可指定或委托下一级市场监督管理部门或具有法定资质的检验机构承担抽样工作。抽样单位应当具备完好保存样品和及时送达指定检验机构的能力,并具备足够的抽样人员。抽样人员应当具有抽样检验相关的专业知识,熟悉相关法规、标准和工作程序,能准确把握监督抽检方案要点,按照方案要求开展工作。

抽样人员应当保证能充分掌握抽样方案的具体要求,并根据抽样工作要求做好组织分工、任务分配、时间安排以及抽样文书、工具、容器等准备工作。抽样人员在实施抽样工作时应当出示执法证或其他有效证件(委托抽样的应当出示委托书)和组织监督抽检部门出具的监督抽检通知书(或相关文件复印件),抽样人员不得少于 2 人。被抽样生产经营者所在地市场监督管理部门应当对抽样工作予以协助和配合。

4. 采样方法　所有化妆品产品均为有包装产品,采样时根据采样方案采集相应数量包装完好的产品即可。通常要求按随机抽样原则,并确保采集的样品具有代表性,同时应满足检验所需的样品量,每个批号不得少于 6 个最小包装单位。若只进行微生物检验,根据样品包装规格,样品总量不少于检验要求即可。

5. 采样记录与标记　抽样完毕后,抽样人员应当现场进行签封和编号,并据实详细填写抽样记录。抽样记录必须由抽样人员、被抽样生产经营者陪同人员共同签字(盖章)确认,被抽样生产经营者拒绝签字盖章的,应当做好记录,并采集相关证据,及时上报组织监督抽检部门。抽样记录的填写应当字迹工整、清楚,容易辨认,不得随意涂改,需要更改的应当由双方签字确认。抽样记录一式三份,分别留存被抽样生产经营者、检验机构和组织监督抽检部门。

6. 样品的保存及运输　采集的样品必须按该类产品的使用说明进行保存,除有特别要求外,样品应放在室温阴凉干燥处,避光保存,不能放置于温箱、冰箱。在检测开始前才可打开样品包装,避免在保存运输过程中损坏产品包装。

抽样人员完成抽样后,应当及时将所抽样品移交指定检验机构。在样品送达检验机构前,抽样单位和抽样人员应当严格按照所抽样品要求的储存条件保管样品。抽样单位应当编制抽样信息汇总表,与抽样记录随样品一并送至检验机构。检验机构凭汇总表或抽样记录签收。

送检的样品应当保证包装完整、无破损,避免样品交叉污染、损坏、变质等。对于易碎品、危险化学品、有特殊贮存条件等要求的样品,应当采取措施,保证样品贮存、运输过程符合要求,确保样品不发生影响检验结论的变化。

检验机构接收样品时应当专人负责检查,记录样品的数量、外观、包装完好状态、签封有无破损及其他可能对检验结果或者综合判定产生影响的情况,并确认送达样品信息与抽样文书记录是否一致,相关资料是否清晰完整。对检验和复检样品分别加贴相应标识后,按照相关要求入库存放。对不符合接收要求的样品,检验机构应当拒收并出具书面说明,及时向组织监督抽检的市场监督管理部门报告。

（三）样品处理

检验样品的正确制备直接影响化妆品分析结果,样品的取样过程应尽可能顾及样品的代表性和均匀性,以便分析结果能正确反应化妆品的质量。

1. 检验样品的准备　在取分析样品前,应目测样品的性能和特征,并使样品彻底混合。从打开包装到全部检验操作结束,均须在无菌室内进行,或在相应条件下,按无菌操作规定进行。所用器皿及材料均应事先灭菌,防止微生物的再污染和扩散。若只有一个样品而同时需做多种分析,如细菌、毒理、化学等,则应先取出部分样品做细菌检验,再将剩余样品做其他分析。

（1）液体样品:对于以油溶液、醇溶液、水溶液组成的化妆水、润肤液等液态产品。打开前剧烈振摇容器,用消毒酒精(美国 FDA 推荐用 70% 乙醇 +1%HCl 溶液)对样品包装开口处消毒,将样品挤出(或倾倒)至相应的无菌容器中,或用无菌剪刀镊子等打开样品包装,再用吸管等将样品取至试样容器。

（2）半固体样品:对呈均匀状态的乳胶类化妆品(如含霜、蜜、凝胶类的化妆品),若为细颈容器包装,取样时将最初挤出的不少于 1cm 长的样品弃去,然后挤出所需样品量即可;若包装容器为广口容器时,可先用无菌用具刮去表面层,再挑取所需样品。

（3）固体样品:粉蜜类样品在打开前应猛烈振摇,然后用无菌勺子取出样品;粉饼和口红类样品,则先刮弃表面层后剪取所需量样品。

（4）有压力的气溶胶样品:这类化妆品指在盛有化妆品的密封罐中充有载气的产品,如发胶、摩丝等。取样时,对样品包装进行消毒后,剧烈振摇罐体,用一个专用接头使气溶胶样品转移进一个带阀门的小口玻璃瓶中。在此转移玻璃瓶中,可清楚观察样品,它们可以分为 4 种:①均相溶液气溶胶,可供直接检验分析;②含两个液相的气溶胶,两相需分别分析,一般下层为不含助推剂的水溶液;③含有粉剂悬浮状气溶胶,除去粉剂后用液相作为检验样品;④产生泡沫的气溶胶,则需预先加入一定量消泡剂(如 2- 甲氧基乙醇),待泡沫消失后取液体作为检验样品。

2. 微生物检验的样品前处理

（1）水溶性的液体样品:用灭菌吸管吸取 10ml 样品加到 90ml 灭菌生理盐水中,混匀后,制成 1∶10 检液。

（2）油性液体样品:取样品 10ml(或称取 10g),先加 5ml 灭菌液体石蜡混匀,再加 10ml 灭菌的吐温 -80,40~44℃水浴中振荡混合 10 分钟,加入 40~44℃水浴中预温的灭菌生理盐水 75ml,40~44℃水浴中乳化,制成 1∶10 的悬液。

（3）亲水性半固体样品:无菌称取 10g,置于装有 90ml 灭菌生理盐水的三角瓶中,充分振荡混匀,或称 10g 样品至灭菌均质袋中,加入 90ml 灭菌生理盐水,在均质器上均质 1~2 分钟。静置 15 分钟,取其上清液作为 1∶10 的检液。

（4）疏水性半固体样品:称取 10g,置于灭菌的研钵中,加 10ml 灭菌液体石蜡,研磨成黏稠状,再加入 10ml 灭菌吐温 -80,研磨待溶解后,加 70ml 灭菌生理盐水,在 40~44℃水浴中充分混合,制成 1∶10 检液。

（5）固体样品:称取 10g 样品,加到 90ml 灭菌生理盐水中,充分振荡混匀,使其分散混悬,静置后,取上清液作为 1∶10 的检液。

微生物样品前处理还可以使用均质器,需采用灭菌均质袋,将上述水溶性膏、霜、粉剂等,称 10g 样品加入 90ml 灭菌生理盐水,均质 1~2 分钟;疏水性膏、霜、眉笔、口红等,称 10g 样品,加 10ml 灭菌液体石蜡,10ml 吐温 -80,70ml 灭菌生理盐水,均质 3~5 分钟。

(四)注意事项

1. 所采集的样品,应具有代表性,一般视每批化妆品数量大小,随机抽取相应数量的包装单位。检验时,应分别从两个包装单位以上的样品中共取 10g 或 10ml。包装量小于 20g 的样品,采样量应适当增加,其总量应大于 16g。

2. 供检验样品应严格保持原有的包装状态,进口产品应为市售包装。容器不应有破裂,在检验前不得打开,防止样品被污染。

3. 接到样品后,应立即登记,编写检验序号,并按检验要求尽快检验。如不能及时检验,样品应放在室温阴凉干燥处,不要冷藏或冷冻。

4. 若只有一份样品而同时需要做多种分析,如微生物、化学等,应先做微生物检验,再将剩余样品做其他分析。

5. 在检验过程中,从打开包装到全部检验操作结束,均须防止微生物的再污染和扩散,所用采样用具、器皿及材料均应事先灭菌,全部操作应在无菌室内进行,或在相应条件下,按无菌操作规定进行。

6. 在制备检验样品时,若样品包装较小,不满足检验常规要求时,可适当减少样品量,按照相应的比例制备检验样液。

四、消毒产品样品

我国《消毒管理办法》规定,消毒产品包括消毒剂、消毒器械(含生物指示物、化学指示物和灭菌物品包装物)、卫生用品和一次性使用医疗用品。2002 年,卫生部颁发《消毒产品分类目录》,目录中消毒产品分为消毒剂与消毒器械、卫生用品、一次性使用医疗用品共三大类。2003 年 11 月,一次性使用医疗用品不再纳入《消毒管理办法》管理。2014 年,国家卫生计生委颁发《消毒产品卫生监督工作规范》,将消毒产品按照用途、使用对象的风险程度实行分类管理,分为三类。第一类是有较高风险,需要严格管理以保证安全、有效的消毒产品,包括用于医疗器械的高水平消毒剂和消毒器械、灭菌剂和灭菌器械、皮肤黏膜消毒剂、生物指示物、灭菌效果化学指示物;第二类是具有中度风险,需要加强管理以保证安全、有效的消毒产品,包括除第一类产品外的消毒剂、消毒器械、化学指示物,以及带有灭菌标识的灭菌物品包装物、抗(抑)菌制剂;第三类是风险程度较低,实行常规管理可以保证安全、有效的除抗(抑)菌制剂外的卫生用品。

本节所指的消毒产品指纳入《消毒产品分类目录》中的产品,包括消毒剂、消毒器械(含生物指示物、化学指示物和灭菌物品包装物)、卫生用品。

(一)采样准备

采样人员应预先制定采样计划,准备采样文书、采样器材。

(二)样品采集

消毒产品的监督监测要求在生产部门、销售部门或使用单位采集具有代表性的产品样品,要求所采集的样品包装完好、标签清楚、产品在有效期(保质期)内。

在样品采集前,应首先审查样品的标签、说明书,清楚其生产日期、生产批号、使用范围、使用方法、有效期等,了解样品的存放条件以及包装情况等。要求受试样品必须是按照既定的生产工艺和配方进行规范化生产的消毒相关产品,其成分和浓度与实际生产和销售的相同。在采样的同时应详细填写采样表格,记录现场情况、采样地点、时间、所采集的样品名称、样品编号、采样单位及采样人等内容。根据样品情况,选用合适的采样容器。样品应当及时送交获得实验室资质认定的检验机构检验,样品按照规定程序交接,样品包装应当保持完好。

1. 消毒剂样品采集 对于已经取得备案许可进行生产销售的消毒剂样品,根据采样计划,随机抽取同一生产日期或批号的相同型号产品作为样品,样品数量通常不少于检验所需的 4 倍。若产品尚处于试生产阶段,可按上述要求采集 3 个不同生产批次样品,每批次样品数量需满足上述要求。

2. 消毒器械样品采集 对于小型消毒器械,根据采样计划,采集相同型号的产品 2~3 台,对于大型消毒器械,可采集 1 台。对生物指示物及灭菌物品包装物,应根据采样方案,采集同一批号的足量样品。

3. 卫生用品样品采集 用于监测检验的一次性卫生用品采样,较为简单,即于同一批号的三个运输包装中至少抽取 12 个最小销售包装样品,1/4 样品用于检测,1/4 样品用于留样,另 2/4 样品必要时用于复检。所采集的样品在检验前不得开启包装。

(三)样品保存

消毒产品样品采集后,应当按照产品说明书要求进行保存,保持包装完好,及时送检。送检时,样品按照规定程序交接。检验机构在接收样品后,若不能及时检测,样品的保存期间,需保持样品原有的性质和性状,注意避免待测成分损失和样品的污染,通常在室温、避光、干燥条件下(或按说明书标明的保存条件)保存,必须在样品有效期前完成检验。

若采集的样品为灭菌后的物品,应放入洁净区的柜橱(或架子上、推车)内;柜橱或架子应由不易吸潮、表面光洁的材料制成,表面再涂以不易剥蚀脱落的涂料,使之易于清洁和消毒;灭菌物品应放于离地高 20~25cm、离天花板 50cm、离墙远于 5cm 的载物架上,顺序排放,分类放置,并加盖防尘罩;无菌物品储存在密闭柜橱并有清洁与消毒措施,专室专用,专人负责,限制无关人员出入。

(四)样品处理

消毒产品样品的微生物学检验包括产品抑杀微生物能力测试、产品微生物污染程度检测,无论哪种检验目的,都要求对消毒产品进行适当的前处理。

1. 消毒剂样品处理 称取(或量取)适量样品,按照产品说明书的要求,采用灭菌硬水(某些特殊消毒剂可能需要使用某些有机溶剂)配制成所需浓度即可,对于直接使用的消毒剂,无须进行前处理。

2. 消毒器械样品处理 消毒器械根据产品说明书进行安装,部分消毒器械需要提供相应的试剂,按照操作说明书进行准备和使用。

3. 卫生用品样品处理 检验样品抗抑菌能力时,按照产品说明书的要求进行样品前处理。当进行一次性卫生用品微生物污染鉴定时,需在 100 级净化条件下用无菌方法打开包装,从中取样,剪碎后加入 200ml 灭菌生理盐水(若产品中含有抑菌或杀菌成分,应加入相应的中和剂)中,充分混匀用于检验。液体产品用原液直接作样液(如产品中含有抑菌或杀菌成分,须在样液中加入相应的中和剂)。如被检样品含有大量吸水树脂材料而导致不能吸出足够样液时,稀释液量可按每次 50ml 递增,直至能吸出足够的测试用样液。

（五）注意事项

1. 结合消毒产品的检验目的进行样品采集与处理。用于消毒灭菌处理的消毒剂、消毒器械产品，主要检验目的在于评价其是否真正具有杀灭微生物的能力，这类产品的前处理可按照说明书进行，比如某些消毒剂说明书明确可以采用自来水配制应用液。但是卫生用品很多需要进行微生物污染程度检验，相应的采样及处理需要严格无菌操作。

2. 注意样品的有效期，采集有效期内的产品，并保证在有效期内完成全部的检验过程。某些消毒产品（如手消毒剂），对于开瓶后的使用有效期有具体规定，则要求在开瓶使用有效期内完成检验，必要时，应该增加样品的采集数量。

（王国庆）

五、一次性卫生用品样品

一次性卫生用品是使用一次后即丢弃的、与人体直接或间接接触的、并为达到人体生理卫生或卫生保健（抗菌或抑菌）目的而使用的各种日常生活用品，产品性状可以是固体或液体。近几年来，随着我国居民收入日益增长，生活水平日益提高，一次性卫生用品得到越来越多消费者青睐，其种类也日渐丰富。由于一次性卫生用品与人体直接接触，其质量和人民大众的健康息息相关。为了加强一次性卫生用品的质量管理，我国先后颁布了《一次性卫生用品卫生标准》《消毒产品卫生安全评价规定》等标准和规定。本部分主要介绍一次性卫生用品微生物检测样品的采集方法和注意事项。

（一）采样准备

采样前应制定采样计划，内容包括检验指标、采样时间、采样地点、采样方法、采样数量、样品保存方法、样品标签、运输工具和条件等。

（二）样品采集、运输与保存

在同一批号的三个运输包装中至少抽取 12 个最小销售包装样品，1/4 样品用于检测，1/4 样品用于留样，另外 1/2 样品（可就地封存）必要时用于复检。抽样的最小销售包装不应有破裂，检验前不得启开。

用于储存样品的容器应符合样品的特性需求，如果在一个包装容器中有多个内容物，应在最终包装外明确标识内容物的名称、性质等相关信息。应按照安全运输的规定运送样品，确保样品的完整和稳定，应防止在运输过程中样品的损失或污染，小心运送。

实验室应安排专人接收样品，样品接收后，应在样品登记表、实验室管理系统中记录样品信息，并给出样品标识。标识至少包括以下信息：①实验室唯一受理编号；②样品编号、名称、类型；③样品重量、数量、保存条件；④检验项目；⑤接收人、接收日期及时间；⑥要求出具检验报告的时间；⑦检验状态标识。送达实验室的 1/4 样品存放于专门的样品保管室，1/4 样品的样品存放于留样室。

（三）样品处理

实验检测人员进行试验前应在样品保管室领取样品，样品管理人员应根据检验项目将样品分发给检测人员，并在样品登记本、实验室管理系统中做好样品交接记录。

检测人员应根据登记的样品信息核对样品，检查是否存在差异，如包装、标识、性状等，若有差异立即报告样品保管员。

样品前处理：在 100 级净化条件下用无菌方法打开用于检测的至少 3 个包装，从每个包装中取样,准确称取 10g±1g 样品。剪碎后加入 200ml 灭菌生理盐水中,充分混匀,即为一个生理盐水样液。液体产品用原液直接作样液。如被检样品含有大量吸水树脂材料而导致不能吸出足够样液时,稀释液量可按每次 50ml 递增,直至能吸出足够的测试用样液。在计算细菌菌落总数与真菌菌落总数时应相应调整稀释度。

卫生用品的微生物污染检测指标一般包括细菌菌落总数、大肠菌群、铜绿假单胞菌、金黄色葡萄球菌、溶血性链球菌和真菌菌落总数(真菌定性检测)等。

(四)注意事项

1. 样品采集后应认真填写样品登记表、采样记录和标签,采样记录应包括样品编号、采样者、日期、时间及地点等相关信息;标签应包括样品名称、样品编号、采样日期,并粘贴或注明于采样包装上。

2. 样品装运前应逐一与样品登记表、样品标签和采样记录进行核对,核对无误后分类装箱。

3. 样品采集后应尽快送回实验室,运输过程中应防止样品损坏和泄漏,对于一些有特殊运输要求的样品,样品箱还应有"切勿倒置"和"易碎物品"等明显标识。

4. 样品保管室需注意温度、湿度、阳光、尘埃等对样品的影响,应有消防安全措施,且授权专人管理,必要时应设立门禁或者报警系统。一次性卫生用品理化性质通常比较稳定,在 18~27℃室温保存,避免高温高湿即可。

5. 样品处理应该在 100 级层流室或者 100 级超净工作台内完成,严格遵守无菌操作。

(赖发伟)

六、环境卫生样品

大气圈、岩石圈、水圈和生物圈构成了人类所处的自然环境,环境卫生检验样品主要包括空气、土壤和自然环境中的各种水体。

水体中自然存在许多的微生物群落,如藻类、细菌、真菌、病毒和原生动物,此外还有来自人类生产、生活活动产生的外部带入的微生物群落。水中的微生物一般无致病性,但是外部带入的微生物中存在着多种致病菌,对人群可能造成肠道传染病等健康危害。

土壤是指地球表面能够生长绿色植物的疏松层,土壤中的微生物种类极其丰富,有细菌、放线菌、真菌、螺旋体、藻类、原生动物以及病毒等,分布因土壤的结构、有机物和无机物的成分、含水量及土壤理化特性不同而有差异。未经彻底无害化处理的生活污水、人畜粪便、医院污水,病畜尸体处理不当等各种原因使土壤中致病菌、病毒、寄生虫卵等病原微生物增多,造成土壤的生物性污染,土壤中的致病微生物会形成带菌气溶胶污染空气、水源、农作物,甚至经皮肤进入人体。

环境空气是指人群、植物、动物和建筑物所暴露的室外空气,空气中的微生物来自与其接触的土壤、水体和各种生物,常见的种类有细菌芽孢、真菌孢子及耐受干燥的葡萄球菌和分枝杆菌等。空气中一般不含病原微生物,病原微生物主要来自患病人群或者病畜的排泄物和分泌物。随着现代社会的发展,公共场所的人口密度日益增大,空气中的这些病原微生物随着空气流动而四处传播,对人群造成呼吸道疾病等健康危害,如近年来发生的严重急性呼吸综合征(SARS)、禽流感等大规模呼吸道传染病。

环境中的微生物可以通过空气、水和土壤等介质进入到人体造成健康危害,对环境样品中的微生物进行检测可以了解环境微生物状况,对改善环境卫生,保护居民健康起到重要作用。由于环境中的土壤、水和空气体量大,样品存在环境和条件复杂,若采样过程中不注意采样方法则会造成检测结果客观性较差,因此必须按照有关的标准进行。

（一）土壤样品采集与处理

1. 农田土壤

（1）采样准备

1）工具准备:铁铲、铁镐、土铲、土钻、土刀、木片或竹片等;GPS定位仪、罗盘、高度计、卷尺、标尺、容重圈、铝盒样品袋、标本盒、照相机以及其他特殊仪器和化学试剂;样品标签、记录表格、文具夹、记号笔等文具;工作服、雨衣、防滑登山鞋、安全帽、常用药品等安全防护用品;越野车、样品箱、保温设备等运输工具。

2）组织准备:组织具有一定野外调查经验、熟悉土壤采样技术规程、工作负责的专业人员组成采样组。采样前组织学习有关业务技术工作方案。

3）技术准备:工作图、样点位置图或样点分布一览表和各种图件(交通图、地质图、土壤图、标有居民点村庄等的大比例的地形图)。

4）确定采样地块:采样点应设在土壤自然状态良好,地面平坦,各种因素都相对稳定,并具有代表性的,面积在1~2公顷的地块;采样点一经选定,应采用GPS定位并做标记,建立样点档案供长期监控用。样点位置图上确定的样点受现场情况干扰时要做适当的修正;采样点应距离铁路或主要公路300m以上;不能在路旁、沟渠、住宅、粪堆、废物堆及坟堆附近设采样点;不能在洼地或坡地等具有从属景观特征的地方设采样点。

（2）样品采集与运输:进行土壤环境质量现状调查、面积较小的土壤污染调查和时间紧急的污染事故调查时可采取一次性采样方式。在土壤污染监测、土壤污染事故调查及土壤污染纠纷法律仲裁时的土壤采样一般要按以下三个阶段进行:

1）前期采样:对于潜在污染和存在污染的土壤可根据背景资料及现场考察结果,在正式采样前采集一定数量的样品进行分析测试,以用于初步验证污染物扩散方式和判断土壤污染程度,并为选择布点方法和确定测试项目等提供依据。前期采样可与现场调查同时进行。

2）正式采样:在正式采样前应首先制定采样计划,包括测试项目、布点方法、样品类型、样点数量、采样工具、样品保存及质量保证措施等内容。

3）补充采样:如正式采样测试后发现布设的样点未满足调查需要,则要进行补充采样,例如在污染物浓度高的区域适当增加采样点位。

在农田土壤剖面采集样品时,土壤剖面规格为宽1m、深1~2m,应视土壤情况而定,久耕地取样至1m,新垦地取样至2m,果林地取样至1.5~2m;盐碱地地下水位较高,取样至地下水位层;山地土层薄,应取样至母岩风化层。不得选在土类和母质交错分布的边缘地带或土壤剖面受破坏的地方。用剖面刀将观察面修整,自上而下削去5cm厚、10cm宽,呈现新鲜剖面,再按梅花形布点法准确划分土层,自下而上逐层采集中部位置土壤。分层土壤混合均匀各取1kg样品,分层装袋并记录。

进行农田土壤混合样品采集时,每个土壤单元至少由3个采样点组成,每个采样点的样品为农田土壤混合样。可以采用的方法有:

①对角线布点法:适用于污水灌溉的农田土壤,由田块进水口向出水口引一对角线,至少五等分,以等分点为采样点,若土壤差异性大,可再等分,增加采样点数。②梅花形布点法:

适于面积较小、地势平坦、土壤物质和受污染程度均匀的地块,设采样点5个左右。③棋盘式布点法:适宜中等面积、地势平坦、土壤不够均匀的地块,设采样点10个左右;但受污泥、垃圾等固体废弃物污染的土壤,采样点应在20个以上。④蛇形布点法:适宜面积较大、土壤不够均匀且地势不平坦的地块,设采样点15个左右,多用于农业污染型土壤。必要时土壤与农产品同步采集。

采集种植一般农作物的土壤样品,每个采样点处采0~20cm深的耕作层土壤;种植果林类农作物,每个采样点处采0~60cm耕作层土壤。为了解污染物在土壤中的垂直分布时,按土壤发生层次采土壤剖面样。各采样点混匀后取1kg,多余部分用四分法弃去。一般土壤样品在农作物成熟或收获后与农作物同步采集;污染事故监测时,应在收到事故报告后立即组织采样;科研性监测时,可在不同生育期采样或视研究目的而定;采样频率根据工作需要确定。

采样同时由专人填写土壤标签、采样记录和样品登记表,并汇总存档。填写人员将采样点标记在野外实际使用的地形图上,并与记录卡和标签的编号统一。土壤样品编号是由类别代号和顺序号组成,类别代号用环境要素关键字中文拼音的大写字母表示,如"T"表示土壤;顺序号用阿拉伯数字表示不同地点采集的样品,样品编号从T001号开始,一个顺序号为一个采集点的样品。对照点和背景点样品在编号后加"CK"。样品登记的编号和样品运转的编号均应与采集样品的编号一致,以防混淆。

样品装运前必须逐件与样品登记表、样品标签和采样记录进行核对,核对无误后分类装箱。样品在运输过程中严防样品的损失、混淆或沾污,并派专人押运,按时送至实验室。送样者与接受者双方在样品登记表上签字,样品记录由双方各存份备查。

(3)样品保存与预处理:用作实验室微生物分析的样品宜在方便筛分的土壤含水量条件下进行野外采集。采样后宜尽快在实验室内对土样进行筛分处理。如果不关注厌氧现象,样品宜在黑暗、冷藏、通气的条件下保存。土壤保存条件的选择对微生物学检验非常重要,温度会影响样品中生物的活性,多数情况下,需要通过冷藏或冷冻来减弱生物活性,在特殊情况下需要液氮保存。此外,除非温度足够低,否则湿度也会引起土壤样品的微生物活性或化学性质的改变,因此控制湿度同样重要。如果样品不是保存在密闭的容器里,保存设施应常年维持低湿度;如果使用密闭的容器,应该确保样品的原始湿度足够低,以抑制微生物活性。采样后尽快分析,如果必须保存,则不宜超过3个月。如果土壤样品必须保存3个月以上,则样品宜用冷冻或更低的温度(−80℃或−150℃)保存。

采集的土壤样品应按照不同的微生物检测项目的实验要求进行相应的处理和储存,用于分析磷脂脂肪酸和DNA的土壤样品在−20℃下能保存1~2年;用于rRNA分析的样品在−180℃下利用液氯急速冷冻后,可在−80℃下保存1~2年。当需用相同的土壤材料检验外加污染物对土壤微生物和微生物过程的影响,或在一年中的特定时间点评价土壤微生物的群落结构时,分析所需时间一般超过3个月,故样品建议低于4℃保存。分析微生物活性时,推荐先冷藏解冻1日,然后室温下保温3日。通常不建议用干燥的土壤进行生物学检验,因为干燥后再湿润会引起土壤呼吸作用的骤增以及不同菌群数量的增长。当检验有机化学物在土壤中的生物降解性能时,尽可能不用保存过一段时间的土壤,因为土壤微生物活性在保存期间会下降,即使处于低温亦如此,若需保存土壤样品,则允许冷藏保存3个月。当测定化合物的厌氧分解时,样品宜隔绝氧气保存。

（4）注意事项：废水、堆肥和活性污泥中可能含有致病菌，因此需采取适当的防护措施；处理未知毒性样品时需格外小心。挖掘土壤剖面要使观察面向阳，表土与底土分放土坑两侧，取样后按原层回填。测定重金属的样品采样时，尽量用竹铲或竹片直接采取样品，或用铁铲、土钻挖掘后，用竹片刮去与金属采样器接触的部分，再用竹片采取样品。所采土样装入塑料袋内，外套布袋，填写土壤标签，一式两份，一份放入袋内，一份扎在袋口或用不干胶标签直接贴在塑料袋上。采样结束后应在现场逐项、逐个检查采样记录表、样品登记表、样袋标签、土壤样品和采样点位图标记等，如有缺项、漏项和错误处，应及时补齐和修正后方可撤离现场。

2. 土壤微生物毒性试验样品采集

（1）采样前准备：主要设备有采土钻、采样筒、刮刀、镊子、样品容器、搅拌器、培养箱及其他玻璃器皿等。

（2）样品采集与运输：选择的土壤样品采集点应相对固定并可以长期使用。需了解土壤采集点的详细背景信息，如地点植被覆盖情况，农药、肥料的施用情况等。要求采样地点在采样前至少一年内未施用过农药，至少 6 个月内未施用过有机肥，如果在必需的情况下施用了无机肥，则应在施肥后至少 3 个月才能采集土壤。应避免在长时间干旱或水涝期间（超过 30 日）采样或在此期后立即采样。在耕地采样的深度为 0~20cm；在长期没有耕作（至少一个生长季节）的草场牧地或其他类型的土壤中采样时最大深度可略超过 20cm。

运输土壤样品时应使用适合的容器，并保持适宜的温度以确保土壤的性质不会发生明显的改变。土壤风干后应置于 4℃±2℃ 的黑暗处保存，最长可保存 3 个月。土壤在储存期间应保持有氧条件。若采样地区每年有至少 3 个月冰冻期，则采集的土壤可在 -22~-8℃ 条件下储存 6 个月。用于氮转化试验的土壤在每次试验前应测定土壤微生物的生物量，其碳含量应至少占土壤有机碳含量的 1%。

（3）样品保存与前处理：土壤在试验前需先去除土壤中的粗大物块（如石块、植物残体等），然后过筛，使土壤颗粒不大于 2mm。经过储存的土壤，在试验前需进行预培养 2~28 日，预培养期间土壤的培养条件应与试验条件一致。

（4）注意事项：处理土壤时，供试物在土壤中的均匀度要保持一致。用 CO_2 吸收法进行测定时，各标本瓶要保持密闭。

3. 土壤微生物氮转化试验和碳转化试验样品采集

（1）采样前准备：主要仪器设备有搅拌器、离心机（3 000r/min）或过滤装置（使用无硝酸盐滤纸）、硝酸盐测定仪、培养箱、振荡器、标本瓶及其他玻璃器皿，其余同前。

（2）样品采集与运输：使用的土壤应为单一种类，且具有以下特征：砂粒含量 50%~75%，pH5.5~7.5，有机氮含量 0.5%~15%，含碳量应至少是土壤总有机碳的 1%。

事先需收集用于试验的土壤采集点的详细背景信息，包括：确切地点、植被覆盖、施用过农作物保护产品的日期、有机、无机肥料的施用情况、加入的生物材料或偶然混入的污染物情况。选用的土壤采集点应能长期使用，如永久的草场牧地，种植一年生谷类作物（玉米除外）的耕地，或者密植的绿肥田地。取样地点在取样前至少一年内未施用过农作物保护产品，至少 6 个月内未施用过有机肥；若为满足农作物需要而施用无机肥料，应在施肥后至少 3 个月方能采样。应避免在施用过具有杀灭微生物作用肥料（如氰胺化钙）的土壤采样。应避免在长期干旱或水涝期间（超过 30 日）采样，或在此期之后立即采样。在耕地取样的深度为 0~20cm，在长期没有耕作（至少一个生长季节）的草场牧地或其他类型的土壤中取样时，最大深度可略超过 20cm（如 25cm）。运输土壤样品时应使用容器，并保持适宜的温度以确保土壤的性质不发生显著改变。

（3）样品保存与前处理：样品置于 4℃±2℃ 的黑暗处保存，最长可保存 3 个月。土壤在储存期间应保持有氧条件。如果采样地区每年至少有 3 个月冰冻期，则采集的土壤可在 -22~-8℃ 条件下储存 6 个月。用于氮转化试验的土壤在每次试验前应测定土壤微生物的生物量，其碳含量应至少占土壤有机碳含量的 1%。

土壤在试验前需先去除土壤中的粗大物块（如石块、植物残体等），然后过筛，使土壤颗粒不大于 2mm。经过储存的土壤，在试验前需进行预培养 2~28 日，其间土壤的培养条件应与试验条件一致；氮转化法所用土壤在试验前还需补充适当的有机底物如苜蓿 - 青草 - 青贮谷粉，建议苜蓿粉与土壤的比例为每千克土壤 5g。

（4）注意事项：处理土壤时，供试物在土壤中的均匀度要保持一致。用 CO_2 吸收法进行测定时，各标本瓶要保持密闭。

4. 土壤中好氧厌氧转化试验样品

（1）采样前准备：仪器设备主要有培养装置（包括静态的密闭系统、动态流式土壤培养装置、静态密闭生物计培养装置）和玻璃器具，其余同前。

（2）样品采集与运输

1）土壤的选择：如需确定受试物的转化途径，可使用一种具有代表性的土壤，如砂质壤土、粉砂壤土、壤土或壤质砂土均可，其 pH 为 5.5~8.0，有机碳含量为 0.5%~2.5%，微生物量至少为总有机碳含量的 1%。若研究受试物的转化率，应至少选择三种有代表性的土壤，其有机碳含量、pH、黏土含量及微生物量应有所不同。试验土壤类型应能代表受试物将施用及释放进入的环境条件，也可使用水稻土。所有土样都应确定质地（如砂、粉砂、黏土所占百分比）、pH、阳离子交换量、有机碳含量、容重、土壤保水性及微生物量（仅限好氧研究）等其他特征。土壤保水性可通过田间持水量或者水张力确定。微生物量可用底物诱导呼吸法或替代的方法来确定。

2）土壤的采集：应选择具有准确地理位置、植被覆盖、化学物质施用、有机与无机肥料以及生物肥料施用、其他污染物情况等详细信息的地点作为土壤采集地。不能采用四年之内施用过受试物或者与受试物化学结构类似物质的土壤。如果冬天土壤结冰或其上覆盖着厚雪层，土壤取样困难，可采集温室中有植被覆盖的土壤（如草地或者草 - 三叶草的混合场地）。若不是水稻土，应避免在长时间干旱、霜冻期及洪涝期（大于 30 日）期间或之后立即采样。采集含水量便于筛分的新鲜土壤（土壤表面以下 20cm 以内土层），尽快进行处理。首先挑出动植物残体和石块，再将土样过 2mm 筛以去除小石块、植物根茎及其他碎屑。土壤过筛前应避免过分干燥及碾压。可以用开口的聚乙烯袋盛装，运输期间放在阴暗通风处，尽量减少土壤含水量变化。

（3）样品保存与预处理：如果在采集后不能马上进行试验，为保持微生物活性，应严格控制对土样进行短期储存的条件。土壤样品在 4℃±2℃ 条件下最长储存时间为 3 个月。土壤在正式试验前应进行预培养，使种子发芽且去除种子。根据土壤从采集或储存的状态到培养状态的变化情况，重新建立微生物新陈代谢平衡。预培养时间为 2~28 日，温度与湿度接近于实际测试条件，储存与预培养的总时间不应超过 3 个月。

（4）注意事项：可通过重复分析同一土壤提取物样品的方法来检验受试物和转化产物分

析方法的重现性,但前提是培养时间要充足,以保证转化产物形成。

(二) 水样品采集与处理

1. 地表水采样

(1) 采样准备:根据当地实际情况以及涉水、桥梁、船只、缆道和冰上等采样方式,可选择的采样器有聚乙烯桶、有机玻璃采样器、单层采样器、直立式采样器、泵式采样器和自动采样器。根据监测目的与要求,可选用定流量采样、流速比例采样、时间积分采样或深度积分采样等方法采集样品。样品容器的材质应化学稳定性好,不会溶出待测组分,在保存期内不会与水样发生物理化学反应且应能耐受高温灭菌,一般选用硬质(硼硅)玻璃容器;样品容器在使用前应根据监测项目和分析方法的要求,采用相应的方法洗涤,一般用洗涤剂洗1次,自来水洗三次,蒸馏水洗1次,再经160℃干燥灭菌2小时,灭菌后的容器应在2周内使用,否则重新灭菌。

(2) 样品采集、运输与保存

1) 采样频次与时间确定应遵循以下原则:①采集的样品在时间和空间上具有足够的代表性,能反映水资源质量自然变化和受人类活动影响的变化规律;②符合水功能区管理与水资源保护的要求;③充分考虑水工程调度与运行、入河污染物随水文情势变化在时间和空间上对水体影响的过程与范围;④应以最低的采样频次,取得最具有时间代表性的样品;既要满足反映水体质量状况的需要,又要切实可行。

2) 河流湖泊、水库采样频次和时间应符合以下规定:①国家重点水质站应每月采样1次,全年不少于12次,遇到特大水旱灾害期应增加采样频次。②国家一般水质站应在丰水期、平水期和枯水期各采样2次,或按单数或双数月采样1次,全年不少于6次。③出入国境河段或水域、重要省际河流等水环境敏感水域,应每月采样1次,全年不少于12次。发生水事纠纷或水污染严重时,应增加采样频次。④河流水系背景监测断面应每年采样6次,即丰水期、平水期和枯水期各2次。⑤流经城市或工业聚集区等污染严重的河段、湖泊、水库或其他敏感水域应每月采样1次,全年不少于12次。⑥水污染有季节差异时,采样频次可按污染和非污染季节适当调整,污染季节应增加采样频次,非污染季节可按月采样,全年采样不少于12次。⑦水功能一级区中的保护区(自然保护区、源头水保护区)、保留区应每年采样6次,丰水期、平水期和枯水期各2次。⑧水功能一级区的缓冲区、跨流域等大型调水工程水源地保护区,应每月采样1次,全年不少于12次;发生水事纠纷或水污染严重时,应增加采样频次。⑨水功能二级区中的重要饮用水源区应按旬采样,每月3次,全年36次。一般饮用水源区每月采样2次,全年24次。⑩其他水功能二级区每月采样1次,全年不少于12次;相邻水功能区区间水质有相互影响的或有水事纠纷的,应增加采样频次。⑪潮汐河段和河口采样频次每年不少于3次,按丰枯水期进行,每次采样应在当月大汛或小汛日采高平潮与低平潮水样各1个;全潮分析的水样采集时间可从第一个落憩到出现涨憩,每隔1~2小时采一个水样,周而复始直到全潮结束。⑫河流、湖泊、水库洪水期、最枯水位、封冻期、流域性大型调水期以及大型水库泄洪、排沙运行期,应适当增加采样频次。⑬受水工程控制或影响的水域采样频次应依据水工程调度与运行办法确定。⑭地处人烟稀少的高原、高寒地区及偏远山区等交通不便的水质站,采样频次原则上可按每年的丰水期、平水期和枯水期或按汛期、非汛期各采样1次。⑮除饮用水源区外,其他水质良好且常年稳定无变化的河流、湖泊和水库,可酌情降低采样频次。⑯为保证水质监测资料的可比性,国家基本水质站的采样时间统一规定在当月 20 日前完成,同一河段或水域的采样时间宜安排在同一时间段进行。⑰专用水质站的采样频次与时间,视监测目的和要求参照以上采样频次与时间确定。

3)用于进行微生物检测的样品应保存在硬质玻璃瓶中,采集样品量为 250ml,加入 $Na_2S_2O_3$ 至 0.2~0.5g/L,去除水样中的余氯,0~4℃避光保存,在 12 小时内送检。

4)样品运输应符合以下要求:①水样采集后应立即送达实验室,采样位置距实验室较远的,应选用最快捷的运输方式,缩短采样与检验的间隔时间。②塑料样品容器应盖好内塞,拧紧外盖;玻璃样品瓶应塞紧磨口塞,贴好密封带;按要求需要冷藏的样品,应配备专门的隔热容器并放入制冷剂;冬季应采取保温措施,防止样品瓶冻裂。③水样装运前,应逐一与样品登记表、样品标签和采样记录进行核对;核对无误后,按样品容器的规格和保存要求分类装箱,并有显著标识。④采取有效防护措施,防止样品在运输过程中因振动、碰撞等而导致破损。⑤样品送达实验室时,交接双方应认真核对,并在样品交接单注明交接日期和时间,双方签字确认。实验室相关人员应准备室内质量控制样品,并对样品进行编码和标识。

(3)样品预处理:含有沉降性固体(如泥沙等)的水样,应将所采水样摇匀后倒入筒形玻璃容器(如量筒)静置 30 分钟;在水样表层 50mm 以下位置,用吸管将水样移入样品容器后,再加入保存剂。

(4)注意事项:①为保证采样质量与质量控制,采样人员应通过岗前培训考核,持证上岗,切实掌握采样技术,熟知水样保存和运输条件。②采样人员不得擅自变更采样位置;采样时应保证按时、准确、安全,断面、垂线、采样点的位置准确,必要时,使用定位仪定位。③当不能抵达指定采样位置时,应详细记录现场情况和实际调整的采样位置。水体异常可能影响样品代表性时,应立即进行现场调查和分析影响原因,及时调整采样计划和增设断面或垂线检测点,并予以详细记录。④采样时,不得搅动水底沉积物,避免影响样品的真实代表性。用船只采样时,采样船应位于下游方向逆流采样;在同采样点上分层采样时应自上而下进行,避免不同层次水体混扰。⑤采样容器容积有限需多次采样时,可将各次采集的水样放入洗净的大容器中混匀后分装,但不得用于溶解氧及细菌等易变项目的检验。⑥细菌总数、大肠菌群和粪大肠菌群等有特殊要求的检验项目应单独采集样品。⑦水样装入容器后,应按规定要求立即加入相应的固定剂摇匀,贴好标签;或按规定要求低温避光保存。⑧采样时应用签字笔或硬质铅笔做好现场采样记录,填写水质采样记录表,字迹应端正、清晰、项目完整。⑨采样结束前,应核对采样计划、填好水样送检单、核对瓶签,如有错误或遗漏,应立即补采或重采。⑩每批水样均应选择部分项目加采现场平行样、制备现场空白样,并与样品一同送实验室分析。

2. 地下水采样

(1)采样准备:可按当地实际情况和监测要求合理选用自动式(电动泵进行采样)或人工式(活塞式与隔膜式)采样器;采样器在监测井中应能准确定位,并能取到足够量的代表性水样;样品容器的要求同地表水监测相关条款规定。

(2)样品采集、运输与保存

1)采样时间与频次应满足以下要求:①国家重点水质监测井应在每月采样 1 次,全年 12 次;背景值监测井不得少于每年枯水期采样 1 次。②国家一般水质监测井应在采样月采样,不得少于丰水期、平水期和枯水期各采样 1 次。③地下水污染严重区域的监测井,应在每月采样 1 次,全年不得少于 12 次。④以地下水作为主要生活饮用水源的地区,日供水量不小于 10 000m³ 的监测井应在每月采样 1 次,全年不少于 12 次;日供水量小于 10 000m³ 的监测井,应在采样月采样 1 次,但每年丰水期、平水期和枯水期各采样不得少于 1 次。⑤国家基本监测井的采样时间统一规定在采样月的 20 日前完成。同一水文地质单元的监测井采样时间应基本保持一致。⑥专用监测井采样时间与频次,按监测目的与要求确定。⑦遇到特殊情况(水质发生异常变化或发生污染事故),可能影响地下水供水安全时,应增加采样频次。

2)采样过程中应做到以下内容:①利用水位测量井采样时,应先量测地下水位,然后再采集水样。②采样时采样器放下与提升时动作要轻,应避免搅动井水和井壁及底部沉积物,以避免影响水样真实性。③采集分层水样时,应按含水层分布状况采集,或在地下水水面 0.5m 以下、中层和底部 0.5m 以上采集,并同时记录采样深度。④用机井泵采样时,应待抽水管道中停滞的水排净,新水更替后再采样。⑤自流地下水应在水流流出处或水流汇集处采样。⑥除特殊监测项目外,应用监测井水荡洗采样器和水样容器 2~3 次;挥发性或半挥发性有机污染物项目,采样时水样注满容器,上部不留空隙;细菌等特殊监测项目的水样分别单独采集。⑦水样采集量应满足监测项目与分析方法所需量及备用要求。⑧水样采入或装入容器后,应盖紧、密封容器瓶,贴好标签;需加入保存剂的水样,应立即加入保存剂后密封。⑨采集水样后,应按要求现场填写采样记录;字迹应端正、清晰,各栏内容填写齐全。⑩核对采样计划、采样记录与水样,如有错误或漏采,立即重采或补采。

3)样品的运输与保存:①样品中易发生物理或化学变化的监测项目,应根据待测物的性质选择适宜的样品保存方法。②不需或不能采用向样品中加入保存剂的监测项目,应采用低温保存、现场测定、预处理或控制从采样到测定的时间间隔等方法,并应在保存期内测定完毕。③不得将现场测定后的剩余水样作为实验室分析样品送往实验室。④水样装箱前应将水样容器内外盖盖紧,对装有水样的玻璃磨口瓶应用聚乙烯薄膜覆盖瓶口,并用细绳将瓶塞与瓶颈系紧。⑤同一采样点的样品瓶尽量装在同一箱内,与采样记录逐件核对,检查所采水样是否已全部装箱。⑥装箱时应用泡沫塑料或波纹纸板垫底和间隔防振。有盖的样品箱应有"切勿倒置"等明显标志。⑦样品运输过程中应避免日光照射,气温异常偏高或偏低时还应采取适当降温或保温措施。⑧运输时应有押运人员防止样品损坏或受沾污。⑨样品交接签字确认后,实验室质量控制人员应准备室内质量控制样品,并对样品进行编码和标识。⑩进行总大肠菌群检测时,应在采样瓶消毒前按每 125ml 水样加 0.1mg 硫代硫酸钠,以消除水样中的余氯对细菌的抑制作用;进行细菌总数检测时的样品应 4℃保存,每瓶盛装样品 150ml。

(3)注意事项:①每次检验工作结束后,样品容器应及时清洗;②地下水水样容器和其他污水样品容器应分类存放,不得混用;③尽量缩短采样与分析的时间间隔,需在现场监测的项目应在水样采集后立即测定;不能及时检验的项目应加入保存剂或在低温下保存;④现场使用的监测仪器应经检定或校准合格,并在使用前进行仪器校正。

3. 近海污染生态调查和生物监测的水样采集

(1)采样准备:采样瓶应用可耐灭菌处理的广口玻璃瓶或无毒的塑料瓶,灭菌前应把具有玻璃瓶塞的采样瓶用铝箔或厚的牛皮纸包裹,瓶顶和瓶颈部均需裹好,瓶颈系一长绳,在 121℃经 15 分钟高压灭菌。为防止塑料瓶蒸汽灭菌时会扭曲变形,可用低温氯化乙烯气体灭菌。可根据具体情况采用击开式或颠倒式采水器。

（2）样品采集、运输与保存：①水样采集时，采样开瓶塞时要连同铝箔或牛皮纸一起拿开，以免污染。手执长绳的末端将采样瓶投入选定的海水内，采集水下约 10cm 处水样。采好的水样需盖紧瓶塞，编好瓶号。水样在瓶内要留下足够的空间（至少 2.5cm 高空气）以备在检验前摇荡混匀。②泥样采集时，用小型底栖生物柱状采泥器或弹簧采泥器采集泥样，采泥器出水后，在预先选定的泥层中用无菌刮板取一定量的样品置于灭菌容器中。采集的水样和泥样应 2 小时内送检，否则应将样品置于冰瓶或冰箱中（2~10℃），但不应超过 24 小时，否则影响检验结果。

（3）注意事项：大肠菌群的检验应严格按照无菌操作的要求进行，同时应作平行样品的测定。

4. 多泥沙河流水环境样品采集

（1）采样设备：采集细菌学等监测项目的水样，可使用单层采样器；沉积物样品的采集，可用挖式（抓式）采样器（适用于采集量较大的表层沉积物样品）、锥式采样器（适用于采集量较小的表层沉积物样品）、管式泥芯采样器（适用于采集柱状样品）。如水深小于 3m，可将竹竿粗的一端削成尖头斜面，插入河床底部取样。

（2）样品采集、运输与保存：采集泥沙多的河水样品时，悬浮物采样应每季度 1 次，各年时间宜一致；沉积物在每年丰枯水期应各采样 1 次，各年时间应一致；生物样品的采集宜在春季和冬季进行，以每年 2 次为宜。水样采集量应根据测试项目和目的而定。常规监测项目的常用水样总量应不少于 4L，测试项目较多时，可酌情增加；悬浮物样品采集量应视测试项目、目的和含沙量而定，但不宜少于 3g（湿重），如样品不易采集或测定项目较少时，可适量减少；沉积物样品采集量，宜采 0.5~1kg（湿重），如样品不易采集或测定项目较少时，可适量减少。无论河水深浅，均不可涉水采样，在有缆道的河流采样时，如用船只，必须抛锚或用马达使船平衡在水面；如用吊箱，必须将吊箱固定在缆道上，悬吊采样器的绳子应能到达采样点位置。一般分析项目水样的采集，必须将采样器中每次所采集的水样，全部通过 63μm 的过滤筛倒入一个较大的贮样器中并搅拌均匀，然后边搅拌边灌装贮样瓶。

（3）样品预处理：水沙分离方法可根据采样条件和分析方法要求选择离心、过滤或沉淀澄清法。选用的离心机额定转速必须大于 4 000r/min，一次离心的水量不能小于 200ml；也可采用孔径 63μm 的不锈钢框金属网筛或孔径为 0.45μm 的玻璃纤维滤膜进行过滤。

（三）空气样品采集

人的一生约有 70% 的时间是在室内度过，因此室内空气质量的好坏与健康息息相关，室内空气质量需要监测的微生物指标有菌落总数等，其采样方法在第二章第一节中已详述，在此不再赘述。

七、学校卫生样品

学校是祖国未来人才的培养基地，是人才全面发展的摇篮，学校的卫生条件对于儿童和青少年的健康成长具有决定性的作用，学校卫生的检测对于疾病的防治起到关键作用。根据我国《学校卫生综合评价标准》（GB/T 18205—2012），涉及微生物检验的样品主要有饮用水（详见本节第二部分）、食品及餐/饮具（食品采样详见本节第一部分）、室内空气（详见本节第八部分）和游泳馆池水（详见本节第八部分）。本部分的内容主要介绍餐/饮具微生物样品采集。

（一）采样准备

采样前应制定采样计划,内容包括检验指标、采样时间、采样地点、采样方法、采样数量、采样容器与清洗、采样体积、样品保存方法、样品标签、采样质量控制、运输工具和条件等。

准备下列试剂耗材:无菌锥形瓶/培养皿、无菌大玻璃试管、棉拭子、灭菌滤纸片 $(2.0cm \times 2.5cm)$、恒温培养箱 $(36℃ \pm 1℃)$、最小刻度为 0.01ml 的 1ml 和 10ml 无菌吸管或微量移液器。0.85% 无菌生理盐水、月桂基硫酸盐胰蛋白胨肉汤。

（二）样品采集、运输与保存

1. 大肠菌群(发酵法)及致病菌指标的餐/饮具采样

(1)筷子:以 5 根筷子为一件样品,将 5 根筷子的下段(入口端)5cm 处(长 5cm × 周长 2cm × 5 根,50cm²)置于 10ml 灭菌生理盐水大试管中,充分振荡 20 次后移出筷子。5 根筷子也可分别振荡,或用无菌生理盐水湿润棉拭子分别在 5 根筷子的下段(入口端)5cm 处表面范围均匀涂抹 3 次后,用灭菌剪刀剪去棉拭子与手接触的部分,将棉拭子置于相应的液体培养基内。

其他餐/饮具:以 1ml 无菌生理盐水湿润 10 张灭菌滤纸片(总面积为 50cm²),选择餐/饮具通常与食物接触的内壁表面或与口唇接触处,每件样品分别贴 10 张湿润的灭菌滤纸片,30 秒后取下,置于相应的液体培养基内;或用无菌生理盐水湿润棉拭子分别在 2 个 25cm² (5cm × 5cm)面积范围来回均匀涂抹整个方格 3 次后,用灭菌剪刀剪去棉拭子与手接触的部分,将棉拭子置于相应的液体培养基内。4 小时内送检。

2. 大肠菌群(纸片法)指标的餐/饮具采样

(1)筷子:以 5 根筷子为一件样品,用无菌生理盐水湿润餐具大肠菌群快速检验纸片后,立即用纸片涂抹筷子下段(入口端)约 5cm 长部分,每件样品涂抹两张快速检验纸片,置无菌塑料袋内。

(2)其他餐/饮具:用无菌生理盐水湿润餐具大肠菌群快速检验纸片后,立即贴于餐/饮具通常与食物或口唇接触的内壁表面或与口唇接触处,每件贴两张快速检验纸片,30 秒后取下,置无菌塑料袋内。

注意事项:样品采集后应认真填写样品登记表、采样记录和标签,采样记录应包括样品编号、采样者、日期、时间及地点等相关信息;标签应包括样品名称、样品编号和采样日期,并粘贴或注明于采样容器上。样品装运前应逐一与样品登记表、样品标签和采样记录进行核对,核对无误后分类装箱。样品采集后应尽快送回实验室,运输过程中应防止样品损坏和泄漏。

（三）样品处理

1. 大肠菌群检验　采用发酵法进行时,将筷子的棉拭子涂抹采样直接置于月桂基硫酸盐胰蛋白胨内;如为生理盐水振荡采样,直接将采样后的 10ml 液体全部加入双料月桂基硫酸盐胰蛋白胨肉汤内。其他餐/饮具采样后的棉拭子或全部纸片置于月桂基硫酸盐胰蛋白胨肉汤内。采用纸片法进行大肠菌群检验时,事先无须特殊处理。

2. 沙门菌检验　采样后的样品需进行预增菌处理。筷子如为棉拭子涂抹采样,则直接将采样后的棉拭子置于 10ml 缓冲蛋白胨水内;如为生理盐水振荡采样,则直接将采样后的 10ml 液体全部加入 90ml 缓冲蛋白胨水内。其他餐/饮具采样后的棉拭子或全部纸片直接置于 10ml 缓冲蛋白胨水内。

（四）注意事项

1. 采样时严格遵守无菌操作，必要时在酒精灯前操作，工作人员应穿戴工作服、帽子、口罩和手套。

2. 采样操作时可用无菌磷酸盐缓冲液代替无菌生理盐水作为采样和稀释液。采样过程中应对纸片或棉拭子按照采样步骤同时处理，不经过采样步骤，作为空白对照。

3. 对于餐/饮具的大肠菌群检验，采用发酵法和纸片法均可，但以发酵法为仲裁方法。若空白对照有微生物生长，则此次检测结果无效。

（王力强）

八、公共场所卫生样品

公共场所是提供公众进行工作、学习、经济活动、文化活动、社交、娱乐、体育、参观、医疗、卫生、休息、旅游和满足部分生活需求所使用的一切公用建筑物、场所及其设施的总称。为了创造良好的公共场所卫生条件，预防疾病，保障人体健康，我国制定了《公共场所卫生管理条例》，同时配套制定《公共场所卫生管理条例实施细则》。条例规定公共场所包括宾馆、旅店、招待所、公共浴室、美容店、理发店、影剧院、音乐厅、录像厅（室）、游艺厅（室）、舞厅、体育场（馆）、游泳场（馆）、商场（店）、书店、图书馆、博物馆、美术馆、展览馆、候诊室、候车（机、船）室与公共交通工具等。本部分主要介绍公共场所卫生微生物样品的采样。

（一）采样准备

采样前应制定采样计划，内容包括检验指标、采样时间、采样地点、采样方法、采样数量、采样容器与清洗、采样体积、样品保存方法、样品标签、现场测定项目及仪器、采样质量控制、运输工具和条件等。

（二）样品采集

对微生物指标采样时，应注意使用无菌容器和设备，保证采样的过程中不会人为造成样品污染。

1. 公共场所室内空气微生物检测采样检测指标　细菌总数、真菌总数、乙型溶血性链球菌、嗜肺军团菌。采样设备：六级筛孔撞击式微生物采样器、液体冲击式采样器。

（1）室内空气中细菌总数和真菌总数检测采样：室内空气中细菌总数和真菌总数的采样可以采取自然沉降法或者撞击法采样。

1）自然沉降法采样：采样时关闭门窗15~30分钟，记录室内人员数量、温湿度与天气状况等。室内面积不足 $50m^2$ 的设置 3 个采样点，$50m^2$ 以上的设置 5 个采样点。采样点按均匀布点原则布置，室内 3 个采样点的设置在室内对角线四等分的 3 个等分点上（图 6-1-2），5 个采样点的按梅花形布点（图 6-1-3）。采样点距离地面高度 1.2~1.5m，距离墙壁不小于 1m。采样点应避开通风口、通风管道等。采样时将营养琼脂平板置于采样点处，打开皿盖，暴露 5 分钟。

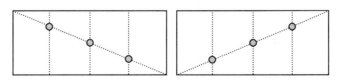

图 6-1-2　3 个采样点设置

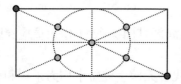
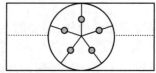

图 6-1-3　5 个采样点设置

2)撞击法采样:采样时关闭门窗 15~30 分钟,记录室内人员数量、温湿度与天气状况等。室内面积不足 50m² 的设置 1 个采样点,50~200m² 的设置 2 个采样点,200m² 以上的设置 3~5 个采样点。采样点按均匀布点原则布置,室内 1 个采样点的设置在中央(图 6-1-4),2 个采样点的设置在对称点上(图 6-1-5),3 个采样点的设置在对角线四等分的三个等分点上(见图 6-1-2),4 个采样点的设置在对角线五等分的四个等分点(图 6-1-6),5 个采样点的按梅花形布点(见图 6-1-3)。按照无菌操作,使用六级筛孔撞击式微生物采样器以 28.3L/min 流量采集 5~15 分钟。采样器使用按照说明书要求进行。

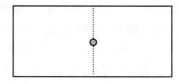

图 6-1-4　1 个采样点设置

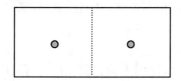

图 6-1-5　2 个采样点设置

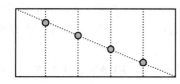
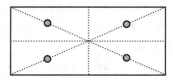

图 6-1-6　4 个采样点设置

注意事项:

用于采样的平皿应该提前在实验室 36℃±1℃培养 24 小时,平皿上无菌落生长方能带至现场进行采样。

撞击式采样器采集空气微生物时,应使用消毒酒精(65%~75% 乙醇)擦拭各级采样平皿支架,并对采样平皿进行无菌验证试验。

(2)室内空气中乙型溶血性链球菌检测采样:采样方法和要求同室内空气中细菌总数、真菌总数的撞击法。

注意事项:

1)采样用血平板使用前应进行技术验收,验收合格方可使用。验收方法可以参考 GB

4789.28—2013《食品安全国家标准　食品微生物学检验培养基和试剂的质量要求》。

2）撞击式采样器采集空气微生物时,应使用消毒酒精(65%~75% 乙醇)擦拭各级采样平皿支架,并对采样平皿进行无菌验证试验。

（3）室内空气中嗜肺军团菌检测采样:采用液体冲击法采样。采样时关闭门窗 15~30 分钟,记录室内人员数量、温湿度与天气状况等。将采样吸收液 1（GVPC 液体培养基）20ml 倒入微生物气溶胶采样器中,然后用吸管加入矿物油 1~2 滴。将微生物气溶胶浓缩器与微生物气溶胶采样器连接,按照微生物气溶胶浓缩器和微生物气溶胶采样器的流量要求调整主流量和浓缩流量。按浓缩器和采样器说明书操作,每个气溶胶样品采集空气量 1~2m³。将采样吸收液 2（酵母提取液）20ml 倒入微生物气溶胶采样器中,然后用吸管加入矿物油 1~2 滴,按上述操作再采一次样。

注意事项:

1）微生物气溶胶浓缩器应事先高压灭菌。

2）室内面积不足 50m² 的设置一个采样点,50~200m² 设置 2 个采样点,200m² 以上设置 3~5 个采样点。

3）采集的样品不必冷冻,但要避光和防止受热,4 小时内送实验室检验。

2. 冷却塔水及淋浴水微生物检测采样检测指标　嗜肺军团菌。采样设备:500ml 广口磨口玻璃采样瓶。

采样方法:在采样广口瓶中加入硫代硫酸钠标准溶液(0.1mol/L)0.3~0.5ml 高压灭菌。

冷却塔水采样点设置在距塔壁 20cm、液面下 10cm 处。每个待检测公共场所的每套独立的集中空调冷却塔系统设置一个采样点,每个采样点按无菌操作取水样约 500ml。冷却水需采集平行样品。

淋浴水应打开水龙头立即采集约 250ml 水样,然后将水温由凉水调节至适合淋浴时再采集约 250ml,共 500ml,密封后充分混匀。

注意事项:

（1）采样过程中,应注意对采样人员的防护。

（2）采集的样品不必冷冻,但要避光和防止受热,4 小时内送实验室检验。

3. 游泳池水微生物检测采样检测指标　菌落总数、大肠菌群。采样设备:500ml 广口磨口玻璃采样瓶。采样方法:在泳池水面下 30cm 处采集水样 500ml。

注意事项:

（1）人工游泳场所经常性卫生监测应在场所营业的客流高峰时段监测。

（2）采样广口瓶中需提前加入 0.1mol/L 的硫代硫酸钠标准溶液 0.3~0.5ml 以中和游泳池中的余氯。

（3）采集水样应使用灭菌玻璃瓶,采样时应直接采样,不得用水样刷洗已灭菌的采样瓶,并避免手指和其他物品对瓶口的沾污。

4. 物体表面微生物检测采样检测指标　细菌总数、真菌总数、大肠菌群、金黄色葡萄球菌。采样设备:灭菌棉拭子、10ml 采样管、灭菌剪刀。

采样方法:使用灭菌干燥棉拭子,于 10ml 灭菌生理盐水内浸润(吸取约 1ml 溶液)后,在物体表面的适当部位来回均匀涂抹(涂抹时覆盖整个采样范围为涂抹 1 次,采样时应涂抹 5~10 次)进行样品采集,再用灭菌剪刀剪去棉签手接触的部分,将棉拭子放入剩余的 9ml 生理盐水内,避光冷藏 4 小时内送检。

(1)杯具:在漱口杯、茶具的内外缘与口唇接触处(即 1~5cm 高处)一圈采样(图 6-1-7),采样总面积为 50cm^2。

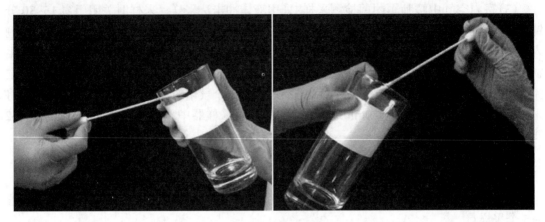

图 6-1-7　杯具采样

(2)棉织品:在毛巾对折后两面的中央 5cm×5cm(25cm^2)面积范围内分别均匀涂抹 5 次(图 6-1-8),每 25cm^2 采样面积为 1 份样品,每件用品共采集 2 份样品。

在床单的上下两部分即与颈部、脚部接触部位选取 5cm×5cm(25cm^2)面积范围,分别均匀涂抹 5 次,每 25cm^2 采样面积为 1 份样品,每件用品共采集 2 份样品。

浴衣选择与身体直接接触的部位 2 个 5cm×5cm(25cm^2)面积范围内,分别均匀涂抹 5 次,每 25cm^2 采样面积为 1 份样品,每件用品共采集 2 份样品。

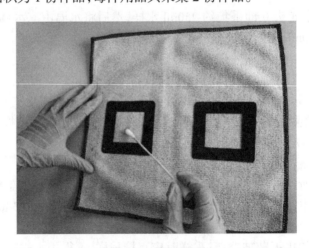

图 6-1-8　棉织品采样

(3)美容、美发、美甲用具:在美容、美发、美甲用具与人体接触面不小于 1cm^2 的范围内涂抹采样,每件用品采集 1 份样品。

1)理发推子:应在推子的前部上下均匀各涂抹 3 次,采样面积达到 25cm^2 为一份样品。

2)理发刀、剪:在刀、剪两面各涂抹 1 次,采样面积达到 25cm^2 为一份样品(图 6-1-9)。

3)美容美发用品:与人体接触处涂抹采样,采样面积达到 25cm^2 为一份样品。

4）修脚工具：在修脚工具与人体接触处涂抹采样，采样面积达到 50m² 为一份样品。

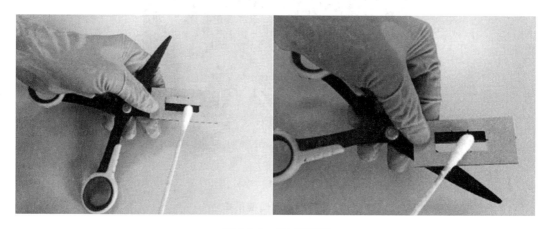

图 6-1-9　刀、剪采样

（4）拖鞋：在每只鞋的鞋内前端与脚趾接触处 5cm×5cm 面积范围内分别均匀涂抹 5 次（图 6-1-10），左右鞋各采样 25cm²，采样总面积为 50cm²，1 双鞋为 1 份样品。

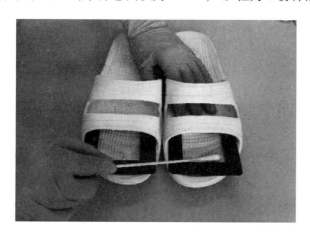

图 6-1-10　拖鞋采样

（5）洁具

1）浴盆：在盆内一侧 1/2 高度及盆底中央 5cm×5cm（25cm²）范围内分别涂抹采样，每 25cm² 采样面积为 1 份样品，每件用具共采集 2 份样品。

2）脸（脚）盆：在盆内 1/2 高度相对两侧壁 5cm×5cm（25cm²）范围内分别涂抹采样，每 25cm² 采样面积为 1 份样品，每件用具共采集 2 份样品。

3）坐便器：在坐便圈前部弯曲处选择 2 个 5cm×5cm（25cm²）范围内分别涂抹采样，每 25cm² 采样面积为 1 份样品，每件用具共采集 2 份样品。

4）按摩床（椅）：在床（椅）面中部选择 2 个 5cm×5cm（25cm²）范围内分别涂抹采样，每 25cm² 采样面积为 1 份样品，每件用具共采集 2 份样品。

（6）公共设施设备表面：在自动扶梯、座椅扶手与人体接触面 5cm×5cm（25cm²）（图 6-1-11）面积范围内分别均匀涂抹 5 次，每 25cm² 采样面积为 1 份样品。

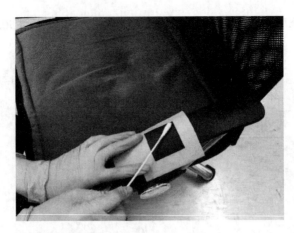

图 6-1-11　座椅采样

（7）购物车（筐）：在车（筐）把手处选择在车（筐）把手处选择 2 个 5cm × 5cm（25cm²）范围内分别涂抹 5 次，1 件物品为 1 份样品，采集总面积为 50cm²。

注意事项：

1）样品采集完成后应尽快运送至实验室，为防止在运输过程中样品的损失或污染，存放样品的器具应密封性好，小心运送。

2）样品采样时严格遵守无菌操作，必要时在酒精灯前操作，工作人员应穿戴工作服、帽子、口罩和手套。

5. 集中式空调微生物检测采样检测指标　细菌总数、真菌总数、乙型溶血性链球菌、嗜肺军团菌。

（1）送风中的细菌总数、真菌总数和乙型溶血性链球菌检测采样：采样时集中空调必须在正常运转条件下，并关闭门窗 15~30 分钟以上，尽量减少人员活动量和频率。每套空调系统选择 3~5 个送风口进行检测，每个风口设置 1 个检测点，一般设在送风口下方 15~20cm、水平方向线外 50~100cm 处。

注意事项：

1）用于采样的平板应该提前在实验室 36℃ ± 1℃ 培养 24 小时，平皿上无菌落生长方能带至现场进行采样。

2）采样用成品血平板使用前应进行技术验收，验收合格方可使用。验收方法可以参考《食品安全国家标准　食品微生物学检验培养基和试剂的质量要求》。

3）撞击式采样器采集空气微生物时，应使用消毒酒精（65%~75% 乙醇）擦拭各级采样平皿支架，并对采样平皿进行无菌验证试验。

（2）送风中嗜肺军团菌检测采样：同室内空气中嗜肺军团菌的采样。

（3）冷却水、冷凝水中嗜肺军团菌检测采样：将广口采样瓶每瓶中加入硫代硫酸钠标准溶液（0.1mol/L）0.3~0.5ml 高压灭菌。冷却水采样点设置在距塔壁 20cm，液面下 10cm 处，冷凝水采样点设置在排水管或冷凝水盘处。每个采样点无菌操作取水样约 500ml。

注意事项：

1）采样过程中，应注意对采样人员的防护。

2）采集的样品 2 日内送达实验室，不必冷冻，但要避光和防止受热，室温下储存不得超过 15 日。

（4）风管内表面细菌总数和真菌总数检测采样：可以机器人采样或者手工擦拭采样，每套空调系统至少选择 3 个采样点，手工擦拭采样每套空调系统至少选择 6 个采样点。每个点采样面积 50cm² 或 100cm²。

机器人采样在每套空调系统的风管中（如送风管、回风管、新风管）选择 3 个代表性采样断面，每个断面设置 1 个采样点。手工擦拭采样在每套空调系统的风管中选择 2 个代表性采样断面，每个断面在风管的上面、底面和侧面各设置 1 个采样点；如确实无法在风管中采样，可抽取该套系统全部送风口的 3%~5% 且不少于 3 个作为采样点。

注意事项：样品采样时严格遵守无菌操作，必要时在酒精灯前操作，工作人员应穿戴工作服、帽子、口罩和手套。

6. 生活饮用水微生物检测采样检测指标　菌落总数、大肠菌群、耐热大肠菌群（或大肠埃希菌）。

采样方法：在采样广口瓶中加入硫代硫酸钠标准溶液再高压灭菌。

拧开水龙头至最大放水量放水 3~5 分钟后关闭水龙头，消毒水龙头（水龙头可耐高温的考虑火焰灭菌，水龙头不耐高温的可以用 70%~75% 的酒精擦拭消毒），拧开水龙头以较小的水量放出生活饮用水约 1 分钟后用灭菌广口瓶接样 500ml 待检。

注意事项：

（1）采样广口瓶中需提前加入硫代硫酸钠标准溶液以中和生活饮用水中的余氯。

（2）水样在 4℃冷藏保存，存于暗处，4 小时内送达实验室。

（三）样品运输与保存

样品采集后应认真填写样品登记表、采样记录和标签，采样记录应包括样品编号、采样者、日期、时间及地点等相关信息；标签应包括样品名称、样品编号、采样日期，并粘贴或注明于采样容器上。样品装运前应逐一与样品登记表、样品标签和采样记录进行核对，核对无误后分类装箱。样品采集后应尽快送回实验室，运输过程中应防止样品损坏和泄漏，样品箱应有"切勿倒置"和"易碎物品"的明显标示。微生物样品均应 4℃冷藏运输，应配备专门的冷藏箱，并放入制冷剂。微生物指标样品的运输要求见表 6-1-1。

表 6-1-1　微生物指标样品的运输要求

指标	运送时限	温度	环境要求	贮存
常规微生物	4 小时	4℃	避光	立即检测
嗜肺军团菌	2 日	常温	避光、防止受热	室温，不超过 15 日

九、医院消毒卫生样品

医院内易感人群聚集，医院环境中致病菌、多重耐药菌和机会致病菌大量存在，导致医院感染暴发事件时有发生，这已成为严重的公共卫生问题。医院消毒是预防和控制医院感染、防止疾病传播、维护医疗质量、保障病人及医护人员安全的重要手段之一。其中，对医院环境微生物污染状况、重复使用医疗器械清洗、消毒、灭菌效果以及相关器械性能等进行监测，是保障医院消毒效果及发现医院消毒与医院感染高危因素的重要措施。

医院消毒检测是根据《中华人民共和国传染病防治法》《消毒管理办法》《医院感染管理办法》及相关标准、规范，对医院清洗、消毒和灭菌等相关感染控制措施的过程和结果，以及相关影响因素的调查研究,了解评价医院清洗、消毒和灭菌工作质量及医院消毒和感染控制措施的效果,提出改进措施,并评价改进措施的效果,为医院消毒与感染控制相关政策法规、标准及规范的制定修改提供科学依据。

(一) 采样准备

采样前应制定采样计划,内容包括检验指标、采样时间、采样地点、采样方法、采样数量、采样容器与清洗、采样体积、样品保存方法、样品标签、现场测定项目及仪器、采样质量控制、运输工具和条件等。

(二) 样品采集

1. 空气微生物污染检查采样　Ⅰ类环境为采用空气洁净技术的诊疗场所,分洁净手术部(室)和其他洁净场所。Ⅱ类环境为非洁净手术部(室)、产房、导管室、血液病病区、烧伤病区等保护性隔离病区、重症监护病区和新生儿室等。Ⅲ类环境为母婴同室、消毒供应中心的检查包装灭菌区和无菌物品存放区、血液透析中心(室)和其他普通住院病区等。Ⅳ类环境为普通门(急)诊及其检查、治疗室、感染性疾病科门诊和病区。

空气微生物污染检查采样:Ⅰ类环境在洁净系统自净后与从事医疗活动前采样;Ⅱ、Ⅲ、Ⅳ类环境在消毒或规定的通风换气后与从事医疗活动前采样。

Ⅰ类环境可选择平板暴露法和空气采样器法,参照《医院洁净手术部建筑技术规范》要求进行检测。空气采样器法可选择六级撞击式空气采样器或其他经验证的空气采样器。采样时将采样器置于室内中央 0.8~1.5m 高度,按采样器使用说明书操作,每次采样时间不应超过 30 分钟。房间大于 10m² 者,每增加 10m² 增设一个采样点。

Ⅱ、Ⅲ、Ⅳ类环境采用平板暴露法。室内面积≤30m²,设内、中、外对角线 3 个采样点,内、外点应距墙壁 1m 处;室内面积>30m²,设 4 角及中央 5 个采样点,4 角的布点部位应距墙壁 1m 处。将普通营养琼脂平皿(直径 90mm)置于各采样点,采样高度为距地面 0.8~1.5m;采样时将平皿盖打开,扣放于平皿旁,暴露规定时间(Ⅱ类环境暴露 15 分钟,Ⅲ、Ⅳ类环境暴露 5 分钟)后盖上平皿盖及时送检。

注意事项:

(1)用于采样的平板应该提前在实验室 36℃±1℃培养 24 小时,平皿上无菌落生长方能带至现场进行采样。

(2)采样前,关闭门窗,在无人走动的情况下等 10 分钟后采样。

2. 物体表面微生物污染检查采样时间　潜在污染区和污染区在消毒后采样;清洁区根据现场情况确定。

采样方法(图 6-1-12):将灭菌规格板(5cm×5cm)放在被检物体表面,用浸有无菌磷酸盐缓冲液(0.03mol/L)或生理盐水采样液的棉拭子 1 支,在规格板内横竖往返各涂抹 5 次,并随之转动棉拭子,连续采样 1~4 个规格板面积,剪去手接触部分,将棉拭子放入装有 10ml 采样液的试管中送检。门把手等小型物体则采用棉拭子直接涂抹物体采样。若采样物体表面有消毒剂残留时,采样液应含相应中和剂。

注意事项:

(1)采样时严格遵守无菌操作,必要时在酒精灯前操作,工作人员应穿戴工作服、帽子、口罩和手套。

(2)被采表面 <100cm² 时,取全部表面;被采表面≥100cm² 时,取 100cm²。

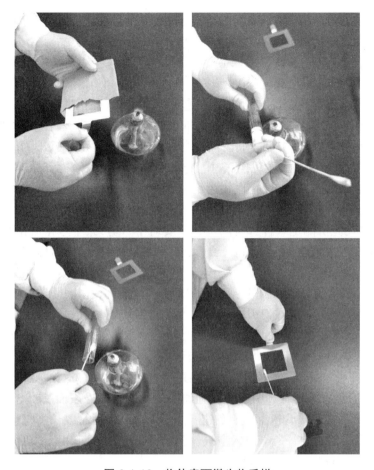

图 6-1-12　物体表面微生物采样

3. 医务人员手卫生检查采样时间　在手经过卫生处理后,在接触病人或从事医疗活动前采样。

采样方法(图 6-1-13):将一支浸有无菌磷酸盐缓冲液(0.03mol/L)或生理盐水采样液的棉拭子在双手指曲面从指根到指端来回涂擦各两次(一只手涂擦面积约 $30cm^2$),并随之转动采样棉拭子,剪去手接触部位,将棉拭子放入装有 10ml 采样液的试管内送检。采样面积按平方厘米(cm^2)计算。若采样时手上有消毒剂残留,采样液应含相应中和剂。

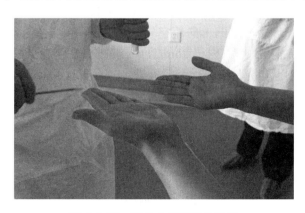

图 6-1-13　医务人员手卫生采样

注意事项:采样时严格遵守无菌操作,必要时在酒精灯前操作,工作人员应穿戴工作服、帽子、口罩和手套。

4. 医疗器材检查采样

(1)医疗器材清洗效果监测采样

1)目测法:采样方法,在医疗器械清洗打包后灭菌之前,随机抽取手术包,主要取医用剪刀、止血钳、骨髓穿刺针等医疗器械。首先采取肉眼裸视法,取清洗后医疗器械,在光线较好处,观察医疗器械清洗效果。外观表面清洁光亮、无残留物质、无血迹,即为肉眼裸视法合格,否则为不合格。然后采取放大镜观察法,用带光源的 10 倍放大镜检查样本。

注意事项:注意观察关节处、止血钳齿部和管腔等处是否有污染物残留,无残留物质为放大镜观察法合格,否则为不合格。

2)ATP 生物荧光法测定采样:采样方法,主要对中号剪刀、中号止血钳及骨髓穿刺针采样,剪刀和止血钳采用 ATP 检测专用拭子(无 ATP 污染)涂抹采样,骨髓穿刺针直接用提取液滴入管腔采样。

①剪刀:将一滴提取液直接滴于剪刀任一刀刃的内表面,先用拭子一面在刀刃内表面往返涂抹 2 次,再换拭子另一面在刀刃外表面往返涂抹 2 次,最后用拭子着重涂抹剪刀咬合处。采样面积只包括剪刀一侧刀刃的内外表面及咬合处。②止血钳:将一滴提取液直接滴于止血钳任一钳齿面,先用拭子将提取液均匀涂布于钳齿内外表面及咬合处,然后用拭子顺着齿纹的方向从上至下涂抹齿面,然后用拭子在齿端外侧光滑表面往返涂抹 2 次,最后用拭子着重涂抹止血钳咬合处。采样面积只包括止血钳一侧齿端的内外表面及咬合处。③骨髓穿刺针:将提取液 1 滴直接滴于骨髓穿刺针针芯端(按骨髓穿刺针管腔长度每 10cm 加 1 滴),滴入 5 秒后,用无菌移液枪向针芯端打入空气,将针管内的提取液吹出至微管中。

注意事项:在进行目测法和 ATP 生物荧光法检测时均应戴无菌手套,采样时不要用手直接接触检测部位和拭子头。

(2)医疗器材消毒或灭菌后效果检查采样:采样时间,在消毒或灭菌处理后,存放有效期内采样。

1)灭菌医疗器材的采样:①可用破坏性方法取样的,如一次性输液(血)器、注射器和注射针等按照《中华人民共和国药典》中“无菌检查法”进行;对不能用破坏性方法取样的医疗器材,应在环境洁净度 10 000 级下的局部洁净度 100 级的单向流空气区域内或隔离系统中,用浸有无菌生理盐水采样液的棉拭子在被检物体表面涂抹。采样时取全部表面或不少于 100cm²,然后将除去手接触部分的棉拭子进行无菌检查。②牙科手机:应在环境洁净度 10 000 级下的局部洁净度 100 级的单向流空气区域内或隔离系统中,将每支手机分别置于含 20~25ml 采样液的无菌大试管(内径 25mm)中,液面高度应高于手机 4.0cm,于旋涡混合器上洗涤振荡 30 秒以上,取洗脱液进行无菌检查。

注意事项:灭菌医疗器材的采样不能现场涂抹采样,必须把包装完好的样品运回实验室,在 100 级层流室内进行采样。

2)消毒医疗器材的采样:①可整件放入无菌试管的,用洗脱液浸没后振荡 30 秒以上作为一个采样液。②可用破坏性方法取样的,在 100 级超净工作台称取 1~10g 样品,放入装有 10ml 采样液的试管内进行洗脱,洗脱液即为采样液。对不能用破坏性方法取样的医疗器材,在 100 级超净工作台或层流室,用浸有无菌生理盐水采样液的棉拭子在被检物体表面涂抹采样。被采表面<100cm² 时,取全部表面,被采表面≥100cm² 时,取 100cm²,然后将除去手接触部分的棉拭子进行洗脱,洗脱液即为采样液。③消毒后内镜(图 6-1-14)。取清洗消毒后内镜,采用无菌注射器抽取 50ml 含相应中和剂(可以采用 0.1% 硫代硫酸钠 +0.1% 甘氨酸 +0.01% 吐温 -80 水溶液)的洗脱液,从活检口注入冲洗内镜管路,并全量收集(可使用蠕动泵)送检。

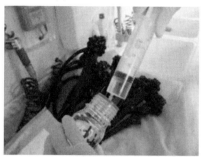
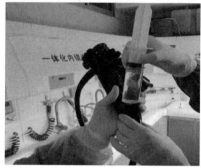
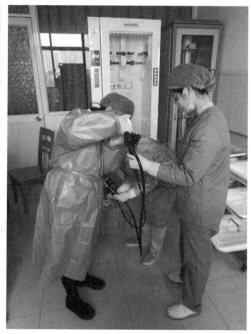

图 6-1-14　消毒后内镜采样

注意事项:采样时严格遵守无菌操作,必要时在酒精灯前操作,工作人员应穿戴工作服、帽子、口罩、手套。蠕动泵非硬性要求使用。

5. 消毒剂检查采样　用无菌吸管按无菌操作方法吸取 1.0ml 被检消毒液,加入 9ml 中和剂中混匀(图 6-1-15)。

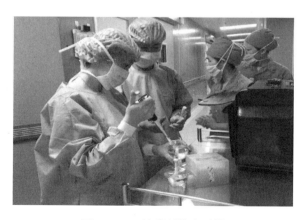

图 6-1-15　消毒剂检查采样

注意事项：

（1）醇类与酚类消毒剂用普通营养肉汤中和；含氯消毒剂、含碘消毒剂和过氧化物消毒剂用含 0.1% 硫代硫酸钠中和剂；氯己定、季铵盐类消毒剂用含 0.3% 吐温 -80 和 0.3% 卵磷脂中和剂；醛类消毒剂用含 0.3% 甘氨酸中和剂；含有表面活性剂的各种复方消毒剂可在中和剂中加入吐温 -80 至 3%，也可使用该消毒剂卫生安全报告中中和剂鉴定试验确定的中和剂。在实际工作中，由于消毒剂成分多样，上述中和剂中和效果不一定理想，建议采用该消毒产品卫生安全评价报告中提供的中和剂配方。

（2）采样时严格遵守无菌操作，必要时在酒精灯前操作，工作人员应穿戴工作服、帽子、口罩和手套。

（3）采样可以使用无菌吸管，也可以使用移液器，但吸管和移液器均需检定合格方可使用。

6. 医疗用水检查采样方法　医疗用水被广泛应用于诊疗过程中的清洗、诊疗操作和配液等方面，根据用途和科室，医疗用水采样大致可以分为以下几类：

（1）普通清洗用水：常用作手清洗冲洗用水，一般医疗器械、器具及物品冲洗用水。采样时先打开水龙头放水数分钟，再用 500ml 灭菌磨口玻璃瓶采样 500ml（每 125ml 水样加入 0.1mg 硫代硫酸钠除去残留余氯）。

（2）血液透析室用水：主要为透析用水，是将水经过过滤、软化、活性炭吸附及反渗处理形成的反渗水，透析用水与透析浓缩液按一定比例混合即成透析液。采样时在透析装置和供水回路的连接处收集试样，取样点应在供水回路的末端或在混合室的入口处，用 500ml 灭菌磨口玻璃瓶试样采样 200ml。

（3）口腔科用水：主要包括手机用水、三用枪用水、漱口用水以及口腔种植牙手术用水。采样时打开水龙头放水数分钟后，用 500ml 灭菌磨口玻璃瓶采样 500ml（每 125ml 水样加入 0.1mg 硫代硫酸钠除去残留余氯）。

（4）湿化水：主要为氧气湿化瓶、雾化器、呼吸机、婴儿暖箱的湿化装置用水。采样时用 500ml 灭菌磨口玻璃瓶采集使用中的湿化水 100ml。

（5）消毒供应室用水：用于医疗器械、器具及物品的清洗或漂洗用水。自来水采样时先打开水龙头放水数分钟，再用 500ml 灭菌磨口玻璃瓶采样 500ml（每 125ml 水样加入 0.1mg 硫代硫酸钠除去残留余氯）。

（6）内镜室用水：主要为内镜清洗或者漂洗用水，包括自来水、纯化水、无菌水。自来水采样同消毒供应室用水。纯化水采样时用 500ml 灭菌磨口玻璃瓶采样 500ml（每 125ml 水样加入 0.1mg 硫代硫酸钠除去残留余氯）。

注意事项：采样时严格遵守无菌操作，必要时在酒精灯前操作，工作人员应穿戴工作服、帽子、口罩和手套。

7. 医院污水检查采样　医院污水检查采样污水采样用灭菌瓶至少采样 200ml（若样品为经过氯消毒的污水，应在采样后立即用 5% 硫代硫酸钠溶液充分中和余氯），污泥采样用灭菌瓶至少采样 200g（若样品为经过氯消毒的污泥，应在采样后立即用 5% 硫代硫酸钠溶液充分中和余氯）。

注意事项：每 4 个小时采样一次，一日最少采样 3 次。根据经验，采样后立即用 1~10ml 灭菌 5% 硫代硫酸钠溶液即可充分中和残留消毒剂。

8. 灭菌质量的监测采样

(1)压力蒸汽灭菌的监测

1)化学监测法:应进行包外、包内化学指示物监测。具体要求为灭菌包包外应有化学指示物,高度危险性物品包内应放置包内化学指示物,置于最难灭菌的部位。如果透过包装材料可直接观察包内化学指示物的颜色变化,则不必放置包外化学指示物。采用快速程序灭菌时,也应进行化学监测,直接将一片包内化学指示物置于待灭菌物品旁边进行化学监测。

注意事项:①检测所用化学指示物必须经卫生健康委批准,并在有效期内使用。②检测时应同时记录灭菌器名称型号、类型、容积、科室名称,设定灭菌温度、压力、灭菌时间。

2)生物监测法:将嗜热脂肪杆菌芽孢菌片,或自含式生物指示物制成的标准生物测试包,或生物 PCD(灭菌过程),或一次性标准生物测试包,对灭菌器的灭菌质量进行生物监测,应至少每周监测一次。大型压力蒸汽灭菌器(容积大于 60L)的灭菌质量监测,标准生物监测包置于灭菌器排气口的上方或生产厂家建议的灭菌器内最难灭菌的部位,且灭菌器应处于满载状态。小型压力蒸汽灭菌器(容积小于 60L)一般无标准生物监测包,应选择灭菌器常用的、有代表性的灭菌包制作生物测试包或生物 PCD,置于灭菌器最难灭菌的部位,且灭菌器应处于满载状态。

采样:将生物指示物置于标准试验包的中心部位,按以上方法,经过一个灭菌周期后,在无菌条件下取出。

注意事项:①检测所用生物指示物必须经卫生健康委批准,并在有效期内使用。②检测时应同时记录灭菌器名称型号、类型、容积、科室名称,设定灭菌温度、压力、灭菌时间。

3)B-D 试验:预真空(包括脉动真空)压力蒸汽灭菌器应每日开始灭菌运行前空载进行 B-D 试验测试,B-D 试验测试合格后,灭菌器方可使用。B-D 试验失败,应及时查找原因进行改进,监测合格后,灭菌器方可使用。小型压力蒸汽灭菌器一般不必进行 B-D 试验。

采样:在空载条件下,将 B-D 测试物放于灭菌器内前底层,靠近柜门与排气口,柜内除测试物外无任何物品,经过 B-D 测试循环后,取出 B-D 测试纸观察颜色变化。

注意事项:①检测所用 B-D 测试物必须经卫生健康委批准,并在有效期内使用。② B-D 试验时,灭菌器空载,温度 134℃情况下,灭菌时间不能超过 3.5 分钟。

(2)干热灭菌的监测

1)化学监测法:每一灭菌包外应使用包外化学指示物,每一灭菌包内应使用包内化学指示物,并置于最难灭菌的部位。对于未打包的物品,应使用一个或者多个包内化学指示物,放在待灭菌物品附近进行监测。经过一个灭菌周期后取出,据其颜色或形态的改变判断是否达到灭菌要求。

2)生物监测法:按照《医疗机构消毒技术规范》的规定,将枯草杆菌黑色变种芽孢菌片装入无菌试管内(1 片 / 管),制成标准生物测试管。生物指示物应符合国家相关管理要求。应每周监测一次。

采样:将标准生物测试管置于灭菌器与每层门把手对角线内外角处,每个位置放置 2 个标准生物测试管,试管帽置于试管旁,关好柜门,经一个灭菌周期后,待温度降至 80℃左右时,加盖试管帽后取出试管。

注意事项:①检测所用化学、生物指示物必须经卫生健康委批准,并在有效期内使用。②检测时应同时记录灭菌器名称型号、类型、容积、科室名称,设定灭菌温度、压力和灭菌时间。

（3）环氧乙烷灭菌的监测

1）化学监测法：每个灭菌物品包外应使用包外化学指示物，作为灭菌过程的标志，每包内最难灭菌位置放置包内化学指示物，通过观察其颜色变化，判定其是否达到灭菌合格要求。

2）生物监测法：每灭菌批次均应进行生物监测。首先制备常规生物测试包。取一个20ml无菌注射器，去掉针头，拔出针栓，将枯草杆菌黑色变种芽孢生物指示物放入针筒内，带孔的塑料帽应朝向针头处，再将注射器的针栓插回针筒（注意不要碰及生物指示物），之后用一条全棉小毛巾两层包裹，置于纸塑包装袋中，封装。生物指示物应符合国家相关管理要求。采样时将常规生物测试包置于灭菌器最难灭菌的部位（所有装载灭菌包的中心部位），灭菌周期完成后应立即将生物测试包从被灭菌物品中取出。

注意事项同干热灭菌的生物监测法。

（4）过氧化氢低温等离子灭菌的监测

1）化学监测法：每个灭菌物品包外应使用包外化学指示物，作为灭菌过程的标志；每包内最难灭菌位置应放置包内化学指示物，通过观察其颜色变化，判定其是否达到灭菌合格要求。

2）生物监测法：每天使用时应至少进行一次灭菌循环的生物监测。

采用嗜热脂肪杆菌芽孢生物指示物制作管腔生物 PCD 或非管腔生物监测包，生物指示物的载体应对过氧化氢无吸附作用，每一载体上的菌量应达到 1×10^6 cfu，所用芽孢对过氧化氢气体的抗力应稳定并鉴定合格，所用产品应符合国家相关管理要求。灭菌管腔器械采样时，可使用管腔生物 PCD 进行监测，应将管腔生物 PCD 放置于灭菌器内最难灭菌的部位（按照生产厂家说明书建议，远离过氧化氢注入口，如灭菌舱下层器械搁架的后方）。灭菌周期完成后立即将管腔生物 PCD 从灭菌器中取出。

灭菌非管腔器械时，应使用非管腔生物监测包进行监测，应将生物指示物置于特卫强材料的包装袋内，密封式包装后，放置于灭菌器内最难灭菌的部位（按照生产厂家说明书建议，远离过氧化氢注入口，如灭菌舱下层器械搁架的后方）。灭菌周期完成后立即将非管腔生物监测包从灭菌器中取出。

注意事项同干热灭菌的生物监测法。

（5）低温蒸汽甲醛灭菌的监测

1）化学监测法：每个灭菌物品包外应使用包外化学指示物，作为灭菌过程的标志；每包内最难灭菌位置应放置包内化学指示物，通过观察其颜色变化，判定其是否达到灭菌合格要求。

2）生物监测法：应每周监测一次。采用嗜热脂肪杆菌芽孢生物指示物制作管腔生物PCD 或非管腔生物监测包，生物指示物的载体应对甲醛无吸附作用，每一载体上的菌量应达到 1×10^6 cfu，所用芽孢对甲醛的抗力应稳定并鉴定合格，所用产品应符合国家相关管理要求。灭菌管腔器械时，可使用管腔生物 PCD 进行监测，应将管腔生物 PCD 放置于灭菌器内最难灭菌的部位（按照生产厂家说明书建议，远离甲醛注入口），灭菌周期完成后立即将管腔生物 PCD 从灭菌器中取出。

灭菌非管腔器械采样时，应使用非管腔生物监测包进行监测，将生物指示物置于纸塑包装袋内，密封式包装后，放置于灭菌器内最难灭菌的部位（按照生产厂家说明书建议，远离甲醛注入口），灭菌周期完成后立即将非管腔生物监测包从灭菌器中取出。

注意事项同干热灭菌的生物监测法。

（三）样品运输与保存

样品采集后应认真填写样品登记表、采样记录和标签,采样记录应包括样品编号、采样者、日期、时间及地点等相关信息;标签应包括样品名称、样品编号、采样日期,并粘贴或注明于采样容器上。

样品装运前应逐一与样品登记表、样品标签和采样记录进行核对,核对无误后分类装箱。

样品采集后应尽快送回实验室,运输过程中应防止样品损坏和泄漏,样品箱应有"切勿倒置"和"易碎物品"的明显标示。

微生物样品均应 4℃冷藏运输,应配备专门的冷藏箱,并放入制冷剂。

（赖发伟）

十、药品样品

药品种类繁多、剂型多样,各种药品的 pH、渗透压和含水量等理化特性各不相同,而且有些剂型含有一定的防腐剂或抑菌剂,使得药品生境特性复杂多样,导致不同样品采样及样品处理过程存在一定的差异。

（一）采样准备

1. 根据采样目的和药品种类、剂型等,拟定采样的批数及每批抽样量的计划,准备抽样用封签和《抽样记录及凭证》。

2. 准备必要的取样工具和盛样器具　直接接触药品的取样工具和盛样器具,应不与药品发生化学反应,使用前洗净并干燥。用于微生物检查的样品,取样工具和盛样器具须灭菌处理。直接接触药品的取样工具使用后,应当及时洗净,不残留被抽样物质,并贮于洁净场所备用。

(1)固体或者半固体药品的取样工具:粉末状固体原料药和半固体原料药一般使用一侧开槽、前端尖锐的不锈钢抽样棒取样,也可用瓷质或者不锈钢药匙。

(2)液体药品的取样工具:低黏度液体药品可用吸管、烧杯、勺子、漏斗等取样;腐蚀性或者毒性液体药品取样时需配用吸管辅助器;高黏度液体药品可用玻璃棒蘸取。

(3)制剂的取样工具:无特殊取样工具。

(4)盛样器具:原料药品用可密封的玻璃瓶等器具盛样。制剂用纸袋(盒、箱)等器具盛样。

3. 抽取药品样品时,应当根据药品的具体情况准备适当净化级别的取样室,同时,取样人员的衣着、口罩和手套等应当作净化或者灭菌处理。

（二）样品采集、运输与保存

药品样品采集应具有科学性、真实性和代表性。药品采样量应为检验项目所需样品的 3 倍量。除特殊情况外,至少应有 3 个独立包装。

1. 抽样的一般步骤

(1)检查药品所处环境是否符合要求,确定抽样批,检查该批药品内外包装情况,标签上的药品名称、批准文号、批号、生产企业名称等字样是否清晰,标签和说明书内容是否符合国家市场监督管理总局或者省、自治区、直辖市市场监督管理局所核准的内容,核实被抽取药品的库存量。必要时,按《药品质量抽查检验工作管理办法》规定,向被抽样单位或者个人查看或者索取有关资料。

(2)确定抽样单元数、抽样单元及抽样量。

(3)检查抽样单元的外观情况,如无异常,进行下一步骤;如发现异常情况(如破损、受潮、受污染、混有其他品种、批号,或者有掺假、掺劣、假冒迹象等),应当作针对性抽样。

(4)用适当方法拆开抽样单元的包装,观察内容物的情况,如无异常情况,进行下一步骤;如发现异常情况,应当作针对性抽样。

(5)用适宜取样工具抽取单元样品,再制作最终样品,将其分为三份,分别装入盛样器具并签封。

(6)将被拆包的抽样单元重新包封,贴上已被抽样的标记。

(7)填写《抽样记录及凭证》。

2. 抽样批的确定

(1)如拟抽样品种的库存批数少于或等于计划抽样批数,各批均为抽样批。

(2)如拟抽样品种的库存批数多于计划抽样批数,采取以下方法抽样:

1)简单随机抽样:如拟抽样品种为同一药品生产企业生产,可将各批药品的批号记下并从 1 开始连续编号,采取抽签、掷随机数骰子(参见国家标准 GB 10111—88)、随机数表或者用计算器发随机数等简单随机抽样法确定抽样批。

2)分层比例随机抽样:如拟抽样品种为多个药品生产企业生产,可将这些药品生产企业按其产品质量信誉的高低分为若干层次(例如可以分为 A、B、C 三层),按照质量信誉高的少抽、质量信誉低的多抽原则,确定各层次药品生产企业的抽样比例(如 1 : 2 : 3),算出各层次药品生产企业的抽样批数。再将同层次药品生产企业的各批药品统一编号(从 1 开始连续编号),按简单随机抽样法确定抽样批。

3)针对性抽样(非随机抽样):当发现某一批或者若干批药品质量可疑或者有其他违法情形时,应当从随机抽样的总体中划出,列为针对性抽样批。

3. 抽样单元数(n)的确定

(1)原料药

1)均质性和正常非均质性原料药抽样单元数(n)的确定:①当一批药品的包装件数(N)不多于 100 件时,抽样单元数(n)按表 6-1-2 确定。②当一批药品的包装件数(N)超过 100件时,抽样单元数(n)按下式计算确定:$n=\sqrt{N}$。

表 6-1-2 均质性和正常非均质性原料药抽样单元数确定表

包装件数(N)	1	2~5	6~10	11~20	21~30	31~40	41~50	51~70	71~90	91~100
抽样单元数(n)	1	2	3	4	5	6	7	8	9	10

2)异常非均质性原料药或者不熟悉供货者提供的原料药抽样单元数(n)的确定:将该批原料药的各个包装件均作为抽样单元,即 $n=N$。

(2)制剂

1)如须抽取的最终样品数少于 6 个最小包装,应当从相应数量的抽样单元中取样。例如,如须抽取 4 个最小包装,应当从 4 个抽样单元中各取 1 个最小包装。

2)如须抽取的最终样品等于或者多于 6 个最小包装,则应当从 6 个抽样单元中抽样,并且从各单元中抽取的最小包装数应当大致相等。例如,如须抽取 12 个最小包装,应当从 6

个抽样单元中各取 2 个最小包装单位。

4. 抽样单元的确定

(1)原料药

1)随机抽样:适用于外观检查不能判别药品质量的药品抽样单元的确定。用随机抽样可获得抽样批药品的平均质量信息。①简单随机抽样:清点药品包装件数并对各包装件从 1 开始连续编号。采取抽签、掷随机数骰子(参见国家标准 GB 10111—88)、随机数表或者用计算器发随机数等简单随机抽样法,抽取 n 个(即抽样单元数)包装件作为抽样单元。②系统随机抽样:先将抽样批总体(即全部包装件数 N)分成 n 个(即抽样单元数)部分,再用简单随机抽样法确定第一部分的第 k 号包装件作为抽样单元,随后按相等间隔(N/n)从每个部分中各抽取一个包装件作为抽样单元。③分段随机抽样:适用于大包装套小包装的一批药品抽样单元的确定。根据大包装的件数,按表 6-1-2 确定一级抽样单元数(n1),再按上述简单随机抽样法或者系统随机抽样法确定一级抽样单元;根据一级抽样单元中较小包装的件数,按表 6-1-2 确定二级抽样单元数(n2),再按简单随机抽样法或者系统随机抽样法确定二级抽样单元;以此类推,直至抽出最小包装的抽样单元。

2)针对性抽样(非随机抽样):适用于对质量可疑或者有其他违法情形的一批药品抽样单元的确定。抽样人员选择能证实该批药品为不合格药品或者有其他违法情形的包装件作为抽样单元。

(2)制剂

1)随机抽样:适用情况同原料药。

2)非随机抽样:①偶遇抽样,适用于外观检查不能判别药品质量而又难以实施随机抽样的一批药品抽样单元的确定。抽样人员在不受被抽样单位或者个人意愿影响的情况下,从抽样批的不同部位确定所遇见的包装件作为抽样单元。必要时,可采取隐秘购买(即在不让供货者知道购买目的的情况下购买)的方式获取样品。注意:当需要了解抽样批药品的平均质量信息时,不宜采用非随机抽样,此时应当改变抽样批药品的堆放方式,以便于清点和编号,进而采用随机抽样法确定抽样单元。②针对性抽样,适用情况同原料药。

5. 抽样量

(1)原料药

1)均质性和正常非均质性原料药的抽样量:一般为 3 倍全检量,贵重药品为 2 倍全检量。抽样量(W)在每个抽样单元中的分配(即单元样品量)应当大致相等。

2)对异常非均质性原料药或者不熟悉供货者提供的原料药的抽样量(Wi)应当适当增加。按以下公式计算:$Wi=PW$

W 为 3 倍全检量,当该批药品包装件数(N)不超过 100 时,P 值按表 6-1-3 计算。

表 6-1-3　异常非均质性原料药或者不熟悉供货者提供的原料药 P 值表

药品的包装件数(N)	P
1~10	1
11~40	2
41~80	3
81~100	4

当 N 超过 100 时, $P=0.4\sqrt{N}$ 。

抽样量(Wi)在每个抽样单元中的分配(即单元样品量)应当大致相等。

(2)制剂:一般为 3 倍全检量,贵重药品为 2 倍全检量,每个全检量至少有 3 个最小包装。该抽样量在每个抽样单元中的分配(即单元样品量)应当大致相等。

6. 取样方法

(1)原料药

1)固体或者半固体原料药:将抽样单元表面拭净后移至洁净取样室,用洁净干燥的抽样棒等合适的取样工具,从确定的抽样单元内抽取单元样品。一般应当从上、中、下、前、后、左、右等不同部位取样,但不一定从同一抽样单元的不同部位取样,而可在不同抽样单元的不同部位取样。取得的单元样品分别置于不同的洁净干燥的盛样器具中,并标记品名、批号、抽样单元的编号。 n 个抽样单元即有 n 个单元样品。

2)液体原料药:将抽样单元表面拭净后移至洁净取样室,先将液体混匀,再用洁净干燥的吸管等取样工具,从确定的抽样单元内抽取单元样品。有结晶析出的液体,应当在不影响药品质量的情况下,使结晶溶解并混匀后取样。取得的单元样品分别置于不同的洁净干燥盛样器具中,并标记品名、批号、抽样单元的编号。 n 个抽样单元即有 n 个单元样品。对非均质液体原料药(如混悬液),应当在充分混匀后迅速取样。

(2)制剂:制剂以完整的最小包装作为取样对象,从确定的抽样单元内抽取单元样品。

7. 最终样品的制作

(1)原料药

1)均质性与正常非均质性原料药:将取得的 n 个单元样品目视检查其均质性,如外观性状一致,则混合成一个样品,并用适当方法充分混匀,然后等分成 3 份,以备检验、复核和留样用。

如发现某些单元样品外观性状与其他单元样品不一致,则应当对这些单元样品来源的抽样单元加大抽样量至 3 倍全检量,并单独进行检验。

2)异常非均质性原料药或者不熟悉供货者提供的原料药:将取得的每个单元样品目视检查其均质性并做鉴别试验,如外观性状一致并均呈正反应,则将它们等分成 P 个最终样品(表 6-1-3),用适当方法充分混匀,再将每个最终样品等分成 3 份,以备检验、复核和留样之用,并进行 P 次检验。

如发现某些单元样品鉴别不呈正反应,则应将这些单元样品来源的抽样单元与其他抽样单元隔离,并加大抽样量,以便进一步鉴定。

如发现某些单元样品鉴别虽呈正反应,但外观性状与其他单元样品不一致,则应当对这些单元样品来源的抽样单元加大抽样量至 3 倍全检量,单独进行检验。

(2)制剂:将取得的单元样品汇集成最终样品,在保持最小包装完好的情况下混合均匀,等分成 3 份,以备检验、复核和留样之用。

8. 最终样品的包装、签封、填写《抽样记录及凭证》和贮运

(1)将原料药的最终样品分成 3 份,分别放入洁净干燥的盛样器具,密封、避光保存。

(2)将制剂的最终样品分成 3 份,分别放入纸袋(盒、箱)内并封口。

(3)最终样品应按《药品质量抽查检验工作管理办法》统一规定的格式签封,封签上应当注明品名、批号、生产单位,由抽样人员和被抽样单位负责人或被抽样个人共同签字,并加盖

抽样单位和被抽样单位公章。

（4）抽样人员应如实填写《药品质量抽查检验工作管理办法》统一规定的《抽样记录及凭证》，由抽样人员和被抽样单位负责人或者被抽样个人共同签名，并加盖抽样单位和被抽样单位公章。《抽样记录及凭证》一式三份，一份交被抽样单位或者个人作抽样凭证，一份随检品卡流转，一份存根。

（5）最终样品应及时送达承检的药品检验机构，贮运过程中应当采取必要措施保证其质量不变，并防止盛样器具破损。

9. 被拆包抽样单元的处理因抽样而被拆包的同批若干抽样单元，抽样后可重新调整组成完整的包装件；无法组成完整包装件的，可妥善包封，并贴上盖有抽样单位公章的抽样标志，注明品名、批号、生产单位、抽样数量、抽样日期及场所、抽样人姓名等。除非另有要求暂时封存以候检验结果的，此类包装件可照常销售或者使用。

（三）样品处理

1. **样品预处理**　根据药品样品的性状及特性将样品进行一定的预处理，然后再做无菌检查或染菌限度检查。无菌检查多用薄膜过滤法。

（1）水溶液供试品：取规定量，直接过滤，或混合至含适量稀释液的无菌容器内，混匀，立即过滤。过滤器分为封闭式薄膜过滤器和一般薄膜（可取出）过滤器，通常优先采用封闭式薄膜过滤器（滤膜孔径应不大于 0.45μm，直径约为 50mm）。如供试品具有抑菌作用或含防腐剂，须用冲洗液（可根据需要加入表面活性剂或中和剂，并经方法证明其有效性，并对细菌存活无影响）冲洗滤膜，冲洗次数一般不少于三次。若上述步骤选择使用封闭式薄膜过滤器，冲洗后分别将 100ml 硫乙醇酸盐流体培养基及改良马丁培养基加入相应滤筒内；如采用一般薄膜过滤器，取出滤膜，将其分成 3 等份，分别置于含 50ml 硫乙醇酸盐流体培养基和改良马丁培养基容器中，其中一份做阳性对照用。

（2）可溶于水的固体制剂供试品：取规定量，加适宜的稀释液溶解或按标签说明复溶，然后按照水溶液供试品处理。

（3）β- 内酰胺类抗生素供试品：取规定量，按水溶液或固体制剂供试品的处理方法处理，立即过滤，用适宜的冲洗液冲洗滤膜。再用含适量 β- 内酰胺酶的冲洗液清除残留在滤筒、滤膜上的抗生素后接种培养基，必要时培养基中可加少量的 β- 内酰胺酶；或将滤膜直接接种至含适量 β- 内酰胺酶的硫乙醇酸盐培养基和改良马丁培养基中。

（4）非水溶性制剂供试品：取规定量，直接过滤；或混合溶于含聚山梨酯 80 或其他适宜乳化剂的稀释液中，充分混合，立即过滤。用含 0.1%~1% 聚山梨酯 80 的冲洗液冲洗滤膜至少 3 次。滤膜于含或不含聚山梨酯 80 的硫乙醇酸盐培养基和改良马丁培养基中培养。

（5）可溶于十四酸异丙酯的膏剂和黏性油剂供试品：取规定量，混合至适量的无菌十四酸异丙酯中，剧烈振摇，使供试品充分溶解，如果需要可适当加热，但温度不得超过 44℃，趁热迅速过滤。对仍然无法过滤的供试品，于含有适量的无菌十四酸异丙酯中的供试液中加入不少于 100ml 的稀释液，充分振摇萃取，静置，取下层水相作为供试液过滤。过滤后滤膜冲洗及接种培养基按照非水溶性制剂供试品的方法操作。

（6）装有药物的注射器供试品：取规定量，排出注射器中的内容物，若需要可吸入稀释液或标签所示的溶剂溶解，直接过滤，或混合至含适量稀释液的无菌容器内，混匀，立即过滤。然后按照水溶性供试品方法操作。同时应采用直接接种法进行包装中所配带的无菌针头的无菌检查。

（7）具有导管的医疗器具（输血、输液袋等）供试品：取规定量，每个最小包装用50~100ml冲洗液分别冲洗内壁，收集冲洗液于无菌容器中，然后按照水溶液供试品法操作。同时应采用直接接种法进行包装中所配带的针头的无菌检查。

2. 样品处置实验室检查后，应留样备查。实验剩余样品应灭菌处理，注射器等应按锐器处理方式进行处理。

（四）注意事项

1. 抽样过程中应当注意从包装情况、进货渠道等方面勘验药品的真伪，发现有假冒疑点的，应当进行针对性抽样，并在抽样记录中注明。

2. 抽样操作应当保证所取样品与抽样单元内的药品质量一致，并保证抽样单元内药品不因抽样而导致质量变化。

（1）原料药取样应迅速，样品和被拆包的抽样单元应尽快密封，以防止吸潮、风化或者氧化变质。

（2）腐蚀性药品应避免接触金属制品。遇光易变质的药品应避光取样，样品用有色玻璃瓶装，必要时加套黑纸。

（3）无菌原料药应按无菌操作法取样。

（4）需抽真空或者充氮气的药品，应预先准备相应设备和器材，以便对样品和被拆包的抽样单元抽真空或者充氮气，并立即加以密封。

3. 抽得的样品应及时送达药品检验机构，在此过程中应当采取必要措施保证样品不变质、不破损、不泄漏。

4. 抽样过程应当注意安全操作

（1）对毒性、腐蚀性或者易燃易爆药品，抽样时需穿戴必要的防护用具（如防护衣、防护手套、防护镜或者防护口罩等），小心搬运和取样，所取样品包装外应标以"危险品"的标志，以防止发生意外事故。

（2）易燃易爆药品应当远离热源，并不得振动。

药品检验机构应按规定接收抽样人员移交的样品，进行样品收检、登记，并做到随到随检，边检边出报告，原则上应在30个工作日内完成检验，并出具药品检验报告书。特殊情况需要延期的，应当报告同级药品监督管理部门批准。

5. 抽验的样品必须按规定留样。检验用的样品和留样应在规定的温湿度或其他特定的条件下存储和保管。

（陈丽丽）

第二节　传染病监测样品的采集与处理

传染病是由病原微生物（细菌、病毒、寄生虫等）感染人体后所产生的有传染性的疾病，可在人与人、动物与人、动物与动物之间传播，具有传染性、流行性、波及面大、传播迅速、短时间内出现大量病人等特征。传染病不但损害病人健康，甚至可能导致死亡，而且对社会稳定和经济发展亦可产生巨大影响。

为了预防、控制和消除传染病的发生与流行，保障人体健康和公共卫生，《中华人民共和国传染病防治法》规定管理的传染病共40种。其中甲类传染病包括鼠疫和霍乱；乙类传染病包括新型冠状病毒感染、严重急性呼吸综合征、艾滋病、病毒性肝炎、脊髓灰质炎、人感染高致病性禽流感、麻疹、流行性出血热、狂犬病、流行性乙型脑炎、登革热、炭疽、细菌性和阿米巴痢疾、肺结核、伤寒和副伤寒、流行性脑脊髓膜炎、百日咳、白喉、新生儿破伤风、猩红热、布鲁氏菌病、淋病、梅毒、钩端螺旋体病、血吸虫病、疟疾、人感染 H7N9 禽流感；丙类传染病包括流行性感冒、流行性腮腺炎、风疹、急性出血性结膜炎、麻风病、流行性和地方性斑疹伤寒、黑热病、包虫病、丝虫病、手足口病、甲型 H1N1 流感，除霍乱、细菌性和阿米巴痢疾、伤寒和副伤寒以外的感染性腹泻病。法律规定各级疾病预防控制机构承担传染病监测、预测、流行病学调查、疫情报告以及其他预防、控制工作。

各相关单位在开展传染病监测、预测、疫情调查时需采集相关样品，送实验室检测，采集的样品主要包括人体样品（血液、排泄物、痰液、呼吸道分泌物等）、食品、饮用水、病媒生物和环境样品等。本节主要描述各类传染病涉及的样品及采样方法。

一、细菌性传染病样品的采集与处理

细菌性传染病主要指由细菌感染人体后所产生的有传染性的疾病，可在人与人、动物与人、动物与动物之间传播。按照传播途径主要分为消化道传播的细菌性传染病、呼吸道传播的细菌性传染病及其他途径传播的细菌性传染病。

各相关单位在开展细菌性传染病监测、预测、疫情调查时需采集相关样品送实验室检测，采集的样品主要包括人体样品（血液、排泄物、痰液、呼吸道分泌物等）、食品、饮用水、病媒生物和环境样品等。本部分主要针对各类细菌性传染病涉及的样品及采样方法进行描述。

（一）消化道传播细菌性传染病样品的采集与处理

消化道传播的细菌主要有沙门菌、志贺菌、霍乱弧菌、副溶血性弧菌、致泻性大肠埃希菌、空肠弯曲杆菌、小肠结肠炎耶尔森菌、幽门螺杆菌、艰难梭菌等肠道致病菌，在进行疾病监测或疫情处置时，消化道传播细菌性传染病样品采集主要包括人体样品（血液、粪便和吐泻物）、食品、饮用水、病媒生物和环境样品等。

1. 沙门菌　沙门菌（*Salmonella*）细菌分布广泛，菌型繁多，对人类、动物或对两者有致病力，所致的疾病统称为沙门菌感染，此感染是我国和世界各地的常见病和多发病。沙门菌有 2 400 种以上血清型，其中伤寒沙门菌（*Salmonella typhi*）和甲、乙、丙型副伤寒沙门菌（*Salmonella paratyphi*）是对人类致病的主要血清型。伤寒、副伤寒是由伤寒沙门菌和甲、乙、丙型副伤寒沙门菌所引起的急性全身系统性传染病，是我国《传染病防治法》中规定报告的乙类传染病之一。

伤寒、副伤寒通过粪 - 口途径传播，病人和带菌者是传染源，主要由污染的水、食物及其他生活用品而传播。本病一年四季均可发病，一般夏秋季多发，多为青壮年、学龄及学龄前儿童。学校、农村、低洼水网地区是伤寒、副伤寒的重要流行区，我国南方是主要的流行地区。

非伤寒沙门菌是引起食物中毒的重要病原菌。在英国，以沙门菌所致的食物中毒占首位；在美国，沙门菌食物中毒仅次于金黄色葡萄球菌，占第二位；我国内陆食物中毒以沙门菌占首位，沿海则以副溶血弧菌最多。

（1）采样准备：采血管、血平板、采便管、直肠棉拭子、血液需氧培养瓶、木糖赖氨酸去氧胆酸钠（XLD）平板、无菌均质袋、无菌塑料瓶、记号笔、采样记录、运输箱、垃圾袋、无菌手套、口罩、帽子和防护服。

(2)样品采集:为提高标本的阳性检出率,应根据病程的不同阶段采集不同的标本。

1)血:宜在病程的第1~2周采集,只要发热未退,两周以后仍可获得阳性结果。无菌采集静脉血标本,成人8~10ml,儿童3~5ml,将成人血标本4~8ml,儿童2~4ml立即接种已在室温(>20℃)平衡的需氧培养瓶中,轻摇血培养瓶,使血样与培养液均匀混合。余下的血样沿管壁轻缓(防止溶血)注入无菌采血管用于分离血清。如为凝固血样,可吸出血清,将血块捣碎后接种血培养瓶。已接种标本的培养瓶在室温条件下立即送往实验室,最迟不超过2小时。已使用抗生素治疗的病人标本宜使用带抗生素吸附剂的培养基。

2)骨髓:整个病程均可采集,特别适用已使用抗生素、病原培养阴性的疑似伤寒、副伤寒病人,以提高检出率。无菌采集骨髓1~3ml立即接种在室温(>20℃)平衡的需氧血培养瓶中,运送要求与血标本相同。

3)粪便:病人宜在病程的第3~4周、抗生素治疗前或停药3日后采集。带菌者以粪便检测为主。

4)食品:操作见第六章第一节,注意针对性采集可疑食品样品。

(3)样品保存运输:标本采集后应立即填写采样登记表(单),并于采样管上写明被采集者的样品编号、姓名、性别、年龄,尽快送检。

样品运送时必须严格按照传染性物质的生物安全运送指南进行运送。每份样品必须有密封清洁的外包装,在防止样品破损造成环境污染的同时,严格防止样品间的交叉污染。按疾病控制工作规范的有关规定操作。

(4)样品处理

1)血:增菌培养,按1:10加入血液需氧培养瓶或胆盐葡萄糖肉汤培养瓶,置于36℃±1℃培养。

2)骨髓:①直接接种,取病人2滴骨髓液直接滴入血琼脂平板,置于36℃±1℃孵育;②增菌培养,增菌分离培养与血标本方法相同。

3)粪便:①直接接种,取新鲜粪便标本直接接种到XLD/HE平板上,置36℃±1℃培养;②增菌培养,取新鲜粪便标本1g或肛拭子接种于10ml SBG增菌肉汤中,置36℃±1℃培养。

4)食品样品:混合均匀后进行取样处理。①直接接种:取标本直接接种到XLD/HE平板上,置36℃±1℃培养;②增菌培养:取标本25g接种于225ml BPW增菌肉汤中,置36℃±1℃培养。

(5)注意事项:样品处理过程的生物安全要求:需要在BSL-2生物安全实验室的二级生物安全柜中进行操作。

2. 痢疾　志贺菌细菌性痢疾,是由志贺菌感染引起的一种常见肠道传染病,是《中华人民共和国传染病防治法》中规定报告的乙类传染病之一。

全球每年志贺菌感染的人次估计为1.65亿,造成110万病例死亡,发病率和死亡率居感染性腹泻之首位。发展中国家发病率较高,如阿根廷990.6/10万、印度972.3/10万;发达国家相对较低,如美国6~12/10万、德国2.7/10万、法国0.3/10万;我国20世纪50~80年代发病率在46.37~1 018.93/10万之间,近20年痢疾发病率在法定传染病中由第一位降至第三位,但在卫生状况不良的地区,发病率仍居高不下,经常出现水和食物污染引起的暴发流行。

细菌性痢疾的传染源为病人和带菌者,主要通过手(日常生活接触)、食物、水或苍蝇经口感染传播;广泛存在于全世界,主要发生在南半球温带或亚热带国家和地区,尤其是发展中国家。本病终年均可发生,多流行于夏秋季节,无论男女老幼对本病普遍易感,以青壮年和儿童的发病率较高。

(1)采样准备:灭菌直肠棉拭子、采便管、无菌均质袋、无菌塑料瓶、麦康凯琼脂平板、记号笔、采样记录、运输箱、垃圾袋、无菌手套、口罩、帽子、防护服。

(2)样品采集

1)粪便标本:粪便标本应在服用抗生素前采集,使用留便盒、肛拭或采便管采便。采集新鲜粪便的脓血、黏液、水样便或稀便部分,采便量 1~5g。

肛拭或采便管采集方法:如病人不能自然排出大便,可用灭菌直肠棉拭子或采便管先在灭菌生理盐水中蘸湿后(棉拭子多余的液体贴管壁挤出);轻轻旋转插入肛门内 4~5cm(婴幼儿 2~3cm)处,于紧靠肛环边的隐窝处旋转采集直肠表面黏液后退出。

2)食品标本:

①固体食品:采取可疑食品(鱼虾类、肉类、禽蛋类,蔬菜、水果等)50~100g 标本,分别置于广口瓶或无菌厚塑料袋中,尽快带回实验室;无菌条件下称取采集样品 25g,剪(绞)/研碎后加入 225ml 志贺菌增菌液或同类型增菌肉汤中增菌。②液体食品:采集可疑的鲜奶、酸奶、果汁饮料等液体标本 50~100ml,或瓶(袋)装样品,迅速送到实验室;无菌条件下称(量)取样品 25g(ml)加入 225ml 志贺菌增菌液或同类型液体培养基中,乳粉类应以无菌操作取 25g 放入装有 225ml 灭菌盐水的三角瓶中,摇匀培养增菌。

3)其他标本:在疑似痢疾暴发疫情病原学检测时,外环境样品可采取病人的污染衣物、剩饭菜、可疑食品、抹布、污水、坑塘水、井水和公厕粪便等。采得的标本应立即按 1∶10 接种志贺菌增菌液或同类型增菌肉汤,媒介昆虫如苍蝇类,用消毒蝇拍拍杀 5~10 只 / 份(每只消毒苍蝇拍只能采集一份苍蝇标本),装入 9ml 志贺菌增菌液或同类型增菌肉汤中。记录接种时间(为增菌开始时间),常温送至实验室增菌。

(3)样品运输保存:标本采集后应立即填写采样登记表(单),并于采样管上写明被采集者的样品编号、姓名、性别和年龄,尽快送检。

样品运送时必须严格按照传染性物质的生物安全运送指南进行运送。每份样品必须有密封清洁的外包装,在防止样品破损造成环境污染的同时,严格防止样品间的交叉污染。按疾病控制工作规范的有关规定操作。

(4)样品处理

1)粪便:直接接种,取新鲜粪便标本直接接种到麦康凯平板上,置 36℃±1℃培养。

2)食品样品:混合均匀后进行取样处理。①直接接种:取标本直接接种到麦康凯平板上,置 36℃±1℃培养;②增菌培养:取标本 25g 接种于 225ml 志贺菌增菌肉汤中,置 37℃培养。

3)其他标本:混合均匀后进行取样处理。①直接接种:取标本直接接种到麦康凯平板上,置 36℃±1℃培养;②增菌培养:取标本 25g 接种于 225ml 志贺菌增菌肉汤中,置 37℃培养。水样品可取 450ml 水加入 50ml 10 倍浓缩增菌液中增菌培养。

(5)注意事项:粪便样品处理时应直接划线分离培养基,避免增菌,样品处理过程应该在二级生物安全实验室进行。

3. 霍乱弧菌　霍乱(cholera)是指由 O1 血清群和 O139 血清群霍乱弧菌引起的急性肠道传染病。临床表现轻重不一,典型病例病情严重,有剧烈吐泻、脱水、微循环衰竭、代谢性酸中毒和急性肾衰竭等症状,治疗不及时易死亡。它发病急,传播快,波及范围广,能引起大流行,是《国际卫生条例》规定的国际检疫传染病之一,也是《中华人民共和国传染病防治法》规定的甲类传染病。

霍乱弧菌(*vibrio cholerae*)是指弧菌科弧菌属中与 O1 群霍乱弧菌具有共同鞭毛抗原、生化性状类似,仅菌体抗原不同的一组弧菌的统称。根据菌体(O)抗原的不同,目前霍乱弧菌可分为 200 多个 O 血清群。按世界卫生组织(WHO)有关规定,仅 O1 群和 O139 群霍乱弧菌是引起霍乱的病原体,而对 O1 群及 O139 群以外的其他血清群统称为非 O1 非 O139 群霍乱弧菌,这些弧菌广泛分布于自然界水体和水生动物中,一般不致病或仅引起散发腹泻病例。

(1)采样准备:灭菌直肠棉拭子、采便管、无菌均质袋、无菌塑料瓶、无菌毛细管、碱性蛋白胨水、4 号琼脂平板、记号笔、采样记录、运输箱、垃圾袋、无菌手套、口罩、帽子和防护服。

(2)样品采集

1)粪便样品:病人粪便样品的采集一般要求在发病早期,服用抗菌药物之前采集。以无菌毛细管吸取 1~3ml 水样便;成形便采取指甲大小的粪量。亦可用棉拭子或者采便管插入直肠内 3~5cm 处采取,应注意棉拭大小适宜,避免采便量过少,采集后棉拭子应清晰看到黏有粪便。

2)呕吐物:无菌采集病人的呕吐物。

3)病人相关样品:在某些情况下,沾染粪便的衣物和尸体的肠内容物亦可作为检材。

现场采得的临床标本接种于碱性蛋白胨水中送检,如不能当天送达实验室的,可插入 Cary-Blair 半固体保存培养基或文 - 腊保存液中送检。标本与保存液的比例约为 1:5。

4)水样标本:水体的采集一般要求采集表层水(30cm 以内)500ml,水产品养殖水采取 500ml,置无菌瓶中加盖密封后在常温下送实验室检测。

5)食品标本:一般食品采取 50~100g;水生动物标本采集合适的部位,如鳃部和 / 或肠内容物等,置采样瓶或食品采样袋密封送检。如夏天气温高或实验室较远,可将标本放在低温环境下运送。还可采用无菌棉签涂抹体表及水生动物肛门的办法采集,每次可涂抹多只(条)动物,置碱性蛋白胨水中,尽快送达实验室。

(3)样品运输保存:标本采集后应立即填写采样登记表(单),并于采样管上写明被采集者的样品编号、姓名、性别和年龄,尽快送检。

样品运送时必须严格按照传染性物质的生物安全运送指南进行运送。每份样品必须有密封清洁的外包装,在防止样品破损造成环境污染的同时,严格防止样品间的交叉污染。按疾病控制工作规范的有关规定,甲类传染病的样品必须指定专人运送,并确保安全。

(4)样品处理

1)粪便:①直接接种,取新鲜粪便标本直接接种到 4 号琼脂平板上,置 36℃±1℃培养;②增菌培养,取新鲜粪便标本 1g 或肛拭子接种于碱性蛋白胨水中,置 37℃培养。

2)食品样品:混合均匀后进行取样处理。①直接接种:取标本直接接种到 4 号琼脂平板上,置 36℃±1℃培养;②增菌培养:取标本 25g 接种于碱性蛋白胨水中,置 36℃±1℃培养。

3)呕吐物:①直接接种,取标本直接接种到 4 号琼脂平板上,置 36℃±1℃培养;②增菌培养,取标本 1:10 比例接种于碱性蛋白胨水中,置 36℃±1℃培养。

4)其他标本:混合均匀后进行取样处理。①直接接种:取标本直接接种到 4 号琼脂平板上,置36℃±1℃培养。②增菌培养:取标本25g接种于225ml碱性蛋白胨水中,置36℃±1℃培养。水样品可取450ml水加入50ml的10倍浓缩增菌液中增菌培养。

(5)注意事项:霍乱为甲类传染病,样品采集应注意生物安全防护,样品处理时应在二级生物安全实验室进行。

4. 副溶血性弧菌　副溶血性弧菌(*vibrio parahaemolyticus*)于1950年从日本一次暴发性食物中毒中分离发现,是一种嗜盐弧菌(*halophilic vibrio*),需在一定NaCl浓度的环境中才能生长繁殖。此菌广泛分布于海水、海底泥沙、浮游生物和鱼贝类等海产品及腌制的食品中。

副溶血性弧菌引起的食源性疾病多发生在夏秋季(5~10月),因摄入含有此菌的食物而致病,发病急、潜伏期短。多数在4~28小时发病,短者2小时,长者30小时。主要症状为急性胃肠炎症状。发病初期为腹部不适,上腹部疼痛或胃疼挛,恶心、呕吐、发热、腹泻,之后剧烈腹痛,脐周阵发性绞痛为本病的特点。腹泻是必发症状,多为水样便,重者为黏液便和黏血便。有时出现无恶心呕吐的病人。预后一般良好,大多1~2天后症状减轻,也有因为其他并发症死亡的病例。

传染源主要为海产品(鱼、虾、蟹、贝类等)和直接或间接被本菌污染的其他食品。

(1)采样准备:灭菌直肠棉拭子、采便管、无菌均质袋、无菌塑料瓶、TCBS平板、无菌毛细管、3%NaCl碱性蛋白胨水、记号笔、采样记录、运输箱、垃圾袋、无菌手套、口罩、帽子和防护服。

(2)样品采集

1)粪便样品:病人粪便样品的采集一般要求在发病早期,服用抗菌药物之前采集。以无菌毛细管吸取1~3ml水样便;成形便采取指甲大小的粪量。亦可用棉拭子或者采便管插入直肠内3~5cm处采取,应注意棉拭大小适宜,避免采便量过少,采集后棉拭子应清晰看到黏有粪便。

2)可疑食物:无菌采集有代表性的可疑食物,采集量应大于25g(ml)。

3)水质等外环境样品:用采水器从采样地点采取水质标本500ml,凡是可疑病人污染的外环境,根据情况用无菌棉拭子涂抹被污染的环境物品表面,放入10ml增菌液或运送培养基中。

所有样品在现场有条件情况下可直接接种TCBS等选择平板和氯化钠结晶紫增菌液或弧菌增菌液增菌,也可将标本插入Cary-Blair运送培养基中送检。

(3)样品运输保存:标本采集后应立即填写采样登记表(单),并于采样管上写明被采集者的样品编号、姓名、性别和年龄,尽快送检。

样品运送时必须严格按照传染性物质的生物安全运送指南进行运送。每份样品必须有密封清洁的外包装,在防止样品破损造成环境污染的同时,严格防止样品间的交叉污染。按疾病控制工作规范的有关规定操作。

(4)样品处理

1)粪便:①直接接种,取新鲜粪便标本直接接种到TCBS琼脂平板上,置36℃±1℃培养;②增菌培养,取新鲜粪便标本1g或肛拭子接种于3%NaCl碱性蛋白胨水中,置37℃培养。

2)食品样品:混合均匀后进行取样处理。①直接接种:取标本直接接种到TCBS琼脂平板上,置36℃±1℃培养;②增菌培养:取标本25g接种于3%NaCl碱性蛋白胨水中,置36℃±1℃培养。

3）其他标本：混合均匀后进行取样处理。①直接接种：取标本直接接种到 TCBS 琼脂平板上，置 36℃±1℃培养；②增菌培养：取标本 25g 接种于 225ml 3%NaCl 碱性蛋白胨水中，置 36℃±1℃培养。水样品可取 450ml 水加入 50ml 10 倍浓缩增菌液中增菌培养。

（5）注意事项：样品不要在低温保存并尽快送检，不宜存放时间过长，防止待检材料冷冻。

（二）呼吸道传播细菌性传染病样品的采集与处理

呼吸道传播的细菌主要有脑膜炎奈瑟菌、军团菌、肺炎链球菌、结核分枝杆菌、肺炎克雷伯菌、百日咳杆菌、白喉棒状杆菌和流感嗜血杆菌等呼吸道传播致病菌，在进行疾病监测或疫情处置时，呼吸道传播细菌性传染病的样品主要有血液、脑脊液、鼻咽拭子和痰液等。

1. 脑膜炎奈瑟菌　脑膜炎奈瑟菌（*Neisseria intracellularis*），俗称脑膜炎双球菌，是流行性脑脊髓膜炎（简称"流脑"）的病原菌。脑膜炎奈瑟菌属于奈瑟菌科、奈瑟菌属。奈瑟菌属中除脑膜炎奈瑟菌和淋病奈瑟菌对人有致病性外，其他奈瑟菌如淡黄色球菌等常寄居于正常人鼻咽部，一般无致病性。1884 年 Marchiatava 及 Celli 从脑脊髓膜炎病人的脑脊液里发现脑膜炎奈瑟菌，1887 年 Weichselkaum 从 6 例病人的脑脊液内得到本菌的纯培养。脑膜炎奈瑟菌被发现、确认已过去 100 多年，但至今仍是常见病，而且病死率比较高。该菌定居在人的鼻咽腔黏膜，人类是它的唯一自然宿主。

流脑是由脑膜炎奈瑟菌通过呼吸道传播引起的化脓性脑膜炎，常在冬春季节引起发病与流行，病人以儿童为多见，流行时成年人发病亦增多。人受脑膜炎奈瑟菌感染后大多数表现为鼻咽部带菌状态，只有少数成为流脑病人。

流脑的预防和诊断，实验室细菌培养和抗体测定相当重要，要根据不同的目的，不同病期采集不同标本。

（1）采样准备：试剂：10% 羊血巧克力平板、血平板、0.5% 葡萄糖增菌肉汤、商品化血培养瓶、巧克力双抗（含多黏菌素 B 和万古霉素）平板、卵黄双抗平板、70% 酒精。

耗材：无菌试管、无菌注射器、酒精棉球、棉签、记号笔、采样记录、运输箱、垃圾袋、无菌手套、口罩、帽子和防护服。

（2）标本采集

1）脑脊液（CSF）：CSF 的收集是一项很精细的技术，应该由操作技能熟练的人员在无菌条件下完成。如果怀疑为脑膜炎，CSF 是用于分离和鉴定病原体最好的标本。取病人 CSF 3~4ml（最少 1ml），注入无菌的试管内。

2）血液：在疾病早期，病人高热时采取静脉血做细菌培养，同时分离血清做抗体检测。

瘀点或瘀斑渗出液：采集瘀点、瘀斑渗出液直接接种平板做细菌培养，或涂片做革兰氏染色镜检，还可以先接种到含双抗的兔血清肉汤中增菌后再分离培养细菌。

鼻咽拭子：对健康人群或病人密切接触者进行带菌调查时一般采集咽拭子。用无菌棉拭子蘸取生理盐水，在悬雍垂后的鼻咽部黏膜反复涂抹数下，应避免接触口腔内其他部分，直接接种到巧克力双抗（含多黏菌素 B 和万古霉素）平板或卵黄双抗平板上（立即涂抹在琼脂平板 1/3 处）。现场或尽快送实验室用接种环作划线分离培养。

（3）标本运送保存：标本采集后应尽快送检，注明病人姓名、采集时间等信息，同时附上送检单。根据《可感染人类的高致病性病原微生物菌（毒）种或样本运输管理规定》脑膜炎奈瑟菌属于第三类病原微生物。运输包装分类为 B 类。

CSF 标本采集后,尽可能在 1 小时内将标本送往微生物实验室并尽快进行检测。不要把 CSF 标本暴露于阳光或过冷过热的环境。在运输过程中,CSF 培养物应保温在 22~37℃。在接种或染色前应置于室温或培养箱内,切勿冷冻。

血液采集过程中没有使用抗凝血药,在血液接种于增菌肉汤之前不宜运输;接种血液后的增菌培养基也应尽快送到实验室培养,在室温(20~25℃)运送放置不超过 4~6 小时。检测抗体的血液标本应分离血清后及时检测,或置 -20℃保存待检。

出血点渗出液和咽拭子标本接种应在现场完成,接种后的培养基应尽快送到实验室培养,在室温(20~25℃)运送放置不超过 4~6 小时。

(4)样品处理

1)脑脊液(CSF):CSF 送达实验室后立即 2 000~3 000r/min 离心 20~30 分钟,如果 CSF 不足 1ml 则不须离心,直接染色和接种平板。分别用无菌吸管取 2 滴 CSF 直接接种到 10% 羊血巧克力平板或血平板上做细菌培养;或用无菌注射器吸几滴接种到 0.5% 葡萄糖增菌肉汤中或商品化血培养瓶中,37℃,5%CO₂ 增菌 18~24 小时后再分离。CSF 沉渣还可涂片,作革兰氏染色镜检。CSF 离心后的上清液可置 -20℃,供做血清学检查脑膜炎奈瑟菌群特异性抗原(如胶乳凝集试验等)。

在干燥载玻片上放 1 滴 CSF 沉淀,涂片,但不要涂得过厚或过薄。自然晾干,迅速在火焰上来回移动 3 次,固定涂片,常规染色。脑膜炎奈瑟菌为典型咖啡豆状双球菌,可在白细胞内或胞外出现。如查见典型革兰氏阴性双球菌即可确诊。

2)血液:在疾病早期,病人高热时采取静脉血 6ml,往盛有 30ml 葡萄糖肉汤的三角瓶内注入 4ml 血做增菌培养,或直接将血液注入市售的血培养瓶内,37℃,5%CO₂ 增菌培养,每日观察、摇动 2 次。留 2ml 血注入无菌试管 24 小时内分离血清,置 -20℃冰箱保存,待血清学检查脑膜炎奈瑟菌特异抗原和急性期抗体。在病人病后 1~2 周采取第二次血液 2ml,注入无菌试管内分离血清,检查病人恢复期抗体。若恢复期抗体的滴度比急性期升高 4 倍或 4 倍以上,具有追溯诊断的意义。

对脑膜炎或疑似菌血症的病人都要抽血。如果没用抗生素,80% 细菌性脑膜炎病人的血培养为阳性。商品化的血培养瓶含有树脂、炭颗粒等,可吸附抗生素,当摇动瓶子时可以使白细胞放出胞内的细菌。在这些瓶子上明确说明需要血量的最小和最大体积。一般采血量与肉汤的比例为 1:10 左右。血液要在采完后 1 分钟内加到培养基中。已接种的血液培养基要在室温下(20~25℃)保持 4~6 小时,然后放入 37℃进行孵育,不能放在冰箱内。在运输过程中,防止气温过高或过低。过夜孵育后的血培养瓶每天进行检查,共检查 7 日。非抗凝全血不能冻存,采集后应在 2 小时内分离血清后置 4℃冰箱暂存过夜。

微生物生长情况的检查:无菌培养通常表现为覆盖着淡黄色透明的红色血液沉淀物。细菌生长的证据是:①血层上面有絮状沉淀;②均匀的或表面下的混浊;③溶血;④液体培养基凝固;⑤一层表面薄膜;⑥产生气体;⑦血层表面或深层的白色颗粒。

一旦出现生长征象,可用 70% 酒精消毒瓶盖表面,用一次性注射器从培养瓶中吸取 0.5ml 液体,或在无菌条件下打开瓶子,用无菌接种环或吸管移出少量培养基,在血平板和 / 或巧克力平板上分别接种 2 滴该液体,划线接种后放 37℃ 5%CO₂ 培养过夜。确定平板上有细菌生长后,按生物安全相关要求处理血培养瓶。如无混浊也应于接种后第 1、2、7 日移种血或巧克力平板,挑取可疑菌落进行鉴定。培养瓶如 7 日仍阴性方可处理。

3)瘀点或瘀斑渗出液:选择典型且新鲜(颜色鲜红)的瘀斑,以70%酒精消毒局部皮肤(切忌用碘酒消毒,因其具有渗透作用,能杀死出血点内细菌),用无菌针头挑破瘀点或瘀斑,轻轻地挤出带血的组织液。用无菌毛细吸管吸取渗出液直接接种到血平板(或巧克力平板)上做分离培养(现场或回实验室再划线接种)。也可将渗出液涂片,放密闭容器内并尽快送实验室作革兰氏染色镜检。实践发现往往涂片阳性率高于培养。渗出液还可以先接种到含双抗的兔血清肉汤中增菌后再分离、培养。

4)鼻咽拭子:将鼻咽拭子直接接种到巧克力双抗(含多黏菌素 B 和万古霉素)平板或卵黄双抗平板上(立即涂抹在琼脂平板 1/3 处),用接种环做划线分离培养。37℃,5%CO$_2$ 培养18~24 小时,挑取可疑菌落进行鉴定。咽拭子也可以插入卵黄双抗液体培养基或双抗兔血清肉汤中增菌后再分离。

(5)注意事项:流脑的预防和诊断,实验室细菌培养和抗体测定相当重要,要根据不同的目的,不同病期采集不同标本。如因流行病学需要有时需要做密切接触者或人群带菌调查;有时需要做人群抗体测定;有的追溯诊断可采病人双份血清以测定病人抗体有否四倍以上增长。在病人菌血症期可采血进行培养;出现瘀斑者可挑取瘀血点培养和涂片;对临床诊断特别需要者则可做腰椎穿刺对脑脊液进行培养和涂片;上呼吸道感染期或带菌调查则采集鼻咽分泌物进行培养。临床标本应在发病就诊后最短时间内采集,最适宜在抗生素治疗前采集,但不能因采集标本而延误病人的治疗时机。

脑膜炎奈瑟菌应在 2 级生物安全实验室进行检测。由于操作过程随时产生气溶胶,因此应在生物安全柜中进行。

2. 结核分枝杆菌 结核分枝杆菌(*mycobacterium tuberculosis*)可以引起人及动物结核病(tuberculosis)。本菌可通过呼吸道、消化道或皮肤黏膜损伤进入机体,引起肺脏或其他脏器病变,可侵犯全身各器官,但以肺结核为最多见。结核病至今仍为重要的传染病,是当前一个重要的公共卫生问题。

结核分枝杆菌无内毒素,也不产生外毒素和侵袭性酶类,其致病作用主要靠菌体成分,特别是胞壁中所含的大量脂质。脂质含量与结核分枝杆菌的毒力呈平行关系,含量愈高毒力愈强。

患肺结核后可出现全身不适、倦息、乏力、食欲减退、体重减轻、午后低热、盗汗等症状。当肺部病灶急剧进展或播散时,可有高热。女性病人可有月经不调或闭经。因肺部病变的部位、范围、程度及病灶侵犯的组织机构的不同会出现不同程度的咳嗽、咳痰、咯血、胸痛、呼吸困难等呼吸道症状。因此,如出现上述症状应及时到医院进行 X 线检查及痰结核分枝杆菌的检查。X 线检查可以发现肺部的结核病灶,痰结核分枝杆菌的检查对肺结核的确诊及传染性大小的估计具有非常重要的意义。必要时需做支气管镜检查,可以发现支气管结核,了解支气管腔的情况。

(1)采样准备:采集标本的容器采用气密性良好(最好是螺旋盖封口)、不吸水的容器,容器上可进行标记。保存和运输标本的容器建议采用密封性良好的一次性塑料瓶。防护用品包括无菌手套、口罩、帽子、防护服。还需要记号笔、采样记录表、运输箱、垃圾袋等。

(2)样品采集处理:在结核病的实验室诊断工作中,最常用的标本是痰标本,但由于结核分枝杆菌可以感染肺部以外脏器而造成肺外结核病,在进行临床诊断和实施治疗时也需要对相应病灶部位的适当标本进行检查。

1）痰标本的采集处理

根据痰标本的采集时间,将痰标本分为三类:即时痰,病人就诊时深呼吸后咳出的痰液,应确保每个初次就诊病人均留取即时痰进行检查。晨痰,病人晨起立即用清水漱口后,咳出的第 2 口和第 3 口痰液。夜间痰,送痰前一日,病人晚间咳出的痰液。

合格的痰标本应是病人深呼吸后,由肺部深处咳出的分泌物。当病人咳嗽、咳痰时,易产生含有结核分枝杆菌的气溶胶,感染周边人群的概率较高,采集痰标本时应在远离人群的开放空间进行,或在通风良好的室内进行。采集痰标本后进行姜尼氏抗酸染色或荧光染色进行镜检,同时接种固体和液体培养基进行病原分离培养,也可取适量 NaOH 溶液,与痰液标本进行混合,置于 37℃环境下,停留 40 分钟;取混合液离心,去除上清液,将剩下混合液使用生理盐水冲洗处理,直至检验 pH 结果为中性,提取 DNA 进行 PCR 扩增进行分子检测。

2）血液样品采集处理:采集清晨空腹状态下肘部静脉血 2ml。肝素抗凝,样品室温（15~25℃）保存与运输,不得冷冻/冷藏,样品采集后 4 小时内送到实验室,以便尽快完成检测。

3）其他临床标本的采集:根据结核分枝杆菌感染的类型,采取病灶部位的适当标本。如肾或膀胱结核以无菌导尿或取中段尿液;肠结核取粪便标本;结核性脑膜炎进行腰椎穿刺取脑脊液;脓胸、胸膜炎、腹膜炎或骨髓结核等则穿刺取脓汁。若标本用于培养结核分枝杆菌,必须用消毒容器采样。处于治疗阶段的病人,需停药 2 日采集标本。采集标本进行涂片染色镜检和分离培养。

（3）样品的保存与运输:标本长途运送时,采用能防泄漏、防溢出、防气溶胶的标本盒,将标本盒放入密闭容器内,并加放冰袋,盛装容器在运送过程中不准倒置,保证在运送途中低温,不泄漏,并由专人护送。标本送达实验室后应及时处理,如不能及时处理应放入冰箱保存,以防杂菌滋生,冷藏保存时间应少于 24 小时,如大于 24 小时应冷冻保存。

（4）注意事项:进行分离培养的标本应尽量在未应用抗结核药物之前采集。治疗中的肺结核病人应停药 48 小时后再采集痰标本。为了避免污染菌大量繁殖,标本采集后应尽快送检并完成检查操作程序。除使用抗凝血药的血液标本外,其他标本如不能及时完成检查操作程序,应放置在 4℃冰箱保存。进行分离培养的标本,在标本采集后的 72 小时内必须完成前处理和接种程序。

3. 军团菌　军团菌可引起急性呼吸道传染病,临床类型至少有肺炎型与庞蒂亚克热型。1976 年 7 月,美国在宾夕法尼亚州费城举行独立 200 周年庆典活动期间,美国退伍军人大会中发生一起不明原因肺炎流行,共有 221 人发病,其中有 34 人死亡。美国疾病预防控制中心组织各方面专家对病因进行了深入研究,最终由一名叫麦克迪德（McDade）的立克次体专家,于 6 个月后找到病原菌,次年命名为嗜肺军团菌,由它引起的疾病称为军团病。

军团菌感染的典型病例均表现为肺炎,因此应尽早采集病人痰液、支气管洗液、抽吸物或血液等标本做病原菌分离培养,一般下呼吸道标本的检出率较高,而血液检出率较低。死亡病例尸解则采集肺组织、脾、积液等组织标本,尸体解剖最好在死亡后 6 小时内完成,以免腐生菌造成标本污染。如暴发,调查则采集周围环境中的水体标本。

（1）采样准备

试剂:GVPC 平板、BCYE 双相培养基。

耗材:无菌容器、无菌玻璃瓶、载玻片、无菌棉签、无菌试管。

设备:低温运输箱。

其他:记号笔、采样记录、运输箱、垃圾袋、无菌手套、口罩、帽子、防护服。

(2)样品采集

1)痰、气管洗液或抽吸物:以无菌容器收集标本,尽快送回实验室作分离培养,也可以咳碟法收集晨痰。

2)胸腔积液及心包液:由医生穿刺取样,胸腔积液 5~10ml,心包液 1~20ml。

3)组织标本:剪取有病变部位的肺和脾,每种标本取样 20~30g,可现场用剪断面直接在分离培养基 BCYE 和载玻片上压印;胸腔和心包积液用无菌吸管取样,立即用于分离培养。

4)血:分离培养的血标本应在服药前采集,采取静脉血 4~5ml,注入 BCYE 双相培养基中进行增菌,37℃、5%CO_2 培养。

5)尿:取中段尿 10~20ml。

6)水体标本等:选择无菌玻璃瓶或聚乙烯瓶,按《公共场所集中空调通风系统卫生规范》要求采集 200ml 冷却塔水或冷凝水等水样,采样部位可在塔内进水口或机房的检修口。

(3)标本运送保存:军团菌的抵抗力较强,因此,在运送标本时不需要使用保菌培养基,在转运过程中应置于安全可靠的容器中,在带有冰袋或者冰排的泡沫箱或保温箱中 4 小时内运送到实验室,以防止污染菌生长,接种了标本的平板应在室温(20~25℃)下运送。所有标本在分离培养前应避免冻融。

(4)样品处理

1)痰、气管洗液或抽吸物:标本可直接或 3 000r/min 离心 30 分钟后取沉渣 1 滴接种GVPC 平板,水干后翻转平板,5%CO_2 37℃培养,至少每 2 日观察一次,最长培养 10 日,注意保湿。

2)胸腔积液及心包液:以 3 000r/min 离心 20 分钟,取沉渣 1 滴接种 BCYE 平板,同前培养观察。

3)组织标本:可现场用剪断面直接在分离培养基 BCYE 和载玻片上压印;胸腔和心包积液用无菌吸管取样,立即用于分离培养。回实验室后,脾和肺组织均可制成匀浆,再做分离培养,有助于提高检出率。

4)血:注入 BCYE 双相培养基中进行增菌,37℃、5%CO_2 培养。增菌培养瓶每日观察生长情况,共观察 10 日,如有菌落生长及时移种 BCYE 平板和血平板,同上培养。如追溯诊断,应于发病 5 日内和发病 2 周后各采集一份血分离血清(不加抗凝血药),以检查军团菌抗体效价的上升情况。

5)尿:可检测尿中可溶性抗原,检验前置低温保存,国外应用较多,国内目前尚未普及。

6)水体标本等:经氯或臭氧等消毒的样品,采样容器灭菌前加入 10% 硫代硫酸钠溶液10ml 以中和水样中的氧化物;如水样中有杂质可静置沉淀或 1 000r/min,离心 1 分钟除去,然后经 0.22μm 或 0.45μm 孔径的滤膜过滤,用灭菌剪刀将滤膜剪碎,用 5~20ml 无菌蒸馏水冲洗膜上的细菌,充分混悬后再作进一步检验。对水龙头、洗浴用莲蓬头等的采样,可用棉签擦拭后,将拭子上采集的污垢,充分洗涤于少量蒸馏水中,再作进一步检验。沉积物与软泥则用广口瓶采集,与水样相同处理。

(5)注意事项:水体标本应尽快或 2 日内送到实验室,不必冷冻,但应避光和防止受热,收到水样后应尽快进行检测,对于已知含生物防腐剂的样品,在采样当天检测。

4. 流感嗜血杆菌(*haemophilus influenzae*) 1892—1893 年全世界发生流感大流行时,波兰细菌学家 Pfeiffer 首先从"流感"病人的痰中分离出革兰氏阴性小杆菌,并认为该菌是流感的病原体,称之为流行性感冒嗜血杆菌。直至 1933 年,Smith 从"流感"病人体内成功分离出流感病毒,才确立了流感的真正病原。

现已知流感嗜血杆菌有两种,即有荚膜和无荚膜菌株。有荚膜流感嗜血杆菌引起儿童脑膜炎及部分重症肺炎。无荚膜菌株为呼吸道正常菌群,所致疾病多呈局限性感染。

流感嗜血杆菌所致疾病包括原发感染和继发感染。原发感染多为有荚膜流感嗜血杆菌株引起的化脓性感染,如化脓性脑膜炎、鼻咽炎、咽喉会厌炎、化脓性关节炎、心包炎等,所致的菌血症以小儿多见。继发感染多由呼吸道寄居的无荚膜菌株引起,常继于流感、麻疹、百日咳等,临床表现有慢性支气管炎、鼻窦炎、中耳炎等,以成人多见。

(1)采样准备:10% 羊血巧克力平板、血平板、血培养瓶、无菌试管、无菌棉签、70% 酒精、记号笔、采样记录、运输箱、垃圾袋、无菌手套、口罩、帽子、防护服。

(2)样品采集处理:有脑膜炎、肺炎、气管炎等呼吸道感染及部分有会厌炎、中耳炎、心包炎、关节炎、骨髓炎、菌血症、面部蜂窝组织炎的病人均为疑似病例。根据不同症状及感染部位,采集不同样品,尽量在用药之前采样,样品包括血液、脑脊液、(鼻)咽拭子、痰液、脓汁等。采样后应立即送检,样品的运输则按照相关的生物安全要求进行。所有标本应尽快在微生物学实验室处理,如不能立即做细菌培养,应用合适的运送培养基,并尽快将标本送到实验室。

1)血液:采血的最佳时间是在寒战、高热或休克时,此时阳性率较高,无菌采集静脉血 6~8ml,直接滴 2~3 滴于血平板培养;同时将 3~5ml 血接种 50ml 增菌液(或商品化血培养瓶);2ml 注入无菌试管内分离血清,以备检查急性期抗体。血凝块不要丢弃,应放冰箱暂存,以备检查抗原或核酸。在病人病后 2 周采集第 2 次血液 2~3ml 注入无菌试管分离血清,以备检查病人恢复期抗体。

2)脑脊液(CSF):脑脊液的收集应由操作熟练的专业人员在无菌条件下完成。如果怀疑为脑膜炎,脑脊液是用于分离和鉴定病原体最好的标本。

取病人脑脊液 3~4ml(最少 1ml),注入无菌的试管内。送达实验室后立即 2 000~3 000r/min 离心 20~30 分钟,如果脑脊液不足 1ml 则不须离心,直接接种平板。分别用无菌吸管取 2 滴脑脊液直接接种到 10% 羊血巧克力平板和血平板上做细菌培养,或用无菌注射器吸几滴接种商品化血培养瓶,37℃,5%CO_2 增菌 18~24 小时后再分离。脑脊液沉渣还可涂片,作革兰氏染色镜检。

3)鼻咽拭子:用专用的鼻咽采集拭子进行采样。采样时,令患儿头部斜倚于母亲的胸前,母亲以双手固定病儿的头部,采样者以右手执采样拭子,左手按病儿头顶部,使拭子自前鼻孔进入,沿下鼻道的底部向后缓缓探入。由于鼻道呈弧形,用力不可过猛,以免发生外伤出血。待拭子顶端到达鼻咽腔后壁时,将棉拭子稍留片刻,然后轻轻旋转一周,缓缓取出拭子,立即接种在巧克力平板。如果标本不能立即接种平板,应把咽拭子置于运送培基中,带回实验室再接种平板培养。

4)痰液:打开巧克力平板,让病人对着平板咳痰,也可用灭菌的平皿或广口瓶,收集病人的痰液,标本采集后,立即转种在巧克力平板,带回实验室进行培养。

5)其他:其他部位感染的标本(如采集脓汁)也应在无菌操作下采取。

（3）样品运输保存：标本采集后应尽快送检，注明病人姓名、采集时间等信息，同时附上送检单。根据《可感染人类的高致病性病原微生物菌（毒）种或样本运输管理规定》运输包装分类为 B 类。

（4）注意事项：血样品在运输过程中，应将标本置于 18~37℃恒温环境中。最好把标本放 35~37℃培养箱中保存或室温保存。切记血培养标本不可置于冰箱中，因这样会严重影响微生物的生长。所有已接种的血液培养基应当在 12~18 小时内送到实验室进行传代培养。

（三）其他途径传播的细菌性传染病样品的采集与处理

其他途径传播的细菌性传染病主要包括自然疫源性细菌性传染病，如鼠疫、钩端螺旋体病等，以及其他途径传播的细菌性传染病如猪链球菌病、布鲁氏菌病、炭疽、淋病等，在进行疾病监测或疫情处置时，其他途径传播细菌性传染病样品采集主要包括人体样品（血液、粪便、脑脊液、皮肤病灶分泌物和吐泻物）、病媒生物和环境样品等。

1. 炭疽杆菌　炭疽芽孢杆菌（*bacillus anthrax*）可以引起炭疽病。炭疽杆菌在分类学上属于需氧芽孢杆菌属，俗称炭疽杆菌。炭疽是一种人畜共患疾病，世界动物卫生组织（OIE）将炭疽列为必须报告的动物疫病，我国将其列为二类动物疫病，人炭疽病在我国为乙类传染病，但肺炭疽应按甲类传染病处理。人类炭疽病可以被区分为皮肤炭疽、肠炭疽和肺炭疽三种类型，皮肤炭疽经及时治疗预后良好，而肠炭疽和肺炭疽的病死率较高。

皮肤炭疽是最常见的炭疽感染，病菌从皮肤小伤口进入体内，经 12~36 小时局部出现小疖肿，随后形成水疱、脓肿，最后中心形成炭色坏死焦痂。病人可有高热、寒战，轻者 2~3 周自愈，严重时可以引发败血症死亡。肠炭疽是因食入未煮透的病畜肉制品所致，如牛、羊肉串等。可发生连续性呕吐、便血和肠麻痹，严重感染者 2~3 日死于毒血症。肺炭疽系由于吸入炭疽芽孢所致，多发生于毛皮加工人员。初期有感冒样症状，之后可出现严重的支气管肺炎及全身中毒症状，常于 2~3 日内死于脓毒症休克。这三种类型的炭疽病在并发败血症时都可引起急性出血性脑膜炎，死亡率极高。

（1）采样准备：血平板、无菌试管、无菌容器、70% 酒精、无菌棉签、记号笔、采样记录、运输箱、垃圾袋、无菌手套、口罩、帽子、防护服。

（2）样品采集处理：对疑似炭疽病人，应尽可能在抗生素治疗前采取标本；对疑似炭疽死亡病例或病畜，原则上不得用解剖的方式获取标本，必须采集标本时，均应以穿刺方式取得血液或组织标本。为方便运输，标本应尽量使用塑料容器盛装。

1）血液：所有的疑似病例和病畜，都应采取血液标本做分离培养。食草动物死于炭疽时，通常会从口、鼻、肛门等腔道开口处流出血液，这种血液应是首先采取的标本；如果血液已渗入土壤，则应收集混有血液的土壤作为标本。

2）粪便与呕吐物：表现消化道症状的疑似病人，应收集粪便或呕吐物作为标本，应特别注意采取其中混有血液的部分。

3）痰与咳碟标本：表现为呼吸道症状的疑似病人，应收集其痰液；打开平皿盖置病人口鼻 10cm 处，令病人对血平皿咳嗽，然后迅速盖上平皿，带回实验室作分离培养。

4）脑脊液：表现脑膜刺激征的疑似病人，应腰椎穿刺获取脑脊液，应由专业医师在无菌条件下完成，采集量约 3ml。

5）皮肤病灶分泌物：皮肤炭疽用无菌注射器抽取病灶内容物或以棉拭子采集分泌物、痂皮渗出液等。

6) 组织脏器:死亡动物没有血液流出,或已不可能获取血液标本时,可通过穿刺心脏获得血液或穿刺肝脏等实质性脏器获得组织标本。

7) 肉类:如果怀疑罹患炭疽的家畜已被宰杀,或对商品肉类进行常规检查时,可剪取小块肉类作为标本。如有可能,特别应剪取肝脏、脾脏等富含血液的组织。

8) 毛皮或其他可疑污染物品:剪取小块毛皮或其他可疑物品,剪碎置无菌容器内,加适量无菌生理盐水浸泡,或用无菌湿棉签涂抹可疑物品表面。

9) 水体标本:检查水体污染时,用广口瓶收集水样。如须取深层水样时,将带盖广口瓶伸入水中,然后将用绳系住的瓶盖提起采集水样。水样送达实验室后用 0.45μm 滤膜过滤集菌。

10) 土壤:在牲畜死亡或宰杀的地点采集带血土壤以供检查。

11) 空气:怀疑空气受到炭疽芽孢污染时,以滤膜集菌法采集空气中的细菌。

(3) 标本运送保存:疑似炭疽标本的运输应按照原卫生部《可感染人类的高致病性病原微生物菌(毒)种或样本运输管理规定》的要求执行。

(4) 注意事项:炭疽杆菌繁殖体抵抗力一般,但芽孢的抵抗力很强。因此,在运送标本时不需要使用保菌培养基,在转运过程中应置于安全可靠的容器中,在带有冰袋或者冰排的泡沫箱或保温箱中 12 小时内运送到实验室,以防止污染菌生长,接种了标本的平板应在室温(20~25℃)下尽快运送。不要把标本暴露于阳光下或冰冻,所有标本在分离培养前应避免冻融。

检测核酸的标本应及时处置,或置 −20℃保存待检,以防 DNA 降解。

皮肤病灶分泌物或其他体液接种可在现场完成,接种后的培养基应尽快送到实验室培养,在室温(20~25℃)运送放置不超过 4~6 小时。

2. 猪链球菌 猪链球菌(streptococcus suis)引起人感染猪链球菌病。猪链球菌根据荚膜抗原不同,分成 35 个血清型,1~34 型和 1/2 型。有些血清型可引起猪发病,有的可引起人发病,猪链球菌 2 型致病力最强,在全球范围内都是优势流行株。

猪链球菌的致病力较强,但目前对其毒力因子研究积累的资料有限,从病人或病死猪中分离的猪链球菌具有多种毒力因子,健康猪分离的菌株可能同时存在强毒株和无毒株。猪链球菌主要的毒力因子有荚膜多糖(CPS)、细胞外蛋白因子(EF)、溶菌酶释放相关蛋白(MRP)和溶血素。

人感染猪链球菌病平均潜伏期 2~3 日,最短可数小时,最长 7 日。病人感染后起病急,表现为畏寒、发热、头昏、头痛、腹痛、腹泻、乏力和全身不适。外周血白细胞计数升高,中性粒细胞比例升高,严重病人发病初期白细胞可以降低或正常。重症病例迅速进展为脓毒症休克综合征,出现皮肤出血点、瘀点、瘀斑,血压下降,脉压缩小。可表现出凝血功能障碍、肾功能不全、肝功能不全、急性呼吸窘迫综合征、软组织坏死、筋膜炎等。部分病例表现为脑膜炎,恶心、呕吐(可能为喷射性呕吐),重者可出现昏迷,脑膜刺激征阳性,脑脊液呈化脓性改变,皮肤没有出血点、瘀点、瘀斑,无休克表现。少数病人可能在脓毒症休克综合征基础上,出现化脓性脑膜炎表现。

(1) 采样准备:血平板、无菌试管、无菌容器、记号笔、采样记录、运输箱、垃圾袋、无菌手套、口罩、帽子、防护服。

（2）标本采集

1）脑脊液（CSF）：疑似脑膜炎型病例应抽取脑脊液（CSF）做细菌培养。脑脊液采集是一种创伤操作，应由专业医师在无菌条件下完成。采集量约 3ml，注入 2~3 支无菌试管内送检。

2）血液：在疾病早期，最好在病人入院后用药前、病人高热时采取静脉血 6~8ml，直接滴 3~5 滴血液于血平板培养，并将 3~5ml 血注入 50ml 增菌肉汤的三角瓶（或血培养瓶）中进行增菌，均于 37℃，5%CO$_2$ 培养。

3）组织标本：疑似猪链球菌感染的死亡病例若做尸解，可采集心血、肝、脾、胸（腹）水等组织标本；死亡牲畜可采集心血、肝、脾、肺、肾、胸（腹）水、淋巴结等组织标本，每种标本取样 20~30g，出现瘀点、瘀斑者可挑破瘀点、瘀斑，取渗出液。

（3）标本运输保存：猪链球菌的抵抗力比脑膜炎奈瑟菌稍强，因此，脑脊液和组织标本在转运过程中应置于安全可靠的容器中，在带有冰袋或者冰排的泡沫箱或保温箱中 4 小时内运送到实验室，但接种了标本的血平板应在室温（20~25℃）下运送。不要把脑脊液和组织标本暴露于阳光下或冰冻。

血液采集过程中没有使用抗凝血药，在血液接种于增菌肉汤之前不宜运输；接种血液后的增菌培养基也应尽快送到实验室培养，在室温（20~25℃）运送放置不超过 4~6 小时。检测核酸的血液标本应分离血浆后立即检测，或置 –20℃ 保存待检。

出血点渗出液标本接种应在现场完成，接种后的培养基应尽快送到实验室培养，在室温（20~25℃）运送放置不超过 4~6 小时。

（4）样品处理

1）脑脊液（CSF）：实验室收到脑脊液后，立即以 3 000r/min 离心 20 分钟，取沉淀物涂片染色和接种于血平板做细菌培养，为分离其他病原菌应同时接种一个巧克力平板；上清供检测核酸。

如果获得的脑脊液不足 1ml 则不进行离心，直接用它进行革兰氏染色和涂板培养或核酸检测。

2）血液：将 3~5ml 血注入 50ml 增菌肉汤的三角瓶（或血培养瓶）中进行增菌，于 37℃，5%CO$_2$ 培养。血平板最长培养观察 48 小时，增菌培养瓶每日观察生长情况，共观察 7 日，于接种后第 1、2、7 日各取 0.1ml 液体移种血平板。留 1~2ml 注入抗凝管内分离血浆，以备检查猪链球菌核酸。

3）组织标本：可现场直接涂抹于血平板进行分离培养，或冷藏带回实验室取渗出液或 1∶10 组织悬液再分离于血平板和 / 或组织触片进行革兰氏染色。

4）瘀点、瘀斑渗出液：进行分离培养和涂片染色。

（5）注意事项：猪链球菌感染的败血症型病例血液含菌量较高，而脑膜炎型病例脑脊液含菌量较高，因此应尽早采集病人血液、脑脊液标本做病原菌分离培养，不需要采集病人鼻咽拭子。如死亡病例尸解则采集心血、肝、脾、胸（腹）水等组织标本。尸体解剖最好在死亡后 6 小时内完成，以免腐生菌造成标本污染。

3. 鼠疫耶尔森菌鼠疫（plague） 是由鼠疫耶尔森菌（*Yersinia pestis*）引起的一种人兽共患的急性传染病。鼠疫原发于鼠疫疫源地啮齿动物之间并能引起人间流行。鼠疫具有发病急、病程短、传播快、传染性强、病死率高等特点，传染源主要是啮齿动物，传播媒介主要是蚤类。肺鼠疫等病人也可成为传染源，造成人类鼠疫流行。鼠疫是《中华人民共和国传染病防治法》规定的甲类传染病之一，也是《国际卫生条例》规定的一种国际检疫传染病。我国制定的《国内交通卫生检疫条例》也将其列为检疫传染病之一。

临床上将鼠疫分为腺鼠疫、肺鼠疫、败血型鼠疫、皮肤型鼠疫、肠鼠疫、眼鼠疫、脑膜炎型鼠疫、扁桃体鼠疫，最常见的是腺鼠疫，其次是肺鼠疫。

鼠疫为典型的自然疫源性疾病，在人间鼠疫流行前，一般先在动物间流行。动物鼠疫传染源(储存宿主)有野鼠、家鼠、狐、猫、鼬、绵羊等，是人间鼠疫重要传染源。各型鼠疫病人均可成为传染源，以肺型鼠疫最为重要，败血型鼠疫早期的血有传染性，腺鼠疫仅在脓肿破溃后或被蚤吸血时才起传染源作用。

(1)采样准备：赫氏琼脂平板、血琼脂平板、采血管、双相培养基、无菌试管、灭菌注射器、无菌棉签、记号笔、采样记录、运输箱、垃圾袋、无菌手套、口罩、帽子、防护服。

(2)样品采集处理

1)疑似鼠疫病人的取材：疑似鼠疫病人应在服用抗菌药物前，依其症状和体征，按以下操作采取检材。

①所有急热待查或疑似鼠疫病人，除采取相应部位材料外，均应采取静脉血 3~5ml，供检菌和血清学诊断用。发病后 7 日内采取的为急性期标本，由于就诊等原因最迟不应超过发病后 14 日；发病后第 15 至 30 日期间还应采取第二份恢复期静脉血标本，专供血清学诊断用；两份血液标本采取的间隔不应少于 7 日。

②疑似腺鼠疫病人取材：选取肿大之淋巴结，抽取组织液适量，保存于灭菌试管内或直接接种于血琼脂平板。淋巴结肿大不明显者，可先向淋巴结内注射 0.3~0.5ml 灭菌生理盐水，稍停后再行抽取。感染后期，可在肿大的淋巴结周围穿刺抽取组织液。

③疑似肺鼠疫病人取材：让病人对溶血(0.1%)赫氏琼脂平板咳嗽，或将带血痰液标本收集于灭菌容器内备检。用灭菌棉拭子涂擦咽部分泌物，将拭子保存于灭菌容器内备检。

④疑似败血症鼠疫可只取静脉血液 2ml 以上。

⑤疑似眼鼠疫应用棉拭子或无菌毛细吸管，采取眼分泌物。

⑥疑似肠鼠疫应取病人粪便备检，应特别注意大便中带血的部分。

⑦疑似皮肤型鼠疫取材：水疱、脓疱期，可将脓疱表面用酒精消毒，以灭菌注射器由泡的侧面刺入泡内，抽取内容物备检。溃疡、结痂期以灭菌镊子持灭菌棉球涂擦溃疡面和痂皮下的创面，将棉球保存于灭菌容器内备检。

⑧疑似脑膜炎型鼠疫的病人用腰椎穿刺法抽取脑脊液备检。

2)密切接触者的取材：对与鼠疫病人的密切接触者，鼠疫污染材料的接触者以及早期未出现典型症状的疑似鼠疫病人，均应根据情况采取静脉血、痰标本及咽拭子备检。

3)疑似鼠疫尸体的取材：①首例疑似鼠疫尸体应做解剖取材。取材前应做好解剖器材、场所选择和尸体处理的准备。以无菌手续采取肝、脾、肺、心血及有可疑病理改变的淋巴结等，分别置于灭菌容器内保存。尸体有腐败迹象时，必须取管状骨骺端骨髓。②如不能解剖，可行局部取材。用腰椎穿刺器按淋巴结、心、肺、肝、脾的顺序穿刺采取组织，分别保存于灭菌容器内，尸体腐败时可穿刺取骨髓。

4)动物标本的取材：将获得的全部应检动物分类编号登记，单只装入小布袋内，活动物麻醉后，拣净体外寄生虫，进行动物分类鉴定，然后按下述方法剖验。

①自毙、染病萎靡动物：按常规方法解剖后，分别观察腺、肝、脾、肺、心有无病变，并取相应材料作细菌学检查，使用的器械每用一次，必须进行消毒。

②捕获动物:原则上只采取肝、脾或有病变的组织进行检查。

③腐败材料:采取骨髓或脑组织作检查。

5)昆虫材料的采集:昆虫材料包括蚤类、蜱类、螨类、虱类等,以蚤类为重点。

对动物体蚤、洞干蚤、巢蚤及游离蚤的采集,一定要单只装袋,注明寄主、采集地点、采集日期、采集生境等,然后进行分类鉴定,并登记种类,拣入装有 1/20 万龙胆紫 2% 盐水的小瓶内,送到实验室进行细菌学检验。

6)其他材料的采集:凡皮毛、衣服之类,将可疑污染处浸于灭菌生理盐水中,然后取此浸液备检。供检查的皮毛,须仔细观察,对鼠蹊部及腋窝部应特别注意,在这些部位可看到枯干的皮肤血管,用解剖刀刮取皮毛可疑部分,刮取物须带有干透的血液。将刮取物用生理盐水作成悬液备检。

(3)样品运输与保存:准确详细填写送检单。应包括:标本种类、标本数量、采集地点、采集时间、采取标本名称、送检者等。所取标本按照原卫生部《人间传染的病原微生物名录》的规定进行包装。检材应包装严密,保存场所适宜,保存温度不高于 4℃。

运输应按照原卫生部《可感染人类的高致病性病原微生物菌(毒)种或样本运输管理规定》执行。指派 2 名人员(其中 1 名专业人员),乘快速交通工具送检材。直接送达负责该地区检验工作的专业实验室。

交接材料时首先检查包装,绝对不能有破损、污染,如有破损应立即进行消毒处理。按送检单点清材料的种类、数量,并准确记录签字。

(4)注意事项:凡所取材料均应保存于灭菌容器内,容器用石蜡密封。组织块可保存于灭菌生理盐水中。所取血液标本应分离血清;血块及所取其他材料均应保存于灭菌器皿内。

4. 布鲁氏菌　布鲁氏菌可以引起人畜共患疾病布鲁氏菌病,简称布病。世界动物卫生组织将该病规定为强制报告的疫病,我国将其列为二类动物疫病。人类布鲁氏菌病在我国属于法定乙类传染病。

人类布鲁氏菌病一般潜伏期 1~3 周,平均为 2 周。个别病例潜伏期可长达 1 年。目前多数病例发病缓慢,少数起病急骤,一般类似感冒。布鲁氏菌病病人最常出现的症状是发热,典型热型为波浪式起伏,故曾称布鲁氏菌病为波状热。目前临床上多为低热,间歇热等。同发热相伴的症状是多汗,一般在晚上增多,出现盗汗,汗质较黏。另一个常见的症状是关节肌肉痛,在急性期常呈游走性,主要是在大关节,慢性期疼痛局限于大关节。其他症状和体征有乏力、精神不振、皮疹、肝脾淋巴结肿大、睾丸肿大、关节肿大、皮下结节出现等。

人类布鲁氏菌病的主要传染源是羊、牛、猪等,羊是人类布鲁氏菌病最危险的传染源,牛是人群布鲁氏菌病散发的主要传染源。野生动物也可作为传染源,野生动物的布鲁氏菌感染是在自然疫源地内的野生动物之间相互传播,有的感染还与家畜有关。人对布鲁氏菌普遍易感,通过皮肤接触、消化道、呼吸道侵入机体。人感染途径与职业、生活习惯相关,有明显的职业性。实验室人员主要以呼吸道感染为主。

(1)采样准备:采血管、双相培养基、无菌试管、无菌棉签、记号笔、采样记录、运输箱、垃圾袋、无菌手套、口罩、帽子、防护服。

(2)样品采集处理

1)血液:血清学试验无菌抽取 3~5ml 血液。病原分离则将 3~5ml 血液无菌状态下直接注入双相培养基中,密闭送检。

2）尿液：用灭菌的导尿管把尿液 50~100ml 导出至灭菌的烧瓶中，密闭送检。

3）骨髓：按临床骨髓穿刺方法吸取骨髓，分离布鲁氏菌的方法同血液。

4）流产物、肝、脾等脏器等：取流产物，先用清水把泥土等污物洗净，然后放 3% 甲酚皂溶液（来苏儿）中浸泡 20~30 分钟，在无菌条件下解剖，分别取部分肝、脾、胎盘等，无菌状态下置灭菌容器中，密闭送检。

5）乳汁：用灭菌生理盐水洗净乳房和乳头，用 75% 的酒精消毒，收集后面乳汁于灭菌试管中。3 000r/min 离心 10 分钟，取沉渣和表层各接种两个选择性平皿上。

6）病畜：从颈部静脉取血 5~10ml。

（3）样品保存及运输：采集的样品应立即送实验室进行检验。所有标本应按照阳性病原材料对待，应按生物安全要求，置于符合《可感染人类的高致病性病原微生物菌（毒）种或样本运输管理规定》规定的转运箱中，专人送往实验室。

（4）注意事项：所采集的样品要以最快最直接的途径送往实验室。若样品能在采集后 24 小时内送抵实验室，则可放在加冰块的保温盒中运送。采集过程中要注意个人防护，运送的样品要用防渗材料密封包装。在 24 小时内不能送到实验室时，可将样品冷冻，并维持低温状态运送。

（杨小蓉）

二、病毒性传染病标本的采集与处理

在自然界中，病毒具有独一无二的特性，是所有能自我复制的生物体中最小的，其本身不能进行新陈代谢，必须侵入宿主细胞。病毒导致的疾病众多，准确的诊断可指导和监控抗病毒的治疗，而病毒性传染病能否准确地诊断很大程度取决于实验室所得标本的质量。影响标本质量的因素较多，标本的种类，采集的时间、数量和质量，以及标本的保存和运输的时限、条件均是非常重要的影响因素。为采集到高质量的标本，一般可根据疾病的临床表现和已有的流行病学资料进行初步诊断，再根据发病规律、病程以及检测项目的具体要求，确定采集标本的种类以及标本保存、运输的时限和方法。本节将以病毒的主要传播途径分类，分别对不同传播途径的病毒性传染病标本的采集、处理、保存和运输进行阐述。

（一）病毒性传染病标本的采集与处理

标本采集前需检查所需物品是否已备齐，是否在有效期内，有无破损，是否足量。采样时按照标本采集技术要求操作，遵守生物安全相关要求，采集的标本上要标记好病人的姓名、标本的来源和采集日期等信息。标本具有不再获得性，采集的量应充分满足检测工作的需要。检测完毕的标本应放置于 –80℃超低温冰箱内保存。需要销毁处理的标本应按生物危害物处理，遵照医疗废弃物处理方法进行处理。

1. 经粪 - 口途径传播病毒标本的采集与处理

（1）甲型肝炎病毒：甲型肝炎病毒属于小 RNA 病毒科中的嗜肝 RNA 病毒属，为 RNA 病毒，直径约为 27nm。在体外抵抗力较强，耐酸、碱、乙醚和热，在 pH 2~10 稳定，5%~8% 甲醛和 70% 乙醇能迅速灭活。

甲型肝炎病毒主要通过粪 - 口途径传播，传染源多为病人。甲型肝炎的潜伏期为 15~45 日，病毒常在病人转氨酶升高前的 5~6 日就存在于病人的血液和粪便中。发病 2~3 周后，随着血清中特异性抗体的产生，血液和粪便的传染性也逐渐消失。长期携带病毒者极罕见。

甲型肝炎病毒随病人粪便排出体外,通过污染水源、食物、海产品、食具等的传播可造成散发性流行或大流行。临床表现多从发热、疲乏和食欲不振开始,继而出现肝大、压痛、肝功能损害,部分病人可出现黄疸。甲型肝炎病毒感染病人可采集其粪便、血液标本,采集方法及处理方式如下:

1)粪便标本:①粪便标本的采集,收集病人潜伏期或急性期早期粪便约 10g,置无菌容器内;②粪便标本的处理,取粪便标本 10g 用 pH7.4 的磷酸盐缓冲液(PBS)(0.01mol/L)或用 Hank 液制成 20% 的悬液,反复冻融 3 次后离心,取上清液进行除菌过滤后备用。

2)血液标本:①血液标本的采集。如做病毒分离,采集潜伏期或急性早期血清标本。如做抗体测定,必须采集病人急性期和恢复期 2 份血清。采用商品化的一次性注射器或真空采血管采血。通常采血部位为肘静脉,将止血带扎在静脉取血部位的上方,采血部位的局部皮肤用消毒液由采血部位向外周严格消毒,消毒后不可接触采血部位,待消毒液挥发后,进行取血操作。成人每次采血 8ml,儿童每次采血 5ml。用过的采血针不要回盖针帽,直接将其放在锐器垃圾桶内。②血液标本的处理。采集后的全血不加抗凝血药,室温放置 2 小时,待血液凝固后,离心后吸取血清,放置到 -20℃冰箱中冷冻保存。

(2)轮状病毒:轮状病毒属于呼肠弧病毒科,为 RNA 病毒,直径 70~75nm,电镜下完整颗粒如车轮状。病毒在外界环境中比较稳定,在室温中可存活数月,耐酸、耐碱,在 pH3.5~10.0 都具有感染性。56℃,30 分钟可使其灭活。根据内层衣壳多肽构成的组特异性抗原,可分为 A~G 组,其中 A、B、C 组和人类疾病有关。本病主要通过粪 - 口途径传播,传染源为病人或无症状携带者,人群均易感。轮状病毒每年在夏、秋、冬季流行,是引起婴幼儿腹泻的主要病原体之一,年长儿童和成人常呈无症状感染。临床表现为急性胃肠炎,呈渗透性腹泻病,病程一般为 7 日,发热持续 3 日,呕吐 2~3 日,腹泻 5 日,严重出现脱水症状。轮状病毒感染病人可采集其粪便、血液标本,采集方法及处理方式如下:

1)粪便标本:①粪便标本的采集。收集病人早期腹泻粪便约 10g 或 10ml,置无菌容器内。②粪便标本的处理。取粪便标本 0.2g 或 0.2ml 加入装有标本处理液并标记好的离心管中,充分混匀后,8 000r/min,离心 4 分钟,取上清液备用。

2)血液标本:血液标本的采集与处理同甲肝病毒的血液标本采集与处理。

(3)诺如病毒:诺如病毒属于杯状病毒科,为无包膜单股正链 RNA 病毒,直径 27~35nm,电镜下多呈圆形。有很强的耐乙醚、耐酸及耐热能力。诺如病毒主要通过粪 - 口途径传播,传染源是无症状携带者和病人,主要是病人。全年均可发病,但秋冬多见。主要侵袭成人和大龄儿童。潜伏期 2~4 日,临床表现为腹泻、腹痛、恶心、呕吐,可伴有低热、头痛、肌痛、乏力及食欲减退;粪便为黄色稀水便,无脓血和黏液;镜检可见白细胞和脂肪滴。诺如病毒感染病人可采集其粪便、血液标本。

标本的采集与处理同轮状病毒。

(4)肠道病毒:肠道病毒隶属小 RNA 病毒科肠道病毒属,为 RNA 病毒,在环境中普遍存在,室温下可存活数日,粪便于污水中可存活数月、冷冻环境下可存活数年。

肠道病毒型别众多,包括脊髓灰质炎病毒、埃可病毒、柯萨奇 A 组病毒、柯萨奇 B 组病毒及新型肠道病毒,共 100 多种型别。肠道病毒的受体在组织和细胞中分布广泛,人感染后临床表现多样,可引起支气管炎、手足口病、急性弛缓性麻痹、急性出血性结膜炎、无菌性脑膜炎、心肌炎、糖尿病等多种疾病。肠道病毒感染病人可采集其粪便、咽拭子、疱疹液、脑脊

液、血液标本,采集方法及处理方式如下:

1) 粪便标本:①粪便标本采集。收集发病早期粪便标本 5~8g,采集后立即放入无菌采便管内,旋紧管盖并密封。②粪便标本处理。在离心管中加入 10ml PBS、1g 玻璃珠、1ml 氯仿,取 2g 粪便标本加入离心管中,拧紧离心管,用机械振荡器剧烈振荡 20 分钟,用冷冻离心机在 3 000r/min 条件下离心 30 分钟,取上清备用。

2) 咽拭子标本:①咽拭子标本采集。在疾病的早期采集,用专用采样棉签,适度用力拭抹咽后壁和两侧扁桃体部位,应避免触及舌部;迅速将棉签放入装有 3~5ml 保存液(维持液、Hank 液或生理盐水,推荐使用维持液)的病毒采样管中,旋紧管盖并密封,以防干燥。②咽拭子标本处理。将咽拭子在标本保存液中充分搅动(至少 40 下),以洗下拭子上黏附的病毒及含有病毒的细胞等,再在试管壁上挤干,往液体中加入浓度为 1 000U/ml 的青霉素和链霉素,4℃作用 4 小时后,3 000r/min,离心 15~30 分钟,取上清备用。

3) 疱疹液标本:①疱疹液标本采集。局部皮肤消毒后(建议使用 75% 酒精,不能使用碘酒),用消毒针将疱疹挑破用棉签蘸取疱疹液,迅速将棉签放入内装 3~5ml 病毒保存液(维持液、Hank 液或生理盐水,推荐使用维持液)的病毒采样管中,在靠近顶端处折断棉签杆,旋紧管盖并密封。可同时采集同一病例的多个疱疹作为一份标本。②疱疹液标本处理。一般无须处理可直接用于病毒分离。

4) 脑脊液标本:①脑脊液采集。脑脊液采集应由医生操作,无菌条件下由腰椎穿刺,收集 3~5ml 后放入无菌容器内。②脑脊液标本处理。脑脊液标本通常直接用于病毒分离。

5) 血液标本:如做抗体测定,必须采集病人急性期和恢复期 2 份血清。采集与处理方法同甲肝病毒的血液标本的采集与处理方法。

2. 呼吸道传播病毒标本的采集与处理

(1) 流行性感冒病毒(简称"流感病毒"):流感病毒属于正黏病毒科,为 RNA 病毒,直径 80~120nm。根据核蛋白的抗原性,人流感病毒分为甲、乙、丙三型。在核蛋白抗原性的基础上,流感病毒还根据血凝素 HA 和神经氨酸酶 NA 的抗原性分为不同的亚型。流感病毒对乙醇、碘伏、碘酊等常用消毒剂敏感;对紫外线和热敏感,56℃条件下 30 分钟可灭活。传染源主要是病人,其次为隐性感染者,被感染的动物也可能是一种传染源。主要传播途径是带有流感病毒的飞沫,经呼吸道进入体内;少数也可经共用手帕、毛巾等间接接触而感染。人群普遍易感,潜伏期长短取决于侵入的病毒量和机体的免疫状态,一般为 1~4 日。起病后病人有畏寒、头痛、发热、浑身酸痛、乏力、鼻塞、流涕、咽痛及咳嗽等症状。在症状出现的 1~2 日内,随分泌物排出的病毒量较多,以后则迅速减少。无并发症病人发病后第 3~4 日就开始恢复,如有并发症,则恢复期延长。流感病毒感染病人可采集其鼻/咽拭子、痰液、鼻咽抽吸物、支气管肺泡灌洗液、胸腔穿刺液标本,采集方法及处理方式如下:

1) 鼻/咽拭子标本:①鼻拭子标本的采集。嘱病人坐下,头后倾;从无菌包装中取出拭子,轻柔地以平行于上腭的方向插入鼻孔,在鼻腔内侧黏膜上转动 3~5 次;将拭子旋转着慢慢退出鼻孔。双侧鼻孔用同一根拭子进行采集。用无菌剪刀剪去拭子与手接触的部位,或利用管口折断拭子尾部,将拭子头插入装有 3~5ml 保存液的病毒采样管中。②咽拭子标本的采集。病人坐下,头后倾,张大嘴,由检查者用压舌板固定舌头;拭子越过舌根到咽后壁及扁桃体隐窝、侧壁等处,反复擦拭 3~5 次,收集黏膜细胞,避免触及舌、口腔黏膜和唾液;用无菌剪刀剪去拭子与手接触的部位,或利用管口折断拭子尾部,将拭子头插入病毒传送管中送检。

③鼻/咽拭子标本的处理。在安全柜内打开装有鼻/咽拭子管子的管盖,用灭菌镊子或止血钳夹住拭子柄,搅拌数次并挤出棉拭子上的液体,在挤压过程中动作要轻柔勿剧烈,以防止产生气溶胶和液体溅出。将标本置离心机内4℃,2 000r/min离心20分钟,以去除大部分杂质。离心后,在安全柜内轻轻地打开离心管取上清备用。

2)痰液标本:①自然咳痰法。晨痰最佳,病人清晨起床后,用清水或冷开水反复漱口,用力深咳,直接吐入无菌采集容器中,标本量应≥1ml,立即送检。②诱导咳痰法。对于痰量少、无痰或咳痰困难者可雾化吸入,使痰液易于排出;于超声雾化器雾化杯中加入4%的NaCl溶液40ml,吸入高渗盐溶液15~25分钟,嘱病人漱口,用力咳出深部痰,收集入无菌采集容器中送检。③支气管镜采集法。按常规支气管镜检的方法进行,在有痰和病变部位用导管吸引直接取得标本,置于无菌采集容器中。④小儿取痰法。用弯压舌板向后压舌,将拭子伸入咽部,小儿经压舌刺激咳嗽时,可喷出肺部或气管分泌物,将粘在拭子上的分泌物置于无菌采集容器中。幼儿还可用手指轻叩胸骨柄上方,以诱发咳痰。

以上痰标本应进行合格痰液的判定:采用痰涂片观察法,随机选取1个低倍镜视野,计白细胞(WBC)数和鳞状上皮细胞(SC)数,鳞状上皮细胞<10个/低倍视野、白细胞>25个/低倍视野,或二者比例<12.5的痰标本为合格标本。凡不符合上述合格标准的痰标本应重新采集。

痰液标本的处理:若痰液中含有少量黏液,可以直接按鼻/咽拭子标本处理方法;若痰液中含有大量黏液,则需要液化后[按1:1体积比加入1%pH7.6的胰蛋白酶溶液,室温(约25℃)消化15~30分钟],取适量标本按鼻/咽拭子标本处理方法离心后取上清备用。

3)鼻咽抽吸物标本:①鼻咽抽吸物标本的采集。鼻咽抽吸物通过商品化的黏液抽吸器从双侧鼻孔中抽吸获得,导管在鼻尖到外耳道中间的位置连接,不停地转动导管,采用负压100mmHg持续15秒的间歇性抽吸后慢慢退出。另一鼻孔重复上述操作。粘在导管腔内的分泌物用无菌采集容器收集,另一管通过1ml无菌病毒运输液冲洗转移到黏液收集管中。②鼻咽抽吸物标本的处理,方法同痰液标本。

4)支气管肺泡灌洗液标本:支气管肺泡灌洗液标本的采集由临床医生按相应操作规程,采集标本置入无菌采集容器中,标本量应≥5ml,立即送检,但必须注意采集标本时尽可能避免咽喉部正常菌群的污染。

支气管肺泡灌洗液标本采集的操作规程如下:于局部麻醉后将纤维支气管镜插入右肺中叶或左肺舌段的支气管,将其顶端楔入支气管分支开口,经气管活检孔缓缓注入37℃灭菌生理盐水,每次30~50ml,总量100~250ml,不应超过300ml。每次注液后以-13.3~19.95kPa负压吸出,要防止负压过大、过猛。分别收集于用硅油处理过的容器中,容器周围宜用冰块包围,并及时送检。记录回收液量,至少应回收30%~40%,支气管肺泡灌洗液方能进行分析。分别注入的液体每次回收后混合在一起进行试验。第一份回收的标本往往混有支气管内成分,为防止其干扰,也可将第一份标本与其他标本分开检查。标本采集须严格遵守无菌操作;合适的支气管肺泡灌洗液要求:①达到规定的回收比例;②不混有血液,红细胞数小于10%;③不应混有多量的上皮细胞(一般小于3%)。

支气管肺泡灌洗液标本的处理:方法同痰液标本。

5)胸腔穿刺液标本:胸腔穿刺液标本的采集由临床医师进行常规穿刺术抽取。抽取5~10ml穿刺液置于无菌采集容器中。

胸腔穿刺液标本的处理方法同痰液标本。

（2）麻疹病毒：麻疹病毒属于副黏病毒科的麻疹病毒属，为有包膜的单股负链 RNA 病毒，直径 120~250nm，呈球形或丝形。麻疹病毒只有一个血清型。病毒抵抗力较弱，加热56℃，30 分钟和一般消毒剂都能使其灭活，对日光及紫外线敏感。麻疹病人是唯一的传染源，病毒可经飞沫传播或直接接触感染者的鼻咽分泌物传播，无患病史和麻疹疫苗免疫史的人群普遍易感，其中包括母传抗体已衰减的婴幼儿。

所有易感者感染麻疹病毒都是有症状的。易感者感染麻疹病毒，7~21 日后出现皮疹。病人在出疹前 4 日至出疹后 4 日均具有传染性。典型麻疹的临床经过可分以下几期：前驱期 3~4 日，发热，体温达 39~40℃，流涕、喷嚏、咳嗽、流泪、畏光、结膜炎等，发热 2~3 日后，口腔颊黏膜粗糙，上有数量不等周围可见红晕的 0.5~1mm 灰白色小点，称麻疹黏膜斑（科氏斑），上下唇黏膜也可见到，是早期诊断麻疹的标志。出疹期，多在发热 2~4 日后出现，持续 3~5 日，自耳后、发际、前额、面、颈部开始自上而下波及躯干和四肢手掌足底，疹间皮肤正常，皮疹初为淡红色斑丘疹，以后部分融合成暗红色，出疹时体温达到高峰，全身症状加重；若无并发症，皮疹出齐后体温开始下降到正常。麻疹病毒感染病人可采集其血液、咽拭子、尿液标本，采集方法及处理方式如下：

1）血液标本：①血液标本的采集。出疹后 28 日内采集血液标本，用于麻疹 IgM 和 IgG 血清学检测。如出疹后 3 日内采集的血液标本检测麻疹 IgM 抗体阴性，无合格咽拭子 / 尿液标本，则需要采集在 4~28 日的第二份血液标本。②血液标本的处理。血液标本不能冷冻，应 1 000r/min 离心 10 分钟，用于分离血清；如果无离心机，血液标本应冷藏 4℃放置，直到血清完全析出后小心吸取血清，避免吸到红细胞，在无菌条件下，移至带外螺旋盖的血清管中，在管壁上做好标记。

2）咽拭子标本：宜在麻疹病人出疹前 5 日至疹后 5 日内采集。采集方法同流感病毒咽拭子标本采集。一般无须特别处理。

3）尿液标本：①尿液标本的采集。宜在麻疹病人出疹前 5 日至疹后 5 日内采集，无菌收集 30~50ml 中段尿液于 50ml 带螺旋盖的无菌塑料离心管中。②尿液标本的处理。2 000r/min 离心 5 分钟，弃上清，沉淀用 2ml 标本维持液或无菌病毒运输液重悬，重悬后的标本液于 -70℃冻存；未经离心的尿液不得冷冻。

（3）腮腺炎病毒：腮腺炎病毒属副黏病毒科，为单股负链 RNA 病毒。腮腺炎病毒为球形，有包膜。腮腺炎病毒仅有一个血清型。抵抗力较弱，56℃，30 分钟可被灭活，对紫外线及脂溶剂敏感。人是腮腺炎病毒唯一宿主，病毒经飞沫传播，易感者为学龄期儿童，好发于冬春季节。本病潜伏期 2~3 周，病毒侵入呼吸道上皮细胞和局部淋巴结内增殖后，进入血流，然后经血流侵入腮腺及其他腺体器官如睾丸、卵巢、胰腺、肾脏和中枢神经系统等。临床表现主要为一侧或双侧腮腺肥大，伴发热、乏力、肌肉疼痛等。病程 1~2 周，青春期感染者易并发睾丸炎（20%）或卵巢炎（5%），约 0.1% 的患儿可并发病毒性脑膜炎。并发睾丸炎者可导致男性不育症，腮腺炎也是导致儿童期获得性耳聋的常见原因。腮腺炎病后可获牢固的免疫力。腮腺炎病毒感染病人可采集其唾液、尿液、脑脊液标本，采集方法及处理方式如下：

1）唾液标本：①唾液标本的采集。在病后 1~4 日内尽快采集，发病后 1~2 日的唾液易分离到病毒。唾液可直接由病人将唾液吐在无菌容器内，也可用压舌板轻按腮腺及颌下腺管口或耳下部肿胀处，促使唾液外流，收集唾液。②唾液标本的处理。4℃，1 500r/min 离心

5 分钟,取上清按每毫升 1 000 单位青霉素、1 000μg 链霉素加入抗生素后放 4℃,2~4 小时后备用。

2)尿液标本:①尿液标本的采集。同麻疹病毒尿液标本的采集。②尿液标本的处理。4℃, 1 500r/min 离心 5 分钟,弃上清,用 1ml 细胞培养液悬浮沉淀,每毫升加入 1 000 单位青霉素、1 000μg 链霉素,4℃,放 2~4 小时后备用。

3)脑脊液标本:脑脊液标本的采集与处理方法见肠道病毒的采集与处理方法。

3. 虫媒传播病毒标本的采集与处理

(1)流行性乙型脑炎病毒:流行性乙型脑炎病毒属于虫媒病毒黄病毒科黄病毒属,为 RNA 病毒,直径约 40nm。乙脑病毒对热抵抗力弱,56℃,30 分钟灭活,对常用的消毒剂(如碘酊、乙醇、酚)和有机溶剂敏感。蚊虫是乙脑的主要传播媒介,我国主要是三带喙库蚊。主要传染源是家畜,其中猪是导致人感染最重要的传染源。人群对乙脑病毒普遍易感,人被感染后绝大部分呈隐性或亚临床感染,仅有少数出现典型乙脑症状;感染后获得持久性免疫力。流行性乙型脑炎病毒感染病人可采集其血液、脑脊液标本,采集方法及处理方式如下:

1)血液标本:血液标本的采集与处理见甲肝病毒的血液标本采集与处理。

2)脑脊液标本:脑脊液标本的采集与处理见肠道病毒的血液标本采集与处理。

(2)登革病毒:登革病毒属于虫媒病毒黄病毒科黄病毒属,为 RNA 病毒,直径约 50nm。登革病毒的感染性在 pH7~9 最稳定。在 –70℃或在冷冻干燥 4℃存放较稳定。存于 4℃的病人血清,可保持数周的传染性。对脂溶剂如乙醚和去氧胆酸钠敏感病人和隐性感染者是登革病毒的主要传染源。本病的传播媒介主要是白纹伊蚊和埃及伊蚊,病毒在蚊子体内经 8~10 日增殖,通过叮咬传染给人。人对登革病毒普遍易感,但感染后并非人人发病。由于对不同血清型病毒感染无交叉免疫力,可以发生二次感染。登革病毒感染可表现为无症状隐性感染、轻型、典型、登革出血热及登革休克综合征等五种类型。登革病毒感染病人可采集其血液标本,如做病毒分离,采集急性早期血清标本,如做抗体测定,必须采集病人急性期和恢复期 2 份血清。

采集与处理见甲肝病毒的血液标本采集与处理。

(3)汉坦病毒:汉坦病毒属于虫媒病毒布尼亚病毒科汉坦病毒属,为 RNA 病毒,直径在 75~210nm。汉坦病毒对一般有机溶剂和消毒剂敏感,氯仿、丙酮、β-丙内酯、乙醚、酸(pH<3)、苯酚、甲醛等均很容易将其灭活。其宿主主要包括啮齿动物、食虫目、兔形目、食肉目及偶蹄目等,但不同地区主要宿主动物不尽相同,不同型别的汉坦病毒有其相对固定的宿主鼠种。我国目前主要宿主和传染源是野栖的黑线姬鼠和以家栖为主的褐家鼠。目前认为出血热的传播方式呈现多途径多样性,但以动物源性传播为主。人群普遍易感,可表现为急性发病和隐性感染。人类感染汉坦病毒可导致两种严重的疾病:肾综合征出血热(HFRS)和汉坦病毒肺综合征(HPS)。病后可获得持久的免疫力。

汉坦病毒感染病人可采集其急性期和恢复期 2 份血清标本做抗体测定,采集与处理见甲肝病毒的血液标本采集与处理。

4. 经血液及性传播病毒标本的采集与处理

(1)人类免疫缺陷病毒:人类免疫缺陷病毒即艾滋病病毒,逆转录病毒,直径约 120nm。对消毒剂和去污剂敏感,对紫外线、γ 射线有较强抵抗力。在体外生存能力极差,不耐高温,抵抗力较低,离开人体不易生存。常温下,在体外的血液中只可存活数小时。人群普遍易感,艾滋病潜伏期的长短个体差异极大,这可能与入侵人类免疫缺陷病毒的类型、强度、数量、感染途径以及感染者自身的免疫功能、健康状态、营养情况、年龄、生活和医疗条件、心理因素等有关。人类免疫缺陷病毒感染病人可采集其血液、尿液、口腔黏膜渗出液标本,采集方法及处理方式如下:

1)血液标本:血液标本的采集见甲肝病毒的血液标本采集。

血液标本的处理:

①抗凝全血:消毒局部皮肤,用加有抗凝血药(EDTA 钠盐或钾盐、柠檬酸钠、肝素钠)的真空采血管抽取适量静脉血,或用一次性注射器抽取静脉血,转移至加有抗凝血药的试管中,轻轻颠倒混匀 6~8 次,备用。

②末梢全血:消毒局部皮肤(成人和 1 岁以上儿童可选择耳垂、中指、无名指或示指,1 岁以下儿童采用足跟部),用采血针刺破皮肤,用无菌纱布擦掉第一滴血,收集滴出的血液,备用。

③血浆:将采集的抗凝全血 1 500~3 000r/min 离心 15 分钟,上层即为血浆。

④血清:用不含抗凝血药的真空采血管抽取 5~10ml 静脉血,或一次性注射器抽取静脉血,转移至无抗凝血药的试管中,室温下自然放置 1~2 小时,待血液凝固、血块收缩后再用 1 500~3 000r/min 离心 15 分钟,吸出血清,置于合适的容器中,备用。

⑤淋巴细胞富集液:将采集的抗凝全血 1 500~3 000r/min 离心 15 分钟,吸取血浆层下的淋巴细胞富集液,置于合适的容器中,备用。

⑥外周血单个核细胞(PBMC):使用淋巴细胞分离液,进行密度梯度离心,吸出 PBMC 层,置于合适的容器中,备用。

2)尿液标本:尿液标本可采集随机尿,女性经期应取中段尿。

3)口腔黏膜渗出液:使用试剂盒提供的容器收集标本。

(2)乙型肝炎病毒:乙型肝炎病毒(HBV)属嗜肝 DNA 病毒科,为 DNA 病毒,直径 42nm。HBV 在体外抵抗力很强,紫外线照射,加热 60℃,4 小时及一般浓度的化学消毒剂(如苯酚、硫柳汞等)均不能使之灭活,在干燥或冰冻环境下能生存数月到数年,加热 60℃持续 10 小时,煮沸(100℃)20 分钟,高压蒸汽 122℃,10 分钟或过氧乙酸(0.5%)7.5 分钟以上则可以灭活。人体感染乙型肝炎病毒后,可引起细胞免疫及体液免疫应答,并激发自身免疫反应及免疫调节功能紊乱,致使病变的肝细胞产生或释放大量正常或异常的蛋白质,进一步促使免疫损害加重,使病情不断发展。乙型肝炎病毒感染病人可采集其血液标本。

采集方法及处理见甲肝病毒的血液标本采集与处理。

(二)病毒性传染病标本的保存与运输

标本采集后做好标记(包括病人姓名、采样时间、标本种类等),密闭放入适当的塑料袋中,每袋装一份标本,同时附上填写好的送检表。送检表要包含合适的信息,不同的实验室需要不同的信息,但至少要满足实验结果解释的需求,如:病人出生日期、发病日期、免疫史、标本采集日期等。同一病人 2 份以上的密封标本,可以放在同一个塑料袋内再次做密封。在原始容器与第二层包装之间应放置有吸附作用的材料,并辅以第二层防漏包装。运输标本的第三层包装(外包装)必须有明确的标签,标明寄送人和接收人的详细联系方式、包装日期和运输日期等。外包装一般为专用运输箱内(或疫苗冷藏包),放入冰排,然后以柔软物质填充,内衬具吸水和缓冲能力的材料。若进行病毒分离,可将密封好的装有标本的容器直接放入液氮运输罐内运输。外包装必须有生物安全标识。

用于病毒分离和核酸检测的样品采集后应于4℃条件下,24小时运送至实验室,未能24小时内送至实验室的,应保存于–70℃或更低。如果无–70℃条件的,可在–20℃冰箱中短暂保存,尽快递送。血清标本的储存条件有两种:一种是2~8℃冷藏温度,另一种是低于–20℃冷冻温度。若血清标本能在7日内检测,宜在2~8℃下储存;否则宜在低于–20℃条件下冷冻保存。所有标本均需避免反复冻融。

标本应专人专车运送,运送所用的专用运输包装每次使用后销毁或消毒后再使用。

(陈 娜)

三、寄生虫性样本的采集与处理

寄生虫病是由寄生虫感染引起,严重影响人体健康,危害社会经济发展的重要传染病,常流行于发展中国家的贫穷地区,是导致流行区人民因病致病、因病返贫的重要原因。2010年世界卫生组织(WHO)首次提出的17类被忽视的热带病(NTD)中,14种为寄生虫疾病,包括土源性、食源性和虫媒寄生虫病等;流行最严重的6类NTD中,血吸虫病、淋巴丝虫病、盘尾丝虫病、美洲锥虫病和利什曼病均由寄生虫感染引起。近年来,随着全球寄生虫病防治工作的推进,包括中国在内的世界上大多数国家寄生虫病防控均取得了较好的成效,丝虫病、疟疾、龙线虫病等消除行动陆续启动,NTD逐步进入控制阶段。尽管如此,寄生虫病至今依然是全球各国面临的最严重的公共卫生问题之一。

我国是血吸虫病、包虫病(棘球蚴病)、疟疾、黑热病等寄生虫病流行最严重的国家之一。根据第二次全国人体重要寄生虫病现状调查结果,在全国超过35万人群中,共查出感染蠕虫26种,全国感染率为21.74%,推算感染总人数达到1.29亿人。现行《中华人民共和国传染病防治法》中6种被列为法定传染病的寄生虫病,除丝虫病已消除外,阿米巴痢疾时有报道,血吸虫病、黑热病在部分地区仍有流行,包虫病在西部藏族聚居区广泛传播,输入性疟疾病例逐年上升。此外,随着人们饮食习惯和生活方式的改变,部分食源性寄生虫病和机会性寄生虫的流行也呈现上升趋势,增加了疫情暴发的风险。寄生虫病防治目前仍然是我国传染病防控工作的重点之一。

寄生虫病的诊断与监测一直以来都是寄生虫病防治工作的核心,是开展精准治疗、掌握疫情变化、制定防控策略的基础和依据。在寄生虫病发病率和感染度普遍走低的新形势下,如何提高检出率,以特异、灵敏的检测技术支撑现有的监测预警体系,做好疫情监测,实现病人的及时发现和处置,巩固和发展防治成果,杜绝疫情反弹,是当前寄生虫病防治工作面临的重大问题。正确、规范的样本采集、运输、保存和前处理操作,是准确、及时检出样本中病原体的前提。医疗卫生机构在进行临床诊断、现场筛查或疫情监测时,根据个体临床症状、流行病学史或疾病传播特征等,采集可能含有寄生虫不同发育阶段的虫体成分,如虫卵、幼虫、成虫等,或采集可提示寄生虫感染存在的非虫体成分,如抗体、代谢产物等的样本,包括粪便、血液、骨髓、穿刺物、活检组织等,用于寄生虫病实验室检测。本节主要就寄生虫性样本所涉及的特殊采样和处理方法进行介绍。

(一)粪便样本

用于寄生虫检查的粪便样本一般为病人自然排出。寄生于消化道内的蠕虫的虫卵、幼虫、成虫或节片,原虫的滋养体、包囊、卵囊或孢子囊,以及一些非消化道寄生虫虫卵如血吸虫卵,某些节肢动物成虫或幼虫如蝇蛆,随粪便一同排出,通过粪样检测而被查获。某些肠道寄生虫虫体如带绦虫,可在服用驱虫药物后随粪便排出,通过肉眼或镜下观察而被捕获,常作为诊断和疗效考核的依据。此外,蛲虫可从肛门爬出并在肛周产卵,带绦虫节片可从肛门主动溢出,且节片可因挤压破裂导致虫卵洒落在肛周,因此蛲虫和带绦虫常通过棉签或透明胶纸从肛周检获虫卵、节片或成虫进行检查。

1. 采样准备　粪便样本采集时,选择清洁、干燥、可密封的广口容器用于盛放采集的粪便样本,避免采样容器、用具对样本可能造成的破坏和污染,如水可以破坏粪便性状,尿液、消毒剂等与粪便中的一些寄生虫体接触可导致其快速死亡,植物种子、花粉等易对镜检结果造成干扰等。

2. 样本采集、运输与保存

(1)样本采集:粪便样本采集时,采样时间、采样部位、采样频率以及采样量等因素都可能影响粪样中寄生虫的检出效果。

1)采集粪便样本时,需注意受检病人在采样前所食入的某些药物或制剂可能对检测结果产生干扰,如一些抗生素、抗疟药物、灌肠液、钡餐等均可影响粪样中原虫的检出率,因此粪便样本应在服用上述类型物质前采集,若已经服用,则需推迟样本的采集时间。蛲虫卵检查需在清晨排便前采用透明胶带于肛周取样。

2)粪样采集时,若粪便性状正常,应尽量从不同部位进行多处挑取采样,若为脓血便、黏液便,应注意选取其中的脓血、黏液部分。

3)粪样的采集建议尽可能在治疗前后各取三份,以提高检出率。每份采集时间间隔一天,或在 10 日内完成。严重水样腹泻的病人,因病原体可能被大量稀释而漏检,故建议可增加一天内的采集次数。

4)样本采集时,应按照相应检验方法要求,采集足量的粪便。一般直接检查法粪样需求量较小,如改良加藤法所需粪便量约为 42mg;若涉及富集法则需要较大粪便量,如尼龙绢袋集卵孵化法要求受检粪量约为 30g。在评估驱虫效果时,需取病人服药后 24~72 小时的全部粪便进行淘虫计数。

5)采集的粪样,容器外简要标识注明样本来源,如病人姓名、样本编号等,可用于样本识别的信息,以及采样日期,并于专门的采样单上详细记录所采集样本的采样时间、采样地点、样本来源、采样人姓名、检测项目等。

(2)样本运输与保存:用于病原学检查的样本应尽量保持新鲜,送检时间一般不超过 24 小时。对于有活力的滋养体,需立即进行实验室检查,并注意保温。滋养体一般多见于稀便或脓血便中,离体后在室温下仅能存活 30 分钟,若不及时检查,可能会引起死亡变形,因此一般液体粪便样本需在排出后 30 分钟内完成检查。包囊见于半成形(软)及成形粪便样本,短时间内不会发生改变,因此对于可能同时含有滋养体和包囊的半成形样本,需在排出后 1 小时内完成检查,成形样本需在排出后 24 小时内完成检查。

所采集的粪便样本若不能及时送检,可在排出后加入保存剂进行固定,以维持粪样中原虫形态,并阻止某些蠕虫虫卵和幼虫的进一步发育。目前常用的保存剂有甲醛、醋酸钠 - 醋酸 - 甲醛、肖氏液、聚乙烯醇等。针对不同的目标病原体和待检项目,可选择适宜种类、浓度的固定剂,与样本充分混匀后,使得粪样中原虫滋养体和包囊、蠕虫卵和幼虫等得以长期保存。

用于免疫学和分子生物学检查的粪便样本一般没有严格的时间限制,若不能及时送检,可置于低温下冷冻保存,待检测时于室温下融解备用。

样本在送往实验室后,需送检人员与收样人员进行当面交接,按照采样单逐项核查,只有样本识别标志唯一,所有信息与采样单完全一致且符合检验要求的样本,才可签收、登记。

3. 样本处理 由于不同个体和同一个体在病程不同阶段排出体外的寄生虫数量不同,且排出的寄生虫成分在粪便中的分布并不均匀,因此除了在采样时注意采样时间、部位及频率外,样本检测前还应注意充分地混匀,且在可采取适宜的病原富集方法的前提下可适当增加检样量,以提高检出率。

常见的用于粪便样本中寄生虫卵的富集方式有沉淀、浮聚和过滤,三者本身均可独立地作为一种病原学检测方法使用,但更多的是与其他病原学方法联合应用,如尼龙绢袋集卵孵化法,也可作为粪便样本免疫学和分子生物学检测的前处理手段。

(1)沉淀法:根据虫卵与溶剂比重差异,以水或其他溶剂作为介质,通过自然沉淀或离心沉淀的方式去除杂质,富集虫卵。该方法适用于比重较大的原虫包囊和蠕虫卵的富集,对比重较小的钩虫卵和一些原虫包囊则效果较差。

(2)浮聚法:借助比重较大的溶剂,使粪便中的原虫包囊和蠕虫卵上浮于液体表面集中。针对不同虫卵的比重差异,可选择适宜比重的溶液作为介质进行样本处理。常用的溶液有饱和盐水、硫酸锌、蔗糖溶液等。

(3)过滤法:按照虫卵大小,选择适宜孔径的网筛,粪便样本通过单层或多层筛网过滤,将虫卵与大分子粪渣分离,最终将虫卵截留于最后一层筛网上,从而达到富集的目的。

4. 注意事项

(1)粪样采集、运输或保存时,需避免尿液或消毒剂等污染物的影响。

(2)非一次性的粪样采集、盛放工具在使用后需先经消毒或灭菌处理后再取出进行洗涤。一次性的器具和检验后的粪便残渣或无须留样保存的粪便标本应按照规定的医疗废弃物处理方法进行处理。

(二)血液样本

血液样本用于寄生虫病诊断的意义主要在于某些寄生虫在一定发育阶段可从血液样本中检获,如疟原虫、日本血吸虫、利什曼原虫、丝虫等,故通过常规病原学检查和抗原、核酸检测可以确认感染。另外,通过检测血液中特异性抗体或免疫复合物的存在也是寄生虫病诊断的重要参考依据之一。

1. 采样准备抽取血液样本时,需使用一次性耗材,如一次性无菌采血针、针头、注射器等,以避免发生交叉感染。血样可用真空采血管或其他干燥、无菌、可密封的离心管,以及专门的滤纸片作为载体保存。准备70%乙醇、碘酒、消毒棉球、棉签等用以皮肤消毒。若需制作血片,则提前准备干燥、清洁、无尘、脱脂的载玻片,以及适宜的染液。

2. 样本采集、运输与保存

(1)样本采集

1)在寄生虫病诊断时,为提高检出率,避免漏诊或分型错误,应针对不同的目标病原体,确定适宜的采样时间。用于疟疾病原学诊断和快速诊断的血液样本最好在用药前采集,恶性疟在发作初期查血可见大量环状体、1周后可见配子体,间日疟在发作后数小时至10小时内采血可有助提高检出率。用于微丝蚴检测的血液宜在晚上9点后采集。

2）用于制作血片、快速诊断和核酸检测的样本可采集耳垂、手指末端血，婴儿可从踇趾或足跟采血，或取静脉血，用于其他免疫学方法检测的样本一般采自静脉血。

3）末梢血可直接用于制作血片和胶体金快速检测，或滴于专门的滤纸片上，装入密封袋中保存。静脉血可采集全血或抗凝血（推荐使用 EDTA 抗凝），置于一次性真空采血管或其他干燥、无菌、可密封的保存管中。

4）注意在采血管、密封袋外或载玻片一端标明样本识别信息，如病人姓名或样本标号，以及采样时间，并同时填写采样单。

（2）样本运输与保存：所采集的血液样本应立即送检。若不能及时送检，用于制片的静脉血样可于室温放置，并在 4 个小时内完成血片制作。制有血膜的玻片经固定、染色后可置室温保存。用于免疫学检查的血清和分子生物学检测的静脉血样、滤纸血片需置于 −20℃冷冻保存。

样本送往实验室后，需由送样人员与收样人员一同当面按照采样单对样本进行一一核对，包括样本唯一识别标识、数量、检验内容等，确认核实后方可签收、登记。

3. 注意事项

（1）血液样本采集时，操作人员应加强自我保护意识，注意做好自身防护，杜绝发生经血传播的病毒性、细菌性及寄生虫性疾病的职业感染。

（2）严重溶血、脂血及细菌污染等因素可能对免疫学检测结果造成影响，因此上述类型血液样本不宜采用，以免发生非特异性反应。

（3）疑似疟原虫感染的病人，如果首次血涂片结果为阴性，需在此后 3 日内每隔 6~8 小时一次连续采血进行检查。

（4）由于抗体在病人治愈后仍可在较长一段时间内检出，因此血清抗体检测不能区分现症和既往感染，不宜用于寄生虫病的疗效评价。同时，由于不同虫种间常存在较为明显的交叉反应，因此该方法通常仅作为寄生虫病诊断的辅助检查使用。

（5）用于采集血样的一次性针头、采血针等器具需先装入锐器盒内密封后，再按照规定的医疗废弃物处理方法进行处理。

（三）泌尿生殖道样本

寄生于泌尿生殖道的阴道毛滴虫、埃及血吸虫等和部分可异位寄生于泌尿生殖道的寄生虫如日本血吸虫、猪囊尾蚴、蛲虫等，可通过镜下检查尿液、阴道分泌物、前列腺液和睾丸鞘膜积液发现。

1. 采样准备　用于收集泌尿生殖道样本的容器需保证干燥、清洁、无渗漏、可密封，容器和盖子均无干扰物质附着。尿液收集容器一般容积需要≥50ml，其制作材料与尿液成分不发生反应。

2. 样本采集、运输与保存

（1）尿液：采集随机尿液标本，盖好密封后，于容器外标记病人姓名或样本标号，以及准确的采样时间。尿液采集后需在 2 小时内完成检测，若不能及时送检，可在采样后 6 小时内将样本置于 2~8℃保存备用。

（2）阴道分泌物：用无菌棉签在受检者阴道后穹隆、子宫颈口及阴道壁上轻轻拭取分泌物，然后将棉签插入试管中，密封后于管外标记样本识别信息和采样时间，立刻送检。天气寒冷时，样本需注意保温。

(3)前列腺液:通过前列腺按摩法采集前列腺液于干燥、清洁的容器中,密封后于容器外标记样本识别信息和采样时间,立刻送检。

(4)睾丸鞘膜积液:用无菌注射器抽取鞘膜积液于干燥、清洁的容器中,密封后于容器外标记样本识别信息和采样时间,立刻送检。

3. 注意事项　尿液标本需避免使用防腐剂。阴道分泌物的采集需注意避开受检者月经期。前列腺液采集前需禁欲 3 日。若需二次检验,可在间隔 3~5 日后再次采集。采样时所使用的一次性器具和检验后无须留样的标本应按照规定的医疗废弃物处理方法进行处理。

(四)组织样本

寄生虫可寄生于人体几乎所有器官组织,包括肝、脾(棘球绦虫、溶组织内阿米巴、利什曼原虫等)、肺(肺吸虫、刚地弓形虫、棘球绦虫等)、脑(猪带绦虫、棘球绦虫等)、眼(猪带绦虫、盘尾丝虫、结膜吸吮线虫等)、肌肉(猪带绦虫、旋毛虫、克氏锥虫等)、皮肤(皮肤利什曼原虫、蠕形螨、疥螨等)、淋巴结(利什曼原虫、丝虫等)、肠黏膜(日本血吸虫、溶组织内阿米巴)等。

1. 样本采集、运输与保存

(1)样本采集

1)活检样本:手术切取肝、肺、脾、皮肤及皮下结节、肌肉等组织器官中疑似感染病灶部分,或借助直肠镜、乙状结肠镜取直肠黏膜疑似病变部分,样本置于含有生理盐水的容器内,密封标记后,立即送检。

2)穿刺样本:包括骨髓液、脑脊液、浆膜积液,以及淋巴结、皮肤、肝、肺等脏器可疑病灶穿刺物。样本收集于干燥、清洁的容器中,密封标记后,立即送检。

3)其他样本:疥螨取样可用消毒针尖挑破隧道的尽端取出疥螨,或用消毒刀片轻刮丘疹至表皮上有微小渗血点采样。

蠕形螨的取样可用透明胶纸,睡前贴于受检者面部额、鼻、鼻沟、下颚及颊部等处,次日早晨取下胶纸送检,或将透明胶带贴于受检部位后,用手指挤压胶带粘贴部位,然后取下胶带送检。

(2)样本运输与保存:所采集的样本需即刻送检。若不能及时送检,可将用于镜检的样本放入甲醛溶液进行固定,室温保存,用于分子生物学检测的样本可放入 95% 酒精中室温保存,或直接冷冻保存。

2. 注意事项

(1)脏器寄生虫感染病灶的穿刺需谨慎,以免造成本局限于病灶内的寄生虫感染性成分外渗,引起继发性感染。

(2)所有一次性采样器具及无须留样标本均需按照规定的医疗废弃物处理标准进行处理。

(五)其他样本

1. 痰液样本　寄生于肺脏的寄生虫如肺吸虫、棘球绦虫、溶组织内阿米巴、粉螨等,异位寄生于肺脏的寄生虫如血吸虫,虫体移行过程中经过肺脏的寄生虫如蛔虫幼虫、钩虫幼虫、粪类圆线虫幼虫等,以及寄生于口腔的齿龈内阿米巴、口腔毛滴虫等,均有可能从痰液中检出。

受检人员于清晨起床清水漱口后,用力咳痰,若痰不易咳出,可吸入蒸汽数分钟使痰液稀释便于咳出,或通过喷雾法导痰。痰液(注意挑选含有血液、黏液的部分)置于清洁、干燥的容器中,尽快送检。若不能及时送检,用于镜下观察的痰液样本可加入保存液,用以固定虫体或虫卵。

2. 十二指肠引流液　十二指肠引流液通常指的是十二指肠液、胆总管液、胆囊液和肝胆管液的总称,可用于检查蓝氏贾第鞭毛虫滋养体、华支睾吸虫卵、肝片吸虫卵等。将十二指肠引流管深入十二指肠抽取十二指肠液,标本置于干燥、洁净的容器中,密封标记后尽快送检。

（尚婧晔）

第三节　口岸检疫样品的采集与处理

为了防止传染病从国外传入或者从国内传出,我国制定了《中华人民共和国国境卫生检疫法》以及《中华人民共和国国境卫生检疫法实施细则》。法律规定在中华人民共和国国际通航的港口、机场以及陆地边境和国界江河的口岸(以下简称国境口岸),设立国境卫生检疫机关(各口岸海关),实施传染病检疫、监测和卫生监督。

《中华人民共和国国境卫生检疫法》规定的传染病包括检疫传染病和监测传染病。检疫传染病是指鼠疫、霍乱、黄热病以及国务院确定和公布的其他传染病。监测传染病由国务院卫生行政部门确定和公布。

《中华人民共和国国境卫生检疫法实施细则》规定出入境的交通工具、人员、食品、饮用水和其他物品,以及病媒昆虫、动物均为传染病监测的对象。海关在国境口岸工作的范围,包括为国境口岸服务的涉外宾馆、饭店、俱乐部,为出入境交通工具提供饮食、服务的单位,以及对出入境人员、交通工具、集装箱和货物实施检疫、监测、卫生监督的场所。出入境的人员、交通工具和集装箱,以及可能传播检疫传染病的行李、货物、邮包等,均应当按照细则的规定接受检疫,经海关许可,方准入境或者出境。

海关在国境口岸开展传染病监测和卫生监督时需要采集样品,送实验室检测,采集的样品主要包括人体样品(血液、尿液、痰液、呼吸道分泌物和吐泻物)、食品、饮用水、病媒生物和环境样品等。这些样品采集的主要原理、方法和注意事项与本章第一、二节所述的采样方法一致,本节主要就口岸卫生检疫工作涉及的特殊采样方法进行描述。

一、国境口岸出入境人员传染病监测样品的采集与处理

国境口岸开展传染病监测的目的是预防和控制传染病经国境口岸传入传出,降低出入境人员的患病率和死亡率。随着我国对外经济贸易和旅游业的发展,口岸出入境旅客人数迅速增长。与此同时,由于交通便捷化和全球气候变化,传染病的蔓延和国际传播速度也更加迅速。因此,加强国境口岸传染病监测工作,及时识别传染病传播风险,采取有效措施进行风险预警和风险管理,将传染病拒之于国门之外,对维护国家安全、社会稳定和人民健康具有重要意义。

世界卫生组织(WHO)将鼠疫、霍乱、黄热病列为国际检疫传染病,同时还规定流感、疟疾、脊髓灰质炎、流行性斑疹伤寒和回归热为监测传染病。我国根据中国的国情,又增加了登革热为监测传染病。在口岸传染病监测工作中,海关会根据全球传染病流行趋势,在某段时期内加强某种疾病的监测工作,如鼠疫、中东呼吸综合征等。

口岸出入境人员传染病监测样品采集前,采样人员应根据采样对象的流行病学资料,对

暴露风险进行评估,确定防护的等级,采取相应的防护措施进行现场采样。样品的运输、处理以及现场用品用具和环境消毒都应该遵循相关的生物安全规定。

(一)血液样品的采集与处理

1. 采样准备 人员准备:衣帽整洁,洗手,戴口罩,戴手套。用品用具:压脉带、垫枕和手套、75%乙醇、消毒棉球或棉签、一次性针头、持针器和真空采集管、胶带、低温生物安全转运箱。

2. 样品采集、运输、保存与处理 受检者取坐位或仰卧位,前臂置于桌面枕垫上或水平伸直。为使静脉血管充分暴露,采样人员可让受检者握紧拳头,系上压脉带,一般肘臂弯曲部位或稍往下区域是比较理想的穿刺部位。选择好合适的采血部位后,棉签蘸取75%乙醇溶液擦拭皮肤消毒2遍,作用3分钟,消毒范围应以穿刺部位为中心,由内向外缓慢旋转,逐步涂擦,消毒皮肤面积应≥5cm×5cm。皮肤消毒也可采用碘伏等其他消毒液。

采血人员手握持针器,保持穿刺针的方向和静脉走向一致,穿刺针与皮肤间的夹角约为20°,针尖斜面朝上,将穿刺针快速平稳地插入皮肤和静脉。采血人员一只手固定住持针器和穿刺针,另一只手将真空采血管从持针器的另一端推入,血液开始流出即可解开压脉带,同时嘱受检者松开拳头。

采血完毕后,用消毒干棉球压住穿刺点,拔出针头,嘱受检者继续按压棉球并保持手臂上举数分钟。来回颠倒采血管数次,但不可剧烈摇晃。将采血针弃于利器盒内。按实验室要求在每支采血管上贴好标签。嘱采血人员静坐片刻,确认无头晕、恶心等不良反应后,再离开。样品采集后,应在4℃以下保存,并尽快用低温生物安全转运箱运送至实验室检测。

口岸出入境人员传染病监测中一般采集全血、血浆和血清。采集全血和血浆需要使用加有抗凝血药的采血管,抗凝血药可以用柠檬酸钠或EDTA,但不要使用肝素抗凝血药,因为肝素对后续的PCR实验有影响。使用抗凝管采集全血后,应尽快进行离心分离,1 000g离心10分钟,分离血浆和细胞组分。将血浆转移至单独的冻存管进行分装,-80℃超低温冰箱或液氮保存。血清分离需要使用含有分离胶的采血管,或者静脉血采集后,室温放置2小时,待血液凝固、血块收缩后,1 000g离心15分钟,可以分离出血清,吸出血清转移至冻存管分装,-80℃超低温冰箱或液氮保存。

检测完毕的样品,以及24小时内不能检测的样品应放置于-80℃超低温冰箱或液氮内保存。

需要销毁处理的血液标本应遵照医疗废弃物处理方法,按生物危害物进行处理。纸类或塑料等容器使用后置入医疗废弃物袋中,统一处理。

3. 注意事项

(1)采血部位通常选择肘前静脉,如此处静脉不明显,可采用手背、手腕、腘窝和外踝部静脉;幼儿可采用颈外静脉。

(2)使用真空采血器前应仔细阅读厂家说明书。使用前勿松动一次性真空采血管盖塞,以防采血量不准。

(3)采血时应尽可能保持穿刺针位置不变,以免血流不畅。

(4)压脉带捆扎时间不应超过1分钟,否则会使血液成分的浓度发生变化。

(5)如果一次需要采集多管血液标本时,应按以下顺序采血:血培养管—需氧、血培养管—厌氧,凝血项管,无抗凝血药管(含或不含促凝剂和分离胶),有抗凝血药管。

(6)如遇受检者发生晕针,应立即拔出针头,让其平卧。必要时可用拇指压掐或针刺人中、合谷等穴位,嗅吸芳香氨酊等药物。

（二）咽拭子和鼻拭子样品的采集与处理

1. 采样准备 人员准备:衣帽整洁,洗手,戴口罩,戴手套。用品用具:咽拭子采样管、压舌板、0.9%生理盐水、手电筒、酒精灯、打火机、防护服、一次性帽子和口罩、手套。

2. 样品采集、运输、保存和处理 咽拭子样品的采集:采样人员协助受检者用清水漱口,点燃酒精灯,让受检者张口发"啊"音,充分暴露咽喉(必要时用压舌板将舌头下压)。取出采样管中的拭子,用无菌生理盐水湿润后挤干生理盐水,轻柔、迅速地擦拭两腭弓、咽后壁及两侧扁桃体上的分泌物,拭子应避免触及口腔其他部位(做真菌培养时,必要时在口腔溃疡面取分泌物)。试管口在酒精灯火焰上部消毒,迅速将棉签放入装有采样液的采样管中,在靠近顶端处折断拭子杆。拧紧管塞。注明样品编号等采样信息,及时送实验室检测。分类整理用物,洗手,做好记录。

鼻拭子样品的采集:将专用拭子轻轻插入鼻道内鼻腭处,停留片刻后缓慢转动退出。以另一拭子拭另侧鼻孔。将拭子头浸入采样液中,尾部弃去。

用于采集鼻、咽的无菌拭子要置于适量生理盐水的试管中,防止干燥。为了保证检测结果的准确性和有效性,标本应在采集后尽快检测,采集样品应在4℃条件下保存,未能在24小时内运送至检测实验室的,应置于−80℃超低温冰箱保存。

需要销毁处理的样品应遵照医疗废弃物处理方法,按生物危害物进行处理。

3. 注意事项

(1)采样人员应特别注意操作过程中的自我防护,对疑似烈性传染病病人进行采样时应穿着防护服,包括一次性手套、隔离衣、护目镜和呼吸系统保护装备。

(2)为防止呕吐,采集咽拭子标本应避免在进食后2小时内进行,同时动作应轻稳。

(3)受检者在采集咽拭子之前,应用清水彻底漱口。

(4)采集咽拭子样品时,应避免拭子触及口腔其他部位,导致样品交叉污染。

（三）尿液样品的采集与处理

1. 采样准备 一次性尿杯容积一般应≥50ml,容器口为圆形,直径应≥4cm,底部应较宽,适于稳定放置,容器盖应安全、密闭性好而又易于开启。

2. 样品采集、运输、保存和处理 在口岸传染病监测中,尿液样品的采集通常由受检者自己完成,因此在受检者采集样品前,口岸卫生检疫工作人员应对受检者进行指导,介绍留取样品的正确方法及有关注意事项。受检者留取样品前应洗手,以及实施其他必要的清洁措施;交给受检者的尿液收集容器应贴有标签,并核对姓名;告知受检者留取实验所需的最小样品量;指导受检者留取样品时避免污染;指导受检者留取样品后,将容器盖好,防止尿液外溢,并记录样品留取时间。

口岸传染病监测一般采集随机尿样品,样品采集不受时间限制,但应有足够的尿量用于检测。容器上应记录收集尿液的准确时间。

运送尿液样品时,容器需有严密的盖子以防尿液渗漏。样品收集后应减少运送环节并缩短保存时间。采集的尿液样品应保持于2~8℃条件下。

需要销毁处理的样品应遵照医疗废弃物处理方法,按生物危害物进行处理。

（四）吐泻物样品的采集与处理

在口岸传染病监测中,吐泻物样品的采集通常由受检者自己完成,因此在受检者采集样品前,口岸卫生检疫工作人员应对受检者进行指导,介绍留取样品的正确方法及有关注意事项:受检者留取样品前应洗手,以及实施其他必要的清洁措施;交给受检者的收集容器应贴有标签,并要求核对姓名;告知受检者留取实验所需的最小样品量;指导受检者留取标本时避免污染;指导受检者留取样品后,将容器盖好,并记录标本留取时间。

微生物检验吐泻物样品应收集于灭菌有盖容器内,勿混入消毒剂及其他化学药品,并立即送检。采集的吐泻物样品应保持于2~8℃条件下,尽快送实验室检测。

吐泻物样品应遵照医疗废弃物处理方法,按生物危害物进行处理。

(五)痰液样品的采集与处理

1. 样品采集　采集前应让受检者用清水漱口,然后用力咳出1~2口痰液,盛于无菌广口容器内,及时送实验室检测。

2. 注意事项

(1)采集容器须加盖,痰液勿污染容器外(用不吸水容器盛留)。

(2)受检者用力咳出气管深处呼吸道分泌物,勿混入唾液,鼻咽分泌物和漱口水,及时送检。样品适用于常规检验、一般细菌检验、结核分枝杆菌检查。细菌检验应避免口腔、鼻腔分泌物污染。

(3)标本不能及时送检时,可暂时于4℃冷藏保存,但不宜超过24小时。

(4)检验完毕后,标本及容器应按生物危害物处理。

二、国境口岸病媒生物监测样品的采集与处理

为了有效防止病媒生物及其传播的虫媒传染病经国境口岸传入传出,科学预警虫媒传染病的发生、发展和流行,维护国门生物安全,海关在口岸区域内开展病媒生物监测工作。

国境口岸区域病媒生物监测范围为口岸及周边400m环境,各口岸可根据实际情况适当扩大监测范围,根据拟采集的病媒生物种类,在调查采集范围内进行水平分布调查、垂直分布调查和生境调查,尽可能多采集标本。病媒生物监测的主要对象包括鼠、蚊、蝇、蜚蠊、蚤、蜱、螨、蠓等,其中鼠及其体表寄生虫、蚊为国境口岸重点监测对象。

(一)鼠类标本的采集与处理

1. 采样准备　用品用具:捕鼠笼、鼠夹、卵圆钳、诱饵、鼠袋、粘鼠板。个人防护用品:紧口工作服、线手套、乳胶手套、防护镜、口罩、毛巾、消毒剂、气雾杀虫剂及其他用品。

2. 样品采集、运输、保存和处理　捕鼠笼诱捕法:采用捕鼠笼诱捕法在室内外进行诱捕采集,鼠笼与墙基垂直平放,鼠笼开口朝向墙面。将采集的鼠类用乙醚/三氯甲烷麻醉毒死后装入鼠袋内,做好记录和标记,然后带回实验室进行标本制作和病原体检测。

捕鼠夹夹捕法:采用标准2号夹,室内沿墙基放置,鼠夹与墙基垂直平放,踏板端紧靠墙基,并布放于隐蔽处。小于15m²房间放置1夹,15m²房间放置2夹,大于15m²的房间,按每15m²为一间折算标准间数,放夹数量依此类推。室外按5~10m布1夹,直线布放,行距约20m。

粘鼠板粘捕法:将粘鼠板展开,紧靠墙基放置于室内鼠类经常活动或栖息的场所。

毒饵毒杀法或熏蒸法:选择国境口岸内或交通工具有鼠活动的场所,采用毒饵或熏蒸剂熏蒸灭鼠,采集被杀灭的鼠类装入鼠袋内,做好记录和标记,带回实验室。

采集的样品如果需要进行病原体检测,需低温、24小时内送往实验室。检毕样品应

121℃高压灭菌 30 分钟后,按医疗废弃物处理方法处理。

(二)蚤类标本采集和处理

1. 采样准备 用品用具:鼠袋、熏鼠箱、探蚤棒、集蚤器、白搪瓷盘、粘蚤纸、毛刷、篦子、毛笔。

2. 样品采集、运输、保存和处理

(1)宿主动物体外寄生蚤采集:采集蚤类时工作人员应做好个人防护。采用捕鼠笼捕捉活鼠或其他方法(如鼠夹、挖洞、枪击等)捕鼠,每只鼠装入一个白色鼠袋,扎紧袋口,带回实验室。用乙醚 / 三氯甲烷麻醉后,在白搪瓷盘 / 盆中拣蚤,然后对仍停留在毛中的蚤类用毛刷或篦子仔细梳篦鼠体拣蚤,采集的蚤类标本均装入盛有 75% 酒精的玻璃瓶内,做好记录和标记。其他宿主动物体外寄生蚤可参照上述方法采集。

(2)宿主动物洞干蚤采集:用探蚤棒探鼠洞,上下左右转动几次后慢慢拉出,边拉边用拣蚤镊将探蚤棒上的蚤类拣下,装入盛有 75% 酒精的玻璃瓶内,做好记录和标记,带回实验室。

(3)宿主动物巢穴蚤采集

集蚤器采集法:挖掘宿主动物巢穴,迅速将全部巢穴内容物及窝内浮土一起装入白布袋,做好标记,带回实验室将窝巢内容物倒入集蚤器进行拣集,采集的蚤类标本装入盛有75% 酒精的玻璃瓶内,做好记录和标记。

清水漂浮法:将窝巢内容物倒入白搪瓷盆内加水搅拌,待水面静止澄清后,检查水面上的蚤类。采集的蚤类标本装入盛有 75% 酒精的玻璃瓶内,做好记录和标记。

直接检查法:将窝巢内容物逐次倒入白搪瓷盆内直接进行拣集。采集到的蚤装入盛有75% 酒精的玻璃瓶内,做好记录和标记。

(4)室内游离蚤采集:在室内布放粘蚤纸粘捕游离蚤,将粘捕到的蚤类用毛笔蘸取酒精自粘蚤纸上取下,放入盛有 75% 酒精的玻璃瓶内,做好记录和标记,带回实验室。

采集的样品如果需要进行病原体检测,需低温、24 小时内送往实验室。检毕样品应121℃高压灭菌 30 分钟后,按医疗废弃物处理方法处理。

(三)蚊类标本的采集和处理

1. 采样准备 用品用具:昆虫采集网(末端钝圆的圆锥形网,用 60 目绢纱制成,口径200mm,深 600mm)、乙醚、诱蚊灯、吸蚊枪、白搪瓷盘、水勺、水盆、吸管、水桶。

2. 样品采集、运输、保存和处理

(1)成蚊标本采集

诱蚊灯诱捕法:选择远离干扰光源和避风的场所作为挂灯点,诱蚊灯光源离地 1.5m。日落前 1 小时接通电源,开启诱蚊灯诱捕蚊虫,根据检测目的决定诱集时间。密闭收集器后,再关闭电源。将采集的蚊类麻醉后计数,做好记录和标记,然后带回实验室进行标本制作。

昆虫采集网网捕法:选择蚊虫活动高峰时间,或采取人工干扰造成蚊虫活动。挥网时,监测者手持网柄"∞"形挥网,以 50 次 /min 的频率挥动捕虫网,挥网 5 分钟,收网前用力挥3~4 次,使捕捉的蚊虫集中网底。将采集的蚊类麻醉后做好记录和标记,带回实验室进行标本制作。

吸蚊枪吸捕法:选择有成蚊停息活动的室内场所采用吸蚊枪吸捕成蚊,麻醉后做好记录和标记,带回实验室制作标本。

人帐诱捕法:选择蚊虫活动高峰期,将蚊帐悬挂,上下四角撑开固定,使帐下缘距地面

25cm 高。监测者手持电动吸蚊器和手电筒捕获帐内蚊虫。将采集的蚊类麻醉后做好记录和标记,带回实验室进行标本制作。

(2)蚊蚴及蛹标本采集:在蚊蚴孳生场所用水勺捞取或用吸管吸取蚊蚴和蚊蛹,装入水桶或瓶内带回实验室进行饲养或将蚊蚴用 50~60℃ 的热水杀死,使虫体伸直然后放入盛有75% 酒精瓶内,做好记录和标记,带回实验室制作标本。

采集的样品如果需要进行病原体检测,需低温、24 小时内送往实验室。检毕样品应121℃ 高压灭菌 30 分钟后,按医疗废弃物处理方法处理。

(四)蝇类标本的采集和处理

1. 采样准备用品用具　昆虫采集网、诱蝇笼、乙醚、诱饵、小瓷盘(盛放诱饵)、白搪瓷盘。

2. 样品采集、运输、保存和处理

(1)成蝇标本采集

诱蝇笼诱捕法:诱蝇笼饵盘内放置 50g 红糖、50ml 食醋、50ml 水,或者按照监测目的采用其他诱饵。诱饵盘与捕蝇笼下沿的间隙应不大于 20mm。按照监测目的设定监测时间。将采集的蝇类麻醉后计数,做好记录和标记,然后带回实验室进行标本制作。

粘捕法:监测时将粘蝇带挂在离地面 2.5m 处,粘蝇带之间需相距 3m 以上,根据检测目的设定监测时间。

昆虫采集网网捕法:对一些使用诱蝇笼诱捕法无法诱捕的蝇类和不适合使用的场所采用昆虫采集网网捕法进行采集,将采集的蝇类麻醉后做好记录和标记,带回实验室进行标本制作。

室内毒饵毒杀法:选择有成蝇活动的室内场所采用毒饵毒杀成蝇,采集被毒杀的成蝇,做好记录和标记,带回实验室制作标本。

(2)蝇蛆标本采集:在蝇蛆孳生地表面至 10cm 深的范围,摊平孳生物,拣出全部蝇蛆计数,用水洗净外表后投入沸水中杀死,再放入 75% 酒精瓶内,带回实验室制作标本。

采集的样品如果需要进行病原体检测,需低温、24 小时内送往实验室。检毕样品应121℃ 高压灭菌 30 分钟后,按医疗废弃物处理方法处理。

(五)蜱类标本的采集和处理

1. 采样准备　用品用具:布旗、玻璃瓶、毛笔、篦子、白布袋、白搪瓷盘。

2. 样品采集、运输、保存和处理

(1)布旗法:用约 1m² 的白绒布旗,在室外草丛、灌木顶部将旗平展,顺着前行方向缓缓向前拖移。每行进 10m 时,观察贴地旗面以及操作者体表有无蜱的幼虫、若虫和成虫,用镊子将虫拣入盛有少量湿砂的玻璃瓶内或毒死后放入盛有 75% 酒精瓶内计数,做好记录和标记,然后带回实验室进行标本制作。

(2)动物体表搜蜱法:家畜和野生动物等寄主体表采集蜱类时,用小镊子或毛刷逆毛检查,仔细检查耳壳、眼睑及颜面、颈部垂肉、腋下、胸部、乳房、腹股沟、会阴及肛门附近等容易被叮咬的部位。发现蜱后,先用小镊子轻轻摇动,再果断摘取,防止假头断离。捕获的小型野生动物应放在白布袋内扎紧袋口,带回实验室检查。将采集的蜱类装入盛有少量湿砂的玻璃瓶内或毒死后放入盛有 75% 酒精瓶内计数,做好记录和标记,然后带回实验室进行标本制作。

(3)野生动物洞穴搜蜱法:收集野生动物洞穴中内容物及土壤等,装入白布袋内扎紧袋口,带回实验室放在大型白色瓷盆中仔细检查,收集其中的蜱类。将采集的蜱类装入盛有少量湿砂的玻璃瓶内或毒死后放入盛有 75% 酒精瓶内计数,做好记录和标记,然后带回实验室进行标本制作。

采集的样品如果需要进行病原体检测,需低温、24 小时内送往实验室。检毕样品应 121℃高压灭菌 30 分钟后,按医疗废弃物处理方法处理。

(六)螨类标本的采集和处理

1. 采样准备 用品用具:电热集螨器、玻璃瓶、毛笔、篦子、鼠笼、鼠袋、白搪瓷盘。

2. 样品采集、运输、保存和处理

(1)恙螨标本采集

动物体表采集法:用捕鼠笼捕捉活鼠,装入白色鼠袋,每袋 1 只,带回实验室用乙醚 / 三氯甲烷麻醉杀死鼠,自耳部深处剪下鼠耳,放入平皿内,平皿置于铺有纱布的白搪瓷盘内,将鼠耳外翻,在解剖镜下检查恙螨幼虫,发现螨类即用湿毛笔尖蘸取螨类放入盛有 75% 酒精瓶内计数。同时检查鼠的肛门、乳房、生殖器、腹股沟、尾椎骨上方等部位。鼠体背毛中的恙螨可将鼠四足固定于木板上,背部向上,剪去背毛,放置 30~60 分钟,恙螨幼虫自行爬出即可采获。做好记录和标记,然后带回实验室进行标本制作。其他动物可参照上述方法采集,对耳壳内寄生的螨类用强光照射采集。

布旗法:采用白色绒布制作的布旗在室外草丛中摆动或草上慢慢拖动进行采集,发现螨类即用湿毛笔尖蘸取螨类放入盛有 75% 酒精瓶内计数,做好记录和标记,然后带回实验室进行标本制作。

动物诱集法:将小白鼠或大白鼠或野外捕获的活鼠装入鼠笼,置于野外草丛中 24~48 小时,取回检查,方法同动物体表采集法。

漂浮法:选择野外动物诱集阳性的地方,铲取地面浅层土壤,置于白搪瓷盆内,加水搅拌,待水面静止澄清后将漂浮物捞出置于解剖镜下检查采集恙螨。

(2)革螨标本采集

动物体表采集法:用捕鼠笼捕捉活鼠,装入白色鼠袋,每袋 1 只,带回实验室用乙醚 / 三氯甲烷麻醉杀死鼠,在白搪瓷盘内检查鼠袋内面的革螨,然后检查鼠体,发现革螨即用湿毛笔尖蘸取放入盛有 75% 酒精的容器内。再将鼠放在白搪瓷盆内,用篦子反复梳篦鼠毛,用放大镜检查采集梳下的革螨。

动物窝巢内革螨采集法(电热集螨器采集法):挖掘鼠和其他动物的窝巢,将巢内全部材料及巢内浮土一并装入白布袋内,带回实验室用电热集螨器加热 4~10 小时,采集革螨。

采集的样品如果需要进行病原体检测,需低温、24 小时内送往实验室。检毕样品应 121℃高压灭菌 30 分钟后,按医疗废弃物处理方法处理。

(七)蜚蠊标本的采集和处理

1. 采样准备 用品用具:诱蜚蠊盒 / 瓶、诱饵、粘蟑纸、塑料袋。

2. 样品采集、运输、保存和处理

(1)成虫及若虫标本采集

诱蜚蠊盒 / 瓶诱捕法:采用诱蜚蠊盒 / 瓶诱捕法在室内外进行诱捕采集,将采集的蜚蠊毒死后计数,做好记录和标记,然后带回实验室进行标本制作。

杀虫剂杀灭法:用杀虫剂杀灭蜚蠊后,采集被杀死的蜚蠊,做好记录和标记,带回实验室进行标本制作。

（2）虫卵标本采集：在蜚蠊孳生栖息场所检查采集蜚蠊卵夹，用镊子夹起放入瓶内，带回实验室进行孵化或制作标本。

采集的样品如果需要进行病原体检测，需低温、24小时内送往实验室。检毕样品应121℃高压灭菌30分钟后，按医疗废弃物处理方法处理。

（八）螨类标本的采集和处理

1. 采样准备　用品用具：捕螨网（60目绢纱制成口径20cm，深60cm，末端钝圆的锥形网）、吸虫器、紫外线诱虫灯、手电筒、白瓷盘、广口瓶、平皿、镊子、放大镜、酒精、三氯甲烷和/或乙醚。

2. 样品采集、运输、保存和处理

（1）灯诱法：在室外将紫外诱蚊灯悬放在离地面高度为1.5m的适当位置，周围无其他光源、血源干扰。日落后1小时开灯，诱捕1小时后将收集器闭合。取下收集器，麻醉虫体后处理标本。

（2）网捕法：采集者手持网柄，呈"∞"形挥网，以每分钟50次的频率挥网。挥网结束后用力快挥3~4次，使捕获的昆虫集中到网底，并迅速将近网端段塞入毒瓶内，5分钟后取出倒在白布上捡取螨类。

采集的样品如果需要进行病原体检测，需低温、24小时内送往实验室。检毕样品应121℃高压灭菌30分钟后，按医疗废弃物处理方法处理。

（九）出入境交通工具上病媒生物样品的采集

为有效防止病媒生物及其传播的虫媒传染病经国境口岸传入，海关在口岸开展入境交通工具、货物、集装箱、行李、邮包、快件等携带的病媒生物监测工作，输入性病媒生物监测的主要对象包括鼠、蚊、蝇、蜚蠊、蚤、蜱、螨、螨，以及臭虫、白蛉、蚋、虻、锥蝽、虱等病媒生物。

有下列情形之一的交通工具是监测的重点：一是来自虫媒传染病流行的国家和地区的；二是携带病媒生物风险较高的入境交通工具（包括船舶、航空器、列车）、集装箱、货物（如废旧物品、活动物及动物制品、原木、糖、饲料等）、快件及邮包等；三是海关总署要求需实施输入性病媒生物监测的。

病媒生物样品采集的基本原则：对出入境交通工具进行全面检查，确定病媒生物存在的范围及危害程度，根据检查结果确定采集方法。条件许可时，上述相应采集方法可同时使用。采集病媒生物过程中应尽量保证标本完整，避免损伤。采集到的病媒生物标本应做好详细记录，填写标签，及时送实验室检测。

（十）样品的保存

病媒生物样品保存、运输过程中，应做包装完好，避免反复冻融、受热、阳光直射和颠簸，防止环境污染和样品受损。样品保存与运送人员应具有相应的生物安全知识，在保存、运送过程中能够采取有效的生物防护措施。保存和运送样品专用工具和设备包括：普通冰箱、低温冰箱、带盖塑料桶、塑料盒、塑料袋、白布袋、生物安全运送箱、样品标签、交通工具及其他工具与设备。

1. 活体的保存　应将活体病媒生物连同采集工具一同放入大小合适的白布袋内，扎紧，于白布袋外明显处加贴上记录该样品唯一性的标签，然后将白布袋放入加贴有生物危害标识的带盖塑料桶内，于专用场所内保存，该场所应避免非工作人员进入，并定期消毒。

2. 死体的保存　死鼠应装入大小合适的密封塑料袋内，一鼠一袋；其他死体病媒生物可放入装有一定数量柔软缓冲材料的带有螺旋盖的塑料盒内。塑料袋或塑料盒密封后,于其明显处粘贴记录该样品唯一性的标签,再放入另一装有足量吸湿性材料的可密封塑料袋内,密封袋口,完成包装。包装好的病媒生物样品如果在24小时内能够运送的,应于送样前置于4℃的普通冰箱内冷藏保存;对于24小时内不送样的,应置于−20℃以下的低温冰箱保存。塑料袋或塑料盒应洁净无菌,且具有水密性和防渗漏功能。贮存病媒生物样品的普通冰箱、低温冰箱和超低温冰箱应为专用,由专人保管,并定期消毒。

3. 病原体检测样品的保存　主要包括鼠类脏器(如心、肺、肝、脾、肾、肠等)、血液(全血、血清)、脑组织、肌肉组织、体表寄生虫(如蚤类、蜱类、螨类等)、排泄物(粪、尿)。

用于病毒检测的组织、血清等样品可选择不同的存贮容器直接−80℃冷冻保存。

滤纸吸附保存(血纸条):在解剖动物取材的过程中用2cm×5cm的普通滤纸条蘸取动物胸(腹)腔或者取血部位,血液浸湿滤纸长度的一半,自然晾干后装入样品塑料袋常温或者冷冻保存即可。本方法适用于抗体检测试验,如凝血试验、胶体金试验、酶联免疫吸附试验。

4. 标本的保存　鼠类固态标本鉴定后与头骨放入同一标本盒内,再放入相应的标本柜内避光干燥保存,盒内放入适量樟脑块等防霉防蛀药物保存,定期检查补充,防止霉变和虫蛀。生态标本也可按此方法保存。如发现虫蛀,可采用熏蒸剂熏蒸除虫。

针插标本鉴定后插入标本盒内,再放入相应的标本柜内避光干燥保存,盒内放入适量樟脑块等防霉防蛀药物保存,定期检查补充,防止霉变和虫蛀。

玻片标本放入玻片标本保存盒内,放入相应标本柜内避光干燥保存。

浸泡标本放入浸泡标本柜内避光保存,定期检查,补充或更换酒精甘油或甲醛溶液等保存液,保持标本完全浸泡于保存液中。

（十一）样品的运送

活体的运送:应使用专用交通工具,将盛装有活病媒生物的带盖塑料桶由专人尽快运送至实验室。

死体的运送:死体病媒生物应使用加贴有生物危害标识的生物安全运送箱盛装运送。箱内应填充有足量的用以固定样品袋的缓冲材料,并配备有足够数量的冷冻冰袋或冰盒。对于包装好的样品,应保持在4℃以下,24小时内送往实验室;对于24小时内不能送达实验室的样品,应保持在−20℃以下。

三、国境口岸卫生监督食品样品的采集与处理

为了加强国境口岸食品卫生监督管理,保证国境口岸食品卫生安全,保障公众健康,海关总署根据《中华人民共和国国境卫生检疫法》及其实施细则、《中华人民共和国食品安全法》及其实施条例等有关法律法规的规定,在口岸进行食品卫生监督管理时,应当根据食品卫生检验的有关规定采集样品,及时送实验室检测。

各口岸海关每年应制定本口岸卫生监督食品采样计划,制定计划时应综合考虑本口岸食品安全总体水平和实际情况,明确采样总体要求、重点食品、时间安排和任务分工等内容。根据检验目的、食品特点、批量、检测项目、检验方法等确定每次的采样方案。卫生监督食品采样工作每次应至少由2名卫生监督执法人员执行。

根据确定的检测项目采集足量的食品,采样量不应少于检验需要量的3倍。散装样品每份不少于500g;预包装样品每份不少于250g;《食品安全国家标准》对采样量有特别规定

的,依照其规定执行。对于均匀性好的样品,应当现场分为三份,一份检验,两份做复检、备查或仲裁留样;对于均匀性不好的样品,采样量应当满足实验室处理分样的需要,由实验室将采集的样品分为三份,一份检验,两份留样,并做好分样操作记录。仅检测微生物指标时不需要进行复检。

(一) 采样原则

代表性原则:采集的样品能真正反映被采样品的总体水平。

典型性原则:采集能充分说明监测目的的典型样品,如污染或怀疑污染的食品、掺假或怀疑掺假的食品、中毒或怀疑中毒的食品等。

适量性原则:样品采集数量应既符合检验要求、产品确认及复检需要,又不造成浪费。

原样(状)性原则:所采集样品应尽可能保持食品原有的品质及包装形态。所采集的样品不得受样品以外的任何物质污染。

无菌性原则:对于需要进行微生物项目检测的样品,采样应符合无菌操作的要求,一件采样器具只能盛装一个样品,防止交叉污染。注意样品的冷藏运输与保存。

规范性原则:采样、送检、留样和出具报告均按规定的程序进行,各阶段均应有完整的手续记录,交接清楚。

及时性原则:为避免样品随时间发生变化而影响结论的正确性,应尽快采样送检。

均匀性原则:采集的样品分布或分配在各部分的数量与比例相同。

同一性原则:采集样品时,检测及留样、复检或仲裁所需样品应保证同一性,即同一品种、同一单位、同一品牌、同一规格、同一生产日期、同一批号等。

完整性原则:采取的样品在检测前,应确保数量不少、封装完好、标记清晰。

(二) 采样准备

采样工具:酒精灯及酒精、75% 酒精棉球、镊子、匙、消毒棉签、无菌棉拭子、样品容器(无菌采样罐、无菌采样袋等)、试管、灭菌生理盐水、剪刀、开罐器、勺子、刀子、铲子、记号笔、不干胶标签、皮筋、打火机及样品冷藏运输设备等。凡直接接触样品的采样工具和器具必须保证无菌。

(三) 样品采集、运输、保存和处理

即食类预包装食品和非即食类预包装食品采样时,按照《食品安全国家标准　食品微生物学检验　总则》执行。

散装食品及现场制作食品:足量采集后置于洁净的采样容器。散装液体食品摇匀或搅拌均质后采集足量样品;粮食及固体食品应自每批食品上、中、下三层中的不同部位分别采取部分样品,混匀后按四分法对角取样,再进行几次混合,最后取有代表性样品。

肉类、水产等食品:应按检测项目要求分别采取不同部位的样品或混合后采样。

食源性疾病和/或食品安全事故采样:可根据现场具体情况进行。首先对可疑食物(包括剩余食物、原料及半成品)进行有针对性地选择性采样;必要时对制售可疑食物的用具、工具、容器等进行涂抹采样,对食品加工人员进行手、咽、鼻、病灶皮肤的涂抹采样;现场有呕吐物、粪便的也应及时收集;血样、尿样、洗胃液、呕吐物及粪便等建议由医院的专业医务人员按病症、检验项目等采集。

一次疑似食源性疾病和/或食品安全事故人员超过 100 人的,至少采集 10~20 名具有典型临床症状的病人的生物性样品;30~99 人的,采集病人的生物性样品 5~10 份;小于 30 人的,采集病人的生物性样品 3~5 份。

食源性疾病和/或食品安全事故中样品采样数量不受常规数量的限制,以满足食源性疾病诊断和/或食品安全事故病因判定的检验要求为前提,视样品种类而定。一般固体食品 200~500g(最少不得少于 50g)、液体食品 200~500ml(最少不得少于 50ml)。

样品的运输、保存和处理方法按照《食品安全国家标准　食品微生物学检验　总则》执行。

四、国境口岸生物危害因子样品的采集与处理

为有效防止生物有害因子通过国境口岸传入,确保口岸安全,海关对出入境人员、货物、交通工具、集装箱、行李、邮件、邮包等进行监测和检测,必要时进行现场采样,送指定实验室进行检验。

生物危害因子样品是指在气溶胶施放、污染食物施放、水源施放、病媒生物施放等口岸现场所采集的含有细菌、病毒、毒素、支原体等可疑致病微生物的空气、土壤、食品、水和可疑病媒生物等。

(一)总体原则

根据事件线索以及流行病学指征,先报告上级,再确定采样的时间、地点及对象。

根据先动(气雾、昆虫、小动物)后静(物体表面、土壤、杂物、水)、先近(距袭击点)后远、先密集后稀疏的原则,结合口岸现场地貌特点,选择采集可能带病原体多的材料。

在开展消毒、杀虫和灭鼠等措施前采集样品,在使用抗菌药物治疗前采集临床样品,采样器具应在每次使用后进行消毒处理。

所有样品采集时应保持完整性,各类样品应分装,不可随便拆开;未打开的包装应到实验室后打开;样品应采集双份以上,以备复核。

采样中遇到可疑的未爆炸的炸弹或未打开的邮包、容器等时,不可随意打开或移动,应派专人看守并立即上报请示处理。必要时可采用照相或录像的方式现场留证。

所有采集的样品、收集的物品,均应贴上标签,详细记录采样信息,在已采集的地区竖立标志。必要时可采用照相或录像的方式现场留证。

采样时采样人员应穿一次性防护服或多次使用的防护服、戴生物防护口罩或防护面具,戴手套、眼罩等,必要时穿戴连体的、自供气式正压防护服。

采样人员应具备生物安全方面的知识,应经过生物安全培训,合格后上岗。

所有采集的样品、收集的物品,如不能及时检验或运输时间过长,应采取措施在一定条件下保存,尽可能维持样品的原样以利于检验或留作备份供鉴定及复核用。

(二)采样准备

1. 采集工具　无菌棉签、刷子、纱布、镊子、剪刀、钢铲、采样勺、昆虫瓶、标本瓶、鼠袋、采样袋、塑料离心管(1.5ml)、广口瓶、细胞冻存管、试管、细菌培养皿、低温保存箱、酒精灯、空气采样器、生物安全运输箱、记号笔、标签纸、标志旗、"生物危险"标识、防水袋、冰袋。

2. 试剂　生理盐水、三氯甲烷/乙醚、菌种保存液、50% 中性甘油缓冲盐水(pH8.0)、0.5% 明胶 Hank 液。

3. 个人防护用品　防护服(一次性防护服、多次使用的防护服、连体的、自供气式正压防护服)、线手套、乳胶手套、防护镜、胶(雨)鞋、生物防护口罩、生物防护面罩、眼罩、毛巾、75% 乙醇、驱避剂及其他用品。

4. 设备　低温保存箱。

（三）采样方法

1. 空气样品的采集 采集空气样品,一般应在气溶胶团经过的可疑地带内,在气溶胶装置施放或喷洒可疑地点周围 150~200m 以内及空气不流通地段采集。

自然沉降法:将细菌培养基(普通琼脂或血琼脂平皿)放于气溶胶气团中心地段,打开皿盖,暴露 10~30 分钟,使细菌沉降其上,盖上皿盖。

仪器采样:使用裂隙式空气采样器、滤膜式空气采样器、撞击式空气采样器等进行空气采样,操作方法参照仪器使用说明书。

2. 物体表面样品的采集 污染较重的可疑物体表面,如装有生物恐怖因子的容器,沾附生物恐怖因子粉末的植物叶片、可疑的传单及粉末、液滴等。

物体表面采样:使用无菌棉签蘸取 0.9% 的生理盐水,挤去多余水分后在物体迎风的光洁面涂擦 5~10 次,而后将棉拭子装入细胞冻存管并置于低温保存箱中保存。

植物叶片表面采样:从植物的迎风面或低矮植物的上部采集。选择叶汁黏性小、不因折断后有渗出乳浆的种类,从叶柄处剪断,收集叶片。每个点采集 10~15g,装入采样袋中,密闭后放入低温保存箱保存。

3. 土壤样品的采集 昆虫密集处、细菌弹坑及落有生物战剂(液体、粉状物)等可疑污染区的表层土壤。

用洁净钢铲及刷子取可疑污染区无植物覆盖的表层土壤(3~4cm)至少 50g,装入采样袋或其他消毒容器中。

4. 水样品的采集 可疑污染区暴露水样、自来水,如污染区内积水、沟、渠、河流等。

暴露水样采集:从水面采取样品,每点至少应采 100ml,采集量以 500~1 000ml 为宜,使用同一容器连续采集水样时,每次取样后应进行有效消毒,避免样品交叉污染。

自来水水样采集:点燃酒精棉球灼烧消毒水龙头出水口部位,打开龙头放水 5~10 分钟后再采集样品,采集量以 500~1 000ml 为宜。

5. 可疑邮件样品的采集 包装完整且未溢出的信函:将整个信函装入合适采样袋中封口,再反向装入大一号采样袋并封口,4℃保存。

包装破损且有溢出的信函:用湿棉拭子蘸取溢出粉末,装入采样瓶,信函采集参照上述方法,4℃保存。

包装完整且未溢出的包裹:整包采集,放入采样袋中封口,4℃保存。

包装破损且有溢出的包裹:用采样勺采集粉末总量的 1/10~1/3,装入采样瓶,4℃保存。

（四）样品的包装

样品应分 3 层包装:第 1 层是装有样品的主容器;第 2 层是辅助包装;第 3 层是外包装。

主容器:无菌、不透水、防泄漏、耐高(低)温、耐高压、完全密封。主容器外面要包裹有足够的吸附性材料,一旦有泄漏应可以将所有样品完全吸收。主容器上应当印有生物危险标识、警告用语和提示用语。主容器的表面贴上标签,表明样品类别、编号、数量等信息。主容器可采用金属或者塑料,向容器中罐装液体时应保留剩余空间,同时采用可靠的防漏封口,如热封、带缘塞子或者金属卷边封口,使用旋盖,应用胶带加固。

辅助包装:辅助容器应是在主容器之外的第二层容器,应结实、防水和防泄漏。多个主容器装入一个辅助容器时,应将它们分别包裹,防止彼此接触,并在多个主容器外面垫衬足够的吸收材料。样品数量表格、危险性申明、信件、样品鉴定资料、发送者和接收者信息等相关文件应放入一个防水袋中,并贴在辅助容器的外面。辅助容器应用适当的衬垫材料固定。在制冷或者冷冻条件下运输样品,冰、干冰或者其他冷冻剂应放在辅助包装周围,或者按照规定放在由一个或者多个完整包装件组成的合成包装件中。使用冰时包装应不透水,使用干冰时外包装应能排出二氧化碳气体,使用冷冻剂时主容器和辅助包装应能保持良好的性能,应能承受运输中的温度和压力。

外包装:外包装的强度应充分满足对于其容器、重量及预期使用方式的要求。外包装应当印上"生物危险"标识并标注警告语。

（五）样品的运输

所采的任何样品,应在采集后 2~3 小时内运输到具备样品处理能力的指定实验室。运输中应按照《可感染人类的高致病性病原微生物菌(毒)种或样本运输管理规定》执行。

（六）样品的保存

采集了样品的平皿应轻拿轻放,防止盖子滑脱造成污染,密闭 4℃保存。

采集的水样品应使用无菌、清洁、密闭的容器盛装,若 2 小时内能对样品进行检验,可在常温条件下存放,否则应置于低温保存箱中保存。

其他样品应低温保存,固态组织样品可用 50% 中性甘油缓冲盐水(pH8.0)−80℃保存,液态样品可用 0.5% 明胶 Hank 液 −80℃保存。

（刘　杨）

第七章 卫生微生物检验样品前处理新技术

"选择一种合适的样品前处理方法,就等于完成了分析工作的一半",这恰如其分地道出了样品前处理的重要性。由于微生物样品的来源范围广泛,并且微生物的数量在样品中很低,为了提高检出率,需要对微生物样品进行前处理。微生物样品的前处理,首先可以起到浓缩待测微生物的作用,经过前处理富集后,有利于分析测定,从而提高方法的检出率。其次可以消除样品中其他杂菌和病毒的干扰,提高方法的灵敏度。此外,样品经前处理以后容易运输和保存,而且可以使待测微生物保持相对稳定,不容易发生变化。

第一节 病原分离富集技术

微生物富集作为提高微生物检测效率的有效途径,在生物医学及临床等领域一直备受关注。传统病原检测主要是直接检测法和培养基富集后检测法,直接检测法由于病原的含量低,样品杂质存留等问题,检测的灵敏度不高;培养基富集后的检测法流程繁琐,耗时费力,不适用于快速检测。很多技术几乎都是注重病原的检测而忽略了检测前的富集过程,这样会导致很多病原漏检的情况。病原分离富集技术是将大体积的样品中含量很低的病原通过分离、浓缩、增菌等方法全部富集到可检测的小样品中,从而增加单位体积样品中的病原数量,除去了某些干扰检测的成分,提高检测灵敏度,为后续检测工作提供帮助。

病原富集的方法主要包括物理法和生物亲和法。其中常用的物理法包括过滤法和离心法等;生物亲和法是根据微生物特性将其与固相载体结合以实现分离,结合方式可分为特异性结合与非特异性结合。磁性分离法是生物亲和分离法的一种。过滤法和离心法是根据微生物的物理特性,非特异性地富集微生物,适用的菌种较广泛,但在实际应用方面存在一定不足。如过滤法容易出现堵塞滤孔,无法用于黏稠样品中的微生物富集及特异性分离靶微生物等。密度梯度离心存在成本高、操作繁琐、灵敏度低等不足,仍需进一步改进,提高特异度及灵敏度,简化操作。磁性分离技术已被广泛应用于免疫学、分子生物学、生物动力学、基因工程等各领域,包括高通量的核酸、蛋白质、细胞及细胞器、微生物的分离,免疫分析,病原体检测,生物大分子之间相互作用的研究等。随着激光质谱、微阵杂交等高新检测技术的不断发展,磁性分离技术与之结合将有更大的应用空间。总之,因磁性分离技术具有快速、低成本、可自动化调节、高特异度等优点,故在分离技术的自动化与微型化方面有广阔的应用前景。

一、膜过滤法

膜过滤法是根据过滤膜的孔径尺寸,利用溶液中不同组分透过膜的迁移率不同来实现病原的分离。将适当孔径的滤膜放入滤器,过滤样品。由于滤膜的作用,微生物会滞留在膜表面,使微生物与样品溶液分开,达到分离目的。1752 年,Abbe Nollet 首次提出利用过滤法分离水和酒精。1960 年,Loeb 和 Sourirajan 制备了第一张具有高透水性和高脱盐率的不对称膜,被誉为膜分离技术发展的里程碑。根据材质不同可将膜分为固体膜和液体膜,根据材料的来源不同分为天然膜和合成膜,根据结构不同分为多孔膜和致密膜,根据功能不同分为离子交换膜、渗析膜、微孔滤膜、纤维玻璃滤膜、超过滤膜、反渗透膜、渗透蒸发膜、气体渗透膜等。其中微孔滤膜和纤维玻璃滤膜应用最为广泛。

（一）微孔滤膜

微孔滤膜(图 7-1-1)只允许较小的分子通过,因此可以浓缩一定体积大小的病原;带有电荷的滤膜可以通过静电引力与带有相反电荷的病原结合而浓缩病原。有学者采用新的正电荷滤膜从大体积水体中富集了脊髓灰质炎病毒、柯萨奇病毒、埃可病毒,三种病毒回收率分别为 54%、27%、32%。也有学者利用带正电荷的滤膜通过静电吸附作用使革兰氏阳性菌从样品中分离,原理在于革兰氏阳性菌的细胞壁上的磷壁酸带有负电荷;细菌的电性大小和所在样品的 pH、细菌的种类、电解质等有关,通过优化这些条件可进一步提高分离富集效率。

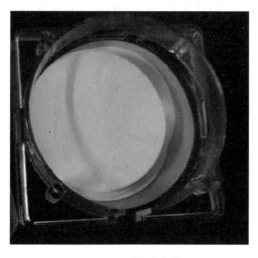

图 7-1-1　微孔滤膜

（二）纤维玻璃滤膜

纤维玻璃滤膜由于其特有的分子结构可用于病毒的浓缩富集。此方法对污水、饮用水、地下水、河水和水库水中的病毒都显示出很好的浓缩和富集效果,而且玻璃滤膜价格便宜,已经广泛应用于实验室中病原的浓缩。

临床上常用的滤膜孔径为 0.22μm 和 0.45μm,前者常用于注射液和化学溶液除菌,后者常用于富集体液(如脑脊液、痰液)中的微生物。过滤法的优点是成本低、速度相对较快且浓缩的效果也比较明显,适用于大体积样品中微生物的富集,但因回收率较低,故较少用于有一定黏稠度的样品,如全血或血小板等样品。

二、离心法

离心技术是利用物体高速旋转时产生强大的离心力,对比重不同的物质进行分离的方法。在临床和基础研究中,分离富集样品中的微生物常用的离心方法有直接离心法和密度梯度离心法。

（一）直接离心法

直接离心法是在不加入介质的条件下，直接对样品中的病原进行分离富集。大部分的病原沉降于底部，达到了分离富集的目的。但是，直接离心时样品中与靶病原密度相近的其他成分也会随之沉淀，影响分离的纯度。

（二）密度梯度离心法

密度梯度离心法（图 7-1-2）是用一定的介质在离心管内形成连续或不连续的密度梯度，将混悬液置于介质的顶部（顶部或混匀），根据病原在密度梯度液中的比重不同，通过离心力的作用使靶病原分离。常用的沉降介质有蔗糖、氯化铯、Ficoll 液、Percoll 液等，其中 Ficoll 液、Percoll 液可用于微生物细胞的分离、富集。Ficoll 密度梯度离心法与膜过滤法结合，可分离富集全血中的大肠埃希菌、肺炎克雷伯菌、流感嗜血杆菌、脑膜炎奈瑟菌、铜绿假单胞菌、唾液链球菌、肺炎链球菌等 12 种细菌。Percoll 液最适用于立克次体的富集，还可用于红细胞内伯氏疟原虫的分离等。

密度梯度离心法较其他方法而言，富集的效率明显提高，但是成本昂贵，可处理的样品种类、体积有限，且难以实现不同种类微生物的分离，会造成大量微生物的丢失。

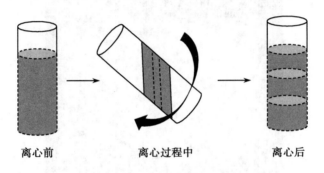

离心前　　　　　　离心过程中　　　　　　离心后

图 7-1-2　密度梯度离心法

富集病毒常用的方法是蔗糖密度梯度离心法，能得到比较纯的病毒。其过程如下：

①将收集的组织或脏器用玻璃匀浆器充分研磨后制成悬液，经反复冻融 3 次后，置 –20℃ 冰箱中备用。② 5 000g 离心 15 分钟后，获取上清液，然后再 20 000g 高速离心 30 分钟后取上清液。③ 100 000g 超速离心 2 小时，将沉淀用少量 STE 溶解。④取 5~8ml 的含病毒样品的 STE 溶解液于超速离心管中，然后依次加入 30%、45%、60% 的蔗糖，用长针头从底部往上加。110 000g 离心 2.5 小时，发现在 30% 与 45% 以及 45% 与 60% 之间都有一条明亮的带，用长针头将两条不同部位的带吸取出来，分别收集到不同的瓶内。⑤去蔗糖：用 STE 缓冲液适量稀释纯化的病毒，然后 110 000g 离心 3 小时，用少量 STE（根据沉淀的量决定加入多少）缓冲液重悬，即获得纯化的病毒。⑥ –20℃ 冻存备用，用时可用分光光度计测定其病毒含量。

三、磁性分离法

磁性分离技术最早源于铁矿石中磁性物质的分离，是目前微生物分离富集最有效的方法之一。通常是先利用抗体修饰的免疫磁珠与目标微生物进行免疫反应，形成磁珠 - 目标微生物复合体，简称磁微生物，再外加磁场对磁微生物进行分离，最后将磁微生物复溶于少量缓冲液中，实现微生物的分离和富集。磁性分离有非特异性磁性分离和免疫磁性分离（特异性磁性分离）。

（一）非特异性磁性分离

非特异性磁性分离是用未经包被单克隆抗体的超顺磁性 Fe_3O_4 粒子的裸磁珠非特异性吸附细菌,对大肠埃希菌、沙门菌、志贺菌、副溶血性弧菌等病原菌的富集率可高达 98%。除了裸磁珠外,生物纳米磁珠、蒙脱石等材料也可用于细菌富集。生物纳米磁珠是在磁性细菌体内形成的,已被用于多种细菌的富集。蒙脱石是一种硅酸盐矿物,有研究表明,纳米蒙脱石对大肠埃希菌、霍乱弧菌、空肠弯曲菌、金黄色葡萄球菌均有较好的吸附作用。但是蒙脱石只吸附表面带有粒编码蛋白(CS31A)的病原菌,对表面不带 CS31A 的正常菌无吸附作用。

（二）免疫磁性分离

免疫磁性分离(图 7-1-3)是利用包被有单克隆抗体的磁珠(图 7-1-4),与含有相应抗原的靶物质结合,通过磁场作用将结合有靶物质的磁珠富集。免疫磁性分离是将免疫学反应的高度特异性与磁珠特有的磁响应相结合的一种新的免疫技术,是一种特异性强、灵敏度高的免疫学分离富集方法。免疫磁珠是免疫分离的关键材料,磁珠的粒径一般在 10nm 到 $1\mu m$ 之间,按照结构可分为核 - 壳型、马赛克型、壳 - 核型和核 - 壳 - 核型。磁珠具有一定的磁性,在外加磁场的作用下定向移动,样品加入磁珠时,磁珠可以分散并能与样品充分混匀,在样品管的一侧加入磁场时,磁珠能够迅速迁移并吸附在靠近磁场的管内壁上,移除多余的样品即可分离富集靶物质。

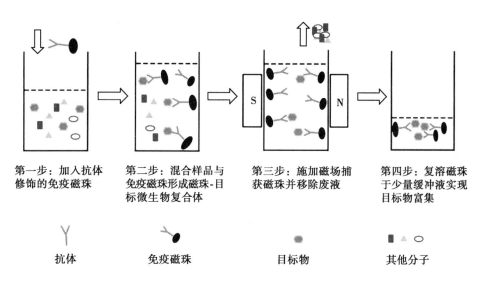

第一步：加入抗体修饰的免疫磁珠　第二步：混合样品与免疫磁珠形成磁珠-目标微生物复合体　第三步：施加磁场捕获磁珠并移除废液　第四步：复溶磁珠于少量缓冲液实现目标物富集

抗体　　免疫磁珠　　目标物　　其他分子

图 7-1-3　免疫磁性分离工作原理

磁珠的直径、表面基团可影响富集的效率。磁珠的直径及其均匀度影响其在溶液中的分散度、磁响应度、聚集力等,典型的磁珠直径有 $1\mu m$、$2.8\mu m$、$4.5\mu m$ 等。$1\mu m$ 磁珠常用于体外诊断和高通量分析,$2.8\mu m$ 磁珠多用于富集蛋白质、多肽、抗体、酶、激素、受体等,$4.5\mu m$ 磁珠常用于富集细胞或细胞器等。目前,商业化磁珠表面通常修饰有羧基、氨基酸或油酸等官能团,可利用 EDC/NHS 法活化羧基,偶联链霉亲和素,再与生物素化抗体结合,实现磁珠表面的抗体修饰。除了抗体之外,适配体/噬菌体和凝集素也可作为分子识别材料修饰在磁珠表面(表 7-1-1)。

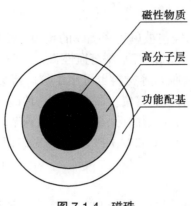

图 7-1-4　磁珠

表 7-1-1　不同分子识别材料的比较

识别材料	优点	缺点	目标物
抗体	商业化成熟,技术成熟,特异性好	昂贵,需要准备时间,易失活	蛋白质、细菌和病毒等
适体	化学合成,价格便宜,易于储藏,特异性好	未商业化,需要时间选择,受到带电荷目标物的干扰	小分子、蛋白、核酸、细胞、组织和生物体等
噬菌体	广泛分布于细菌宿主内,易于扩增,特异性好	被细菌识别原件所限,难以修饰	细菌
凝集素	已被商业化,易于获取,价格便宜	低特异性,受限于识别目标物	细菌、细胞、碳水化合物和蛋白质

　　免疫磁珠法:免疫磁珠富集分离是利用外有功能基团可结合抗体的磁珠作为抗体的载体,用单克隆或多克隆抗体作为捕捉分子,当磁珠上的抗体与相应的抗原结合后形成磁珠-抗体-抗原免疫复合物,这种复合物在磁力的作用下定向移动,然后与其他物质分离,从而达到富集病原的目的。

　　有学者用多克隆抗体包被磁珠,用于葡萄卷叶病毒的富集,结果在葡萄叶组织提取物稀释 10 倍和 100 倍后仍能检测到 PMWaV-1、PMWaV-2 和 PMWaV-3,在回顾性检测已确诊的 42 个样品中,准确率为 100%。近年来,免疫磁珠法得到了快速的发展,广泛地应用在金黄色葡萄球菌、致病性大肠埃希菌、副溶血性弧菌、空肠弯曲菌等多种病原的富集中。其主要优点是可以明显缩短检测时间,但也存在一些问题,如抗体包被的磁珠间可能发生凝集反应;富集效率还受磁珠大小的影响,小磁珠分布均匀,但回收较难,大磁珠分离简单,但易形成沉淀,需适当搅拌才能保持悬浮状态。

　　1. 适配子磁珠法　适配子是从随机单链寡核苷酸库中筛选出的与靶物质具有特异性高亲和力的寡核苷酸。适配子与靶物质的结合方式同抗原、抗体反应,而且适配体与靶细胞的结合既有结构依赖性,又有序列依赖性,同抗体一样具有高度识别并结合靶物质的能力,和磁珠偶联后可以作为病原富集的捕捉分子。有报道称肠道血清型沙门菌的特异性适配子与磁珠连接,在病原水平较低的情况下富集并检测到沙门菌,这种方法避开了样品制备过程中靶核酸的损失,增加了放大效应,而且适配子具有价廉、分子量小、适用范围广、变性可逆、可长期保存、可化学合成和修饰等优点。

2. 噬菌体磁珠法　噬菌体不仅在其表面含有靶细菌的特异性单链抗体,而且在其蛋白质外壳内含有编码该抗体的 DNA。因此,可以利用表面展示有单链抗体的噬菌体特异性识别目标抗原,然后利用噬菌体内部的 DNA 作为模板进行核酸扩增,把噬菌体作为载体直接介导完成免疫识别和信号检测过程。有研究报道噬菌体及噬菌体衍生化技术在食源性细菌检测上的应用,并提出噬菌体能够快速准确地鉴别出有活性的细菌,检测灵敏度极高,有些甚至达到 2 个细菌 /ml。噬菌体磁珠法不仅能有效富集微量病原而且检测灵敏度很高,用噬菌体代替免疫 PCR 中的 DNA 分子,不仅能够增加检测稳定性而且减少检测成本,但这种方法也存在噬菌体导致病原细胞溶解或遗传物质降解的问题。

磁珠免疫 PCR 法:磁珠免疫 PCR 法是利用磁珠的有效富集能力和免疫 PCR 技术的高敏感性及特异性相结合,从而富集和检测病原。具体方法是首先在磁珠上连接链霉亲和素,然后将特异性抗体生物素化,再将生物素化后的抗体与链霉亲和素化的磁珠连接形成磁珠-抗体复合物。将此复合物与待检病原及一段 DNA 标记的检测抗体进行孵育后,最后利用磁场分离富集病原同时进行标记 PCR 检测。有学者用磁珠免疫 PCR 法检测人血清中的乙肝表面抗原(HBsAg),并与磁珠酶联免疫吸附试验(M-ELISA)进行比较,结果磁珠免疫 PCR 法敏感性比 M-ELISA 法高 125 倍。磁珠免疫 PCR 是一种新的病原富集和检测方法,其检测灵敏度较高,可以检测低于常规方法检测极限的微量病原。

磁性分离法与过滤法和离心法的比较见表 7-1-2。

表 7-1-2　三种富集方法的比较

项目	过滤法	离心法	磁性分离法
原理	根据过滤膜的孔径尺寸,利用溶液中不同组分透过膜的迁移率不同来实现分离	离心技术是利用物体高速旋转时产生强大的离心力,对比重不同的物质进行分离的方法	利用抗体修饰的免疫磁珠与目标微生物进行免疫反应,形成磁珠-目标微生物复合体,简称磁微生物,再外加磁场对磁微生物进行分离,最后将磁微生物复溶于少量缓冲液中,实现微生物的分离和富集
优点	效率高 成本低 适用于大量液体中分离微生物	效果显著 成本低	高灵敏度和特异性;细胞活性不受影响;操作简单,适合大规模作业设备便宜
缺点	滤膜孔容易受阻 不适合黏性液体 低灵敏度和特异性	低灵敏度 耗时 处理样品的体积有限 难以实现不同微生物的分离 效率低 复杂且难控制 介质可能对细胞有损害,并对之后的操作有影响	处理的样品有限 成本高

续表

项目	过滤法	离心法	磁性分离法
应用	孔径为 0.22μm 的膜用于医用注射液和化学溶液的过滤除菌 孔径为 0.45μm 的膜用于体液(如脑脊液、痰)中富集微生物	分离单核细胞、外周血的淋巴细胞、骨髓或脐带血; 分离核酸、蛋白质、核糖体亚基、病毒等	广泛应用于免疫学、分子生物学、生物动力学、基因工程等; 包括高通量分离核酸、蛋白质、细胞、免疫分析、病原体检测以及生物大分子之间的相互作用

3. 纳米磁珠　随着纳米技术的迅速发展,纳米磁珠逐渐代替传统的微米磁珠,因为纳米磁珠具有更大的比表面积,更好的水溶性,更小的空间位阻等优点,从而也具有更高的分离效率。然而,由于磁场强度随着空间距离的增加而迅速衰减,使磁场对纳米磁珠的作用距离非常有限,通常在 1cm 之内,因此传统的免疫纳米磁性分离法较适合于小体积样品(<1ml)。

四、其他分离富集法

1. 磁泳　磁泳(图 7-1-5)是一种流动的磁性分离法,相对于免疫磁性分离,磁泳实现了流动分离,样品处理量大,操作自动化。趋磁细菌是一类长约数微米、有鞭毛、革兰氏阴性、细胞内部有排列成链状的由类脂物组成的囊泡包裹着纳米级的磁小体、可以沿着地球磁力线泳动,在含有铁离子的培养液中可大量繁殖的一类细菌。在实验室用磁极与它们作用,改变两极方向时,它们也会反向运动。

磁泳分离细菌是在远磁槽中加入菌液,同时在近磁槽中加入等量的培养基,体内含有磁性颗粒的细菌在细长的毛细管中借助连续的磁场梯度提供的磁场力进行泳动,而体内没有磁性颗粒的细菌则留在了远磁槽中。将分离得到的近磁菌用涂布平板法分离,挑取单菌落,并将其富集。

2. 微流控芯片　除了以上微生物分离富集方法外,新出现了微分析技术平台微流控芯片。因为其结构缩微化、功能集成化、样品和试剂耗量低、高通量输出、分析时间短、易于便携和自动化等优势,所以在微生物检测中的发展非常迅速。现有的微流控芯片对微生物的检测主要针对微生物某一个步骤,如富集。微流控芯片又称芯片实验室,是把化学和生物等领域中所涉及的样品制备、反应、分离、检测等基本操作单元集成到一块几十平方厘米的芯片上,由微通道形成网络,以可控流体贯穿整个系统,用以取代常规化学或生物实验室的各种功能的一种高新技术平台。

微流控芯片系统的特点:①多种操作单元可灵活组合、整体可控和规模集成,可将整个病原菌的样品处理和检测分析过程整合在一块芯片上;②通过微机电系统(MEMS)加工,可

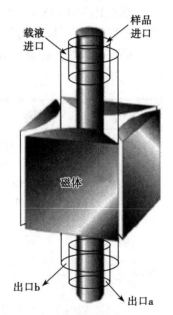

图 7-1-5　磁泳装置图

以很容易地在芯片上刻蚀密集的分析通道阵列,大大增加了分析通量,并且芯片每一通道之间均相互独立,避免了样品的交叉干扰,分离分析过程完全在一个相对密闭的通道中进行,降低了操作者被感染的危险性;③鉴于芯片微通道的结构(微升级或纳升级),微尺度下的高比表面积,流体传质、传热快,有效地降低了样品和试剂的消耗量,大大缩短整个分析时间,达到快速分析的目的。

已有研究实现芯片上细菌的富集,有研究者利用芯片微通道中的构型对细菌颗粒进行机械阻滞,有学者以排列在微通道中的微珠阵列完成了对大肠埃希菌 O157∶H7 等细菌的富集,也有学者用微流控芯片免疫磁性分离技术对大肠埃希菌进行富集,再用离线的 PCR 和毛细管电泳进行检测,可达到 70% 的捕获率和 2cfu/ml 的检出率。目前有研究报道利用芯片微通道中的微坝等特殊结构对细菌形成机械阻滞作用;或在芯片内施加非均一电场,利用介电电泳实现对细菌的富集;还有的将免疫分析技术整合于芯片中实现病原菌的特异性筛选。前两种方法的选择性低,难以特异性分选出病原菌,而芯片的结构比较复杂,加工的难度大;最后一种方法不仅特异性高,富集速度快,并且所需芯片结构简单,不需特殊设备,该方法的技术也比较成熟,操作简单,易于在微流控芯片上实现。

为了提高微生物的富集效率,研究者们往往会增加芯片内的表面积,较为常用的是在芯片内整合免疫磁分选技术。该技术能高效富集细菌且操作方式灵活,但是磁珠价格昂贵,芯片构型因磁场发生器的介入而较为复杂,难以普及;另外,也可以在微通道或微腔体中填充具有纳米至微米级粒径的玻璃或聚合物微珠来提高芯片内壁表面积。微珠易于更换和填充,既可增加芯片的利用率,又通过填充经不同抗体修饰的微珠来实现对不同目标病原菌的分选。将抗体固定这一步骤在芯片外完成后,再将微珠填入微通道中,可避免抗体吸附于非免疫捕获的功能区域,使芯片的各集成单元功能更加分明。微珠价格低廉,易于在通道中操控,可一次性使用,从而保证每次测定时固相表面均未受到污染,有利于测定的准确性。

有学者将微流体技术与荧光激活细胞分选技术用于人全血(红细胞浓度约 10^8/ml)中大肠埃希菌的富集,可将全血中的大肠埃希菌浓缩 300 倍。还有学者根据细菌的特性,采用凝胶吸附方法富集靶细菌。有学者根据红球菌具有与烷烃高亲和的特性,应用多聚丙烯酰胺凝胶,在含多种细菌的培养基中特异性地吸附红球菌,富集效率达 72%。其原理是细菌通过表面蛋白与凝胶中的配基发生特异性结合而被吸附到凝胶上,从而达到细菌的富集和分离。

微生物富集作为提高微生物检测效率的有效途径,在生物医学及临床等领域一直备受关注。常用的微生物富集方法有过滤法、离心法、磁性分离法等。过滤法和离心法是根据微生物的物理特性,非特异性地富集微生物,适用的菌种较广泛,但在实际应用方面存在一定不足。如过滤法容易出现堵塞滤孔,无法用于黏稠样品中的微生物富集及特异性分离靶微生物等。密度梯度离心法存在成本高、操作繁琐、灵敏度低等不足,仍需进一步改进,提高特异度及灵敏度,简化操作。磁性分离技术已被广泛应用于免疫学、分子生物学、生物动力学、基因工程等各领域,包括高通量的核酸、蛋白质、细胞及细胞器、微生物的分离,免疫分析,病原体检测,生物大分子之间相互作用的研究等。因磁性分离技术具有快速、低成本、可自动化调节、高特异度等优点,故在分离技术的自动化与微型化方面有广阔的应用前景。对于其他分离富集的方法,因为磁泳系统采用的纳米磁珠是商业化的羧基磁珠或链霉亲和素磁珠,磁珠的粒径均一性较差,在很大程度上影响了磁泳的分离效果,因此可以采用磁泳方法或者其他微粒分选方法对纳米磁珠进行精细筛选,获得均一性更好的纳米磁珠,提高分离效率。目前的磁泳方法仅能针对禽流感病毒或大肠埃希菌进行分离和富集,因此可以进一步优化磁性分离方法,开展多种病原微生物磁泳分离方法研究。

(郭振中)

第二节　全自动样品处理技术

一、核酸全自动提取与纯化系统

核酸(nucleic acid)是以核苷酸为基本组成单位的生物信息大分子,是遗传信息的携带者,也是基因表达的物质基础,包括 DNA 和 RNA。随着分子生物学技术的快速发展,核酸扩增、核酸杂交已成为病原微生物检测、物种鉴定、物种起源分析、多样性评估及其亲缘关系、系统进化等常用研究手段之一。这些分子检测和分子诊断技术在健康体检、视频法医等领域中也发挥重要的作用。而这些技术的关键就是如何从样品中快速有效的分离提取所需的基因组核酸。

分离与纯化核酸的基本要求是保持核酸分子一级结构的完整性,并排除其他分子的污染,保证核酸的纯度。核酸的提取方法包括经典的酚氯仿抽提法、高盐沉淀法等,以及新兴的硅介质柱法(如玻璃粉吸附法、二氧化硅基质法)、离子交换法(如阴离子交换法)、磁性分离法(如磁珠法)等(表 7-2-1)。

表 7-2-1　核酸提取方法比较

鉴别点	酚氯仿抽提法	高盐沉淀法	硅介质柱法	离子交换法	磁性分离法
纯度	较高	低	高	高	高
方法稳定性	低	低	高	高	高
技术要求	高	高	低	高	低
有机溶剂	需要	不需要	不需要	不需要	不需要
操作时间	较长	长	短	长	短
规模化	否	是	是	否	是
多步离心	需要	需要	需要	需要	不需要
自动化	否	否	是	否	是

不管哪种方法,提取步骤类似,包括:①利用物理或化学方法促进细胞裂解,使细胞内核酸释放出来;②初步将核酸与细胞内蛋白质、多糖、脂类等分离;③将核酸进行洗脱与富集。

虽然原理大致相同,但经典的核酸提取技术,需要大量的生物样品,提取步骤较为繁杂,费时长,效率低,很难实现自动化以及规模化,且大部分方法需用有机试剂,对环境和操作人员具有潜在的威胁。以酚氯仿法为例,介绍经典核酸提取方法的原理和步骤:

原理:使蛋白质变性,同时抑制了DNA酶的降解作用,用苯酚处理标本时,由于蛋白与DNA联结键断裂,同时蛋白分子表面含有大量极性基团,与苯酚相似相溶,使蛋白分子溶于酚相,而DNA溶于水相。

步骤:

(1)准备酚:氯仿:异戊醇(25:24:1):将Tris饱和酚和氯仿:异戊醇(24:1)等体积混合后,用0.1mol/L的Tris-HCl(pH8.0)抽提几次以平衡这一混合物,置棕色瓶中,上面覆盖等体积的0.01mol/L Tris-HCl(pH8.0)液层,保存于4℃。

(2)用酚:氯仿抽提核酸

1)将核酸样品置于EP管中,加入等体积的酚:氯仿:异戊醇。

2)混匀管中内容物使之成为乳浊液。

3)室温12 000g离心15秒,如果有机相与水相不能充分分开,则可延长时间或提高转速再离心。

4)用移液管把水相转移到另一离心管中。

5)重复步骤1)~4)直至在有机相和水相之间的界面上看不到蛋白质。

6)加入等体积的氯仿:异戊醇(24:1)并重复步骤2)~4)。

7)乙醇沉淀回收核酸。

随着技术的进步,传统的从液相系统中分离提取核酸的方式逐步被以固相吸附物载体为基础的高效、便捷、环保、大通量、自动化的新方法所取代。核酸自动提取仪,又称核酸自动纯化仪,是一种应用配套的核酸提取试剂来自动完成样品核酸快速提取工作的仪器。根据其提取原理可分为离心柱法和磁珠法两种。

(一)离心柱法

1. 原理 核酸离心纯化柱采用硅胶膜作为核酸的特异性吸附材料,在正常情况下,核酸表面覆盖有一层由水分子组成的亲水薄膜,以维持其水溶性。高浓度盐离子的加入破坏了核酸表面亲水薄膜的相对有序排列,形成了疏水环境。在此环境中,核酸与硅胶膜能有效结合,而蛋白质、代谢产物和其他污染物则不能结合,可以保障最大程度地回收样品中的DNA/RNA,同时去除其他杂质。常用二氧化硅作为固相吸附载体。

离心柱法核酸全自动提取仪主要采用离心机和自动移液装置相结合的方法,依次完成裂解、结合、洗涤和洗脱过程(图7-2-1)。该方法通量一般在1~12个样品,操作时间和手工提取差不多,自动化程度比较低,适合于量少、稀薄、不黏稠的样品,如少量菌液、血液等。如果样品量比较大,核酸释放量比较大,或者样品中有未裂解充分的成分,在离心过程中,极容易堵塞柱子,并且样品需要预先用液氮或研磨仪充分研磨,而后多步离心,程序较为繁琐。

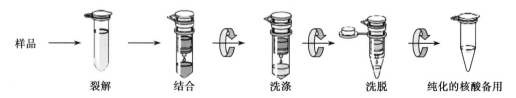

图7-2-1 离心柱法核酸全自动提取仪工作原理

裂解:破坏蛋白质外壳,释放核酸;结合:核酸被二氧化硅捕获;洗涤:用不同的缓冲液冲洗,去除蛋白质等杂质;洗脱:将结合在二氧化硅上的核酸洗脱。

2. 常用介质 该介质柱中常用的二氧化硅基质类型包括二氧化硅粒子、玻璃微粒、玻璃微纤维和硅藻土,均能在特定条件下与核酸进行结合。

(1)二氧化硅粒子:带负电荷的 DNA 和带正电的二氧化硅粒子有很高的亲和力。阳离子 Na$^+$ 发挥桥梁作用,吸附核酸磷酸盐骨架上带负电荷的氧,在高盐的酸性条件下, Na$^+$ 打破水中的氢和二氧化硅上带负电荷的氧离子间的氢键,DNA 与二氧化硅紧密结合,先洗涤除去其他杂质,再用低离子强度的 TE 缓冲液或蒸馏水洗脱,得到纯化的 DNA 分子。

(2)玻璃微粒和玻璃纤维:玻璃微粒和玻璃纤维都可用于核酸的提取和纯化。在离液盐存在下,硅胶和玻璃颗粒的混合物可以把核酸从其他物质中分离出来,离液盐可促进 DNA 与普通硅酸盐、含铅玻璃和硼硅玻璃结合,核酸吸附到玻璃底物上的机制与吸附色谱法类似。此种混合介质在提取 DNA 过程中同时也发挥纯化作用。

(3)硅藻土:硅藻土中二氧化硅的含量高达 94%,一直被应用于过滤和色谱。在离液盐存在的情况下,可将 DNA 固定在颗粒表面,所获得的硅藻土与 DNA 结合物用含醇的缓冲溶液处理,从而 DNA 被洗脱出来。

(二) 磁珠法

1. 原理 与硅胶膜离心柱类似,以磁珠为载体,运用纳米技术对超顺磁性纳米颗粒的表面进行改良和表面修饰,制成超顺磁性氧化硅纳米磁珠。该磁珠能在微观界面上与核酸分子特异性地识别和高效结合。利用氧化硅纳米微球的超顺磁性,在离液盐(盐酸胍、异硫氰酸胍等)和外加磁场的作用下,能从血液、动物组织、食品、病原微生物等样品中分离出 DNA 和 RNA,可应用在临床疾病诊断、输血安全、法医学鉴定、环境微生物检测、食品安全检测、分子生物学研究等多种领域。

磁珠法核酸提取具有传统 DNA 提取方法无法比拟的优势,主要体现在:①能够实现自动化、大批量操作,可设计成很多种通量,既可以单管提取,也可以提取 8~96 个样品,目前已有 96 孔的核酸自动提取仪(图 7-2-2),用一个样品的提取时间即可实现对 96 个样品的处理,符合生物学高通量的操作要求,使得传染性疾病暴发时能够进行快速及时的应对;②操作简单、用时短,提取 96 个样品仅需 30~45 分钟,大大提高了实验效率;③安全无毒,不使用传统方法中的苯、氯仿等有毒试剂,对实验操作人员的伤害减少到最小;④磁珠与核酸的特异性结合使得提取的核酸纯度高、浓度大。

2. 方法类型 根据移液特点主要分为抽吸法和磁棒法两大类。

(1)抽吸法:也叫移液法,通过液体的转移来实现核酸的提取纯化,一般通过操作系统控制机械臂来完成移液。其过程包括:①裂解,在样品中加入裂解液,通过反复吹打混匀及加热,破碎细胞释放核酸;②吸附,在样品裂解液中加入磁珠,充分吹打混匀,利用磁珠在高盐低 pH 条件下对核酸具有很强亲和力的特点,吸附核酸,在外加磁场作用下,磁珠与溶液分离,利用吸头将液体移出弃至废液槽,吸头弃掉;③洗涤,撤去外加磁场,换用新吸头加入洗涤缓冲液,反复吹打混匀,去除杂质,在外加磁场作用下,将液体移出;④洗脱,撤去外加磁场,换用新吸头加入洗脱缓冲液,反复吹打混匀,结合的核酸即与磁珠分离,从而得到纯化的核酸。

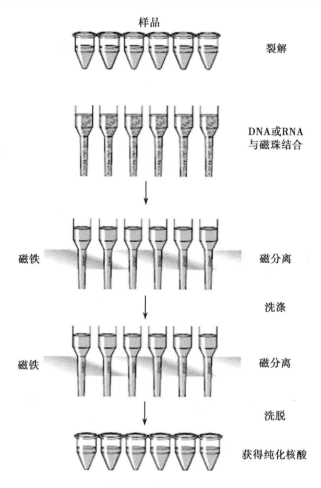

样品

裂解

DNA或RNA
与磁珠结合

磁铁　　　　　　　　　　　　　磁分离

洗涤

磁铁　　　　　　　　　　　　　磁分离

洗脱

获得纯化核酸

图 7-2-2　磁珠法核酸全自动提取仪工作原理

此方法是大型移液工作站采用的方式,仪器主体包括自动化排枪、磁板等,利用磁珠完成对核酸的吸附,而后排枪转移废液,但在转移液体过程中,底部会有液体残留,因此洗脱出的核酸盐分残留大,而且样品如果太黏稠,排枪在抽吸液体时,极有可能出现吸不动或者 Tip 头被堵的现象,因此适用范围较窄。

(2)磁棒法:即通过磁珠的转移来实现核酸的分离纯化,通过仪器里磁棒的运动,实现磁珠从样品裂解液 / 结合液到洗涤液,再到洗脱液的转移,从而自动完成核酸分离与纯化的全过程。其过程包括以下几个步骤:

①裂解吸附:在含磁珠的裂解液中加入待处理样品,充分混合,裂解细胞(适当加热有助于细胞的裂解),释放的核酸在高盐低 pH 下特异性地吸附到磁珠上,而蛋白质等分子则不被吸附而留在溶液中;②洗涤:在磁棒的磁场作用下,磁珠与溶液分离,磁棒将磁珠转移至洗涤缓冲液中,经过反复洗涤,去除蛋白质、无机盐等杂质;③洗脱:洗涤结束后,磁棒又将磁珠转移至洗脱缓冲液中,在低盐高 pH 下核酸从磁珠上被洗脱下来,最后磁棒又将磁珠移出,即完成核酸的全部提取。

仪器主体和耗材包括磁棒、搅拌套、加热制冷模块、深孔板和底部转盘等,在进行核酸提取时,将样品加入深孔板中进行裂解,同时体系中含有磁珠,可以将裂解液中的核酸吸附到磁珠表面,之后由磁棒转移带有核酸的磁珠在不同的深孔板中进行洗涤和洗脱。这种方案提取的核酸盐分残留低,纯度更高,并且不会出现堵塞柱子和 Tip 头的现象。

3. 磁性微球类型　不同磁性微球对核酸都有一定的吸附能力,但各自的吸附原理略有不同,常见的磁珠有硅胶质膜磁珠、氨基磁珠、羟基磁珠、醛基磁珠、纤维素包被磁珠等。

(1)羧基磁性微球:磁珠表面覆盖有羧基活性基团,这也是核酸纯化中应用最广泛的一种修饰基团。Hawkins 等早在 1994 年就使用这种方法成功获得了质粒 DNA,并在 1995 年用相同的方法纯化了 PCR 产物。虽然该方法应用广泛,但其作用机制比较复杂,涉及蛋白质组学等方面。一般认为,聚乙二醇(PEG)和氯化钠(NaCl)等化学试剂有助于 DNA 构象的改变,并且 PEG 能引起溶液中大分子的聚合,在加入 PEG 和较低盐离子浓度的条件下,DNA 呈随机卷曲状,水溶性比较好,不利于与磁珠结合;而当溶液中 PEG 的浓度升高时,DNA 的构象发生改变,呈紧凑的致密状,此时 DNA 与磁珠的结合能力大大提高。因此,核酸与磁珠的结合或者分离受 PEG 浓度和盐离子浓度的精密调节。

(2)氨基磁性微球:磁珠表面覆盖有氨基活性基团,由于氨基磁珠表面带有正电荷,而核酸带负电,在一定的盐离子浓度下两者可以非特异性结合,再用 Tris-HCl 等缓冲液洗涤去除杂蛋白,最后通过降低盐离子浓度等方式把核酸从磁珠上洗脱下来,从而达到良好的分离效果。

(3)氧化硅磁性微球:其原理同传统固相硅类介质,在高盐离子浓度和低 pH 条件下吸附核酸,而在低盐离子浓度和高 pH 条件下进行核酸分离。

4. 磁珠法核酸自动提取仪的应用　磁珠法核酸自动提取仪基于其独特的磁珠分离技术,实现了核酸提取的高通量自动化,由于操作简单、快速、重复性好,能从血液、动物组织、食品、病原微生物等样品中分离 DNA 和 RNA,可应用在疾病预防控制、临床疾病诊断、输血安全、法医学鉴定、环境微生物检测、食品安全检测、畜牧业和分子生物学研究等多个领域。

(1)在疾病预防控制的应用:磁珠法核酸自动提取仪可用于不同型别禽流感、SARS、儿童手足口病、麻疹病毒等的快速自动化疾病监测系统,提高重大疫情应对响应能力。

(2)在输血安全方面的应用:输血是临床上治疗和抢救病人常用的医疗措施。近年来,随着医疗技术的不断进步,输血安全越来越受到人们的重视。随着检测技术的不断进步,输血传播相关病毒的危险性大大降低。但由于我国是肝炎的高发区,艾滋病亦呈快速发展趋势,为避免病毒感染传播,加强输血安全检查尤为必要。应用血液核酸检测技术,对 HBV、HCV 和 HIV 等病毒感染者进行检测,可以有效地缩短病毒特异抗原和抗体免疫测定的"窗口期",并检出病毒变异株,从而降低输血风险,提高输血安全。而核酸自动提取仪不仅可以高效地提取血液中的核酸,而且可以进行高通量处理,从而大大缩短操作时间,提高工作效率。

(3)在临床分子诊断领域的应用:磁珠核酸提取纯化系统可快速高通量地处理临床样品,提取的核酸可直接用于后续的分子诊断。采用自动核酸提取纯化仪可以高效便捷地应用于各种病毒、细菌核酸的快速提取。

(4)在法医学领域的应用:对于法医工作而言,核酸提取的效率和稳定性都十分重要。磁珠提取纯化系统与专门的法医样品核酸提取磁珠试剂配合使用,可从不同来源的材料中纯化高质量的 DNA,包括烟蒂、毛根、干血、指甲、血痕等,最大处理量可达 96 个样品/次。

二、ELISA 抗原抗体提取处理全自动工作站

（一）ELISA 方法的原理

酶联免疫吸附试验（enzyme-linked immunosorbent assay，ELISA）是一种利用抗原、抗体特异性免疫反应和酶的高效催化作用结合起来的实验方法，可敏感地检测微量抗原或抗体。

ELISA 是将特异性抗体（抗原）吸附于固相载体表面，然后加入相应的抗原（抗体），在固相载体表面形成抗原 - 抗体复合物，再加入酶标记的特异性抗体（抗原），与固相载体表面的抗原（抗体）结合，加入酶反应的底物，酶催化底物变为有色产物，有色产物的量与标本中受检抗原（抗体）的量直接相关，从而可定性或定量分析标本中抗原（抗体）的存在与含量。根据检测目的和操作步骤不同，有夹心法、竞争法、间接法和捕获法四种类型。

1. 夹心法

（1）双抗体夹心法（图 7-2-3）：该法主要用于检测抗原。用特异性抗体包被固相载体，经洗涤去除未结合的抗体，加入含有抗原的待测样品，与包被于固相载体上的抗体及随后加入的酶标抗体结合，经温育、洗涤后，加底物显色进行测定。这种方法测定的抗原必须至少有两个可以与抗体结合的位点，一端与包被于固相载体上的抗体结合，另一端与酶标记特异性抗体结合。故不能用于检测分子量较小的半抗原。

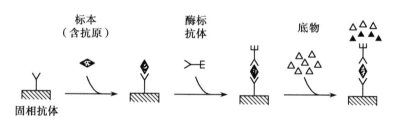

图 7-2-3　双抗体夹心法测抗原示意图

（2）双抗原夹心法：该法主要用于检测抗体。反应模式与双抗体夹心法类似。用特异性抗原进行包被和制备酶结合物，以检测相应的抗体。与间接法测抗体的不同之处为以酶标抗原代替酶标抗体。受检标本不需稀释，可直接用于测定，敏感度相对高于间接法。

2. 竞争法　当抗原材料中的干扰物质不易除去，或不易得到足够的纯化抗原时，可用竞争法检测特异性抗体，其原理为标本中的抗体和一定量的酶标抗体竞争与固相抗原结合。也可用竞争法检测抗原，原理为用酶标抗原与待测的非标记抗原竞争结合固相载体上的限量抗体，待测抗原多，则形成非标记复合物多，酶标记抗原与抗体结合就少，因此，显色程度与抗原含量成反比。这种方法所测定的抗原只要有一个结合部位即可，主要用于检测小分子抗原（图 7-2-4）。

3. 间接法　用于测定抗体。原理是将已知抗原包被到固相载体上，洗涤去除未结合抗原，加入含有相应抗体的待测标本，经温育、洗涤后，加入酶标记抗抗体，形成抗原 - 待测抗体 - 酶标二抗的复合物，洗涤去除多余的酶标抗抗体后，固相上结合的酶量则代表待测抗体的量，加底物显色，其颜色深浅与抗体的量成正比（图 7-2-5）。

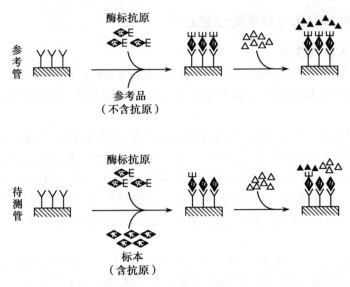

图 7-2-4　竞争法测抗原示意图

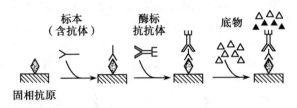

图 7-2-5　间接法测抗体示意图

4. 捕获法　用于测 IgM 抗体。原理是将抗 IgM 抗体(抗 μ 链抗体)包被在固相载体上，以捕获标本中所有的 IgM，洗涤去除未结合的其他成分，加入特异性抗原与固相载体上捕获的特异性IgM结合，加入酶标抗特异性抗原的抗体，则形成固相抗 μ 链抗体-待测 IgM-抗原-酶标抗体复合物，加底物显色，其颜色深浅与抗体的量成正比(图 7-2-6)。

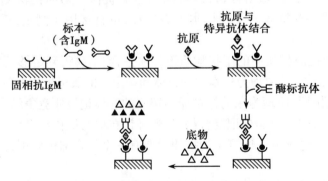

图 7-2-6　捕获法测 IgM 抗体示意图

(二) 全自动酶联免疫分析系统

在自动化 ELISA 技术中，可以将整个体系分成加样系统、温育系统、洗板系统及判读系统、机械臂系统、液路动力系统及软件控制系统等几种结构，这些系统既独立又紧密联系(图 7-2-7)。加样系统包括加样针、条码阅读器、样品盘、试剂架及加样台等。整个加样系统由控制软件进行协调操作。

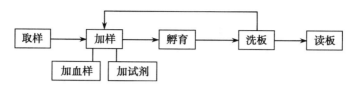

图 7-2-7　全自动酶联免疫分析系统结构图

（三）自动化 ELISA 分析中血清受试样品的前处理

ELISA 是临床检验中较为基本且常用的方法之一,已成为传染病血清学标志物、肿瘤标志物及内分泌等各种临床免疫指标检测的主要技术。全自动酶免分析仪具有标准化、高效率、高质量的自动化特征,可很大程度提高工作效率,节约大批量、多批次样品的检测时间,并减少人为误差导致的漏检、错判,但样品上机检测前处理方法的得当与否将直接影响后期测定结果的可靠性。此外,恰当的标本前处理方法作为酶免自动化测定的质量控制环节,是后期测定结果是否可信的重要保证,也是仪器正常运行的基本前提。

目前主要有三种用于酶联免疫分析仪血清的处理方法。将血液样品预先于室温环境中静置 30 分钟后,用下列 3 种方法进行预处理,最后以全自动酶免分析仪进行测定。

1. 常规处理方式　将血液样品于 3 000r/min 离心 10 分钟,去盖,弃肉眼可见的纤维蛋白,上机检测。该法可除去肉眼可见纤维蛋白成分,但可能血清分离不彻底,存在肉眼不易发现或不可见成分被吸入仪器,导致针头堵塞、吐板等现象,从而导致测定结果准确度降低。

2. 仪器建议标准处理方式　将血液样品于 3 000r/min 离心 10 分钟,去盖,用移液枪分离血清于干燥试管中,上机检测。本法是全自动酶免分析仪操作手册建议标准方法,但该方式费时繁杂,明显降低全自动酶免分析仪的整体运行效率,不利于大范围推广;另外,在用移液枪分离和转移血清过程中仍有增加生物安全风险或人为偏倚的可能。

3. 改良方法　将血液样品于 3 000r/min 离心 5 分钟后,轻柔地完全颠倒试管 2 次,再 3 000r/min 离心 4 分钟,最后上机检测。该法为常规处理方式的改良方法,耗时较标准法有所减少,样品经过 2 次离心,分离充分,且中途无去盖操作,大大减少了生物安全风险,方法简便,便于标准化和规范化,质量控制可操作性强,堵针率及吐板率明显低于常规处理方式。

虽然样品处理的方法很多,但不同的自动化系统对样品的处理要求不同,具体应根据所用工作站的情况选择相应的样品处理方法。

（陈丽丽）

第三节　微生物代谢组学样品前处理

微生物的代谢非常复杂,每种细胞内都存在着成百上千种不同的代谢途径,所有的代谢途径又通过共享代谢物交叉、串联在一起,形成一个极为复杂的代谢网络。传统的单一实验或一组实验所获得的信息是孤立和片面的,很难反映菌体细胞在应激代谢调控规律上的共性特征。而且菌体细胞内浓度很低的代谢物很难检测到,这些都是传统研究方法中存在的问题。

代谢组学的出现和发展为研究菌体细胞内的低浓度代谢物的检测和复杂代谢网络提供了有效的研究平台。代谢组是指一个生物或细胞在特定生理时期内所有低分子质量代谢物的集合(包括代谢中间产物、激素、信号分子和次生代谢产物),它是细胞变化和表型之间相互联系的核心,直接反映细胞的生理状态。代谢组是基因表达的最终反应,一些基因组和蛋白组解决不了的问题,代谢组可以很好地解决。代谢组学是通过考察生物体系(细胞、组织或生物体)受刺激或扰动后,其代谢产物的变化或其随时间的变化,来研究生物体系的一门科学。代谢组学的最终目标就是对所给定的代谢物进行定性和定量分析。代谢组学是继基因组学和蛋白组学后的新的科学,是研究系统生物学的良好工具,在理解错综复杂的生物化学和生物系统中担任着重要的角色。

微生物代谢组学是全面分析(定性和定量)细胞生长或生长周期某一时刻细胞内外所有低分子量代谢物。做好样品的前处理是取得可靠分析结果的先决条件。在微生物代谢组学研究过程中,前处理的关键在于如何迅速降低胞内代谢酶活性及提取代谢物组分。由于微生物细胞内酶系活跃,代谢物转化速度快,为了获得准确的代谢分析结果,微生物代谢组学分析必须采取合适稳定的样品处理方法。理论上,一种代谢样品处理方法无法适用于所有种类的微生物,因为不同种类微生物的细胞结构不同。目前关于微生物代谢组研究报道中,所采用的样品处理方法在各个步骤上都存在诸多差异。微生物代谢组学的前处理主要包括:快速取样、代谢淬灭和代谢物的提取。

一、快速取样和代谢淬灭

在代谢组学的研究中,需要捕捉菌体细胞一系列的特定代谢"片段",从而对代谢信息进行实时动态分析。由于微生物体内的一些物质代谢非常迅速,而为了获得准确的代谢信息,反映特定的生理状态的代谢活动,则要在取样的那一刻代谢活动就要被"停止",直到最终样品处理完成。快速取样不仅能够防止底物浓度发生巨大变化而且有助于维持微生物代谢物的稳定性。许多简单的样品采集装置应运而生,如 BioScope 装置和 Fast Swinnex Filtration(FSF)等装置,均可实现样品的快速采集。快速取样装置的设计趋势越来越朝着取样时间快速、同时采集多个样品、取样和淬灭同时进行等方向发展。有学者设计了一套适用于实验室的小型代谢组学取样装置,是根据需要可在收集管内装有淬灭剂或干冰等冷却剂,对进入的生物样品进行及时淬灭。该装置结构简单、实用,具有采集样品快速、准确性高和重复性好的优点,采样体积可以通过改变压力来调整,采集间隔时间小于 5 秒,也可以根据实验需要将收集的样品进行快速降温。

快速取样后细胞内的代谢会迅速发生改变,所以为了保证特定时间内样品的真实信息,需要迅速对样品进行淬灭以终止代谢反应。理想的代谢淬灭方法应满足五个要求:①灭活新陈代谢的速度应该比样品中的代谢物转化速度快;②在淬灭过程中,应该保护样品的完整性,尤其是保护细胞,例如细胞膜,这样就可以使胞内代谢物泄漏得最少;③淬灭应该尽量不引起代谢物的浓聚物的化学物理性质变化;④样品淬灭以后应该能够适合接下来的分析步骤;⑤有可靠的重复性。

　　传统的代谢产物活性快速灭活方式是通过样品温度骤变、加有机溶剂和液氮灭活。温度骤变是迅速降低样品温度至 –150℃抑制代谢酶活性,再于 0℃解冻后收集菌体;有机溶剂淬灭或液氮灭活这两种方法并不适用于微生物代谢产物的淬灭,因为冷有机溶剂对细胞壁的冷冲击作用对细胞壁有一定的破坏性,同时有机溶剂可以在一定程度上改变细胞膜的流动性,使胞内代谢物渗出胞外,而液氮灭活无法将胞内和胞外的代谢物分开。因此,适合的淬灭剂既要有较高的淬灭效率,又要有渗出较少的代谢物。低温的甲醇被证明可以有效淬灭细胞代谢,因为其不但可以在亚秒的时间范围内阻断代谢反应而且还可以将胞内外的代谢区分开,常在其中添加盐[如 NaCl、$(NH_4)_2CO_3$ 等]。以聚苹果酸生产菌株出芽短梗霉菌为例,图 7-3-1 给出了不同淬灭剂条件下核酸和蛋白质的渗透情况,以间接反映代谢物的渗出情况。

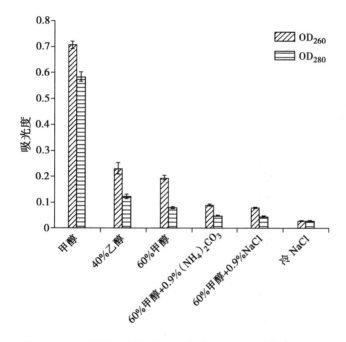

图 7-3-1　不同淬灭剂条件下胞内核酸和蛋白质的渗出分析

　　图 7-3-1 是通过检测核酸蛋白渗出和代谢物渗出比较淬灭效果,淬灭剂分别是甲醇、乙醇、60% 甲醇、60% 甲醇 +0.9%$(NH_4)_2CO_3$、60% 甲醇 +0.9%NaCl、冷 NaCl。每种淬灭剂平行处理 3 个样品。取 10ml 培养的菌液,在 4℃以 6 000r/min 离心 10 分钟,弃去上清液,用0.9%NaCl 溶液润洗菌体一次。将润洗后的菌体细胞分别重悬在 2ml 不同淬灭剂中,在 –4℃以 6 000r/min 离心 10 分钟,收集上清液。将水洗后的细胞重悬在热 0.9%NaCl(70℃,30 分钟)中离心得到的上清作为阳性对照样品。测定上述上清液在 260nm 和 280nm 的吸光度,分别反映胞内核酸和蛋白质的渗出量。使用衍生后 GC-MS 分析的方法测定上清液中的代谢物,反映胞内代谢物渗出情况。

　　GC-MS 分析是使用气相色谱 - 四级杆质联用仪对衍生的样品进行 GC-MS 分析。对于 GC-MS 分析,初步温度 70℃,维持 4 分钟,以 3℃ /min 升到 133℃,再以 2℃ /min 升到200℃,再以 3℃ /min 升到 220℃,最后以 5℃ /min 升到 260℃。样口温度 270℃;接口温度280℃。

离子化方式:电子轰击,温度230℃,电子能量70eV,四极杆温度150℃,质谱扫描范围为85~500m/z。

色谱条件:Agilent HP-5 毛细管柱(30m×250μm×0.25μm)。

载气:高纯氦气。

载气流速:1.0ml/min。

进样方式:不分流。

进样量:1μl。

测定结果通过软件内置的检索程序检索Nist08数据库,结果中匹配度大于900且可能性大于85%的物质作为相对可靠的鉴定结果,通过内标法进行相对定量。从图7-3-1可以看出,核酸的渗出较少,蛋白质的渗出相对较多。100%甲醇作为淬灭剂时,蛋白质的渗出情况相对较严重,证明其不适合作为淬灭剂使用,而采用60%甲醇和加入盐类物质后,蛋白质的渗出都有了一定的改善。

同时利用监控淬灭处理后细胞OD值的减少来反映整体细胞水平的细胞损伤,OD回收率越大表明细胞受到的损伤越小,如图7-3-2,60%甲醇+0.9%氯化钠(-40℃)OD回收率最大,结果表明低浓度的甲醇相对于高浓度的甲醇可以减轻细胞损伤,同时加入盐溶液可以明显减轻细胞的损伤。

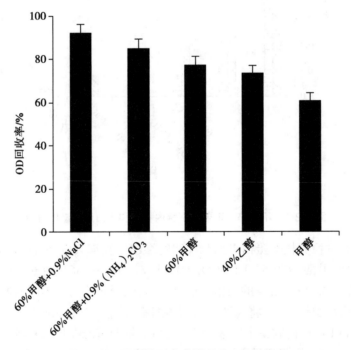

图7-3-2 不同淬灭方法处理后OD回收率

有学者也提出了一种淬灭剂,即冷甘油/氯化钠(60/40)溶液。以其对三种菌株淬灭,分析细胞内多种代谢物,并以冷甲醇/水(60/40)为阴性对照,结果显示这种方法处理后测得的代谢物浓度都比甲醇/水高,并且有些代谢物浓度甚至高达100倍以上。虽然没有证据表明甘油/氯化钠不引起细胞泄漏,但是可以确定它引起的泄漏比常用的甲醇/水体系小得多,甘油也不影响分析结果,所以,该淬灭剂将有广阔的应用前景。

有研究发现淬灭过程中代谢物的泄漏程度也与淬灭的时间、温度及加入的有机溶剂量等有关,加入缓冲液,减少淬灭时间,加快离心速度,则泄漏程度会减轻。研究还表明真核生物淬灭过程中,由有机溶剂引起的代谢产物泄漏不及原核生物严重。由于真核和原核生物的细胞膜之间物理和化学差别较大,因此,淬灭的过程中代谢物的泄漏可能依赖于细胞壁和膜的结构。显然,淬灭过程中代谢物的泄漏在所难免,因此在进行样品前处理时应尽量将泄漏的影响降到最低,并注意平行操作,快速淬灭后,迅速低温离心收集菌体。

目前,有学者采用流式细胞仪评价不同淬灭方法过程中引起的细胞膜破坏的程度,研究发现 −80℃的生理盐水淬灭大肠埃希菌仅导致 6% 的细胞膜受损,仅仅是常规甲醇淬灭引起细胞膜破坏的 1/10,减少代谢物的泄漏,快速过滤也是目前有效减少代谢物泄漏的方法之一。

二、代谢物的提取

代谢物的提取是微生物样品处理过程的一个重要步骤,一旦代谢反应通过灭活被捕获,代谢产物就需要从细胞中提取出来。代谢物的提取应遵循以下原则:①代谢物要从样品中最大限度地释放,不会破坏或改变代谢物的理化性质;②去除干扰仪器分析的其他物质,比如盐类和蛋白;③必要时,提取后样品形式要与采取分析技术需求相一致;④分析前,微量代谢物能够便于浓缩。

菌体胞内代谢物的提取主要是通过破坏菌体细胞结构和物质相似相溶原理来进行。许多方法可以破碎菌体的细胞结构。如珠磨法、液氮研磨法、超声波破碎法。①珠磨法是将菌体细胞放入装有许多玻璃珠的容器中进行,利用玻璃珠的快速碰撞来破碎细胞;②液氮研磨法是取润洗过的菌体在液氮中研磨后,收集到离心管中,加入 750μl、−40℃预冷的 70% 甲醇,于 4℃以 10 000r/min 离心 15 分钟,取上清液;③超声波破碎是将菌体细胞放在超声波浴中超声 5~10 分钟来对细胞进行破碎。

图 7-3-3 显示了以枯草芽孢杆菌为例的 3 种细胞破碎方法得到的代谢物鉴定结果比较,可以看出,珠磨法所得样品中鉴定到的代谢物种类最多,总共 202 种,超声破碎法略少,为 188 种,而液氮研磨法鉴定到的代谢物种类最少,仅为 86 种;仅在珠磨法或超声破碎法样品中鉴定到的代谢物数量分别为 30 种和 16 种,而两种方法共同鉴定到的代谢物种类数量为 172 种,占据了各自的大多数。图 7-3-3 给出了不同破碎条件下氨基酸的检测结果,可以看出,珠磨法和超声破碎法相比液氮研磨法不仅鉴定到了更多的氨基酸种类,而且对于共同检测到的氨基酸,前者检测到的含量也比后者要高。超声破碎过程只能在冰浴条件下进行,无法达到更低的温度,会影响酶的失活效果和提取过程中代谢物的稳定性。液氮研磨法虽然具有极低的细胞破碎温度,保证了代谢物的稳定,但是人为操作因素较多,细胞破碎效率和样品回收的重复性难以保证。相比而言,珠磨法不仅具有较少的人为操作影响和较高的细胞破碎效率,而且液氮提供的超低温环境保证了破碎过程中代谢物的稳定性。理想的细胞破碎方法不仅要考虑细胞破碎率,还应该无偏向性地将所有代谢物最大程度地释放出来,同时保持破碎提取过程中代谢物不发生改变。为保证代谢产物的稳定,破碎过程中应使酶处于持续失活状态。

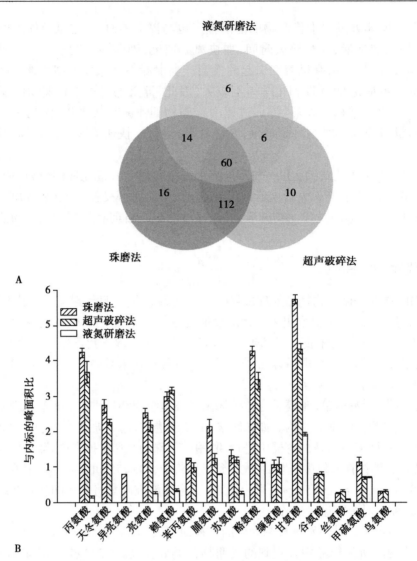

图 7-3-3 采用不同 3 细胞破碎方法时代谢物提取结果

A. 维恩图；B. 氨基酸的提取。

在破碎细胞时，也需要提取液将胞内的代谢物溶解，常用的提取液有热乙醇、高氯酸或碱、甲醇和氯仿等，如表 7-3-1。

表 7-3-1 常用的提取方法的对比

提取剂	温度	提取特点
高氯酸	−80℃	酸不稳定代谢易分解
	−25℃	中和小体积样品较困难
75% 乙醇	>80℃	操作简便，样品易浓缩，破坏热不稳定代谢物
KOH	环境温度	碱不稳定代谢物易分解。中和小体积样品较困难

提取剂	温度	提取特点
水	100℃	操作简便,热不稳定代谢物易分解
α-氨基丁酸	100℃	主要提取氨基酸
氯仿	—	提取效果高;有毒,耗时
甲醇	–40℃	回收率高,重复性好

过去,人们仅仅关注代谢物的提取是否彻底。但是,衡量一个提取方法的好坏不能只关注最终代谢产物的量,首先要确保提取过程中代谢物的稳定。酸和碱是较传统的代谢提取方法,这些方法仅适用于对酸或碱稳定的代谢物,酸碱提取的缺点是需要中和步骤,稀释代谢产物会导致回收率降低。目前,常用的代谢物提取的方法有冷甲醇、热甲醇、高氯酸、碱氯仿-甲醇混合液以及乙腈等。有机溶剂中甲醇是微生物代谢组学分析中最佳的提取溶剂。有研究表明,60%的冷甲醇(–48℃)溶液是最适当的灭活代谢反应和提取溶剂。在液-液萃取的诸多实验中,提取液都加入了缓冲液来增强稳定性,比如,磷酸盐、哌嗪乙磺酸(PIPES)、4-羟乙基哌嗪乙磺酸(HEPES),也有人采用无盐的甘氨酸缓冲液,它的缺点是限制甘氨酸浓度的测定。由于代谢物的多样性,通常很难通过单一的一种提取方法提取全部的胞内代谢物,因此结合不同的方法有利于提高代谢物提取效果。近期,有学者结合热传递原理和生理学知识,基于螺旋单管热交换器开发了一个完整的取样程序。通过短时间暴露细胞于接近95℃条件下实现了细胞内代谢物的同时灭活和定量提取。由于操作单元较少,同时取样程序保证了更好的回收率,但由于提取前菌体与培养基未经分离,无法直接得到细胞内代谢物的准确浓度。

除了上面提到的液-液萃取之外,微波辅助萃取、超临界流体萃取、固相萃取、固相微萃取等方法可以缩短提取时间、提高提取效率、减少提取溶剂、易实现自动化,在微生物代谢领域也有广泛的前景。

(郭振中)

中英文名词对照索引

J

K

L

M

R

S

W

X

推荐阅读文献

［1］杜晓燕,毋福海,孙成均,等 . 现代卫生化学 .2 版 . 北京:人民卫生出版社,2009.

［2］白新鹏 . 食品检验新技术 . 北京:中国计量出版社,2010.

［3］戴猷元 . 新型萃取分离技术的发展及应用 . 北京:化学工业出版社,2007.

［4］黄敏文,苑星海,林穗云,等 . 化学分析的样品处理 . 北京:化学工业出版社,2007.

［5］江桂斌 . 环境样品前处理技术 .2 版 北京:化学工业出版社,2020.

［6］康来仪,董柏青,陈直平,等 . 实用传染病防治 .3 版 . 北京:学苑出版社,2010.

［7］康维钧,张翼翔 . 水质理化检验 . 北京:人民卫生出版社,2015.

［8］康维钧 . 卫生化学 . 北京:人民卫生出版社,2017.

［9］雷质文 . 食源微生物检验用样品的抽取和制备手册 . 北京:中国标准出版社,2010.

［10］李攻科,胡玉玲,阮贵华 . 样品前处理仪器与装置 . 北京:化学工业出版社,2007.

［11］李光浩 . 环境监测 . 北京:化学工业出版社,2012.

［12］李娟 . 化妆品检验与安全性评价 . 北京:人民卫生出版社,2015.

［13］李俊锁,邱月明,王超 . 兽药残留分析 . 上海:上海科学技术出版社,2002.

［14］李磊,高希宝 . 仪器分析 . 北京:人民卫生出版社,2015.

［15］栗亚琼,郝莉花 . 食品理化分析 . 北京:中国科学技术出版社,2013.

［16］孟品佳,廉洁译 . 分析化学中的样品制备技术 . 北京:中国人民公安大学出版社,2015.

［17］尚红,王毓三,申子瑜 . 全国临床检验操作规程 .4 版 . 北京:人民卫生出版社,2015.

［18］孙成均 . 生物材料检验 . 北京:人民卫生出版社,2015.

［19］唐非,黄升海 . 细菌学检验 .2 版 . 北京:人民卫生出版社,2015.

［20］王秀茹 . 预防医学微生物学及检验技术 . 北京:人民卫生出版社,2002.

［21］王庸晋 . 现代临床检验学 . 北京:人民军医出版社,2004.

［22］吴红 . 化工单元过程及操作 .2 版 . 北京:化学工业出版社,2015.

［23］许晓文,杨万龙,李一峻 . 定量化学分析 .3 版 . 天津:南开大学出版社,2016.

［24］杨铁金 . 分析样品预处理及分离技术 .2 版 . 北京:化学工业出版社,2018.

［25］杨正时,房海 . 人及动物病原细菌学 . 石家庄:河北科学技术出版社,2002.

［26］于世林 . 亲和色谱方法及应用 . 北京:化学工业出版社,2008.

［27］余新炳 . 实验室生物安全 . 北京:高等教育出版社,2015.

［28］张流波 . 医院消毒监测技术指南 . 郑州:郑州大学出版社,2017.

［29］张卓然 . 临床微生物学和微生物学检验 . 北京:人民卫生出版社,2006.

［30］周晓农,陈家旭,朱淮民 . 寄生虫病检测技术 . 北京:人民卫生出版社,2011.

［31］周晓农 . 寄生虫病监测与管理 . 北京:人民卫生出版社,2017.

［32］诸欣平,苏川 . 人体寄生虫学 .9 版 . 北京:人民卫生出版社,2018.